DAS
TUBERKULOSE-PROBLEM

VON

HERMANN v. HAYEK
PRIVATDOZENT · DR. MED. ET PHIL. · INNSBRUCK

DRITTE UND VIERTE
NEU BEARBEITETE AUFLAGE

MIT 48 ABBILDUNGEN

SPRINGER-VERLAG BERLIN HEIDELBERG GMBH

1923

ISBN 978-3-662-36207-5   ISBN 978-3-662-37037-7 (eBook)
DOI 10.1007/978-3-662-37037-7

Vorwort zur dritten und vierten Auflage.

Die vorliegende Auflage bringt eine in vieler Richtung wesentliche und umfassende Neubearbeitung, ohne daß von den grundlegenden Richtlinien und Gedankengängen irgendwie abgewichen zu werden brauchte.

Diese Neubearbeitung wird, wie ich hoffe, wieder klarer zeigen, daß es keine umfassendere Einstellung auf das Problem einer Infektionskrankheit gibt — als die immunbiologische Auffassung in richtig verstandenem Sinne.

Sie wird, besser als bisher, überzeugen, daß ich die Notwendigkeit und die großen Verdienste der pathologisch-anatomischen Forschung weder verkannt habe, noch sie schmälern wollte, und daß ich auch nicht mit billigen Schlagworten in der Medizin Revolution spielen will — am wenigsten in unserer heutigen Zeit.

Ich bin mir zu gut bewußt, daß, wie überall, so auch in der Wissenschaft Fortschritte nur durch eine stete Weiterentwicklung möglich sind. Deshalb darf man aber andererseits auch nicht auf einem toten Punkt stehen bleiben.

Ich will auch gar nicht der Vertreter einer „neuen Forschungsrichtung" sein. Denn diese „neue Forschungsrichtung" besteht in nichts anderem, als in dem Bestreben, das Wesen einer Krankheit in ihrer ganzen Entwicklung eben als krankhafte Lebensvorgänge zu erfassen — und nicht nur als krankhafte Zustandsänderungen des Körpers, die uns in irgendeinem Stadium der Krankheitsentwicklung besonders auffällig vor Augen treten.

Daß diese biologische Auffassung heute vielen Ärzten „neu" vorkommt, das ist entschieden das Merkwürdigste und Bemerkenswerteste an der ganzen Sache.

Biologische Reaktionsänderungen und pathologisch-anatomische Zustandsänderungen müssen im ärztlichen Denken zu einem Ideenkomplex werden, wie dies für die Tuberkulose durch die Stadieneinteilung Rankes zum erstenmal in klarer Form angebahnt wurde.

Dann werden auch bei so manchen „Streitfragen" eindeutige Gesetzmäßigkeiten allgemein erkennbar werden.

Die theoretischen Erörterungen, die wir nun einmal als Richtlinien für unsere Arbeit benötigen, wurden nach Möglichkeit gekürzt. Ihre

Grundauffassung wurde immer mehr von den zu engen, substantiell-serologischen Vorstellungen der Ehrlichschen Seitenkettentheorie freigemacht und auf eine möglichst breite Grundlage von Reizwirkung und Reizabwehr gestellt. Dies ist namentlich für das Verständnis verschiedener Behandlungsmethoden von Wichtigkeit.

So hoffe ich, daß die Neubearbeitung sowohl für das Buch als auch für die Sache einen guten Fortschritt gebracht hat.

Innsbruck, im März 1923.

Der Verfasser.

Vorwort zur zweiten Auflage.

Es war mir eine Freude, daß das Buch seinen Zweck erfüllte. Es hat Anregung gegeben.

Wenn es vielfach als Kampfschrift bezeichnet wurde, so schätze ich dies als Ehrentitel. Wissenschaft ist Suchen nach wesentlichen Zusammenhängen. Und Suchen ist immer ein Kampf. Wissenschaftliche Forschungsarbeit kann immer nur zum Teil objektiv sein. Die Fähigkeit, wesentliche Zusammenhänge zu erfassen, ist durchaus subjektiv. Ebenso wie der Wille, solche Erkenntnisse auszubauen und zu vertreten.

Erst wo wesentliche Zusammenhänge gegeben sind, beginnt die objektive Arbeit methodischer Technik. Sie endet, wo uns solche Zusammenhänge noch fehlen, oder sie zersplittert sich dann in ziellose Einzelheiten.

Wenn das Erfassen der Tuberkulose als immunbiologisches Problem einmal allgemein geworden sein wird — und diese Zeit scheint heute nicht mehr allzu ferne — dann wird dieses Buch aufhören, eine Kampfschrift zu sein. Dann wird es sich allmählich zu einem Lehrbuch umgestalten lassen.

Die Überzeugung, die große Linie richtig erfaßt zu haben, ist heute in mir noch gewachsen. In allen Einzelheiten recht zu behalten, darauf lege ich keinen Wert. Es freut mich im Gegenteil stets, wenn ich von anderer Seite etwas Besseres erfahren kann. Das erspart viel fruchtlose eigene Arbeit.

So war es für mich besonders wertvoll, durch die Tätigkeit meines Mitarbeiters R. Peters am Zentral-Röntgen-Institut Innsbruck (Dozent Staunig) die neuesten Fortschritte auf dem Gebiete der Röntgendiagnose praktisch verwerten zu können. Durch sie erscheint das von mir so schwer vermißte Bindeglied zwischen den pathologisch-anatomischen Gewebsveränderungen am Lebenden und den gegebenen biologischen Krankheitsstadien in den Grundzügen geschaffen.

Die Dispositions- und Konstitutionsfrage schien mir einer eingehenden Neubearbeitung wert. Diese hat mich in meinem Standpunkt nur bestärkt. Die sprachliche Vermittlung dieses Standpunktes dürfte aber in der 2. Auflage besser gelungen sein.

Die theoretischen Grundlagen unserer heutigen immunbiologischen Erkenntnisse waren vielleicht zu enge gefaßt. Sie können heute kaum weit genug gefaßt werden, denn wir stehen hier wohl erst in den Anfängen einer aufbauenden Entwicklung. Wir müssen hier ganz besonders darauf achten, uns nicht einseitig auf Teilerscheinungen festzulegen. Sonst geraten wir leicht in eine Sackgasse, in der es keine Weiterentwicklung mehr gibt.

Ich habe nicht versucht, die vielartigen Erscheinungsformen, die uns bei den Reaktionen des tuberkulösen Körpers auf die Wirkung spezifischer und unspezifischer Reize entgegentreten, in ein gekünsteltes System zu zwingen, das sich einseitig auf bestimmte Reaktionsarten aufbaut. Wer dies dem Buche zum Vorwurf macht, hat es entweder nur voreingenommen flüchtig durchblättert oder ist nicht imstande, immunbiologische Probleme durchzudenken. Ich war nur bestrebt, in diesen vielartigen Erscheinungsformen wesentliche Zusammenhänge zu erfassen und habe diese in leicht überblickbaren Sätzen zusammengestellt. Denn ich weiß aus eigener Erfahrung, wie schwer es für den Leser ist, solchen Darstellungen zu folgen, wenn ihnen die Übersichtlichkeit fehlt. Den, der biologisch denkt, können diese Sätze niemals zu einem verfehlten, starren Schematismus verleiten. Sie zeigen ja im Gegenteil, wie mannigfaltig die verschiedenartigen Immunitätsreaktionen miteinander und unabhängig voneinander verlaufen können. Und sie mahnen, daß in jedem einzelnen Fall geübtes Denken nötig ist, um die verschiedenen Immunitätsreaktionen — eingefügt in das ganze vorliegende Krankheitsbild — praktisch verwerten zu können.

Bezüglich der Percutantherapie nach Petruschky bin ich zum Teil auf einer unrichtigen technischen Grundlage gestanden. Diese und die aus ihr gezogenen Schlußfolgerungen wurden berichtigt.

Von der Form scharfer Kritik bin ich — wo es noch den Kampf um die große Linie gilt — nicht abgegangen. Diese Kritik soll nicht persönlich treffen oder gar verletzen — aber sie soll möglichst starken Anstoß zum Nachdenken und Umdenken geben. Sonst schleppen wir noch weitere Jahrzehnte unnützen und hemmenden Ballast mit uns.

Es handelt sich überall im menschlichen Leben in erster und letzter Linie um die richtige Einstellung auf das Endziel.

Diese ist uns Deutschen in mehr als einer Hinsicht verloren gegangen. Denn wir hören gerne zu viel auf fremde Stimmen und zu wenig auf die Lehren unserer eigenen Geschichte. Und gegen unsere großen Männer sind wir — sehr zu unserem eigenen Schaden — stets sehr undankbar gewesen.

Auch die tiefen Erkenntnisse Robert Kochs über das Wesen tuberkulöser Erkrankungen haben wir solange mit zersetzender, nicht aufbauender Kritik zerlegt und zergliedert, bis sie für viele von uns zu einem unergründlichen Wirrnis geworden waren.

So wird vielleicht heute — wieder einmal in einer Zeit tiefer nationaler Erniedrigung — die Erkenntnis frommen, daß auch die wissenschaftliche Arbeit, die ein Volk leistet, dem eigenen Rassencharakter treu bleiben muß, wenn sie Großes und Klares schaffen will. Das hindert nicht den gewiß nötigen Gedankenaustausch mit anderen Völkern und Rassen. Diese Zusammenarbeit darf aber nicht in eine kritiklose Bewunderung alles Fremdländischen und ein in willenloses Sichhingeben an fremdrassiges Geistesleben ausarten, zu dem viele von uns so gerne bereit sind.

Der kommende nationale Wiederaufstieg wird hoffentlich auch die große Masse des deutschen Volkes darüber belehren, daß es zu Besserem berufen ist, als unter rassenfremder Führung und Irreführung mit seinem Schweiß und Blut den Kulturdünger für fremde Völker abzugeben.

Innsbruck, Juni 1921.

Der Verfasser.

Vorwort zur ersten Auflage.

Der Riesenkampf unter uns Menschen ist zu Ende gegangen.

Vielleicht besinnen wir uns jetzt wieder mehr darauf, gegen die gemeinsamen Feinde des Menschengeschlechtes zu kämpfen. Auch bei diesem Kampfe werden wir viel verlästerten Deutschen nach wie vor in der ersten Linie stehen.

Einer unserer bösesten Feinde ist unstreitig die Tuberkulose. Man kann jetzt besonders viel davon hören und lesen, daß wir den Kampf gegen die Tuberkulose mit allen uns zu Gebote stehenden Mitteln führen müssen. Die Schwierigkeiten, die es dabei zu überwinden gilt, sind groß, und unsere heutigen Kampfesmethoden sind nur ein System von Notbehelfen.

Überzeugende Erfolge in der Bekämpfung der Tuberkulose als Volksseuche waren diesem System nicht beschieden.

Im letzten Jahrzehnt hat uns die Tuberkuloseforschung neue wichtige Erkenntnisse vermittelt, deren konsequente praktische Verwertung aber bis heute im allgemeinen versagt. Es ist der Zweck dieses Buches, die praktische Verwertung dieser neuen Erkenntnisse zu fördern, und so wendet es sich gegen manches, was heute noch in der großen Allgemeinheit als feststehende Richtlinie gilt.

Es ist eine schwierige und undankbare Aufgabe, in der Medizin an übernommenen Normen zu rütteln, und doch fordert dies der Entwicklungsgang. Ich habe mich, wo es mir nötig schien, gegen derartige Normen gewendet, um der Sache zu dienen. Ob die subjektiven Fähigkeiten dazu reichten, wird die weitere Entwicklung unserer Tuberkuloseforschung in den kommenden Jahrzehnten lehren.

Ich trachte zunächst danach, einen vermittelnden Standpunkt zwischen den Ergebnissen der Immunitätsforschung und der heutigen Schulmedizin zu gewinnen, die mit ihrer vorwiegend pathologisch-anatomischen Auffassung der Krankheitserscheinungen gerade der Tuberkulose gegenüber auf einen recht toten Punkt angelangt ist.

Ich bin trotz aller schwerwiegenden Rückschläge und noch bestehenden Unklarheiten davon überzeugt, daß uns die spezifische Therapie einst die Lösung des therapeutischen Problems bringen wird, wenn wir uns nur einmal ernstlich daran gewöhnen, die nötige analytische Kleinarbeit auf experimentellem und klinischem Gebiet nach zusammenfassenden biologischen Richtlinien weiterzuführen.

Und ich bin überzeugt, daß auch alle anderen bewährten Behandlungsmethoden der Tuberkulose, die gegenüber der spezifischen Therapie künstlich in einen gewissen Gegensatz hineingedrängt wurden, klar und zielsicher wieder auf das Immunitätsproblem zurückführen werden, wenn wir einmal in das Wesen dieser mannigfaltigen mechanischen, physikalischen und chemischen Wirkungen tiefer eingedrungen sein werden.

Innsbruck, Juli 1919.

Der Verfasser.

Inhaltsverzeichnis.

VI. Unser heutiger Kampf gegen die Tuberkulose.

VII. Tuberkuloseprophylaxe.

VIII. Prinzipielles zur Tuberkulosebehandlung.

IX. Die spezifische Behandlung.

X. Die Differenzierung der spezifischen Behandlung.

I. Das Problem.

Für unsere Generation in den Kulturländern sind die Sturmfluten mörderischer Seuchen, die wie ein elementares Ungewitter über Städte und ganze Länder mit Tod und Vernichtung hinwegzogen, ein längst überwundenes Schreckgespenst. Schwarze Blattern und Pest haben einst in wenigen Tagen die engen Häuserreihen der Städte zu grauenhaften Massengräbern verwandelt. Die Cholera nahm noch vor wenigen Jahrzehnten ihre verheerenden Züge durch die Kulturländer Europas. Heute gehören diese Seuchen als Massengefahr für uns der Geschichte an. Das Kindbettfieber, das jährlich Tausenden von armen Wöchnerinnen das Leben kostete, ist heute auf unglückliche Ausnahmsfälle beschränkt, Wundfieber und Starrkrampf, die in früheren Kriegen gefürchteter waren als die Wirkung der feindlichen Waffen, sind eingedämmt. Nur wo rechtzeitige ärztliche Hilfe unmöglich war, haben sie auch noch im Weltkriege die Zahl der Todesopfer vermehrt. Gegen die Diphtherie halten wir eine voll wirkende Waffe in der Hand. Die Syphilis kann heute ärztlich als bezwungen gelten. Nur soziale Schwierigkeiten und der Umstand, daß ihre Weiterverbreitung mit einem der hemmungslosesten Naturtriebe in enger Beziehung steht, macht den endgültigen Sieg über sie so schwer.

Alle Infektionskrankheiten, die wir kennen, sind in den Kulturländern zu mindesten so eingedämmt worden, daß sie nicht mehr die Schrecken des Massensterbens bringen. Wo ein Seuchenherd entsteht, wird er von organisierter Abwehr gefaßt. Die flackernde Flamme wird ausgelöscht, bevor sie zu weitausgreifendem Brand wird, der die Allgemeinheit bedroht. Nur die letzte große Influenzaepidemie hat uns mit überraschender Wucht überfallen und uns noch recht wehrlos gefunden.

Sonst wurden die gewaltigen Anforderungen, die auch der Weltkrieg in der Bekämpfung der Infektionskrankheiten an uns stellte, mit Erfolg bestanden.

Millionenheere lagen jahrelang in verseuchten Sumpfgebieten, drangen im Osten durch verseuchte Länderstrecken und Dörfer mit halbverwesten Cholera- und Flecktyphusleichen. Aber die drohende Gefahr des Massentodes wurde auch hier gebannt. Ja es gelang noch mehr. Durch unermüdliche Säuberungsarbeit, durch großzügig durchgeführte Schutzimpfungen wurde vielfach sogar eine erhebliche Verminderung der Seuchenverbreitung in der einheimischen Bevölkerung erreicht.

So können wir heute die bisherigen Erfolge unseres Kampfes gegen die Infektionskrankheiten mit Befriedigung und Stolz überblicken. Und voll Dank gegen alle die rühmlich bekannten und stillen unbekannten Kämpfer auf diesem Gebiete können wir sagen, daß Großes geleistet und viel erreicht worden ist.

Die Grundlagen dieser Erfolge liegen heute klar vor uns. Das Wesen war in allen Fällen der groß angelegte Kampf gegen den Krankheitserreger und dessen Gifte. Entweder bevor er seine krankheitserregende Wirkung im menschlichen Körper entfaltet (Vorbeugung), oder wenn er im menschlichen Körper Krankheitserscheinungen hervorzurufen beginnt (Heilverfahren).

Vielfach gelang es, den Erreger der Krankheit zu entdecken, seine Lebensgewohnheiten zu studieren, die Gifte kennen zu lernen, mit denen er den menschlichen Körper durchseucht. Dann war der Weg zum Erfolg gezeichnet. Es ließen sich in- und außerhalb des menschlichen Körpers Verhältnisse schaffen, unter denen der Krankheitserreger abstirbt oder doch seine Lebenskraft und Vermehrungsfähigkeit verliert. Es gelang, im erkrankten Menschenkörper bestimmte Abwehrleistungen gegen den Krankheitserreger zu fördern (aktive Immunisierung). So gelang es, gegen die mörderische Seuche der schwarzen Blattern eine großzügig anwendbare Schutzimpfung auszubauen, obwohl wir den Erreger dieser Krankheit gar nicht kennen. In anderen Fällen wieder war es möglich, bei Tieren durch künstliche Infektion eine erhöhte Abwehrleistung gegen den Erreger zu erzielen und mit dem Serum dieser Tiere den kranken Menschen erfolgreich zu behandeln (passive Immunisierung).

In anderen Fällen wieder (Malaria, Syphilis usw.) wurden chemische Stoffe gefunden, die für den Erreger äußerst giftig sind, ohne daß sie die Zellen des menschlichen Körpers in unerwünscht starkem Grade schädigen. Dann wieder trug die Entdeckung zum Erfolge bei (Malaria, Flecktyphus), daß bestimmte Insekten Überträger des Krankheitserregers sind. Eine großzügige Vertilgung dieser Insekten führte zur Eindämmung der Seuchenverbreitung.

So sehen wir, daß das Problem aller Infektionskrankheiten auf eine grundsätzlich gleichsinnige Formel zurückzubringen ist: Schutz des menschlichen Körpers gegen die Wirkungen des Krankheitserregers.

Und wenn wir jene Fälle ausschließen, in denen es gelingt, den Erreger außerhalb oder innerhalb des menschlichen Körpers in durchgreifender Weise zu vernichten, so bleibt für alle übrigen Fälle die enger gefaßte Formel: Schutz des menschlichen Körpers durch Erhöhung seiner natürlichen Abwehrleistung, die den Erreger und die entstandenen Giftstoffe unschädlich macht.

Bei der großzügigen Bekämpfung verbreiteter Seuchen spielen soziale Verhältnisse und hygienische Lebensführung der betroffenen Bevölkerung vielfach eine entscheidende Rolle. Für den einzelnen aber bleibt das ausschlaggebende Moment immer das Kräfteverhältnis zwischen den eingedrungenen Parasiten und der Abwehrleistung des Körpers.

Wir bezeichnen dieses Kräfteverhältnis mit dem Begriff der Immunität.

Rassenimmunität gegen bestimmte Krankheitserreger besteht für das Einzelwesen von Natur aus. Gegen andere Krankheitserreger kann der Immunitätsschutz vom Einzelwesen nur durch einen Abwehrkampf erworben werden. Verschiedene Tierarten verhalten sich darin untereinander und auch dem Menschen gegenüber verschieden. Auch verschiedene Menschenrassen zeigen darin — allerdings nicht so scharfe — Unterschiede.

Natürliche und erworbene Immunität sind etwas grundsätzlich Verschiedenes. Natürliche Immunität ist Fehlen reizempfindlicher Zellen in lebenswichtigen Organen. Erworbene Immunität ist gesteigerte Abwehrleistung.

Erworbene Immunität, als Schutz gesetzt, ist bereits ein übertragener Begriff. Erworbene Immunität bedeutet einen biologischen Abwehrkampf. Dieser führt erst dann zu einem Schutz für den Körper, wenn er zu dessen Gunsten ausgeschlagen hat.

Ist die Abwehrleistung stark überlegen, dann wird die Infektion überwunden, ohne daß es zu einer ausgesprochenen Erkrankung kommt. Bleibt der Kampf des Körpers gegen den Krankheitserreger eine Zeitlang unentschieden, dann treten die Angriffs- und Abwehrreaktionen als „Krankheit" in Erscheinung. Ist die Abwehrleistung zu schwach, dann erliegt der Mensch dieser Krankheit.

Jede Infektionskrankheit aber ist ein Kampf des Erregers gegen den Durchseuchungswiderstand der Körperzellen. Bei jeder Infektionskrankheit hängt Entwicklung und weiterer Verlauf von dem Kräfteverhältnis zwischen der Angriffskraft des Erregers und der Abwehrleistung des befallenen Körpers ab.

Die Erfassung dieser allgemeingültigen Erkenntnis war die Grundlage unserer Erfolge im Kampfe gegen die Infektionskrankheiten. Auch dort, wo der Erfolg auf dem Wege reiner Erfahrung gefunden wurde, auch dort, wo er mit allgemeinen hygienischen Maßregeln erstritten wird, immer läßt er sich auf die gleiche Formel bringen. Es gilt, die Lebensverhältnisse des Erregers zu verschlechtern, den Durchseuchungswiderstand des gefährdeten und betroffenen Menschen zu erhöhen.

Und wie ist es nun bei der Tuberkulose?

Alle Vorbedingungen für den durchschlagenden Erfolg scheinen gegeben. Robert Koch hat im Jahre 1882 den Erreger entdeckt. Die biologischen Eigenschaften des Tuberkelbacillus sind nach allen Richtungen hin durchforscht. Seit Kochs ersten Meerschweinchenversuchen bemühen sich in rastloser Arbeit die namhaftesten Forscher um das Problem, gegen den Tuberkelbacillus und seine Gifte wirksame Schutzstoffe zu finden. Die medizinische Literatur über das Verhältnis des Menschen zur Tuberkulose, über Zeit und Art der Infektion, über die Weiterverbreitung der Tuberkulose im menschlichen Körper, über die Ursachen der Verschiedenheit in den tuberkulösen Krankheitserscheinungen füllt zahlreiche Bände. Hunderte von Millionen sind in den Kulturländern verausgabt worden, um die besonders bedrohten Volksschichten gegen die Tuberkulose besser zu schützen.

Alle technischen Hilfsmittel staatlicher und privater Fürsorge, die mächtige Hilfe des Großkapitals, wurden in den letzten 30 Jahren gegen die Tuberkulose mobil gemacht. Aber weiter geht die Seuche. Sie fordert die größte Zahl an Opfern, die je eine Krankheit gefordert hat.

Zahlreiche Statistiken haben dies erwiesen.

Nach Jaksch (137) entfielen in der alten österreichisch-ungarischen Monarchie innerhalb 39 Jahren über 55% aller Todesfälle an Infektionskrankheiten auf die Tuberkulose. Berthenson (29) errechnet für die Vorkriegszeit, daß in Mitteleuropa jeder siebente Todesfall ein Tuberkulose-Todesfall war, in den produktiven mittleren Altersklassen jeder dritte. Nach Bielefeldt (34) kamen auf 1000 männliche Invaliditätsfälle im Alter von 20—30 Jahren 450 auf Lungentuberkulose. Und nun hat der Weltkrieg und seine wirtschaftlichen Folgeerscheinungen für uns ein neuerliches Ansteigen der Tuberkulose-Kurve gebracht.

Warum bleibt uns dieser mörderischen Volksseuche gegenüber ein durchschlagender Erfolg versagt?

Die Gründe sind mannigfacher Art. Sie sind teils objektiver Natur, das heißt sie sind in der Eigenart der Tuberkulose begründet. Und sie sind teils subjektiver Natur, das heißt sie liegen in den Schwierigkeiten, welche die Verhältnisse des praktischen Lebens einer erfolgreichen Tuberkulosebekämpfung entgegenstellen, und in den Unzulänglichkeiten unserer Erkenntnisse und unserer Arbeitsmethoden.

Je größer die objektiven Schwierigkeiten sind, die eine Sache bietet, desto stärker werden subjektive Hemmungen und Unzulänglichkeiten.

Wie groß die objektiven Schwierigkeiten bei der Tuberkulose sind, wissen wir alle. Die Tuberkulose ist in den Kulturländern so verbreitet, und ihre rechtzeitige Diagnose ist mit solchen Schwierigkeiten verbunden, daß wir die wichtigste Infektionsquelle, den tuberkulösen Menschen, als praktisch unkontrollierbar bezeichnen müssen. Zwischen der bzw. den Infektionen und einer „tuberkulösen Erkrankung im Sinne des praktischen Lebens" können Jahre und Jahrzehnte eines „Latenzstadiums" liegen. Es ist heute noch in der großen ärztlichen Praxis meist unmöglich, rechtzeitig den Zeitpunkt zu bestimmen, in welchem die Tuberkulose aus dem „Latenzstadium" heraustritt, um für den befallenen Menschen eine lebensgefährliche Krankheit zu werden. In der großen Mehrzahl der Fälle werden tuberkulöse Erkrankungen erst in einem späten Zeitpunkt festgestellt, in dem bereits lebenswichtige Organe ergriffen und bis in ihren groben anatomischen Bau mehr oder minder schwer geschädigt sind. Selbst in vorgeschrittenen Stadien, in welchen die Kranken durch ihren bacillenhaltigen Auswurf für ihre Umgebung bereits eine ständige Infektionsgefahr bilden, können die subjektiven Krankheitserscheinungen sehr gering sein. So finden wir ansteckungsfähige Tuberkulose in allen Berufen tätig. Auch in solchen Berufen (Kindermädchen, Erzieherinnen, Lehrer), in welchen sie die besonders bedrohte Jugend in unmittelbarster Weise gefährden. Vergebens sucht die soziale Gesetzgebung nach Abhilfe. Gesetzliche Anzeigepflicht und Zwangsisolierung stoßen gerade bei der Tuberkulose auf schier unüberwindliche praktische Schwierigkeiten. Sie sind bis heute Zukunftsträume einer wohl unerreichbaren Volkserziehung geblieben, bei der jeder einzelne sich dem Wohl seiner Mitmenschen unterordnet. So sehen wir die Tuberkulose in die schwierigsten sozialen Probleme hineinwachsen. Sie berührt als „Wohnungskrankheit" die heiklen Fragen der Bodenpolitik. Sie führt uns in den intimen Kreis der Familie und von diesem wieder hinaus in die großen wirtschaftlichen Organisationen mit ihren widerstreitenden Interessen, in den sozialen Kampf mit allen seinen rücksichtslosen Härten. Die Tuberkulose ist eine „Krankheit der Armen", und tuberkulöse Erkrankungen können sich durch Jahre hindurch ziehen. Das steigert die wirtschaftlichen Schwierigkeiten für den einzelnen wie für die Allgemeinheit schier ins Ungemessene. So wird es zu einer der schwierigsten Aufgaben der sozialen Medizin, die große Zahl der unbemittelten Tuberkulosekranken nur einigermaßen ärztlich und wirtschaftlich zu versorgen.

Aber auch damit nicht genug. Das Problem wäre noch verhältnismäßig leicht zu nennen, wenn uns eine Methode zur Verfügung stehen würde, mit der wir rasch und sicher die Tuberkulose heilen könnten, wie dies z. B. bei der Diphtherie gelingt. Oder wenn es möglich wäre, den Menschen gegen die Tuberkulose durch Impfung zu schützen, wie dies bei den Blattern gelungen ist. Aber alle Fortschritte in unserer Erkenntnis haben bei der Tuberkulose nur immer wieder die schwerwiegende Tatsache gezeigt, daß die Immunitätsverhältnisse bei der Tuberkulose so verwickelt sind wie bei keiner anderen Infektionskrankheit. Heute haben wohl alle, welche die Tuberkulose wirklich kennen, die trügerische Hoffnung aufgegeben, daß es je gelingen wird, durch eine einfache Methode den Menschen rasch und sicher von der Tuberkulose zu heilen oder ihn vor der Tuberkulose zu schützen.

Und alle diese objektiven Schwierigkeiten schaffen einen Boden, auf welchem subjektive Hemmungen und Unzulänglichkeiten nur zu üppig wachsen und gedeihen können. Die große Verbreitung der Tuberkulose und die lange Dauer ihres Verlaufes begünstigen zunächst das schwerwiegende psychologische Moment, der Gewöhnung an das Unvermeidliche. Sie fördert eine stumpfe Gleichgültigkeit, die hoffnungslose

Sache so laufen zu lassen, wie sie eben läuft. Der Mensch gewöhnt sich ja an alles; an grauenhafte Schrecken und an ein elendes Dasein, wenn er glaubt, daß es nicht anders geht. An die traurigen Bilder der Tuberkulose ist jeder von uns gewöhnt. Und jeder hat es längst gelernt, sie als etwas Unvermeidliches hinzunehmen. Die Stichflamme irgendeiner epidemisch auftretenden Infektionskrankheit, die einige Dutzend Todesopfer fordert, erregt Angst und Schrecken in der Bevölkerung, obwohl jeder weiß, daß sich die drohende Gefahr im Keime ersticken läßt.

Die Bilder der Schwindsucht aber, der furchtbarsten aller Volksseuchen, ist man gewöhnt, immer und überall vor sich zu sehen. Sie bieten keine Sensationen mehr. Sie gehören sozusagen zu den gewöhnlichen Schattenseiten des Lebens. Und in weiten ärztlichen Kreisen ist es nicht viel besser. Auch hier herrscht noch vielfach der Grundsatz: entweder bleibt eine Tuberkulose ungefährlich, oder man kann doch nichts gegen sie tun.

Ein weiteres schwerwiegendes Moment sind die Rückschläge, die den großen, aufsehenerregenden Fortschritten der Tuberkuloseforschung immer wieder gefolgt sind. Die Entdeckung des Tuberkelbacillus, die Herstellung spezifisch wirkender Stoffe, die den Kranken rasch und sicher Heilung bringen sollten, die endlosen Tierversuche, in denen sich eine Unsumme unermüdlicher Arbeitskraft erschöpfte, alle diese Errungenschaften, die den Sieg über andere Infektionskrankheiten in wenigen Jahren gesichert haben, sie versagten der Tuberkulose gegenüber. Jedem neuen Fortschritt folgte nur immer wieder eine neue Enttäuschung.

Und doch wäre es falsch, heute, wo wir diesen Entwicklungsgang klar überblicken, in der Arbeit zu ermatten oder das bisher Geleistete und Erreichte gering einschätzen zu wollen. Das letzte Jahrzehnt hat unseren Erkenntnissen gewaltige Fortschritte gebracht. Über leidenschaftlich bewegte Streitfragen hinaus lernen wir es allmählich, aus den Fehlern überwundener Entwicklungsperioden, aus dem Wirrnis zusammenhangloser, sich widersprechender Einzelheiten für das ganze Problem eine umfassende Richtlinie zu gewinnen. Wir haben damit noch lange nicht die praktischen Schwierigkeiten überwunden, die es bei der Tuberkulose zu überwinden gibt, aber wir haben begonnen, diese Schwierigkeiten zielsicher zu erfassen. Und dies scheint mir ein bedeutungsvoller Schritt auf dem Wege zum Erfolg.

Diese umfassende Richtlinie lautet: Wie jede Infektionskrankheit, so ist auch die Tuberkulose in erster und letzter Linie ein immunbiologisches Problem.

Auch bei der Tuberkulose ist es in erster und letzter Linie für das Schicksal des einzelnen Kranken die entscheidende Frage, ob die Abwehrkräfte der Körperzellen über die eingedrungenen Tuberkelbacillen und ihre Gifte Sieger bleiben.

Und doch ist diese grundlegende Erkenntnis, die allein zum Erfolge führen kann und auch zum Erfolge führen wird, noch lange kein Allgemeingut geworden. Wohin wir auch blicken mögen, überall zeigen sich noch die Hemmnisse einer ganz merkwürdigen Verneinung. Und dies nicht nur in der großen Allgemeinheit der Fernerstehenden, sondern auch in den engsten Fachkreisen. Eine wortspaltende Kritik ist unermüdlich an der Arbeit, alle Mißerfolge und Rückschläge aufzuzählen und zu registrieren, welche die junge immunbiologische Forschung auf dem schwierigen Kampffelde der Tuberkulose erlitten hat. Von den Verdiensten dieser Forscherarbeit aber hören wir hier nur wenig. Wir haben da im letzten Jahrzehnt einen Meinungsstreit erlebt, der voll von unfruchtbarem Rechthabertum nur zu oft die Grenze der Sachlichkeit überschritt und bis zu persönlichen Angriffen führte — fast wie in der hohen Politik. Die Gegner verloren den gemeinsamen Boden, gelangten zu verschiedenen Standpunkten, von denen aus es keine Verständigung mehr gibt. Sicher wurde vielfach von beiden Seiten in der Hitze des Gefechtes weit über das Ziel geschossen. Aber bei den Gegnern einer immunbiologischen Auffassung der Tuberkulose treffen wir immer wieder auf eine besonders bemerkenswerte Gepflogenheit. Sie fordern von der jungen immunbiologischen Forschung eine restlose und bis in alle Einzelheiten ausgearbeitete Lösung und Erklärung der schweren Probleme, bevor sie sich geneigt zeigen, Anerkennung zu zollen. Sie selbst aber stützen sich auf Begriffe und Anschauungen, die nach den gegebenen Tatsachen und sichergestellten Erkenntnissen absolut haltlos sind und nur auf das Gewohnheitsrecht übernommener schulmäßiger Lehrsätze hinweisen können.

Und dies ist eine so bedeutsame Erscheinung, daß wir für sie ruhig und vorurteilslos eine Erklärung suchen sollten. Wenn ich objektiv die psychologischen Momente zu ergründen trachte, die zum Standpunkte dieser kritischen Verneinung führten, so ist es mir nur um die Sache zu tun. Und wenn ich, wie es nun einmal üblich ist, auch bei jenen Anschauungen und Methoden, gegen die ich mich wende, Namen nenne, so liegt mir jeder persönliche Angriff ferne. Es sind hochverdiente Männer unter ihnen, deren getreue, wertvolle Lebensarbeit hocheinzuschätzen ist. Es sind Hauptvertreter jener Schule unter ihnen, deren Verdienste über die Hemmungen, die sie uns heute bewußt und unbewußt bereiten, nicht vergessen werden dürfen.

Ein Moment, das zu jener unberechtigten Verneinung führte, ist klar ersichtlich. Es ist die durchaus gesunde und wünschenswerte Abwehrbewegung gegen den kritiklosen Optimismus, der für die „begeisterten" Anhänger „neuer" Denkrichtungen und Forschungsmethoden in der Medizin so bezeichnend ist. Und auch bei der praktischen Verwertung einer „immunbiologischen" Auffassung der Tuberkulose erleben wir heute manchen kritiklosen und schädlichen Übereifer. Einen Übereifer, der den gegebenen Tatsachen vorschnell und ungeduldig, ohne tiefgreifendes Denken voraus-

eilt und sich schon bis zur Forderung versteigt, ärztliche Behandlungs-
und Vorbeugungsmethoden, deren praktische Anwendung und weiterer
Ausbau nur in die Hand des Forschers und kritisch wägenden Arztes
gehört, für eine unter gesetzlichen Zwang gestellte, allgemeine und obliga-
torische Handhabung zu empfehlen. Auch an gewissenloser, gewinn-
süchtiger Ausbeutung unfertiger Probleme hat es wahrlich nicht gefehlt.
Dagegen war eine kräftige Abwehr nur erwünscht.

Aber dieses Moment gibt keineswegs eine erschöpfende Erklärung.
Auch wir kämpfen ja gegen diesen schädlichen, oberflächlichen Optimismus.
Warum wird aber hier, bei der berechtigten Ablehnung solcher Über-
griffe, auf der Gegenseite nicht haltgemacht? Warum verfällt die Gegen-
seite sogar trotz alles kritischen Geistes in den Fehler, verneinende
Urteile, deren Oberflächlichkeit und Haltlosigkeit sicher nicht geringer
ist als die der „begeisterten Optimisten", mit Eifer als vollwertiges „Beweis-
material" gegen unsere ernste Arbeit zu verwerten? Warum wird alles
Positive so überstreng gesichtet und im Gegensatz dazu jede negative
Oberflächlichkeit, wenn sie nur scharf verneint, als voll bewertet?

Die treibenden Momente liegen da nach meiner Ansicht sehr tief.
Sie sind nicht Schuld des einzelnen, sondern sind im historischen Entwicklungsgang unserer Erkenntnisse begründet. Durch zeitlichen Vorsprung haben einzelne Fächer der medizinischen Wissenschaft ein ein-
seitiges Übergewicht vor anderen gewonnen und beherrschen so die Schule,
durch die wir zur Erkenntnis gehen.

Die Schule ist eine gewaltige Macht — auf allen Gebieten des menschlichen Lebens. Sie lenkt durch stete Übung das Denken in bestimmte,
wohldurchdachte Bahnen. Und je gründlicher die Schule ist, um so
tiefer sind diese bestimmten, erlernten Bahnen im menschlichen Gehirn
ausgeschliffen, um so vollständiger beherrschen sie das Denken. Wir
danken der Schule vieles im Leben. Sie ist die Grundlage jeder geordneten
Zivilisation. Sie gibt Tausenden von Köpfen eine Richtung und damit
wirkliche Leistungsfähigkeit. Und doch liegt im Wesen jeder Schule
für die Fortschritte unserer Erkenntnisse ein Moment der Unzulänglichkeit. Die Schule soll Lernenden Kenntnisse vermitteln. Zu dieser Vermittlung eignen sich nur Gegenstände, die für uns den Charakter abgeschlos-
sener Tatsachen erreicht haben, und Probleme, über deren Auffassung
einheitliche, allgemein anerkannte Richtlinien gewonnen wurden. Probleme
hingegen, deren Lösung sich noch in lebendiger Entwicklung befindet,
über die noch grundlegende Meinungsverschiedenheiten unter den Fachleuten bestehen, haben sich noch nie und nirgends für den Schulunterricht
geeignet. Und darin erblicke ich auch die Ursache, warum die Tuberkulose im medizinischen Unterricht heute verhältnismäßig noch so sehr
„vernachlässigt" wird. Nicht deshalb, weil ihre Bedeutung zu wenig
erkannt wird, sondern deshalb, weil es heute noch ungemein schwierig
ist, den Hörern auf dem Gebiete der Tuberkulose zielbewußte Richt-

linien für das praktische Leben zu geben. Vieles, was auf dem Gebiete der Tuberkulose als „Tatsache" Geltung gewonnen hatte, hat sich im Lichte neuer Erkenntnisse als unhaltbar erwiesen. So kam es, daß dort, wo der Tuberkuloseunterricht auf der Grundlage schulmäßiger Lehrsätze versucht wurde, die Ergebnisse durchaus nicht erfreulich waren. An solchen Lehrsätzen aber hat es bei der Tuberkulose wahrlich nicht gefehlt.

Und dies führt uns auf ein neues Moment. Schulmäßige Lehrsätze sind ein bequemes, aber unsicheres Besitztum. Jede Schule fordert für sich Autorität. Und wenn solche Lehrsätze im Lichte besserer Erkenntnisse unhaltbar werden, dann kommt auch die Autorität der Schule, die jene Schlagwörter prägte, ins Wanken. Sie trachtet dann meist vergebens die schwindende Autorität durch erhöhte Strenge zu stützen. In der Medizin ist nichts verkehrter als dies. Entweder sind die neuen Anschauungen falsch; dann werden sie sich gewiß nicht dauernd durchsetzen. Oder die neuen Anschauungen sind richtig; dann ist der Widerstand vergebens — und auch unrecht, weil er nur der Sache schadet, der wir doch alle dienen wollen. In der Medizin sind noch nie richtige Erkenntnisse von falschen Anschauungen endgültig verdrängt worden. Davor bewahrt uns ja die praktische Erfahrung am kranken Menschen. Das Gegenteil aber zeigt uns die Geschichte der Medizin leider nur zu häufig. Starre Lehrsätze hemmen zum Schaden der leidenden Menschheit die Entwicklung und fruchtbringende Verwertung neuer Erkenntnisse. Durch solche starre Verneinung hat so manche Leuchte der Wissenschaft einen trüben Schatten erhalten.

Vor 70 Jahren hatte Semmelweiß auf dem Wege reiner Erfahrung gefunden, daß das mörderische Kindbettfieber durch übertragbare Krankheitsgifte entsteht und durch sorgfältigste Reinlichkeit verhütet werden kann. Aber die Eiterkokken waren noch nicht entdeckt, waren noch in keinem Lehrbuch beschrieben und aufgezählt. So haben die Autoritäten der damals führenden Schule die „Phantasien" von Semmelweiß wegen Mangel an „exakten" Beweisen abgelehnt. So mußten weiter Tausende von Wöchnerinnen sterben. Fünfzig Jahre später waren die Semmelweißschen Phantasien zur primitivsten Grundlage geburtshilflicher Technik geworden, die jeder junge Mediziner kennen und einwandfrei ausführen muß, wenn er nicht erbarmungslos durchs Examen rasseln will.

Bei der Tuberkulose kommen die Erkenntnisse langsamer. Das liegt in der Natur der Sache. Wir fordern aber mit gutem Recht freien Raum für unsere ernste, mühevolle Arbeit. Sie wird Tatsachen immer anerkennen und wird für anregende Kritik immer dankbar sein. Sie wird aber von keiner Schulweisheit, die ihre Autorität auf unhaltbare Schlagworte stützt, haltmachen. Wir sind zu diesem Standpunkt voll berechtigt. Nahezu alle Fortschritte, die uns die letzten zwei Jahrzehnte für unsere Erkenntnis der Tuberkulose gebracht haben, sind durch die immunbiologische Auffassung ermöglicht worden. Die entgegengesetzten Auffassungen sind für die Entwicklung der Tuberkuloseforschung sehr unfruchtbar geblieben. Sie haben sich fast ausschließlich mit der Kritik befaßt. Und auch diese ließ an Qualität oft viel zu wünschen übrig.

Das Problem, um dessen Lösung wir uns bemühen, weil wir von ihr eine mächtige Förderung unseres Kampfes gegen die Tuberkulose erwarten, lautet: **Die Tuberkulose muß nach immunbiologischen Richtlinien erfaßt werden, die mit den Erfahrungen am tuberkulösen Menschen in Einklang stehen. Und wir müssen einerseits lernen, bei unserer praktischen Arbeit über das schematische Verwerten schulmäßiger Lehrsätze hinaus tiefgehendes Verständnis für alle die schwierigen biologischen Probleme zu gewinnen, vor die uns die Tuberkulose stellt. Und wir müssen uns andererseits davor hüten, den festen Boden praktisch verwertbarer Tatsachen bei unserem ärztlichen Handeln unter uns zu verlieren.**

Der Lösung dieser Aufgabe stehen heute noch neben allen den großen objektiven Schwierigkeiten eine Reihe von schwerwiegenden subjektiven Hemmungen und Unzulänglichkeiten entgegen. So müssen wir uns mit diesen verneinenden Momenten eingehend befassen, bevor wir mit dem positiven Teil unserer Erörterungen beginnen können.

II. Die Forschungsmethoden.

Die Tuberkuloseforschung zeigt den gleichen historischen Entwicklungsgang, den wir überall in der Medizin vor uns sehen. Zuerst grobempirische Versuche, sinnfällige Krankheitserscheinungen zu einem einheitlichen Krankheitsbegriff zusammenzufassen. Eine Arbeit, die bei der Tuberkulose von den alten griechischen und römischen Ärzten der vorchristlichen Zeit bis zur Entdeckung des Tuberkelbacillus währte — und darüber hinaus auch heute noch nicht vollkommen zum Abschluß gelangt ist. Und dann, wenn die praktische Erfahrung ein genügend großes Tatsachenmaterial gesammelt hat, das Streben nach der Erkenntnis jener Gesetzmäßigkeiten, welche die Krankheitsentwicklung und den Krankheitsverlauf bestimmen.

Und immer wieder sehen wir bei diesem Entwicklungsgang ein hemmendes Moment in Erscheinung treten. Bei dieser mühevollen Arbeit erlangen einzelne Forschungsergebnisse, besonders solange sie als neue Errungenschaft im Mittelpunkt des Interesses stehen, im ärztlichen Denken eine übermäßig starke Betonung und drohen eine Zeit lang die ganze Forschungsarbeit in eine einseitige Richtung zu drängen.

Pathologische Anatomie, Bakteriologie, Serologie, Konstitutionsforschung und Dispositionslehre — alle diese Forschungszweige und Forschungsrichtungen, die berufen sind, einander zu ergänzen, — die aber nur zu oft in einen mißverständlichen Wettbewerb gegeneinander getreten sind, haben bei der Tuberkuloseforschung eine einseitig betonte Führerrolle innegehabt und eine umfassende Denkrichtung verhindert.

Diese umfassende Denkrichtung bietet die immunbiologische Forschung im richtig verstandenen Sinne.

Gewiß zögern heute noch viele, sich diesen für sie neuen Denkrichtungen anzuschließen. Dem Begriff „immunbiologisch" weichen viele in weitem Kreise vorsichtig aus, wohl weil sie sich darunter nichts Wesentliches vorstellen können. Er wurde sogar als neues „Schlagwort" bezeichnet, von dem man nicht mehr erwartet, als man eben von einem Schlagwort erwarten kann.

Und doch ist die umfassende Bedeutung des Begriffes „immunbiologisch" in einfachster, klarster Logik gegeben. Biologie: die Wissenschaft der Lebensvorgänge. Immunbiologie: die Wissenschaft der Lebensvorgänge beim Abwehrkampf, den ein infizierter Körper gegen die Wirkung der eingedrungenen Krankheitserreger führt.

„Immunbiologisch" ist eine genau so scharf umrissene Bezeichnung wie „chemisch" und „physikalisch", „physiologisch" und „anatomisch". In gewissem Sinne sind alle diese Bezeichnungen „Schlagworte" — aber nicht im schlechten Sinne.

Immunbiologische Vorgänge umfassen alle Lebensvorgänge, die sich beim Angriffs- und Abwehrkampf, den eine Infektionskrankheit darstellt, abspielen. Nur die einseitige Überschätzung der jungen serologischen Forschung — die, wie alles, was neu ist, anfangs zu sehr in den Mittelpunkt des Interesses trat — hat da Verwirrung gestiftet. „Immunbiologisch" wurde für viele gleichbedeutend mit „serologisch"[1]). Serologische Vorgänge sind aber naturgemäß nur jene Teilerscheinungen des immunbiologischen Abwehrkampfes, die sich eben im Serum abspielen.

Nur aus dieser Auffassung heraus, als wären serologische Vorgänge vollinhaltlich das Wesen immunbiologischer Vorgänge, konnte Aschoff (6) meinen Satz: „Die Tuberkulose ist wie jede andere Infektionskrankheit in erster und letzter Linie ein immunbiologisches Problem" als unzureichend erklären. Er hat diesen Satz vom Standpunkt des pathologischen Anatomen erweitert: „Die Lungenphthise wird zwischen erst und zuletzt auch immer ein pathologisch-anatomisches Problem bleiben." Gewiß — und noch viel mehr. Die Tuberkulose ist nicht nur ein pathologisch-anatomisches, sondern auch ein konstitutionelles, biochemisches, biophysikalisches, bakteriologisches, neurologisches usw. Problem. Nahezu jedes medizinische Forschungsgebiet hat bei der Tuberkulose mitzureden.

Nach klarster Logik umfaßt aber der Begriff „immunbiologisch" alle Lebensvorgänge, die mit dem Angriffs- und Abwehrkampf, der vollinhaltlich das Wesen einer Infektionskrankheit darstellt, in

---

[1]) Vgl. z. B. Puhl (253): „Von rein serologischem Standpunkt aus hat Hayek die Schwankungen des Immunitätszustandes bei der Phthise zu verfolgen gesucht."

Beziehung stehen. Die einen Vorgänge sind allerdings von größerer, die anderen wieder von geringerer Bedeutung; die einen für die praktische Medizin von besserer, die anderen von geringerer Verwertbarkeit.

Die pathologische Anatomie beherrschte bis in unsere Zeit — gestützt auf die psychologische Macht eines unmittelbar sinnfällig gegebenen Anschauungsmaterials — die ganze Denkrichtung der praktischen Medizin. Die historische Entwicklung mußte dazu führen. Lange Zeit, bevor die medizinische Wissenschaft in der Lage war, die biologischen Vorgänge im gesunden und kranken Menschenkörper zu erforschen, bot die Leicheneröffnung ihr willkommenes anatomisches Anschauungsmaterial. Dann brachte die Zellularpathologie Virchows einen neuen mächtigen Aufschwung mit bis dahin ungeahnten Entwicklungsmöglichkeiten. An Stelle der geheimnisvollen Lehren einer spekulativen Naturphilosophie trat die sachliche Arbeit am Seziertisch und am Mikroskop. Der damit einsetzende gewaltige Aufschwung der medizinischen Forschung und dessen segensreiche praktische Auswirkungen mußten der pathologischen Anatomie eine beherrschende Führerrolle verschaffen. Und diese Führerrolle war auch ganz berechtigt, solange unsere Erkenntnisse mit der Anatomie der Zelle eine vorläufige Grenze fand, jenseits welcher unbeschreitbares Dunkel lag. Heute ist diese Grenze überwunden. Heute besitzen wir eingehende Kenntnisse der Lebensvorgänge, die sich in den gesunden und kranken Zellen abspielen. Chemische und physikalische Vorgänge innerhalb der Zellen sind heute ebenso Gegenstand medizinischer Forschung wie die Beschreibung der anatomischen Verhältnisse der Zellen und der Zellverbände. Zuerst waren aber in langwieriger Arbeit gewaltige technische Schwierigkeiten zu überwinden. Die erfolgreiche Entwicklung der pathologischen Anatomie war an die Vervollkommnung der mikroskopischen Technik und an die mühsame Ausarbeitung mikrochemischer Färbemethoden gebunden. Die erfolgreiche Arbeit der Biologie aber setzte den Ausbau einer Methodik voraus, die noch unvergleichlich schwierigere technische Aufgaben zu lösen und unvergleichlich schwerer erkennbare Fehlerquellen auszuschalten hatte. So hatte die pathologische Anatomie einen durch die naturgemäße Entwicklung begründeten gewaltigen zeitlichen Vorsprung errungen. Sie war längst ein festgefügtes Lehrgebäude ärztlicher Schulung geworden, bevor die Biologie schüchtern und tastend begann, die ersten Streifzüge in das unbekannte Dunkel der zellulären Lebensvorgänge zu unternehmen.

Und auch heute stehen wir noch stark unter dem Einfluß dieses Entwicklungsganges.

Die pathologische Anatomie gibt uns ein ohne weiteres sinnfälliges Anschauungsmaterial der makroskopischen und mikroskopischen Gewebsveränderungen, die durch eine Krankheit im menschlichen Körper entstehen. Sie zeigt uns die Wege, welche die Krankheit im Körper nimmt, und die Art und Weise, wie sie die Gewebe schädigt und zerstört. Bei diesem Anschauungsmaterial gibt es scheinbar kein unsicheres Deuten, scheinbar keine Fehlerquellen, die in eine falsche Richtung führen. Die pathologische Anatomie ist eine strenge, gute Schule für das Denken des werdenden Arztes, sie ist fester Boden für das Forscherauge, sie gibt uns das angenehme Gefühl unbeirrbarer Sicherheit. Erst die deduktiven Schlüsse, die wir aus dem Anschauungsmaterial ziehen, führen auf das Gebiet verhängnisvoller Fehlerquellen.

Und es ist vielleicht gut, sich daran zu erinnern, daß auch die pathologisch-anatomischen Befunde, die heute die Grundlage unserer Schulung sind, einst zu jenen unsicheren Dingen gehörten, denen die damalige Schule lange ihre Anerkennung versagte. Damals, als noch die verkästen Gewebsmassen in der Lunge die Voraussetzung für die sichere Diagnose der Schwindsucht waren, blieb dem Miliartuberkel lange Zeit die Anerkennung versagt. Manget hat ihn schon um 1700 beobachtet, aber erst ein Jahrhundert später konnte Bayle dem unscheinbaren Knötchen allgemeine Beachtung verschaffen. Und Virchow wieder hielt die käsige Pneumonie für einen unspezifischen Prozeß und trennte sie von der tuberkulösen Phthise. Diese „Dualitätslehre" führte noch im Jahre 1866 den Kliniker Niemeyer zu dem Satze: „Patienten mit käsiger Pneumonie stehen in besonderer Gefahr tuberkulös zu werden."

Die Biologie aber ist in ihrem Entwicklungsgang lange nicht so gut daran wie die pathologische Anatomie. Die sinnfälligen Reaktionen, die sie uns bietet, sind schon vielfach Produkte schwieriger Arbeitsmethoden, in deren Entwicklung schon logische und experimentelle Fehlerquellen liegen können. Alle experimentellen Methoden, mögen sie noch so gut durchdacht, mag ihre Technik noch so kunstvoll sein, bieten uns immer nur Reihen von Augenblicksbildern aus dem rastlosen Fluß biologischen Geschehens. Jedes biologische Experiment ist nur eine Möglichkeit unter vielen anderen Möglichkeiten, die sich ergeben, sobald die vorliegenden Versuchsbedingungen wieder geändert werden. Und neue sinnstörende und verwirrende Fehlerquellen müssen auftauchen, wenn wir diese Augenblicksbilder zeitlich, örtlich oder kausal falsch aneinanderreihen, oder wenn wir der einen Reihe zu große Bedeutung für das ganze vorliegende Problem beimessen und andere wieder zu sehr vernachlässigen.

Und am schwierigsten liegen die Verhältnisse in der Immunbiologie. Hier gilt es ja, die Wechselwirkung zweier Lebewesen zu erforschen. Hier ist es auch bei den sinnfälligen biologischen Erscheinungen vielfach gar nicht möglich festzustellen, ob sie direkt durch die biologische Wirkung des Erregers zustande kommen, oder ob es sich um sekundäre Erscheinungen der Abwehrleistung des befallenen Körpers handelt.

So bleibt die Immunbiologie für den Lernenden zunächst eine schwer zu bewältigende Arbeit. Er muß sein Gedächtnis mit einer Menge neuer fremdartiger Ausdrücke und Begriffe belasten, für die es keinen sinnfälligen Anschauungsunterricht gibt. Er muß eine neue Sprache, ein neues Denken lernen, ohne Möglichkeit, rasch zu klaren Vorstellungen zu kommen. Für den Forscher ist die Immunbiologie ein sprödes, enttäuschungsreiches Arbeitsfeld, voll von schwer zu überwindenden Fehlerquellen, voll von subjektiven Unsicherheiten und vieldeutigen Möglichkeiten. Die Erfassung wesentlicher Zusammenhänge in der verwirrenden Vielartigkeit biologischer Vorgänge ist schwierig. Schritt für Schritt muß sicherer Boden gewonnen werden, damit nicht eine falsche Richtung eingeschlagen wird und die Ergebnisse jahrelanger, mühevoller Arbeit hoffnungslos in sich zusammenbrechen.

So ergeben sich mit logischer Klarheit die Gründe, warum die Vorherrschaft der pathologischen Anatomie in unserer Schulung und Denkrichtung so fest begründet ist, und warum sie heute noch vielfach für die junge biologische Forschung schwere subjektive — niemals aber objektive — Hemmnisse mit sich bringt.

Auf keinem anderen Gebiet der Medizin ist dies in so verhängnisvoller Weise der Fall als auf dem der Tuberkulose.

Wir wissen heute aus zahllosen, allseits anerkannten Erfahrungstatsachen, daß die Tuberkulose jahre- und jahrzehntelang den menschlichen Körper befallen kann, bevor sie im Sinne des praktischen Lebens eine „Krankheit" wird. Für die chronischen Formen der Tuberkulose müssen wir dieses lange erscheinungslose „Latenzstadium" als Regel annehmen. Die Lehre von der Kindheitsinfektion ist heute so fest begründet [Hamburger (102, 103), Albrecht (1), Umber (347), v. Pirquet (248), Thiele (337), Ghon (80) u. a.], daß sie allgemeine Geltung erlangt hat. Wir kennen heute die ungeheure Verbreitung der tuberkulösen Infektion in allen Kulturländern. Und wir wissen, daß nur bei einem Bruchteil der Infizierten die Tuberkulose zu klinisch feststellbaren Organerkrankungen führt.

Die bekannten Nägelischen Zahlen sind später durch andere Autoren allerdings bedeutend herabgesetzt worden. Von den großen pathologisch-anatomischen Statistiken, die über die Häufigkeit tuberkulöser Herde an menschlichen Leichen auf Grund eines großen Sektionsmaterials ausgearbeitet wurden, seien drei nebeneinander gestellt.

Es fanden:	Nägeli (221)	Burkhardt (46)	Stetter (323)
letale Tuberkulose . .	22,5%	37%	12,5%
latente und manifeste Tuberkulose	70,5%	54%	27,5%
keine Tuberkulose . .	7 %	9%	60 %

Die große Verschiedenheit dieser Zahlen läßt sich durch zwei Momente erklären.

Einerseits müssen derartige Statistiken verschieden große Zahlen aufweisen, entsprechend der verschiedenen Tuberkuloseverbreitung in der Bevölkerung, die das Untersuchungsmaterial lieferte. Von diesem Standpunkt sind besonders die Untersuchungen über das Vorkommen tuberkulöser Veränderungen bei Kriegsteilnehmern interessant, die aus voller Gesundheit heraus schweren Verwundungen erlegen waren. Wir finden solche Zusammenstellungen bei Hart (111).

Hart fand tuberkulöse Veränderungen bei 34,2% der obduzierten Fälle, Rößle bei 33%, Oberndorfer bei 10%.

Das „aus allen Gauen Deutschlands zusammengewürfelte, größtenteils vom Lande stammende und den besten Jahren angehörende männliche Menschenmaterial" liefert eben ganz andere Ergebnisse als das Krankenhausmaterial einer Stadt.

Andererseits herrschen unter den einzelnen Forschern noch bedeutende Meinungsverschiedenheiten, welche Gewebsveränderungen als „sicher tuberkulös" anzusprechen sind. Es lassen eben auch die „exakten Anschauungstatsachen" der pathologischen Anatomie subjektiven Auffassungen einen recht freien Spielraum. Liegt überhaupt bei einer nach üblichen Methoden durchgeführten Obduktion die Sicherheit vor, daß tuberkulöse Herde von sehr geringer Ausdehnung nicht übersehen werden?

Eine lehrreiche Antwort darauf geben die grundlegenden Untersuchungen Rankes (255). Dieser konnte nachweisen, daß der tuberkulöse Primäraffekt in der Lunge erst nach Formolhärtung und Zerlegung der Lunge in zahlreiche Schnitte — oft erst unter Zuhilfenahme des Mikroskops — mit Sicherheit nachweisbar wird.

Daß solche kleine primäre Lungenherde [Albrecht (1), Ghon (80), Ghon und Roman (81), Zarfl (373) u. a.] am Lebenden mit physikalischen Untersuchungsmethoden nicht faßbar sind, ist selbstverständlich. Erst in den regionären Lymphdrüsen, in den Schutzorganen gegen eine Infektion sehen wir in der Regel die ersten klinisch nachweisbaren pathologischen Gewebsveränderungen auftreten. Dann dringt die Tuberkulose auf hämatogenem, lymphogenem oder bronchogenem Wege weiter und befällt lebenswichtige Organe, um sie bis in ihren groben anatomischen Bau zu zerstören. Dieser chronische Entwicklungsgang der Tuberkulose kann sich über Jahrzehnte erstrecken.

Wir kennen endlich an einem Material von vielen hunderttausenden Beispielen die Erscheinungen, welche dieses jahrzehntelange „Latenzstadium" der Tuberkulose am menschlichen Körper hervorruft. Die klinische Beschreibung dieser Erscheinungen füllt heute ganze Bände. Aber alle diese Krankheitszeichen, die Skrofulose, die lymphatische Diathese, die Thoraxanomalien, der asthenische Habitus usw. sind nach äußerlichen Gesichtspunkten bunt durcheinander geworfen. Die Frage, wie weit diese Erscheinungen wirklich durch die Anfangsstadien der chronischen Tuberkulose bedingt sind, wie weit sie auf andere chronische Schädlichkeiten zurückgeführt werden müssen, und wie weit es sich um streng konstitutionelle Veränderungen handelt, muß heute noch als ungelöst bezeichnet werden.

Und endlich lehrt uns die klinische Erfahrung, wie lange in den Anfangsstadien der chronischen Tuberkulose subjektive Krankheitserscheinungen allgemeiner Natur und verschiedenartige funktionelle Störungen bestehen können, bevor grobe anatomische Veränderungen in der Lunge oder anderen lebenswichtigen Organen klinisch nachweisbar werden.

Aus allen diesen Tatsachen sehen wir und wissen wir, wie spät — meist leider zu spät — die grob sinnfälligen pathologisch-anatomischen Befunde am Lebenden in Erscheinung treten.

Und erst am Seziertisch wird uns so recht klar, wie grob die pathologische Anatomie selbst bei ihren feinen Befunden arbeitet. Kälble (141), Harbitz (108), Weichselbaum und Bartel (358), Weber und Baginsky (353), Ipsen (136), Wolff (368) u. a. konnten in anatomisch vollkommen unveränderten, also anatomisch **tuberkulosefreien** Drüsen menschlicher und tierischer Leichen **infektionstüchtige** Tuberkelbacillen nachweisen, mit welchen im Tierversuch eine tuberkulöse Infektion einwandfrei gelang. Diese infektionstüchtigen Tuberkelbacillen können doch für ihren Träger nicht gleichgültig sein, wenn sie auch noch keine pathologischen Gewebsveränderungen hervorgerufen haben. Wir können uns nur vorstellen, daß sie deshalb praktisch unschädlich blieben, weil sich das Körpergewebe in irgendeiner Weise vor ihnen zu schützen wußte.

Auch wenn wir dieses erscheinungslose Vorkommen infektionstüchtiger Tuberkelbacillen als „Inkubationsstadium" bezeichnen wollen, wird die Sachlage damit nicht geändert. Denn die Entscheidung, ob dieses Inkubationsstadium erscheinungslos vorübergeht oder zu einer sinnfälligen Erkrankung führt, kann doch nur vom Kräfteverhältnis zwischen der Angriffskraft des Erregers und der Abwehrleistung des Körpergewebes abhängig sein.

Aber auch damit noch nicht genug. Wir wissen heute noch mehr. Unsere spezifischen Reaktionen, die wir zum klinischen Nachweis der Tuberkulose so gern praktisch verwenden möchten, versagten immer wieder, weil sie die Tuberkulose so früh anzeigen, daß nach ihnen „fast alle Menschen tuberkulös wären". Und doch müssen wir heute diese Reaktionen als eine relative **„Späterscheinung"** der tuberkulösen Infektion erkennen. Auch diese Immunitätsreaktionen benötigen zu ihrer Ausbildung eine gewisse Zeit und bestehen nicht etwa sofort, wenn Tuberkelbacillen in den Körper eingedrungen sind. Das zeigt uns mit aller wünschenswerten Klarheit die Kontrolle von Säuglingen, die von ihrer sterbenden oder schwerkranken tuberkulösen Mutter entfernt und in eine verläßlich tuberkulosefreie Umgebung (Säuglingsabteilung eines Kinderspitals u. dgl.) gebracht wurden. Manche dieser Säuglinge zeigen bei ihrer Übernahme in die tuberkulosefreie Umgebung keine Immunitätsreaktionen, und erst nach Wochen oder gar erst nach Monaten wurde die Pirquetsche Reaktion positiv. Derartige Fälle wurden u. a. von

Ibrahim (134), Aronade (4), Feer (61), Pollak (250), Siegert (316)
mitgeteilt. Diese Säuglinge haben also erst lange Zeit, nachdem sie infiziert wurden, Immunitätsreaktionen gezeigt. Oder sollen wir auch hier
wieder mit kritischer Verneinung diese Beweisführung als ungenügend
annehmen? Sollen wir hier wieder etwa glauben, daß diese Säuglinge,
9 Monate im tuberkulös verseuchten Mutterleib und dann in der ersten
extrauterinen Lebenszeit im engsten Kontakt mit der schwerkranken
Mutter, tuberkulosefrei geblieben sind? Und daß sie dann auf der Säuglingsabteilung, wo peinlichste Ausschaltung jeder Tuberkulosegefährdung
betrieben wird, ihre Tuberkulose durch irgend einen versprengten Tuberkelbacillus erworben haben? Für eine unbefangene Beurteilung drängt
sich doch sicher mehr die Annahme einer früher erworbenen Infektion
auf, die erst nach einer bestimmten Zeit zum Auftreten von Immunitätserscheinungen führte.

Die Lehre Baumgartens (21, 22) von der kongenitalen Tuberkulose hat
neuerdings auch andere beweiskräftige Stützen erhalten, die besonders
Kraemer (160) in seinem Buche gewürdigt und übersichtlich zusammengestellt hat. Sowohl die Möglichkeit der germinativen (durch Ei oder
Samenzelle) als auch der placentaren Tuberkuloseübertragung kann heute
als sichergestellt bezeichnet werden.

Von Friedmann (76) wurde der experimentelle Beweis erbracht,
daß Kaninchenembryonen per vaginam tuberkulös infiziert werden
können, ohne daß das Muttertier erkrankt. Damit ist auch die Infek-
tionsmöglichkeit durch tuberkulöses Sperma tatsächlich erwiesen, eine
Möglichkeit, für die auch Klebs (149) beweiskräftige Stützen erbringen
konnte. Die optimistische Anschauung, daß die Placenta wie ein Filter
wirkt, der alle schädlichen Stoffe vom Fötus fernhält, ist heute unter
dem Zwang der Tatsachen verlassen worden. Es können wohl auch durch
die intakte Placenta Tuberkelbacillen in den kindlichen Kreislauf gelangen.
Aber auch diese Erklärung benötigen wir nicht, seitdem so zahlreiche
Fälle über schwere tuberkulöse Erkrankungen der menschlichen Placenta
selbst mitgeteilt worden sind [Lehmann (178), Schmorl und Geipel (303), Lebküchner (177), Rietschel (258), Sitzenfrey (317),
Bossi (38) u. a.].

Besonders lehrreich ist ein von Whutman und Greene (363) mitgeteilter Fall:
totgeborener, 9 Monate alter Fötus mit disseminierter Tuberkulose in allen Organen
von 36 jähriger, leichtkranker Mutter, die ein Jahr später vollkommen gesund war.

Beide Möglichkeiten der kongenitalen Tuberkulose können wir nach
den Erfahrungstatsachen, die uns die Tuberkulose des frühen Kindesalters zeigt, heute erwiesen nennen. Einerseits die germinative Infektion
mit minimalen Infektionsdosen, die entsprechend den Ergebnissen der
Römerschen Versuche mit geringen Infektionsdosen — nicht zu einer
Erkrankung der Frucht, sondern zu einer allmählichen Ausbildung aktiver
Immunität führt. Andererseits die schwere intrauterine Infektion, die

schon an der Frucht zu einer schwer progredienten Tuberkulose führt. Wie anders wären sonst die Sektionsbefunde von Guilbot (98), Qurins (254), Hutzler (133), Hohlfeld (129), Lebküchner (177), Thiele (337) u. a. zu erklären, die schon während der ersten Lebensmonate die Entwicklung schwerer kavernöser Phthisen in der kindlichen Lunge zeigen?

Wir kommen auch hier mit dem Begriff der „Vererbung" nicht mehr aus. Kraemer (160) sagt so richtig: „vererbt kann irgendeine minderwertige Organanlage (Herz, Magen) oder eine im Keimplasma steckende Entwicklungshemmung eines Organes werden, z. B. Syndaktilie. Aber ein Stein, der einem Vorfahren ein Loch in den Kopf geschlagen hat, oder eine Krätzmilbe, die seine Haut entzündete, oder ein Tuberkelbacillus, der ihm da und dort die Körpergewebe schädigte, kann wohl nicht gut „vererbt werden".

Der Meinungsstreit, in welchem Prozentsatz der Fälle eine germinative oder intrauterine Infektion anzunehmen ist, welche zahlenmäßige Bedeutung der extrauterinen Kindheitsinfektion zukommt, und ob eine spätere primäre exogene Infektion wirklich so selten ist, wie viele annehmen, ist hier zunächst belanglos. Bei der germinativen Infektion werden wir z. B. nicht gut gegen die Einwendung Römers aufkommen, daß von den Millionen Samenzellen doch nur sehr zufällig gerade die eine mit einem Tuberkelbacillus beladen sein wird, die zur Befruchtung des Eies kommt. Nur bei der ausgesprochenen Hodentuberkulose, die ja eine Zeugungsfähigkeit nicht ausschließt, werden wir neben den Millionen Samenzellen auch Millionen Tuberkelbazillen annehmen können. Jedenfalls überwiegen die extrauterinen Infektionen zahlenmäßig ganz gewaltig. Das beweist auch die mit dem Alter rasch zunehmende Häufigkeit tuberkulöser Gewebsveränderungen an kindlichen Leichen, die z. B. nach der bekannten Statistik von Hamburger folgende Progression zeigen:

1. Lebensjahr in	1,5%	⎫	
2. „ „	9 %	⎪	
3.—4. „ „ 30 %		⎬	der obduzierten Fälle tuberkulöse
5.—6. „ „ 44 %		⎪	Gewebsveränderungen.
7.—10. „ „ 86 %		⎪	
11.—14. „ „ 77 %		⎭	

Das positive Ergebnis der Tuberkulinstichreaktion aber steigt im Untersuchungsmaterial Hamburgers mit dem 12. Lebensjahr fast bis zu 100%. Eine derartige Progression wäre doch kaum denkbar, wenn die kongenitale Tuberkulose zahlenmäßig überwiegen würde.

Aber alle unsere Meinungsverschiedenheiten über die zahlenmäßige Bedeutung der kongenitalen Tuberkulose stehen hier in zweiter Linie. Hier interessiert uns die kongenitale Tuberkulose hauptsächlich aus dem

Grunde, weil sie ein so treffliches, schlagendes Anschauungsmaterial für das liefert, was die Tuberkulose des Menschen wirklich ist. Ein nie ruhender, lebendiger Kampf zwischen den Tuberkelbacillen und den Abwehrkräften der Körpergewebe. Ein lebendiger Kampf, der in langen Zeiträumen verschiedenartige, ohne scharfe Grenzen ineinander übergehende Bilder liefert. Die rasch tötende Infektionskrankheit — und der jahrzehntelang harmlose Parasit, und zwischen diesen beiden großen Extremen der wechselvolle Verlauf der chronischen Phthise.

Die Schulmedizin aber hat bis in unsere heutige Zeit vergebens gesucht, dieses lebendige Geschehen als pathologisch-anatomischen Körperzustand zu erfassen.

Manche Sätze in der ersten Auflage dieses Buches haben bei den pathologischen Anatomen die Anschauung wachgerufen, als wollte ich die große Bedeutung der pathologisch-anatomischen Tuberkuloseforschung in allzu einseitiger Weise herabsetzen. Gräff (88) hat mir prophezeit, daß auch ich mich wieder der Solidarpathologie werde erinnern müssen. Ich hatte sie nie vergessen. Grundsätzlich war mir immer klar, daß zwischen pathologisch-anatomischer und biologischer Forschung nie ein Gegensatz bestehen kann. Beide Forschungsrichtungen müssen ja bei richtiger Denk- und Arbeitsweise zu übereinstimmenden Ergebnissen führen. Mein Standpunkt hat sich nie gegen die pathologisch-anatomische Forschung selbst gerichtet, sondern nur gegen ihren Mißbrauch in der allgemeinen Praxis.

Wie bei allen Krankheitsprozessen treten uns auch bei der Tuberkulose die Krankheitserscheinungen als biologische Reaktionsänderungen und als pathologisch-anatomische Zustandsänderungen entgegen. Wir müssen uns dabei immer vor Augen halten, daß die pathologisch-anatomischen Gewebsveränderungen grundsätzlich als morphologische Erscheinungsformen, meist aber bereits als Folgezustände pathologisch-biologischer Vorgänge aufzufassen sind. Denn wo Schädlichkeiten fehlen, die zu einer krankhaften Änderung der Lebensvorgänge führen, dort können auch keine pathologisch-anatomischen Gewebsveränderungen entstehen. Daran ändert auch nichts die Tatsache, daß auch umgekehrt pathologische Reaktionsänderungen ihren Ursprung in pathologisch-anatomisch faßbaren Gewebsveränderungen haben können (z. B. Fieber infolge von Gewebszerfall). Dies wird noch immer irrtümlicherweise gegen die immunbiologische Auffassung ins Feld geführt, wobei aber vergessen wird, daß es sich dabei um durchaus sekundäre Vorgänge handelt.

Die pathologische Anatomie hat uns in verdienstvoller Weise die Wege gezeigt, auf denen die Tuberkelbacillen in den Körper eindringen, und die Möglichkeiten, wie sie sich im Körper weiterverbreiten können. Die genaue Kenntnis aller pathologischen Gewebsveränderungen, die einerseits durch die schädigende Wirkung der Tuberkelbacillen, andererseits durch die reaktiven Vorgänge im Körpergewebe gesetzt werden, ist eine unbedingte

Notwendigkeit für Theorie und Praxis. Auf die grundlegende Frage aber, wann und unter welchen Umständen die Tuberkelbacillen harmlose Schmarotzer bleiben, und unter welchen Umständen sie fähig werden, das Körpergewebe zu schädigen — auf diese grundlegende Frage kann uns die pathologische Anatomie keine Antwort mehr geben.

Eine Lösung dieser Frage, die für unseren Kampf gegen die Tuberkulose von weittragender Bedeutung ist, kann nur die immunbiologische Forschung im umfassenden (nicht im falsch begrenzten „serologischen") Sinne bringen: die Erforschung der geänderten Lebensvorgänge, besonders der spezifischen Reaktionsänderungen im tuberkulös infizierten und kranken Körper.

Dies wird heute immer klarer erkannt. So sagt v. Romberg (264): „Die Art des anatomischen Prozesses ist am Sitze der Erkrankung der Ausdruck der Reaktion auf die Infektion und sicher von größter Bedeutung, aber sie ist sicher nicht die Ursache des Verlaufes in den verschiedenen klinischen Formen". Und sehr interessante Beiträge zu dieser Frage haben neuerdings die Studien Oellers (229) über die Immunbiologie des Typhus gebracht.

Eine möglichst umfassende Forschungsrichtung ist aber bei der Tuberkulose besonders nötig, weil hier seit jeher einseitige Auffassungen verschiedener Art schwere Hemmungen gebracht haben.

Kaum war der starre Infektionismus, der nach der Entdeckung des Tuberkelbacillus einsetzte, überwunden, verfiel man in das gegenteilige Extrem. Die Bedeutung der Infektion wurde ganz in den Hintergrund gestellt, und man suchte die Erklärung für den wechselvollen Verlauf der Tuberkulose zunächst in grob anatomischen Eigentümlichkeiten der menschlichen Körperbeschaffenheit. Mit der Bereicherung unserer Erkenntnisse über die konstitutionelle Verschiedenwertigkeit des menschlichen Körpers gegenüber der Einwirkung von Krankheitserregern traten dann diese konstitutionellen Momente mehr in den Vordergrund.

So entstand die Lehre von der „tuberkulösen Disposition".

Es wird gut sein, zunächst die Begriffe der Disposition und Konstitution sowie ihre Beziehungen zur Bakteriologie und Immunbiologie etwas eingehender zu erörtern.

Disposition: Die vielseitigen, gesonderten und doch ineinandergreifenden Lebensäußerungen des Menschen- und Tierkörpers bieten jeder äußeren Einwirkung gegenüber endlose Möglichkeiten individueller Schwankungen. So auch gegenüber der Wirkung von Krankheitserregern.

Wir nennen einen Körper gegenüber einer schädlichen äußeren Einwirkung disponiert, wenn er gegen die gegebenen Schädlichkeiten geringere Widerstandskraft zeigt, als es erfahrungsgemäß dem Durchschnitt entspricht. Wir sprechen von Disposition für eine Krankheit, wenn ein Körper leichter erkrankt als der Durchschnitt.

Der Begriff der Disposition schließt das schon gegebene Bestehen der betreffenden Krankheit strenge aus.

Der Dispositionsbegriff ist etwas an sich Gegebenes, Unleugbares. Er ergibt sich als logische Notwendigkeit aus den individuellen Schwankungen der vielartigen Lebensäußerungen und anatomischen Zustände des Körpers. Er ist auch durch zahlreiche Erfahrungstatsachen gestützt.

Seine praktische Verwertung und seine richtige Umgrenzung stoßen aber auf große Schwierigkeiten. Und dies namentlich bei Krankheiten, welche sich langsam entwickeln und lange Zeit ohne auffällige Erscheinungen bestehen können. Folgezustände langsam und unauffällig sich entwickelnder Krankheitsstadien — die als solche nicht gewürdigt und erkannt werden — können dann dem ärztlichen Denken als Disposition für die späteren, leicht erkennbaren Stadien der Krankheit erscheinen.

Dies ist durchaus nicht gleichgültig. Es wird dann die günstigste Zeit versäumt, um gegen die Krankheit schon frühzeitig mit Heilversuchen vorzugehen und gegen die schweren, vorgeschrittenen Stadien der Krankheit rechtzeitig vorzubeugen.

Eine solche zu weitgehende Fassung des Dispositionsbegriffes kann also zu folgenschweren Irrtümern und Versäumnissen Anlaß geben. Der gegenteilige Irrtum — die Zeichen einer bestehenden Disposition schon als Krankheitserscheinungen aufzufassen, ist weniger folgenschwer. Er kann nur zu unnötigen Heilversuchen führen. Daß wir damit ins Uferlose geraten — davor bewahren uns sicher die Verhältnisse des praktischen Lebens.

Auch sonst ist eine fruchtbringende Verwertung des Dispositionsbegriffes für das ärztliche Handeln schwierig. Ein klarer, gesetzmäßiger Zusammenhang zwischen disponierenden Momenten und Krankheitsentwicklung ist nur selten gegeben. Und dort, wo ein solcher Zusammenhang erfahrungsgemäß angenommen werden kann, sind diese Momente zum Teil schon an sich unabänderlich, zum Teil durch schwer zu beseitigende Lebensgewohnheiten und Lebensbedingungen nahezu unabänderlich.

Die Vielartigkeit der disponierenden Momente, der Mangel an erschöpfender Gesetzmäßigkeit in ihren Beziehungen zur Krankheitsentwicklung macht die richtige Abgrenzung des Dispositionsbegriffes außerordentlich schwierig.

Und so wurde dieser an sich gegebene und berechtigte Begriff vielfach mißbraucht. Er wurde nur zu oft zu einem bequemen, aber nichtssagenden Schlagwort, das über ungeklärte Verhältnisse der Krankheitsentwicklung hinwegtäuschen sollte.

Die verschiedenartigen Momente, welche eine Krankheitsdisposition schaffen, können angeboren oder während des Lebens erworben sein. Nach dem heute am meisten üblichen Sprachgebrauch bezeichnen wir diese beiden Möglichkeiten als konstitutionelle und konditionelle Disposition.

Wir werden aber sogleich sehen, daß auch diese Umgrenzung auf schwer zu lösende Widersprüche stößt, die eine klare, fest umschriebene Begriffsbildung unmöglich machen.

Konstitution: Wir finden heute bei den Konstitutionsforschern volle Einmütigkeit über die weittragende Bedeutung der Konstitution für die Krankheitsentstehung. Wir finden aber bei ihnen keine Übereinstimmung in der Abgrenzung des begrifflichen Inhalts.

Die einen erfassen die Konstitution als jeweilige, veränderliche Verfassung des Körpers, wie sie sich aus der Summe aller ererbten und erworbenen Eigenschaften, sowie Reaktionsweisen ergibt. Die Mehrzahl erfaßt die Konstitution als etwas Ursprüngliches, durch die Beschaffenheit des Keimplasmas der Eltern unabänderlich Gegebenes.

Die Konstitution beeinflußt die Abwehrtüchtigkeit des Körpers. Und diese Beeinflussung ist individuell außerordentlich wechselnd. Das begreift und erkennt auch die Immunbiologie ohne weiteres. Sie wäre dankbar, wenn sie von der Konstitutionsforschung klare, gesetzmäßige Beziehungen zwischen Konstitution und Krankheitsentwicklung erhalten würde. Das würde ihre Arbeit außerordentlich erleichtern. Aber sie erhält bisher keine solchen klaren Abgrenzungen.

Mögen wir die Konstitution in diesem oder jenem Sinne erfassen — in jedem Falle drängt sich sogleich die kritische Frage auf, welche dieser Eigenschaften mit der Erkrankung wirklich in kausalem Zusammenhang stehen und welche nicht.

Erfassen wir die Konstitution als veränderliche Summe ererbter und erworbener Eigenschaften, so ergibt sich wie bei der Disposition eine weitere bedeutungsvolle Frage. Jene Frage, die namentlich bei Krankheiten mit langsamer Entwicklung und erscheinungsarmen Anfangsstadien so schwer zu lösen ist. Haben die erworbenen Eigenschaften, deren Zusammenhang mit der Krankheit erkannt oder angenommen wird, schon vor der Erkrankung bestanden, oder sind sie bereits Folgeerscheinungen ungewürdigter oder unerkannter Anfangsstadien? Sind sie als disponierende Momente aufzufassen oder als Zeichen schon bestehender Krankheit?

Beide Möglichkeiten sind gegeben. Beides kann sein, und wird auch tatsächlich sein. Beide Möglichkeiten können in einem und demselben Fall gleichzeitig vorkommen. Für beide Möglichkeiten werden mit Eifer gute und minder gute Beweisgründe ins Treffen geführt.

Diese Frage in Bausch und Bogen erledigen zu wollen — ist Rechthabertum, nicht Forschungsarbeit.

Jeder einzelne Fall muß mit klinischer Methodik und biologischem Denken genau bearbeitet und erwogen werden. Die Lösungen werden in den verschiedenen Einzelfällen immer wieder verschiedene Ergebnisse bringen. Weil beide Möglichkeiten gegeben sind und auch tatsächlich bestehen können.

Und auch bei den angeborenen Eigenschaften ist die gleiche kritische Frage aufzuwerfen. P. Mathes (191) betont sehr treffend, daß ein beziehungsloses Dasein des befruchteten Eies zur Umgebung nicht vorstellbar ist. Das individuelle Leben beginnt nicht erst bei der Geburt. Das ist eine rein äußerliche Scheidung. Soll der werdende Menschenkörper im durchseuchten Mutterleib für die Krankheitserreger unangreifbar sein?

Ist angeborene Syphilis krankhafte Konstitution oder Krankheit?

Erfassen wir hingegen die Konstitution als etwas Ursprüngliches, unabänderlich Gegebenes, so können wir sie wohl bei der Beurteilung immunbiologischer Kräfteverhältnisse in Rechnung ziehen — nicht aber beeinflussen. Wir können sie dann weder durch Vorbeugungsmaßregeln, noch durch Heilmethoden günstiger gestalten.

So bietet die Konstitutionsforschung der Immunbiologie bis heute wenig Hilfe.

Die verdienstvollen Bemühungen der Konstitutionsforschung sollen darum nicht verkannt werden. An dem tatsächlich gegebenen Verdienst dürfen uns auch nicht die Meinungsgegensätze irre machen, auf die wir innerhalb der Konstitutionsforschung treffen. Die zu lösenden Aufgaben sind schwierig. Nahezu jede durch mühevolle Arbeit gewonnene Erfahrungstatsache läßt verschiedene Auslegungen zu.

Bakteriologie: Durch die Großtaten R. Kochs und seiner Schüler folgte die Entdeckung und Erforschung zahlreicher Krankheitserreger Schlag auf Schlag.

Neugewonnene Forschungsergebnisse beeinflussen ärztliches Denken und Handeln stets besonders stark. Und je bedeutungsvoller sie sind, desto regere Forschungsarbeit wird durch sie ausgelöst.

Die Entdeckungen der Bakteriologie bedeuteten eine erschütternde Umwälzung für altgewohnte Anschauungen und philosophierende, inhaltsarme Begriffsbildungen. Der Einfluß der Bakteriologie auf die Anschauungen über Entwicklung und Verlauf von Infektionskrankheiten stieg so ins Ungemessene, Unkritische.

Der Krankheitserreger wurde vollinhaltliche Krankheitsursache. Seine Lebensäußerungen im befallenen Körper vollinhaltliches Wesen der Krankheit.

Der für uns heute selbstverständliche kritische Einwurf der starren Einseitigkeit wurde im Sturm der Geister eine Zeitlang einfach überrannt. Der Menschen- und Tierkörper schien längst durchforscht. Er blieb das gegebene Objekt. Wie der künstliche Nährboden im bakteriologischen Züchtungsverfahren.

Heute haben wir diese Einseitigkeit überwunden und laufen vielfach Gefahr, wieder in die gegenteilige zu verfallen.

Die Bakteriologie ist heute auf das ihr zukommende Gebiet einer wichtigen Hilfswissenschaft verwiesen. Ihre Aufgabe ist die Erforschung der Krankheitserreger, ihrer Lebensäußerungen und Lebensbedingungen. Damit ist der nötige Zusammenhang mit der Klinik der Infektionskrankheiten von selbst gegeben.

Die Arbeitsaufgaben sind bei der Erforschung des einfachen Zellleibes naturgemäß einfacher als beim hochentwickelten Menschen- und Tierkörper. Die auch für die Bakteriologie grundsätzlich gegebenen Fragen der Disposition und Konstitution des Erregers lassen sich genügend vollinhaltlich in dem Begriff der Virulenz zusammenfassen.

Die Beziehungen der Immunbiologie zur Dispositions- und Konstitutionsforschung liegen heute somit klar.

Ein irgendwie gearteter Gegensatz ist an sich nicht gegeben. Ein solcher wurde nur künstlich groß gezogen.

Dispositions- und Konstitutionsforschung sind Hilfswissenschaften der Immunbiologie. Dies soll keine Rangbezeichnung sein, sondern Feststellung einer Tatsache.

Damit aber die erwartete Hilfe wirklich geboten werden kann, gilt es, den weiten Rahmen des Dispositions- und Konstitutionsbegriffes mit zusammenhängenden Gesetzmäßigkeiten zu füllen — nicht mit zusammenhanglosen Einzelheiten. Die Ansätze hierzu sind heute gegeben.

Je weiter diese Arbeit vorwärtsschreitet, um so verwertbarer wird der Dispositions- und Konstitutionsbegriff für die Erfassung der individuellen Schwankungen in der Abwehrtüchtigkeit des befallenen Körpers werden. Vor kurzem waren diese Begriffe noch inhaltsarme, vielfach mißbrauchte Schlagworte — sprachliche Verständigungsbegriffe für ungeklärte Verhältnisse der Krankheitsentwicklung.

Es handelt sich ja um Angriff und Abwehr.

Auch ein nicht disponierter, konstitutionell starker Körper wird durch schwere oder oft wiederholte Infektionen erkranken. Auch ein disponierter, konstitutionell schwacher Körper wird leichte, auf längere Zeit verteilte Infektionen überwinden.

Krankheitsentwicklung und Krankheitsverlauf werden bestimmt durch das Kräfteverhältnis zwischen Angriff und Abwehr. Erst die Abwehrleistung des befallenen Körpers wird durch disponierende — konditionelle und konstitutionelle — Momente beeinflußt.

So ist die Auffassung der Immunbiologie auch bei der Tuberkulose vollinhaltlich, die der Dispositions- und Konstitutionsforschung nur teilinhaltlich.

Durch verschiedene begünstigende Momente hat aber die Dispositionslehre scheinbar ungemein beweiskräftige Stützen gefunden. Erstens gelang es scheinbar in ausgezeichneter Weise für den Begriff der tuberkulösen Disposition ein mehr oder minder charakteristisches klinisches Bild zu schaffen. Die körperlichen Kennzeichen dieses klinischen Bildes waren so sinnfällig und wurden mit solchem Eifer beschrieben (exsudative Diathese [Cerny], Lymphatismus [Kraus], Status thymico-lymphaticus [Paltauf], Status hypoplasticus [Bartl], asthenischer Habitus [Stiller] usw.), daß sie auf dem sonst so spröden und undankbaren Gebiet der Tuberkulose rasch ein feststehendes Gemeingut der Ärzte wurden. Zweitens gab auch die alltägliche Erfahrung der Dispositionslehre scheinbar recht. Diejenigen, die nach ihrer körperlichen Beschaffenheit dem klinischen Bild der „tuberkulös Disponierten" entsprechen, gehen später scheinbar auch wirklich am häufigsten an der Lungenschwindsucht zugrunde.

Auf diese „Tatsachen" ist von den Vertretern der Dispositionslehre immer wieder mit großem Nachdruck hingewiesen worden. Und doch lassen uns diese „Tatsachen" vollständig im Stich, sobald wir die Oberflächlichkeit alltäglicher Trugschlüsse verlassen und etwas tiefer in den Gegenstand eindringen.

Die zahllosen Möglichkeiten individueller Schwankungen in der Gegenwirkung des Körpers auf jeden äußeren Einfluß sind natürlich auch gegenüber der Tuberkulose gegeben.

Ich habe mich nicht gegen diesen selbstverständlichen, unleugbaren Begriff der „individuellen Disposition zur Tuberkulose" gewendet. Nur gegen den Mißbrauch dieses Begriffes.

Dieser Mißbrauch ist recht allgemein zur stehenden Gewohnheit geworden.

Wir wissen, daß sich die Tuberkulose bei uns häufig sehr langsam entwickelt; daß sie jahrelang, jahrzehntelang nahezu erscheinungslos im menschlichen Körper bestehen kann.

So wird hier die Entscheidung besonders schwierig, ob die Kennzeichen geschwächter Körperbeschaffenheit bereits Folgeerscheinungen bestehender Tuberkulose sind, oder ob sie disponierende Momente sind, auf anderer Grundlage entstanden.

Daß sie auch auf anderer Grundlage entstehen können und dann einen geschwächten, nicht tuberkulösen, aber zur Tuberkulose disponierten Körper schaffen können, ist gewiß. Diese Möglichkeit ist unleugbar.

Die andere Möglichkeit ist aber ebenso unleugbar, und in vielen Fällen ist sie das Wahrscheinlichere.

Soll der Menschenkörper, der 9 Monate im tuberkulosedurchseuchten Mutterleib heranwächst, wirklich tuberkulosefrei bleiben, und nur die „Disposition zur Tuberkulose" mit auf den Weg bekommen? Nach der Geburt sind wir eifrig bestrebt, den Säugling vor den gefährlichen, versprühten Tröpfchen in der Atemluft der kranken Mutter zu schützen. Soll die Gefahr im kranken Mutterleib nicht noch größer sein?

Ist die schwere kavernöse Lungentuberkulose des Säuglings Krankheit oder „tuberkulöse Disposition"?

Bei den nahezu erscheinungslosen Frühstadien der sehr chronisch verlaufenden Tuberkulose ist diese Frage ungleich schwieriger zu entscheiden. Sie ist aber in jedem Falle unbedingt gegeben.

An diesen Tatsachen kann nur die Einseitigkeit blinder Anhängerschaft an die Dispositionslehre vorübergehen.

Die Immunbiologie leugnet nicht die Möglichkeit angeborener Disposition zur Tuberkulose. Sie weist nur auf die Schwierigkeiten hin, eine solche im Einzelfall sicherzustellen. Sie wendet sich scharf gegen das unwissenschaftliche Rechthabertum mancher Dispositionsanhänger, sie in jedem solchen Falle anzunehmen.

Die Immunbiologie zieht folgerichtige Schlüsse aus unseren Kenntnissen über das langsame, erscheinungslose Entstehen tuberkulöser Erkrankungen: die erkennbaren, schwereren und schweren Formen der Kindheitstuberkulose — eine Folge überwiegender Kraft des Tuberkuloseangriffs; die nicht unmittelbar sinnfällig erkennbaren Anfangsstadien, deren Wirkung sich in späteren Jahren als gehemmte Entwicklung und geschwächte Körpereigenart zeigt — eine Folge schwächerer Angriffe oder besserer Abwehrleistung.

Die Immunbiologie behauptet nicht, daß dies in allen Fällen so ist. (Es kann sich ja auch um andere Krankheitszustände handeln, die mit der Tuberkulose gar nichts zu tun haben.) Aber sie trifft bei der Häufigkeit des tuberkulös erkrankten Mutterleibes in vielen Fällen zweifellos das Richtige. Die bedeutend geringere Möglichkeit der Übertragung durch den erkrankten Vater bei der Zeugung braucht dabei gar nicht berücksichtigt zu werden.

Diese Auffassung ist nicht uferlos. Sie sucht im Gegenteil eine scharfe Begrenzung durch den Beginn der Wechselwirkung zwischen Menschenkörper und Tuberkelbacillus. Wir besitzen ja bereits Methoden, um eine solche bestehende Wechselwirkung mit genügender Sicherheit festzustellen.

Der Dispositionsbegriff ist viel uferloser. Er fordert die Begrenzung und Beantwortung zweier neuer Fragen. Durch welche Ursachen sind die disponierenden Momente entstanden? Wie groß ist ihre Bedeutung im Einzelfall für die Entwicklung einer tuberkulösen Erkrankung?

Noch böser wird der Mißbrauch des Dispositionsbegriffes bei den späteren Stadien der Tuberkulose in den höheren Altersstufen.

Durch welche Ursachen werden jene Kennzeichen schwächlicher, für den Lebenskampf minderwertiger Körperbeschaffenheit geschaffen, die als „tuberkulöse Disposition" ein ebenso eifrig gebrauchtes als verwirrendes Schlagwort wurden? Gewiß durch mannigfache. Beinahe jede langdauernde Schädlichkeit kann eine solche Körperbeschaffenheit zur Folge haben.

In Tausenden und Millionen von Menschen bestehen seit frühester Kindheit mehr oder minder gut von den Abwehrkräften des Körpers eingedämmte — mehr oder minder gut verheilte — tuberkulöse Krankheitsherde. Soll da die Tuberkulose als Ursache ausgeschlossen sein?

Aber auch dabei ist der mißbrauchte Dispositionsbegriff nicht stehen geblieben. „Tuberkulös disponiert" ist das Kind, bei dem wir auf den ersten Blick tuberkulöse Drüsen feststellen können. „Tuberkulös disponiert" bleibt der Nachkomme einer schwer tuberkulösen Mutter, solange er nicht an schweren Formen der Tuberkulose erkrankt.

So der übliche Sprachgebrauch, der das Denken der Allgemeinheit heute beherrscht.

Aber selbst Martius (190) betont ausdrücklich, daß wir keine Handhabe besitzen, um eine „spezifische tuberkulöse Disposition" anzunehmen. Er sagt: „Es gibt also, soviel wir sehen, keine ‚spezifische' Disposition zur Tuberkulose, keine ererbte oder erworbene einheitlich zu definierende, in einer bestimmten anatomischen oder physiologischen Qualität sich erschöpfende Eigenschaft des Körpers, der man eine absolut disponierende Bedeutung zuschreiben könnte."

Auch auf den Begriff „Organdisposition" muß ich näher eingehen. Die pathologische Anatomie hat in ihrem Bestreben, die Ursachen zu erforschen, warum gerade die Lungenspitzen beim Erwachsenen so häufig den ersten klinisch nachweisbaren Krankheitsherd aufweisen, diesen an sich richtigen, aber doch irreführenden Begriff der „Organdisposition" geprägt [Freund (74), Orth (233), Bacmeister (11), Hart (110) u. a.]. Irreführend insofern als ob eine derartige Organdisposition eine besondere, Eigentümlichkeit der Tuberkulose wäre, als ob nicht etwa auch die Unterlappen der Lungen besonders „disponiert" wären, an Pneumonie zu erkranken, und bestimmte Darmabschnitte für Typhus und Ruhr eine besondere „Disposition" zeigen. Als ob es nicht ebenso merkwürdig wäre, daß die Blasenschleimhaut durch Kolibacillen schwer erkrankt, während die Dickdarmschleimhaut durch die Millionen von Kolibacillen, die ständig im Darme vorhanden sind, ungeschädigt bleibt. Bei jeder Krankheit sehen wir diese lokale Organdisposition. Diese ist aber nicht so sehr die Folge individuell wechselnder Momente, sondern mehr die Folge arteigener anatomischer und histologischer Verhältnisse sowie der physiologischen Organfunktionen.

Warum hören wir aber in allen diesen anderen Fällen nichts von einer Organdisposition, sondern nur bei der Tuberkulose?

Nur deshalb, weil der Begriff der Disposition bei der Tuberkulose längst ein kritiklos hingenommenes Schlagwort geworden ist.

Und wie steht es nun mit der angeblichen täglichen Erfahrungstatsache, daß diejenigen, die das Bild der „tuberkulösen Disposition" zeigen, wirklich am häufigsten an Tuberkulose sterben? Auch diese „Tatsache" existiert überhaupt nicht, wenn wir versuchen, etwas tiefer in sie einzudringen.

Einige Beispiele.

Die asthenische Konstitution Stillers (324) ist vielleicht die häufigste und best umschriebene Art einer widerstandsschwachen Konstitution. Stiller nimmt enge, gesetzmäßige Beziehungen der asthenischen Konstitution zur Lungentuberkulose, Chlorose, zur orthotischen Albuminurie und zum Ulcus pepticum an. Viele haben sich ihm darin angeschlossen. Und doch sehen wir die asthenische Konstitution bald als Rasseneigentümlichkeit [Wenkebach (361)] ohne Gefolgschaft dieser Krankheiten, bald diese Krankheiten ohne Begleitschaft der asthenischen Konstitution.

Wenkebach fand bei den Friesen die asthenische Konstitution sehr häufig vertreten. Hier gibt es fast keine tuberkulöse Erkrankung ohne asthenische Konstitution. Wohl aber ungezählt oft asthenische Konstitution ohne tuberkulöse Erkrankung. Bei den gedrungenen Elsässern gibt es fast keine asthenische Konstitution. Wohl aber viel Tuberkulose ohne asthenische Konstitution. J. Bauer (20) schließt daraus, daß die asthenische Konstitution keine spezifische Folgeerscheinung tuberkulöser Erkrankungen sein kann. Das ist richtig. Ebenso berechtigt ist aber daraus der Schluß, daß die asthenische Konstitution auch als disponierendes Moment zur Tuberkulose von keiner großen Bedeutung sein kann. Sonst müßte die Tuberkulosehäufigkeit bei den Elsässern viel geringer sein als bei den Friesen. Dies ist aber nicht der Fall.

Nach den Aufzeichnungen der Krankenkassen zeigen, wie J. Bauer anführt, Zweidrittel aller, die an Tuberkulose sterben, asthenische Konstitution, und zwar jahrelang vor ihrer tödlichen Erkrankung. Ist dies ein eindeutiger Beweis? Was spricht dagegen, daß diese asthenische Konstitution zum mehr oder minder großen Teil Folgeerscheinung von klinisch erscheinungslosen Anfangsstadien der Tuberkulose ist? Nur Voreingenommenheit.

Auch Brugsch (44) stellt fest, daß Zweidrittel aller Tuberkulösen engbrüstige Körperbeschaffenheit vor der klinischen Erkrankung an Tuberkulose zeigen. Aber eben nur vor der klinischen Erkrankung.

Kulz (171) berichtet neuerdings über das starke Fortschreiten der Tuberkulose bei den Eingeborenen von Neumecklenburg und Neuguinea. Nirgends zeigt sich dabei das Vorhandensein asthenischer Konstitution. Zwischen dem Tuberkuloseverlauf bei Kindern und Erwachsenen besteht aber kein wesentlicher Unterschied.

Auch von anderen Forschern ist durch eingehende und ausgedehnte Untersuchungen erwiesen worden, daß die Angehörigen von tuberkulosefreien Naturvölkern, die bis dahin keine tuberkulöse Disposition zeigten, in großer Zahl an den bösartigsten Formen der Tuberkulose erkranken und sterben, wenn sie z. B. in den Kolonialstädten mit europäischer Zivilisation und damit auch mit der Tuberkulose in Berührung treten. Solche Beobachtungen machten mit immer übereinstimmendem Ergebnis u. a. Metschnikoff (200) bei den Kalmücken, Westenhofer (362) in Chile, Kopp (158) in Neupommern, Kersten (145) im Kaiser-Wilhelmsland und Deycke (54) in der Türkei. Nach Bushnell (47) werden im tropischen Afrika und den Inseln des Pazifiks ganze Volksstämme durch seuchenartige, akut verlaufende Tuberkulose der vollständigen Vernichtung nahegebracht, nachdem sie durch Berührung mit der Tuberkulose zivilisierter Menschen infiziert und ihrer natürlichen Lebensverhältnisse beraubt sind. Und alle diese Tatsachen wurden durch die Erfahrungen im Weltkriege neuerdings ergänzt, wo unter den farbigen Truppen auf den europäischen Kriegsschauplätzen ganze Epidemien akut verlaufender Tuberkuloseformen auftraten.

Und ganz das gleiche „Rätsel" gibt uns, wie Schlesinger (297) und v. Kutschera (172) gezeigt haben, das Kapitel der Industrialisierung zu lösen. Die sozialen Folgen ausgedehnter Industrialisierung führen doch sicherlich nicht zu gesundheitlich idealen Lebensverhältnissen für den einzelnen. Wir sehen ferner in den Industriegebieten tagtäglich Tausende und Tausende von „tuberkulös Disponierten" in der Werkstatt, in den Arbeiterwohnungen und auf der Straße. Und doch zeigen die Industriegebiete eine besonders günstige Abnahme der Tuberkulosesterblichkeit! In den industriereichsten Städten Deutschlands, Barmen, Bochum, Essen usw. war die Kurve des Tuberkuloserückgangs steiler als die gesamte Durchschnittskurve für Deutschland. Tirol dagegen, das Land der herrlichen Höhensonne und guten Gebirgsluft zeigt unter seinen sonnengebräunten, abgehärteten Bauern, die doch so gar nicht „tuberkulös disponiert" scheinen, eine der höchsten Tuberkulosezahlen aller Kulturländer (v. Kutschera). Tirol ist neben Japan und Irland eines jener wenigen Länder, die gegenüber dem sonst allgemeinen Tuberkuloserückgang in den letzten zwei Jahrzehnten vor dem Weltkrieg noch eine Zunahme der Tuberkulosezahlen zeigten. Wahrlich unlösbare Rätsel vom Standpunkt der Dispositionslehre!

Und wenn ich die statistischen Lehren des großen Krankenmaterials betrachte, das während des Krieges durch meine Hand gegangen ist (118), so finde ich auch hier Ergebnisse, die mit diesen großzügigen Erfahrungstatsachen übereinstimmen. Hier interessiert nur das Verhältnis des gebräuchlichen Dispositionsbegriffes zu der durch den klinischen Verlauf sicher gestellten, absolut schlechten Prognose.

1662 Fälle, die statistisch verwertet werden konnten, zeigen dabei folgendes Verhältnis:

Es waren
vor der Kriegsdienstleistung tuberkulosefrei: freie Anamnese, keine „Dispositionszeichen"

389 Fälle,

davon infauste Prognose oder schon gestorben

127 Fälle = 30%,

vor der Kriegsdienstleistung tuberkuloseverdächtig: familiäre Belastung, verdächtige frühere Erkrankungen oder „Dispositionszeichen"

577 Fälle,

davon infauste Prognose oder schon gestorben
113 Fälle = 19,5 %,
vor der Kriegsdienstleistung schon manifest tuberkulös:
696 Fälle,
davon infauste Prognose oder schon gestorben
112 Fälle = 16,3 %.

Die größte Zahl schlechter Prognosen nach der Belastungsprobe einer Kriegsdienstleistung gaben also diejenigen, bei welchen keine Zeichen einer besonderen „tuberkulösen Disposition" vorhanden waren, während die „Disponierten" und vor allem die schon manifest Tuberkulösen eine bedeutend geringere Sterblichkeit aufwiesen.

Auch Zadek (372) und neuerdings Kieffer (146) und W. Schmid (298) kamen in ihren statistischen Studien über den Verlauf der Tuberkulose bei Kriegsteilnehmern zu ähnlichen Ergebnissen. Der Verlauf der Tuberkulose war wieder bei den „Disponierten" günstiger als bei den Nichtdisponierten.

Bedeutet also nun plötzlich „Disposition" Schutz gegen die schweren Formen einer Krankheit und Fehlen dieser Disposition erhöhte Gefährdung? Dazu werden sich die Verfechter der Dispositionslehre denn doch nicht verstehen wollen. Das wäre ja ein wahrhafter Höhepunkt der Verwirrung.

Alle diese Tatsachen beweisen mit absoluter Klarheit, daß die angebliche „tuberkulöse Disposition", die als Erklärungsversuch der scheinbaren Ungesetzmäßigkeiten im Verlauf der menschlichen Tuberkulose herangezogen wird, das weitere Schicksal des mit Tuberkulose infizierten Menschen eben nicht bestimmt.

Warum dies in unserer täglichen Erfahrung bei oberflächlicher Betrachtung nicht zum Ausdruck kommt, ist leicht erklärlich. Von den scheinbar „tuberkulös Disponierten", d. h. von den meist mit chronischen Anfangsstadien der Tuberkulose Behafteten, geht ja tatsächlich ein großer Teil mit der Zeit an Lungenschwindsucht zugrunde. Und diese sind es, die im gewöhnlichen Leben am meisten als „tuberkulös" ins Auge fallen. Diese chronischen Tuberkulösen sind in großer Zahl in allen Berufen tätig, begegnen uns überall auf der Straße und sind in jedem Bekanntenkreise, fast in jedem größeren Familienkreise zu finden. Diejenigen aber, die von den schweren, rascher verlaufenden Formen der Tuberkulose schnell hinweggerafft werden, treten viel weniger in Erscheinung. Erstens weil diese schweren Formen der Tuberkulose bei uns viel seltener sind als die chronischen. Und zweitens weil diese Kranken im täglichen Leben viel weniger sichtbar werden, sondern nach verhältnismäßig kurzem Krankenlager — vielfach unter falscher Diagnose — rasch aus unserem Gesichtskreis verschwinden.

„Krankheit" ist ein allgemeiner Sammelbegriff für alle biologischen und anatomischen Reaktionen des Körpers auf eine Schädlichkeit, die ihn trifft. Eine tuberkulöse Erkrankung ist die Summe dieser Reaktionen auf eine bestehende tuberkulöse Infektion. Sind diese Reaktionen so schwach, daß sie weder subjektiv noch objektiv in Erscheinung treten, dann ist eben der betreffende mit Tuberkulose infizierte Mensch im Sinne des praktischen Lebens nicht tuberkulosekrank.

Eine Erklärung dafür, wie und warum eine tuberkulöse Erkrankung zustande kommt, kann niemals die einseitige Betrachtung des menschlichen Körpers geben, wie es die Dispositionslehre versucht hat, sondern nur eine Betrachtung und Erforschung des Kampfes, den der befallene Organismus gegen die Tuberkulose führt.

Es kann weder für die Krankheitsentwicklung noch für den Krankheitsverlauf gleichgültig sein, ob hochvirulente Tuberkelbacillen in großer Menge in den Körper eindringen oder ob es sich nur um einige wenige, schwach virulente Bacillen handelt. Es kann nicht gleichgültig sein, ob schwere Infektionen oft wiederholt und rasch aufeinander folgen oder ob es nur zu einigen wenigen Infektionen in langen Zwischenpausen kommt. Und es kann endlich nicht gleichgültig sein, ob die tuberkulöse Infektion durch Misch- und Begleitinfektionen in ihrer pathogenen Wirkung verstärkt wird. Art und Stärke des Tuberkuloseangriffes muß also für die Entwicklung tuberkulöser Erkrankungen — nun wieder den befallenen Körper als unveränderliche Größe gesetzt — von schwerwiegender Bedeutung sein.

Diese Erwägung, die sich schon als logische Notwendigkeit ergibt, fand auch ihre experimentelle Bestätigung durch die bekannten Tierversuche Römers (268—274).

Und wenn wir andererseits den von der Tuberkulose befallenen Körper ins Auge fassen und uns fragen, welches Moment von dieser Seite für den weiteren Verlauf der Tuberkulose ausschlaggebend sein muß, dann kann die Antwort nur lauten: der Widerstand, den der befallene Körper gegen die Wirkung der Tuberkelbacillen zu leisten in der Lage ist.

Dabei handelt es sich sowohl um Abwehrreaktionen, die ganz speziell auf die Wirkung der Tuberkelbacillen eingestellt sind, und die wir als spezifisch bezeichnen, sowie um biologische Vorgänge allgemeinerer Natur, die auch von den verschiedenartigsten nicht spezifischen Momenten beeinflußt werden. Und erst diese nicht spezifischen Momente stellen den Zusammenhang mit den dispositionellen und konstitutionellen Schwankungen her, die nicht allein bei der Tuberkulose, sondern auch bei allen anderen Krankheiten ihre wechselvolle Rolle spielen.

Die Fähigkeit der Tuberkelbacillen, ihre gewebsschädigende Wirkung zu entfalten, wird davon abhängen, ob die Tuberkelbacillen sich als die Stärkeren erweisen oder der Durchseuchungswiderstand des Körpergewebes. Also eine rein immunbiologische Frage, in der die erste Entscheidung über den weiteren Verlauf der Tuberkulose liegt, bevor überhaupt noch pathologisch-anatomische Veränderungen nur begonnen haben.

Experimentell ist dies von Römer und Joseph (275) sogar am tuberkuloseempfänglichen Meerschweinchen nachgewiesen worden. Ein künstlich schwach tuberkulös infiziertes Meerschweinchen, welches nicht erkrankte, aber intrakutan auf Alttuberkulin reagierte, starb nach einigen Monaten an einer Pneumokokkeninfektion. Seine Organe erwiesen sich anatomisch als tuberkulosefrei, enthielten aber infektionstüchtige Tuberkelbacillen.

Heute hat die Bedeutung der „Immunität" für die Lösung des Tuberkuloseproblems in sachlich führenden Kreisen — allerdings nur in diesen — ihre volle Würdigung erfahren. Die Zeiten sind vorüber, wo „gekränkte Praktiker" wie Glaeser (82) (1903), Volland (350) (1904), van der Velden (348) (1906) an den Charakter der Tuberkulose als Infektionskrankheit noch nicht glaubten, weil sie „in ihrer langen Praxis nie einen Fall sahen, bei dem die Infektion wahrscheinlich schien". Oder wenn Fink (65) (1904) durch die Meinungsverschiedenheit Kochs und Behrings so deprimiert wird, daß er daran zu zweifeln beginnt, ob die Tuberkelbacillen wirklich die Erreger der Tuberkulose sind. Bezeichnend sind auch die Anschauungen Bartels (15), der sich gegen den starren Standpunkt Cornets (52, 53) richtet, für den Tuberkelbacillus und Tuberkel ein untrennbares Ganzes sind. Auch Bartel hat nachgewiesen, daß in lediglich hyperplastischen Lymphdrüsen lebensfähige Tuberkelbacillen vorkommen können, ohne daß eine Tuberkelbildung vorliegt. Die Schlußfolgerung Bartels ist aber merkwürdig. Er meint, dies sei ein Beweis dafür, daß die „Disposition" für das Zustandekommen einer tuberkulösen Erkrankung größere Bedeutung hat als die Infektion. Welche Disposition, die des Menschen oder die des Tuberkelbacillus? Ich finde, daß die biologische Wechselwirkung zwischen Tuberkelbacillus und lebendem Körpergewebe die einzig mögliche Erklärung gibt. Der Ausgang eines Kampfes hängt immer von der Tüchtigkeit und dem Kräfteverhältnis beider Gegner ab.

Und nun erhellen sich mit einem Schlage alle die scheinbar unlösbaren Widersprüche, die sich aus den früher erwähnten Erfahrungstatsachen ergeben haben. Die Bevölkerung der Industriegebiete zeigt eine geringere Tuberkulosesterblichkeit, nicht weil sie weniger „tuberkulös disponiert" ist, sondern weil sich ihr Durchseuchungswiderstand mit zunehmender Tuberkuloseverbreiterung erhöht hat. Die Angehörigen, der tuberkulosefreien Naturvölker, die keine „Dispositionszeichen" zeigen, erkranken und sterben, wenn sie mit der Tuberkulose in Berührung treten, an den schweren Formen der Tuberkulose. Nicht deshalb, weil sie nun plötzlich „disponiert" werden, sondern weil sie nicht in der Lage waren, wie die Europäer durch viele Generationen hindurch eine erhöhte Durchseuchungsresistenz gegen die Tuberkulose zu erwerben. Und die „tuberkulös Disponierten" und „manifest Tuberkulösen" zeigen unter der Belastungsprobe einer Kriegsdienstleistung nicht deshalb eine geringere

Sterblichkeit, weil „Disposition" nun plötzlich Schutz gegen eine Krankheit bedeuten soll, sondern deshalb, weil sie jahrelang mit den Anfangsstadien der Tuberkulose behaftet waren, ohne schwerer zu erkranken und durch diesen erfolgreichen Abwehrkampf einen stärkeren Durchseuchungswiderstand erworben haben als die Tuberkulosefreien.

Die „tuberkulöse Disposition" ist ein einseitiger, vielfach irreführender, unhaltbarer und jedenfalls viel zu weit gefaßter Begriff, der nur das richtige Verständnis für die Entstehung der tuberkulösen Erkrankungen verhindert.

Die Immunbiologie wendet sich nicht gegen die unleugbar gegebene Möglichkeit individueller Disposition zur Tuberkulose und widerstandsschwacher Konstitution gegenüber der Tuberkulose. Sie wendet sich nur gegen den Mißbrauch unberechtigter Verallgemeinerungen.

Sie tut dies nicht aus Rechthabertum und Freude am Wortstreit, sondern deshalb, weil es sachlich wichtig ist.

Die widerstandsschwache Konstitution ist etwas unabänderlich Gegebenes. Wenn ihre Bedeutung für die Entwicklung tuberkulöser Erkrankungen verallgemeinert wird, führt sie uns mitten in unserem schweren Kampf gegen die Tuberkulose zur Hoffnungslosigkeit. Den Folgeerscheinungen bisher nicht beachteter Anfangsstadien der Tuberkulose können wir aber durch rechtzeitige Vorbeugung und Heilbehandlung entgegenwirken.

Wir können zusammenfassend sagen: die immunbiologische Auffassung ist vollinhaltlich, die pathologisch-anatomische, konstitutionelle und dispositionelle stets nur teilinhaltlich.

III. Entwicklungsstadien der Tuberkulose und Erscheinungsformen der Lungenphthise.

Der langwierige Entwicklungsgang und die wechselvollen Erscheinungsformen der chronischen Tuberkulose haben die Forschungsarbeit vor große Schwierigkeiten gestellt. Es hat lange gedauert, bis es gelang, diesen langen Entwicklungsgang als Ganzes zu erfassen. Der Meinungsstreit aber, wann und wo der Begriff einer tuberkulösen Erkrankung beginnt, und welche Erscheinungsformen in den Anfangsstadien dieser Entwicklung als spezifisch tuberkulös anzusprechen sind, ist auch heute noch lange nicht zum Abschluß gekommen.

Erst die letzten Jahre haben wesentliche Fortschritte gebracht, die uns für die Zukunft ein umfassendes Erkennen und Verständnis der verschiedenartigen Krankheitserscheinungen und Reaktionsäußerungen, die uns die Tuberkulose bietet, erhoffen lassen.

Wohl als erster hat Petruschky im Jahre 1897 den Entwicklungsgang der chronischen Tuberkulose in drei Stadien zusammengefaßt:

Das Primärstadium: eine regionäre Lymphdrüsenerkrankung, vor allem der Bronchialdrüsen (der eigentliche Primäraffekt war Petruschky noch unbekannt).

Das Sekundärstadium: Weiterschreiten des tuberkulösen Prozesses über die regionären Lymphdrüsen hinaus.

Das Tertiärstadium: progrediente Herdbildungen in verschiedenen Organen, vor allem in der Lunge.

Diese Stadieneinteilung Petruschkys war für das Verständnis der Entwicklung tuberkulöser Erkrankungen von grundlegender Bedeutung, und daher auch für alle Fragen der praktischen Tuberkulosebekämpfung außerordentlich wertvoll. Petruschky hat auch damit das Wesentliche richtig getroffen, so daß auch heute noch für die allgemeine ärztliche Praxis seine Stadieneinteilung eben deshalb, weil sie noch nicht mit tiefer greifenden Problemen belastet erscheint, wohl verwertbar ist. Und wir könnten froh sein, wenn sich heute die allgemeinen ärztlichen Anschauungen über die Entwicklung tuberkulöser Erkrankungen fest auf die Stadieneinteilung Petruschkys stützen würden.

Eine ganze Reihe tiefgreifender Probleme aber, die in den letzten Jahren immer mehr in den Mittelpunkt der Tuberkuloseforschung traten, haben einen weiteren Ausbau dieser Stadieneinteilung notwendig gemacht.

Die Arbeiten Rankes (255) haben hier die Grundlage für eine erfolgversprechende Weiterentwicklung gegeben. Wir finden hier zum erstenmal in großen, umfassenden Zügen die pathologischanatomischen Zustandsänderungen mit typisch geänderten Reaktionsweisen des tuberkulösen Körpers in folgerichtige, gesetzmäßige Beziehungen gebracht. Gesetzmäßigkeiten, die durch die gesammelten Erfahrungstatsachen am tuberkulösen Menschen heute als sichergestellt bezeichnet werden können, und die uns erst das Verständnis für praktisch außerordentlich wichtige Streitfragen vermittelt haben, die in den letzten Jahren eine große Rolle spielten.

Indem sich Ranke nicht nur auf die Klassifizierung und Einteilung pathologisch-anatomischer Zustandsänderungen beschränkte, sondern auch ihre Beziehungen zu den biologischen Reaktionsänderungen des Gesamtorganismus zu klären versuchte, schuf er ein bisher unerreicht klares und für die klinische Diagnose bereits gut verwertbares Bild des Entwicklungsganges der chronischen Tuberkulose.

Nach Ranke können wir folgende Entwicklungsstadien auseinanderhalten:

I. Stadium: Der Primärkomplex, zusammengesetzt aus Primärherd und regionären Drüsenveränderungen.

Der Primärherd pflegt sehr klein zu sein und ist infolge Fehlens einer perifokalen Entzündung mit den üblichen klinischen Untersuchungsmethoden kaum je nachweisbar. Die regionäre Drüsenerkrankung tritt daher als klinisch leichter erkennbarer Teil ganz in den Vordergrund.

Es können, namentlich in der Lunge, auch mehrere Primärkomplexe vorhanden sein.

Treten Heilungsvorgänge ein, so kann der Primärkomplex lange Zeit, Jahre und Jahrzehnte isoliert fortbestehen. Er heilt dann vollkommen ab, und verkalkte Primärherde bilden auf den Röntgenplatten einen außerordentlich häufigen Befund.

Der Primärkomplex ist die Zeit der sich entwickelnden spezifischen Reaktionsempfindlichkeit (Allergie I).

In den Fällen aber, wo es zu einer Weiterentwicklung des tuberkulösen Prozesses kommt, beginnt das

II. Stadium: Die generalisierende Tuberkulose.

Hier handelt es sich nicht mehr um eine lokale Erkrankung, sondern um eine ausgesprochene Allgemeinerkrankung. Die Tuberkulose breitet sich durch Kontaktwachstum, auf dem Lymphwege, vor allem aber hämatogen aus.

Es ist dies das Stadium der höchsten Reaktionsempfindlichkeit (Allergie II).

Die generalisierende Tuberkulose umfaßt qualitativ und quantitativ außerordentlich verschiedene Erscheinungsformen: von den leichtesten Formen angefangen, wo es sich nur um eine perifokale Entzündungszone des Primärkomplexes handelt, über die typischen hämatogen entstandenen Krankheitsherde in verschiedenen Organen (Haut, Auge, Ohr, Knochen usw.), bis zu den akut tödlich verlaufenden Metastasierungen (Meningitis), und bis zu den Erscheinungsformen der schweren hämatogenen Aussaat (disseminierte Lungenherde, Miliartuberkulose).

Je stürmischer die Herd- und Herdrandentzündungen ablaufen, je zahlreicher, ausgedehnter und durch ihre Lokalisation gefährlicher die hämatogenen Metastasierungen auftreten, um so schwerer ist die Erkrankung für den Gesamtorganismus.

Je weiter aber dann in den chronischen Fällen, in denen die Abwehrleistung des Körpers eine tödliche Erkrankung verhindert hat, dieser Entwicklungsgang vorwärts schreitet, desto mehr tritt das Stadium histologischer Überempfindlichkeit exsudativen Charakters zurück, um so mehr erlischt die hämatogene Metastasenbildung, und es treten die durch den Abwehrkampf des Körpers eingedämmten, isolierten Krankheitsherde in den einzelnen Organen, vor allem in der Lunge, immer mehr in den Vordergrund.

III. Stadium: Isolierte Phthise.

Sie entsteht in typischer Form so gut wie ausschließlich in der Lunge, dem Organ, das exogenen Infektionen am meisten ausgesetzt ist, und dessen histologische Verhältnisse nur eine geringe Resistenz gegen den Tuberkelbacillus bedingen.

Die chronischen pneumonischen Herderscheinungen treten ganz in den Vordergrund. Die weitere Ausbreitung erfolgt fast ausschließlich durch das vorgebildete Kanalsystem. Es treten keine humoralen Metastasen mehr auf, und der tuberkulöse Herd liegt in einer relativ wenig veränderten Umgebung. Die regionären Drüsen bleiben so gut wie unbeteiligt und zeigen keine perifokale Entzündung.

An Stelle der hohen histologischen Reaktionsempfindlichkeit ist eine relative Unempfindlichkeit getreten, eine „Immunität", die das frühere Bild einer Allgemeinerkrankung eindämmt und die nur einem übermächtigen Neuangriff aus diesem heraus nachgibt (Allergie III).

Dies in kurzen Zügen die Vorstellungen, die der Stadieneinteilung Rankes zugrunde liegen. Sie haben in ausgezeichneter Weise zur Klärung bisher ungeklärter Erscheinungen und scheinbar sich widersprechender Erfahrungstatsachen beigetragen, wie in den folgenden Abschnitten noch wiederholt gezeigt werden wird.

Aber eines dürfen wir dabei nicht vergessen. Jede Stadieneinteilung bedeutet ein künstliches Trennen, wo es in Wirklichkeit nur fließende Übergänge gibt. Viele Fälle gibt es, wo die einzelnen Stadien kaum in typischer Form faßbar werden.

So finden wir in der von den gleichen Gedankengängen getragenen Stadieneinteilung Liebermeisters (179) die Schwierigkeiten in der Beurteilung, wo die Grenzen zwischen den einzelnen Stadien praktisch zu ziehen sind, besonders lehrreich ausgeprägt. Es kommt eben sehr darauf an, welchen engeren Standpunkt wir in den Vordergrund rücken wollen. Liebermeister rechnet nahezu alle Krankheitsbilder der kindlichen Tuberkulose mindestens schon zum Sekundärstadium, häufig schon dem Tertiärstadium zu und kann sich eigentlich kaum entschließen, ein Primärstadium klinisch abzugrenzen. Als Tertiärstadium rechnet Liebermeister eigentlich alle anerkannten tuberkulösen Herderkrankungen, gleichgültig ob sie nun isoliert oder generalisiert auftreten.

In Wirklichkeit sind auch die Übergänge, namentlich zwischen der generalisierenden Tuberkulose und der isolierten Phthise so mannigfaltig und spielen sich in so langen Zeiträumen ab, daß hier in der Mehrzahl der Fälle eine scharfe praktische Trennung unmöglich wird. In vielen Fällen sind während der Generalisationsperiode schon Lungenherde im Sinne der isolierten Phthise feststellbar. In anderen Fällen sieht man wieder Herdbildungen in der Lunge, die ganz dem Charakter der isolierten Phthise entsprechen, deren Träger aber neuerdings Generalisationserscheinungen zeigt — ganz abgesehen von den hämatogen disseminierten Formen der Lungentuberkulose, die wir ihrer Entstehung nach der generalisierenden Tuberkulose zuzählen müssen, die aber bei Einsetzen von Heilungsvorgängen in ihrem weiteren chronischen Verlauf durchaus der isolierten Phthise entsprechen.

Zum größten Teil dürften diese komplizierten Verhältnisse durch neu hinzutretende Reinfektionen bedingt sein, auf deren Bedeutung besonders die Aschoffsche Schule neuerdings hingewiesen hat. Wie die Untersuchungen Puhls (253) gezeigt haben, kann sich aus dem Reinfekt jederzeit eine fortschreitende Phthise entwickeln.

Stellen wir uns nun vor, daß in den Entwicklungsgang eines Primäraffektes über mehr oder minder ausgesprochene Generalisationserscheinungen zur isolierten Phthise Reinfekte eingreifen, so ist es klar, daß wir sowohl in pathologisch-anatomischer Beziehung als auch in den Reaktionsverhältnissen des Gesamtorganismus viel kompliziertere Bilder erhalten werden, als es den Typen der Rankeschen Stadieneinteilung entspricht. Und dies lehren uns auch tagtäglich die Erfahrungen der klinischen Beobachtung.

Und diese Erfahrungen mahnen uns, über die im letzten Jahrzehnt vielfach wohl allzu einseitig betonte Bedeutung der Kindheitsinfektion für die Entwicklung der Phthise im späteren Alter, nicht auf die gewaltige Bedeutung der späteren Reinfektionen zu vergessen. Wir dürfen da sicher nicht so weit gehen wie Beitzke (25), der jeden gesetzmäßigen Zusammenhang der Kindheitsinfektion mit der Entwicklung der späteren Phthise ablehnt. Aus vielen Krankheitsgeschichten wird dieser Zusammenhang in klarster Weise ersichtlich, und die Entwicklungsstadien im Sinne der Rankeschen Einteilung lassen sich in typischer Weise verfolgen. Umgekehrt sehen wir in der Praxis immer wieder Fälle, wo sich eine Phthise in klar gegebenem Anschluß an sichere schwere Infektionen resp. Reinfektionen im späteren Alter entwickelt, ohne daß in der Anamnese Anhaltspunkte für Generalisationserscheinungen nach einem Primäraffekt in der Kindheit gegeben sind. Nach allen unseren Erfahrungen müssen wir heute unbedingt beide Möglichkeiten im Auge behalten. Auch hier wird wohl die weitere Forschung lehren, daß die so zu unrecht beliebte Fragestellung „entweder — oder" unrichtig ist, sondern daß es sich um ein sicheres „sowohl — als auch" handelt.

Mit diesen Feststellungen soll nicht etwa der hohe Wert der Stadieneinteilung Rankes herabgesetzt werden. Irgendwo und irgendwie müssen ja die fließenden Übergänge und die mannigfaltigen Möglichkeiten neuer Zwischenfälle durch Reinfektionen bei der tuberkulösen Krankheitsentwicklung von jeder noch so gut erfaßten und durchgeführten klassifizierenden Umgrenzung durchschnitten werden. In der Praxis müssen wir aber alle diese fließenden Übergänge und Zwischenfälle im Auge behalten und dürfen nicht in den Fehler allzu scharf schematisierender Trennungen verfallen.

So ist es z. B. entschieden abzulehnen, wenn Hollo (132) eine vollkommene Zweiteilung der Lungentuberkulose bei Erwachsenen fordert und mit seinen „juvenilen Tuberkuloseformen bei Erwachsenen" ein von der isolierten Phthise vollkommen unabhängiges und ganz scharf zu trennendes Krankheitsbild aufzustellen sucht. Seine Darstellung der „juvenilen Tuberkuloseformen bei Erwachsenen", die sich im großen ganzen mit der generalisierenden Tuberkulose Rankes (auf Erwachsene beschränkt) deckt, ist außerordentlich fesselnd, in mehr als einer Hinsicht ausgezeichnet zu nennen. Er hat sicher recht, wenn er betont, daß Tuberkulose und Schwindsucht „nicht in einen Topf geworfen werden dürfen", und daß der Streit zwischen der übertriebenen Frühdiagnose und der allzu späten Spätdiagnose hauptsächlich dadurch entstanden ist, indem die einen die wenig charakteristischen, und daher für eine exakte Diagnose schwer zu verwertenden Allgemeinsymptome der generalisierenden Tuberkulose, die anderen die physikalisch nachweisbaren Gewebsveränderungen der isolierten Phthise zur allgemeinen Grundlage ihrer Diagnose machten.

Aber —, „daß die juvenilen Tuberkuloseformen mit einer inzipienten Phthise nichts zu tun haben, daß sie keine sich auf die Zukunft beziehende Bedeutung haben, daß juvenile Lungentuberkulose [1]) und echte Phthise in jeder Beziehung zwei gut getrennte, praktisch verschiedene Krankheiten sind" — das alles führt wohl zu weit. Dies würde uns außerdem nur in eine bedauerlich falsche Richtung führen und neue Mißverständnisse zeitigen. Das würde nur der mühevollen Forschungsarbeit der letzten zwei Jahrzehnte, die uns lehrte den langen Entwicklungsgang der chronischen Tuberkulose als einheitliches Ganzes zu erfassen und verstehen zu lernen, nur neue Schwierigkeiten bereiten. Hollo will diese Mißverständnisse selbst nicht. Er spricht an anderer Stelle ganz richtig von verschiedenen Stadien der Tuberkulose, bezweifelte in einem persönlichen Meinungsaustausch nicht, daß den meisten Phthisen Generalisationserscheinungen in der Jugend vorausgegangen sind. Er rechnet endlich selbst die schweren Formen der generalisierten, hämatogen disseminierten Lungentuberkulosen „praktisch zu den Phthisen", und gerät damit selbst in einen Widerspruch gegenüber seinen allzu scharf durchgeführten Trennungsversuchen. Ich glaube auch nicht, daß Hollo auf diesem Wege weiter gehen wird. Denn, wenn er immer wieder betont, daß die juvenilen Generalisationsformen bei Erwachsenen gar keinen Zusammenhang mit der Entwicklung einer Phthise haben, so wird er damit die Frühdiagnose behandlungsbedürftiger Tuberkulose kaum fördern, sondern das Gegenteil von dem erreichen, was er anstrebt. Seine „unwahrscheinliche Tuberkulose" wird von der klinischen Diagnose wohl kaum je anerkannt werden.

Und so meine ich, daß wir die isolierte Phthise nicht allzu isoliert aus dem Entwicklungsgang tuberkulöser Erkrankungen herausreißen dürfen, und ich verwende daher im Text meist den weniger streng abgegrenzten Begriff der „tertiären Organtuberkulose", der alle Mög-

---

[1]) Gemeint ist Tuberkulose der Lungendrüsen.

lichkeiten fließender Übergänge und Zwischenfälle durch neu hinzutretende Reinfektionen zwanglos umfaßt.

Es würde den Rahmen dieses Buches überschreiten, die klinischen Erscheinungsformen der einzelnen Entwicklungsstadien in ausführlicher Weise zu behandeln. In den Arbeiten Rankes und Hollos findet sich die Klinik des Primäraffektes und der generalisierenden Tuberkulose in ausgezeichneter Weise zusammengestellt. Und die Klinik der tertiären Organtuberkulose hat in mehreren ausgezeichneten Lehrbüchern [Bandelier und Röpke (13), Liebermeister (179) usw.] ihre zusammenfassende Darstellung gefunden. Das Charakteristische und Wesentliche der klinischen Erscheinungsformen ergibt sich bereits aus der Charakteristik der Stadien selbst und wird bei der Frage der Frühdiagnose (Abschnitt XII) nochmals kurz behandelt werden.

Hier soll nur noch die Abgrenzung der klinischen Erscheinungsformen innerhalb der tertiären Lungentuberkulose (isolierten Phthise) besprochen werden, die in den letzten Jahren, namentlich durch die Arbeiten der Freiburger Schule (Aschoff, Nicol, Gräff, Küpferle u. a.) auf pathologisch-anatomischem und röntgen-diagnostischem Gebiete Fortschritte von grundlegender Bedeutung aufzuweisen hat.

Und auch hier bahnt sich ein gleichgerichtetes Zusammenarbeiten der pathologisch-anatomischen und biologischen Forschungsrichtung an.

Bei der Lungentuberkulose haben beide Forschungsrichtungen trotz aller mühevollen Arbeit, die in den letzten drei Jahrzehnten geleistet wurde, auf einen enttäuschungsreichen Entwicklungsgang zurückzublicken. Und wenn wir nach der Ursache dieser Schwierigkeiten fragen, dann können wir heute mit historischer Klarheit die Tatsache erkennen, daß sich sowohl die pathologisch-anatomische wie ganz besonders die immunbiologische Forschung auf einzelne Teilerscheinungen festlegte, und nur zu oft den Zusammenhang mit dem ganzen, so langwierigen und vielartigen Entwicklungsgang tuberkulöser Lungenerkrankungen verlor. So hatte also jede der beiden Forschungsrichtungen für sich allein schwere Mühe, in die immer wieder auftauchenden scheinbaren Widersprüche der eigenen Untersuchungsergebnisse Klarheit zu bringen. Und noch viel schwieriger mußte es werden, aus äußerlich so verschiedenartigen Arbeitsmethoden übereinstimmende Ergebnisse zu erhalten.

Die Deutung immunbiologischer Reaktionen und Reaktionsänderungen ist, wie wir noch eingehend sehen werden, durchaus nicht leicht, sondern fordert große Übung, richtige Beobachtung und geschultes Denken. Und nicht minder große Schwierigkeiten stellten sich allen Bemühungen der physikalischen Untersuchungsmethoden entgegen, ein genügend differenziertes Bild der pathologisch-anatomischen Gewebsveränderungen am Lebenden zu erhalten.

Ein für die Erfordernisse der Praxis genügend differenziertes Bild ist erst dann zu erhalten, wenn in unseren Vorstellungen über das Krankheitsgeschehen pathologisch-anatomische Zustandsänderungen und biologische Reaktionsänderungen zu einem einheitlichen Ideenkomplex zusammengefaßt werden.

Ein kurzes, treffliches Bild dieses Entwicklungsganges gab einer meiner Mitarbeiter R. Peters in einer gemeinsamen Arbeit über röntgenologische und immunbiologische Differenzierungsversuche (122):

„In unsere Vorstellungen von den pathologisch-anatomischen Veränderungen, die die Tuberkulose in der Lunge setzt, ist erst im Verlauf des letzten Jahrzehnts einige Klarheit gekommen. Insbesondere hat man erst in letzter Zeit angefangen, gesetzmäßige Beziehungen zwischen den bunten Bildern, die der Obduktionsbefund aufweist, dem wechselvollen Krankheitsverlauf und den Ergebnissen der klinischen Untersuchungsmethoden aufzufinden.

Die pathologisch-anatomischen Veränderungen zeigen Formen, die in ihren Extremen grundsätzlich voneinander verschieden sind: die Exsudation mit raschem Gewebszerfall und die Bindegewebsbildung mit nachfolgender Abheilung. Diese Erkenntnis ist alt, sie geht schon auf Rindfleisch, Virchow und Orth zurück. Für die Praxis jedoch hat man lange Zeit nicht die Nutzanwendung aus ihr ziehen können, weder in diagnostischer noch in therapeutischer Beziehung. Der pathologische Anatom war sich nicht recht klar über die kausalen Zusammenhänge dieser Verschiedenheiten, und noch viel weniger gelang es dem Kliniker mit seinen Untersuchungsmethoden die Beziehungen zwischen seinen Untersuchungsergebnissen und den Befunden der pathologischen Anatomen zu finden. So beschränkte sich der Kliniker darauf, die Lungentuberkulose lediglich nach ihrer Ausdehnung und nicht nach ihrem pathologisch-anatomischen Charakter zu beurteilen (Turban-Gerhardt).

Es ist das große Verdienst Fränkels (68), als erster eine Einteilung der Lungentuberkulose nach qualitativen Gesichtspunkten geschaffen zu haben. Fränkel ließ seine klinischen Unterscheidungen von Albrecht (1) pathologisch-anatomisch bestätigen und teilte die Lungentuberkulose ein in cirrhotische, knotige oder infiltrative und käsig-pneumonische Prozesse. Eine ähnliche sehr gute Einteilung brachte etwas später Schut (311), der außer latenter und manifester Tuberkulose, proliferative und exsudative Prozesse unterschied und diese wieder in progrediente und nicht progrediente, akute und chronische einteilte. Die eigentliche Übersicht und Klarheit brachten darauf die Arbeiten Aschoffs (7) und seiner Schule. Diese unterscheiden innerhalb der „knotigen oder infiltrativen“ Prozesse Fränkels wiederum scharf zwischen den acinös-nodösen, d. h. den mehr zu Bindegewebsbildung neigenden, und den lobulär-käsigen Prozessen, deren Tendenz Exsudation und Verkäsung ist.

Das Wesentliche in der Aschoff-Nicolschen Einteilung ist die konsequente Durchführung der prinzipiellen Unterscheidung zwischen produktivem und exsudativem Charakter der tuberkulösen Herde. Diese

Beschaffenheit ist es, die durchaus der Gutartigkeit und Bösartigkeit des ganzen Prozesses entspricht, und die — natürlich von sukzessorischen Erkrankungen abgesehen — dem Krankheitsbild und dem Krankheitsverlauf ihr Gepräge gibt. Es ist nicht nur von theoretischem Interesse, möglichst früh die differenzierte Diagnose nach dem pathologisch-anatomischen Charakter des tuberkulösen Prozesses zu stellen. Einerseits hängt von ihr die Prognose ab, andererseits aber — was weit wichtiger ist — wissen wir, daß wir unsere therapeutischen Maßnahmen durchaus nach dem Charakter der Erkrankung differenzieren können und müssen."

Wie sehr dazu die neuesten Fortschritte der Röntgendiagnose beigetragen haben, wird Peters im Abschnitt XII näher ausführen.

Von den zahlreichen Vorschlägen, eine praktisch gut verwertbare Einteilung der isolierten Lungenphthise aufzustellen, scheint mir der von Fränkel und Gräff (70) am zweckmäßigsten. Sie schlagen folgende Einteilung tuberkulöser Lungenprozesse vor:

I. Räumlich (quantitativ):
    a) einseitige, doppelseitige;
    b) im Spitzenfeld, Oberfeld, Mittelfeld, Unterfeld lokalisierte.

II. Nach der anatomischen Art:
    1. cirrhotische;
       a) cirrhotisch-nodöse;   } produktiv
       b) nodös-cirrhotische
    2. (acinös)-nodöse;
    3. lobulär-exsudative und käsige
       (broncho-pneumonische);   } exsudativ [1]
    4. lobär-käsige (pneumonische)

III. Mit und ohne Kavernen.

Ergänzt durch die klinische Beobachtung des Gesamtorganismus (Fieber, Fiebertypus, Gewichtsverhältnisse, Allgemeinbefinden, Änderungen der spezifischen Allergie usw.), gibt uns diese Einteilung eine Differenzierung, die als gute Grundlage für therapeutische Indikationen und Prognosestellung dienen kann.

Und es war hohe Zeit, daß wir damit eine Grundlage erreichten, auf der alle Praktiker, welcher speziellen Forschungsrichtung sie auch zuneigen mögen, gemeinsamen festen Boden finden können.

Wir müssen uns nur auch hier wieder vor Augen halten, daß auch die Klassifizierung „produktiv" und „exsudativ", wie jede andere Klassifizierung irgendwo fließende Übergänge trifft. In Wirklichkeit gibt es keine dauernde scharfe Trennung zwischen produktiven und exsudativen Prozessen, die in reiner Form kaum je zu finden sind, sondern vielfach

---

[1] Um eine ganz kurze Verständigung im Text zu ermöglichen, fasse ich die typischen Formen 2, 3, 4 als „progrediente Tuberkulose" zusammen. 1 und 1a entspricht ausgesprochener Heilungstendenz; 1b etwa einer zur Zeit klinisch stationären Tuberkulose.

eng und untrennbar ineinander übergreifen, wie sich eben die wechselvollen Vorgänge der tuberkulösen Krankheitsvorgänge nicht in scharf umgrenzbaren, bleibenden Zustandsbildern, sondern nur in fließenden Entwicklungsstadien richtig erfassen lassen. Darauf ist in letzter Zeit mit Recht besonders eindringlich von Marchand (188), v. Baumgarten (23) u. a. hingewiesen worden.

Grundlegend bleibt aber die Bedeutung der beiden Typen „produktiv" und „exsudativ", weil das Überwiegen des einen oder anderen Typus die große Linie der weiteren Entwicklung des Krankheitsprozesses im Sinne von Gutartigkeit und Bösartigkeit anzeigt und damit das Schicksal des Kranken bestimmt.

Es sind daher meines Erachtens alle Versuche abzulehnen, die geeignet sind, durch allzuweitgehende theoretische Reflexionen diesen festen Boden, den wir heute für unsere weitere Arbeit dringend nötig brauchen, zu erschüttern. So meine ich, daß die Stellungnahme Marchands gegen die Aschoffschen Auffassungen durch Aufrollen des ganzen Entzündungsbegriffes für den heutigen Stand unserer Forschung wenig glücklich ist. Gibt uns Marchand einen noch sicheren und festeren Boden für unsere Arbeit, werden wir ihm alle willig folgen. Das, was sich bis heute tausendfach auf der Grundlage der üblichen theoretischen Verständigungsbegriffe bewährt hat, wird sich, wenn nötig, auch unschwer später in noch besser gefaßte Verständigungsbegriffe einfügen ˙lassen. Solange solche nicht gegeben sind, dürfen wir nicht den festen Boden verlassen, der nach so langer Arbeit mühsam gewonnen wurde.

Aber eine Frage von grundlegender Bedeutung scheint heute noch mißverständliche Schwierigkeiten in der Auffassung zu bieten. Das Bestehen gesetzmäßiger Zusammenhänge zwischen pathologisch-anatomischem Herdcharakter und biologischen Reaktionsänderungen des Gesamtorganismus ist heute sichergestellt. Auch die biologische Auffassung erkennt ohne weiteres an, daß biologische Reaktionsänderungen auch sekundär ihren Ursprung im pathologisch-anatomischen Charakter der Krankheitsherde haben können (z. B. Fiebertypus, Änderungen des Blutbildes usw.).

Aber was ist ursprünglich das Primäre?

Neigt der Kampf zwischen Angriff und Abwehr zugunsten der Tuberkulose, weil ein exsudativer Herd entstand? Oder entsteht ein exsudativer Herd, weil die verfügbaren Abwehrkräfte des Körpers gegen die Giftwirkung der Tuberkelbacillen nicht genügte? Für den Kliniker liegt der Trugschluß: exsudativer Herd, daher progrediente Tuberkulose und ungünstige Prognose —- nahe. Die Immunbiologie kann diesen Trugschluß nicht anerkennen. Der exsudative Herd konnte sich nur deshalb bilden, weil die Abwehrkräfte versagten. Das Versagen der Abwehrkräfte war das Primäre. Dieses Versagen trat ein, bevor die klinisch nachweisbare exsudative Gewebsschädigung in Erscheinung trat.

Daran ändert nichts, daß wir heute noch keine Methode besitzen, die mit exakter Sicherheit die Gefahr erkennen ließe, bevor der exsudative Herd in Erscheinung getreten war, und daß uns bis heute keine allgemein anerkannten, sicheren therapeutischen Maßnahmen zur Verfügung stehen, um dem rechtzeitig vorzubeugen.

Das ist eines der großen Arbeitsziele der Zukunft, das klar erfaßt werden muß, wenn es je erreicht werden soll.

Und wenn ich für diese Auffassung und Erkenntnis immer wieder eintrete, so tue ich dies, weil es sich da nicht nur um eine theoretische Streitfrage handelt, sondern um etwas praktisch außerordentlich **Wichtiges**. Denn die gegenteilige Auffassung führt uns unfehlbar in **eine** Richtung, in der es keine wirkliche Weiterentwicklung mehr gibt: endlose technische Verfeinerungsversuche der zu **späten** Diagnose.

Und diesen Kernpunkt unserer Auffassung sucht mein immer wiederholter und immer wieder mißverstandener und angefochtener Satz festzulegen, daß die Tuberkulose, wie jede andere Infektionskrankheit in erster und letzter Linie ein immunbiologisches Problem darstellt.

IV. Die heutigen theoretischen Grundlagen der Immunbiologie.

Immunbiologie ist Wissenschaft des Abwehrkampfes, den der Körper gegen die Wirkung eingedrungener Krankheitserreger führt.

Die Immunbiologie steht heute wohl erst in den Anfängen ihrer Entwicklung. Wir haben erst gelernt, gewisse Erscheinungsformen, gewisse Arten der Abwehrleistung gegen Krankheitserreger im Reagenzglas, im Tierversuch und am kranken Menschen festzuhalten.

Die großen technischen Schwierigkeiten, die von der immunbiologischen Forschung überwunden werden müssen, haben wir bereits in einem früheren Abschnitt gewürdigt.

Wir stehen vor der Wechselwirkung zweier Lebewesen. Und wir stehen vor nie ruhendem biologischen Geschehen, beeinflußt von einer ganzen Reihe wechselnder Momente, welche die Angriffskraft des Erregers und die Abwehrleistung des befallenen Körpers bestimmen.

Die Reihe dieser bestimmenden Momente ist verhältnismäßig klein beim einfachen Zelleib der Krankheitserreger. Sie ist schier unendlich groß beim vielgestaltigen Riesenbau der Zellverbände des Menschenkörpers. Seine vielseitigen, gesonderten und doch ineinandergreifenden Lebensäußerungen geben endlose Möglichkeiten individueller Schwankungen.

Die einzelnen Zellen werden hier zu einer unfaßbaren, praktisch unverwertbaren Einheit. Und doch baut sich aus den Leistungen der einzelnen Zellen die gegebene, individuell schwankende Abwehrtüchtigkeit des ganzen Körpers auf.

Es ist unmöglich, aus diesen tatsächlich vorhandenen, aber für uns unfaßbaren Einheiten, Stück für Stück und Nummer für Nummer diese individuell schwankende Abwehrleistung in allen Einzelheiten zu erkennen. Wir können sie nur in großen Umrissen zu erfassen suchen. Wir können nur für gewisse häufig wiederkehrende Erscheinungsformen Sammelbegriffe schaffen.

Diese sind notwendige Hilfsmittel zur Verständigung. Sie bringen aber selten Klarheit, weil sie immer wieder veränderten Inhalt in veränderter Fassung erhalten. So täuschen sie oft nicht bestehende Gesetzmäßigkeiten vor und können bestehende Gesetzmäßigkeiten nicht erschöpfend wiedergeben.

Wir müssen alle Einzelheiten weiter erforschen, um unsere Erkenntnisse zu vertiefen. Sie ergeben aber immer wieder nur unüberblickbare Reihen von Teilbildern. Die Abwehrleistung als Ganzes kann daraus nie klar erkenntlich werden. Sie ist zu vielartig und die Bedeutung der verschiedenen Momente ist im Einzelfall zu schwankend.

Ein anderer Weg scheint heute gangbar.

Wir müssen für die tatsächlich geleistete Abwehr ein brauchbares Maß zu finden trachten, ohne nach allen Einzelheiten zu fragen, durch die die Abwehrtüchtigkeit gehemmt oder gefördert wird.

Dieses Maß muß sich auf das Wesen der zu erforschenden Lebensvorgänge gründen. Es muß sich auf die Wechselwirkung zwischen Krankheitserreger und Körper beziehen. Es kann sich nicht um ein starres, auch nur scheinbar absolutes Maß handeln, wie beim Maß von Raum und Zeit. Es kann sich nur darum handeln, im nimmer ruhenden Wechselspiel immunbiologischen Geschehens Kräfteverhältnisse zu erfassen und deren Veränderungen zu verfolgen.

Das Erfassen dieser Kräfteverhältnisse und ihre Beeinflussung zugunsten des befallenen Körpers ist Aufgabe der Immunbiologie. Diese Aufgabe steht heute noch weit von ihrer restlosen Lösung. Sie ist aber heute klar erkannt.

Und auch an dieser Stelle wird es gut sein, den Begriff der Immunität nochmals scharf zu umgrenzen.

Wassermann (351) definiert den Begriff der Immunität als „jenen Zustand, wenn nach Durchseuchung und restloser Entfernung des Erregers durch Neuinfektion der spezifische Krankheitsprozeß nicht wieder ausgelöst werden kann".

Aber nun die Frage: bei welchen Infektionskrankheiten können wir heute bestimmen, ob der Erreger restlos entfernt ist? Ist z. B. der verstärkte Schutz gegen Wiedererkrankung bei Rekonvaleszenten nach Typhus und Diphtherie, die noch virulente Bacillen ausscheiden, keine Immunität? Und wie steht es bei jenen Infektionskrankheiten, deren Überstehen in der Regel einen starken und langdauernden Schutz gegen Neuerkrankungen mit sich bringt, und deren Erreger wir vielfach überhaupt noch gar nicht kennen, wo wir also darüber gar nichts wissen, ob und wann der Erreger aus dem Körper restlos entfernt ist?

Die Immunität im Sinne der Definition Wassermanns ist demnach ein durchaus imaginärer, praktisch ganz unfaßbarer Begriff, der sich kaum bei irgendeiner Infektionskrankheit in die bisher erkannten immunbiologischen Tatsachen einfügen läßt.

Neufeld (224) betont dagegen sehr richtig, daß wir den Begriff der Immunität nicht teleologisch vom „erzielten Schutz" abhängig machen dürfen, weil wir sonst praktisch jede Grenze dafür verlieren, wo wir von Immunität sprechen dürfen und wo nicht. Und er zeigt ferner klar, daß diese „Immunität", deren Schutz nicht nur zeitlich, sondern auch gegenüber der neuen Infektionsstärke beschränkt ist, nicht nur eine Eigenart der Tuberkuloseimmunität ist, sondern daß nahezu bei allen Infektionskrankheiten derartige Einschränkungen des Immunitätsschutzes vorliegen.

Er stellt zwei Typen der Immunität auf: eine starke Immunität, die rasch auftritt und lange anhält, und eine schwache Immunität, die sich umgekehrt verhält.

Die Immunität ist also etwas durchaus Relatives. Bei der Tuberkulose, wo diese Verhältnisse besonders auffallend in Erscheinung treten, sind wir notgedrungen schon seit langem zum Begriff der „relativen Immunität" gekommen. Aber es gibt überhaupt bei keiner Infektionskrankheit eine erworbene Immunität, die im Sinne der Wassermannschen Definition absolut wäre, d. h. einen Immunitätsschutz, der unabhängig von Zeit und neuer Infektionsstärke unter keinen Umständen wieder durchbrochen werden kann.

So ist es bis heute nicht gelungen, den Begriff der Immunität scharf abzugrenzen. Und das kann auf der Grundlage dieses angenommenen, aber vielfach nicht erzielten Schutzes gar nicht gelingen. Denn es handelt sich um durchaus fließende Übergänge zwischen zwei recht entgegengesetzten extremen Möglichkeiten.

Und daher reden wir jetzt seit zwei Jahrzehnten auch bei der Tuberkuloseimmunität von gegensätzlichen Standpunkten aus aneinander vorbei und geraten immer wieder in einen Kreislauf logischer Widersprüche.

Doch ist mit einem Schlage alle Unklarheit gelöst, wenn wir diese in der Biologie so verhängnisvolle teleologische Denkrichtung verlassen und den erzielten Schutz vom Begriff der Immunität trennen.

Erworbene Immunität ist kein Schutz an sich, sondern ein biologischer Kampf.

Und so ist der Begriff „immunbiologisch" notwendig geworden. Er bezeichnet ohne alle teleologischen Hintergedanken die Tatsache, daß zwischen infiziertem Körper und den Krankheitserregern durch eine ganze Reihe verschiedenartigster (serologischer, hämatologischer, chemischer, physikalischer, fermentativer, histologischer) Reaktionsäußerungen Wechselwirkungen entstehen, und daß der infizierte Körper Abwehrleistungen vollbringt.

Krankheit und Immunität sind zwei verschiedene, voneinander oft nur schwer trennbare Erscheinungsformen ein- und desselben biologischen Geschehens.

Um aber die verhängnisvolle teleologische Denkrichtung auszuschalten, wird es gut sein, das bisher übliche Wort „Immunität" möglichst wenig zu gebrauchen und Begriffe an seine Stelle zu setzen, die den gegebenen Tatsachen gerecht werden.

Als solche Begriffe wurden vorgeschlagen:

Durchseuchungswiderstand (Petruschky),

immunbiologisches Kräfteverhältnis (v. Hayek).

Bevor wir den Versuch wagen, aus der Fülle wechselvoller Reaktionserscheinungen, die uns am tuberkulösen Menschen entgegentreten, wesentliche gesetzmäßige Zusammenhänge zu erfassen und praktisch zu verwerten, ist es nötig, gewisse Erscheinungsformen näher zu betrachten, die wir heute als Angelpunkte unserer immunbiologischen Erkenntnisse bezeichnen müssen.

Diese Erscheinungsformen sind:

bestimmte, durch experimentelle Bearbeitung gut bekannte serologische Reaktionstypen, sowie sinnfällige Reaktionen der Körperzellen auf Erregerstoffe,

im engen Zusammenhang mit diesen die Überempfindlichkeitserscheinungen

und die spezifische Abstimmung.

Aus den mannigfaltigen Erscheinungen, die uns beim Studium der serologischen Reaktionen entgegengetreten sind, haben wir typische Grundformen abgegrenzt und klassifiziert. Und wir haben uns gewöhnt, **als Träger dieser Reaktionen hypothetische Substanzen anzunehmen, die wir aber nur als biologische Funktionen kennen.** So haben wir uns z. B. gewöhnt, von Bakteriolysinen oder Agglutininen usw. zu sprechen. Wir bezeichnen damit die Fähigkeit eines Serums, Bakterien aufzulösen oder zu Klumpen zusammenzuballen, ohne daß es gelungen wäre, aus dem betreffenden Serum diese Bakteriolysine, Agglutinine usw. körperlich darzustellen.

Die ganzen Vorstellungen der Seitenkettentheorie Ehrlichs — die in ihrem gefälligen Formalismus fast allzulange die theoretische Grundlage unserer immunbiologischen Forschung war — haben sich auf dieser substantiellen Auffassung aufgebaut.

Wir sprechen auch hier durchwegs von Substanzen, ohne zu wissen, ob den Immunitätsreaktionen wirklich chemisch faßbare Substanzen zugrunde liegen, oder ob es sich nur um

Erscheinungsformen eines immunbiologischen Energieumsatzes durch physikalische Zustandsänderungen handelt.

Aber es hieße nach meiner Ansicht die bestehende Verwirrung nur noch mehr steigern, wollten wir heute wieder neue Verständigungsbegriffe einführen, um diesen Tatsachen gerecht zu werden.

Darum wollen wir auch weiterhin vorläufig noch von Antigen-Antikörperreaktionen sprechen. Wir wollen dabei nur ausdrücklich betonen, daß wir unter dem „Antigen" ganz allgemein einen biologischen Reiz verstehen, der durch den Krankheitserreger die Körperzellen trifft und unter „Antikörper" die hypothetischen Träger einer Abwehrfunktion der bedrohten Körperzellen.

Und wir werden noch sehen, wie unfruchtbar die beliebte Fragestellung und der daraus entsprungene Meinungsstreit bleibt, ob es sich bei den einzelnen Reaktionsqualitäten um celluläre „oder" humorale Vorgänge handelt.

Nach der Seitenkettentheorie von Ehrlich besteht jede Körperzelle biologisch aus einem Leistungskern und aus Seitenketten. Der Leistungskern hat die physiologischen Funktionen der Zelle, z. B. Sekretion, Reizleitung usw. zu versorgen. Die Seitenketten oder Receptoren dienen dem Stoffwechsel der Zelle. Die Seitenketten sind außerordentlich fein differenziert, indem sie nur für ganz bestimmte Reize empfänglich sind. Diese Differenzierung der Seitenketten führt auch zu einer weitgehenden immunbiologischen Differenzierung der Zellen. Besitzt eine Zelle für einen bestimmten biologischen Reiz keine entsprechenden Seitenketten, so kann sie von diesem Reiz gar nicht getroffen werden. Finden also die Giftstoffe eines Erregers an den Zellen des menschlichen Körpers keine passenden Seitenketten, so bedeutet dies immunbiologisch natürliche Immunität.

Wenn Much neuerdings darauf hinweist, daß auch bei der künstlichen Einverleibung eines unschädlichen Erregers, für den das betreffende Individuum rassenimmun ist, Antikörper gebildet werden, so dürfte das damit zu erklären sein, daß die Giftstoffe dieses Erregers nicht an den Zellen lebenswichtiger Organe haften. Das betreffende Individuum bleibt praktisch immun. Die Immunitätsreaktionen treten nicht als „Krankheit" in Erscheinung.

Die Giftstoffe eines Erregers finden ja meist nur an den Zellen bestimmter Organe des menschlichen Körpers passende Seitenketten, z. B. das Tetanusgift an den Nervenzellen. Dies ist die immunbiologische Erklärung der „Organdisposition" für eine Infektionskrankheit. Würde z. B. das Tetanusgift nur an den Epithelzellen der Haut haften, dann wäre der Mensch gegen den Tetanus praktisch immun.

Werden Seitenketten von den Giftstoffen eines Krankheitserregers belegt, so antwortet die Zelle auf diesen Reiz damit, daß die mit diesen „Antigenen" belegten Seitenketten als unbrauchbar abgestoßen werden. Auf diesen Reiz hin erfolgt aber eine Produktion gleichartiger Seitenketten im Überschuß (Luxusproduktion). Dieser Überschuß an Seitenketten führt nun dazu, daß auch unbelegte Seitenketten abgestoßen werden und frei im Blute kreisen (Antikörper). Gelangen nun wieder gleiche Giftstoffe des gleichen Erregers in den Körper, so werden sie schon von den Antikörpern gebunden und so für die Körperzellen unschädlich gemacht (erworbene Immunität).

Dabei ist es, wie wir heute wissen, durchaus nicht nötig, daß ständig freie Seitenketten vorhanden sind. Das Maßgebende ist vielmehr die Fähigkeit der Zellen, auf einen Antigenreiz hin genügende Mengen freier Seitenketten zu bilden.

Je nach dem Vorgang, der zur Bindung und Vernichtung der Krankheitserreger und ihrer giftigen Produkte führt, unterscheidet Ehrlich:

Antikörper erster Ordnung, Antitoxine: sie sättigen die giftigen Sekretionsprodukte der Krankheitserreger, die Toxine, nach dem Gesetz der multiplen Proportion ab. Das heißt eine bestimmte Toxindosis benötigt zu ihrer Neutralisation immer eine konstante Antitoxinmenge und ein Vielfaches dieser Toxindosis, die gleich vervielfachte Antitoxinmenge. Diese Antitoxine besitzen nur eine bindende (haptophore) Funktionsgruppe.

Antikörper zweiter Ordnung, Agglutinine und Präcipitine: sie machen die Bakterien durch Ausfällungsvorgänge unschädlich. Sie besitzen eine bindende und eine fällende Funktionsgruppe.

Antikörper dritter Ordnung, Amboceptoren: sie besitzen zwei bindende Funktionsgruppen, eine bakterienbindende und eine komplementbindende Gruppe. Durch ihre Verbindung mit dem Komplement werden die Amboceptoren erst zu ihrer Funktion befähigt (aktiviert).

Als Beispiel für diese Antikörper dritter Ordnung seien die Bakteriolysine angeführt, welche die Bakterien durch Auflösung zerstören. Der bekannte Reagensglasversuch Bordets erklärt uns das Wesen der Bakteriolyse und des Komplements in anschaulicher Weise.

Mischt man im Reagensglas lebende Bacillen mit frischem bakteriolytischem Serum, so tritt Bakteriolyse ein. Mischt man lebende Bacillen mit einem älteren oder mit einem über 56⁰ erhitzten (inaktivierten) Serum, so tritt keine Bakteriolyse ein.

Fügt man nun wieder eine kleine Menge frischen Normalserums hinzu, so setzt die Bakteriolyse wieder ein.

Das inaktive Serum wird also durch eine Funktion des normalen Serums aktiviert, eine Funktion, die durch längeres Stehen oder durch Erhitzen über 56⁰ verloren geht. Diese komplementäre Funktion kommt jeder Körperflüssigkeit eines jeden Organismus, jedem Organextrakt, besonders aber dem Blutserum zu. Auch hier bezeichnen wir diese Funktion nach einer hypothetischen Substanz, dem Komplement, das entsprechend der allgemeinen Fähigkeit von Körperflüssigkeiten zu dieser Funktion als unspezifisch anzusehen ist.

Der Vorgang der Bakteriolyse führt uns aber auf ein Moment, das sich von großer praktischer Tragweite gezeigt hat. Eine Frage ist sehr naheliegend. Was geschieht, wenn Bakterien durch Bakteriolyse aufgelöst werden? Gerade so wie die Bakterien giftige Stoffwechselprodukte ausscheiden, so werden auch bei der Zerstörung der Bakterien giftige Substanzen — gewissermaßen Leichengifte der Bakterien — gebildet werden können.

So ist es auch. Und gerade bei der Tuberkulose müssen wir diesen giftigen Stoffen, die erst nach der Zerstörung der Bacillen zur Wirkung gelangen können, eine sehr bedeutsame Rolle zusprechen.

Auf jeden Fall müssen diese Endotoxine (R. Pfeiffer [244]) einen sehr unerwünschten Zwischenfall darstellen. Wenn die Bacillen durch Bakteriolyse aufgelöst oder durch Leukocyten phagocytiert werden, so muß dem befallenen Organismus jetzt eine neue Gefahr drohen. Denn jetzt setzt ja statt der Giftwirkung der lebenden Bacillen die Giftwirkung der frei werdenden Endotoxine ein.

Auch hier seien die grundlegenden Versuche von R. Pfeiffer kurz in Erinnerung gebracht.

Wird ein Tier, das bereits eine Cholerainfektion überstanden hat, mit einer neuen bestimmten Menge von Choleravibrionen infiziert, so tritt neuerdings Bakteriolyse ein, und das Tier kann auch diese Infektion überstehen. Wird nun die Bakterienmenge erhöht, so stirbt das Tier, und zwar auch dann, wenn man durch Erhöhung der bakteriolytischen Immunität für eine rasche Bakteriolyse sorgt.

Das Tier erliegt der Giftwirkung der Endotoxine. Denn die gleiche Endotoxinvergiftung läßt sich auch erzielen, wenn man an Stelle der lebenden Vibrionen tote Vibrionen injiziert.

Den Pfeifferschen Versuch haben Much und Leschke (212) mit Rindertuberkelbacillen wiederholt und sind dabei zu den gleichen Ergebnissen gekommen. Sie haben damit neben anderen Forschern den experimentellen Nachweis erbracht, daß auch bei der Tuberkulose den bakteriolytischen Vorgängen und den Endotoxinen eine große Bedeutung zukommt.

So verstehen wir auch, warum die Verwendung rein bakteriolytischer Sera bei den Immunisierungsversuchen so häufig zu Mißerfolgen führt. Die Bacillen werden vernichtet, aber das Tier geht an Endotoxinvergiftung zugrunde.

Mit zwingender Logik ergibt sich daraus, daß diese Endotoxine, die ja auch bei der spontanen Heilung einer Infektionskrankheit durch Bakteriolyse oder Phagocytose frei werden, auf irgendeine Weise von den Abwehrfunktionen des Körpers unschädlich gemacht werden müssen. Sonst könnte ja eine Spontanheilung nicht eintreten, sondern die Kranken müßten an Endotoxinvergiftung zugrunde gehen.

Eine Erklärung gibt uns die in konsequenter Weiterführung der Pfeifferschen Endotoxinlehre von Weichardt, Schittenhelm, Citron, Friedberger u. a. ausgebaute Lehre von der parenteralen Eiweißverdauung und den mit ihr verbundenen **Überempfindlichkeitserscheinungen** (Anaphylaxie, Richet).

Ein Organismus, der schon früher von einem artfremden biologischen Reiz getroffen (sensibilisiert) worden ist, zeigt gegenüber einem nachfolgenden Reiz gleicher Art unter gewissen biologischen Bedingungen eine so hohe Reaktionsempfindlichkeit, die von einem nicht sensibilisierten Organismus niemals erreicht wird und welche die Reaktionsempfindlichkeit eines nicht sensibilisierten Körpers um mehr als das Millionenfache übertreffen kann.

Auch hier nehmen wir hypothetische Substanzen als Träger dieser Überempfindlichkeitserscheinungen an.

Weichardt (355) hat durch Verreiben von Syncytialeiweiß mit frischem Serum von Kaninchen, die mit diesem Eiweiß vorbehandelt wurden, eine sehr giftige Lösung hergestellt. Und er hat als Träger dieser Giftwirkung ein giftiges Abbauprodukt des Syncytialeiweißes, das „Syncytiotoxin" angenommen.

Citron (51) erzielte bei der Mischung von Alttuberkulin mit dem Serum eines Tuberkulösen (Amboceptor) und normalem Meerschweinchenserum (Komplement) ebenfalls ein tödliches Gift.

Friedberger nannte die so entstehenden Gifte des parenteralen Eiweißabbaues „Anaphylatoxin" und stellte die allerdings ganz unerwiesene Theorie auf, daß dieses Anaphylatoxin in allen Fällen ein einheitlicher Körper sei. Trotzdem sich diese Einheitstheorie nicht näher begründen läßt, wurde der Name Anaphylatoxin von Friedberger und seinen Schülern immer wieder mit solchem Nachdruck gebraucht, daß er allmählich als Bezeichnung für den hypothetischen Träger der Überempfindlichkeitserscheinungen allgemeine Anwendung gefunden hat. Wohl auch hier aus dem einfachen Grunde, weil zur kurzen sprachlichen Verständigung ein technischer Name ein dringendes praktisches Bedürfnis war.

Und so halte ich es auch hier für ratsam, an dieser nun einmal eingebürgerten Bezeichnung „Anaphylatoxin" oder besser „anaphylatoxische Reaktionskörper" (Neufeld), „anaphylatoxische Zwischenprodukte" (v. Hayek) festzuhalten, um die schon bestehende Verwirrung nicht noch mehr zu vergrößern. Ich betone aber nochmals ausdrücklich, daß ich unter dem Begriff einer anaphylatoxischen Erscheinung nicht die Giftwirkung einer bestimmten einheitlichen Substanz bezeichne. Ich bezeichne vielmehr mit diesem Begriff nur ganz allgemein die Tatsache, daß die Abwehrreaktionen unter Überempfindlichkeitserscheinungen verlaufen, die den betroffenen Organismus vielfach ungünstig beeinflussen, und die wir daher als eine Giftwirkung bezeichnen können.

Alle Erfahrungstatsachen weisen uns darauf hin, daß wir die anaphylatoxischen Erscheinungen auf giftige Reaktionsprodukte beziehen müssen. — Diese Zwischenprodukte kommen dann zur Geltung, wenn die Reaktionsvorgänge, substantiell im Sinne eines Antigenabbaues gedacht, nicht rasch und vollständig genug vor sich gehen, wenn also ein Mißverhältnis zwischen abbauenden Kräften und abzubauendem Material besteht.

Wir könnten an Stelle dieser rein substantiellen Auffassung mit Weichardt ebensogut — und vielleicht besser — eine mehr energetische setzen: die verfügbare Abwehrleistung der Körperzellen genügt nicht, um die schädlichen Reize vollständig zu überwinden, und es resultiert anstatt der Leistungssteigerung eine Leistungshemmung. Es besteht ein Mißverhältnis zwischen Reizstärke und Reizabwehr. Diese Leistungshemmung tritt uns bei allen immunbiologischen Reaktionen entgegen, wenn (im Sinne der Ehrlichschen Seitenkettentheorie gedacht) auf den Antigenreiz keine überkompensierende Steigerung der Antikörperproduktion erfolgt und so der Antigenreiz zu schädlichen Reaktionen führt.

Und ganz die gleichen Übergänge zwischen Nutzen und Schaden finden wir wieder bei den Versuchen Weichardts (356) über aktive Immunisierung mit Ermüdungsstoffen (Kenotoxin). Nach den bisher vorliegenden Versuchen Weichardts sind wir aber berechtigt, als Träger dieser leistungshemmenden Wirkung wieder gewisse Eiweißspaltprodukte bestimmter chemischer Konstitution anzusprechen.

Wir erkennen auch hier wieder die mannigfaltigsten Zusammenhänge zwischen chemischer Konstitution und biologischer Wirkung eines Körpers, die uns z. B. in der Pharmakologie der Alkaloide so lehrreich vor Augen geführt werden. Energetik und Materie stehen auch in der Biologie in untrennbarer Wechselbeziehung. Die mehr energetische Auffassung biologischer Reaktionen aber, die sich nicht so eng an substantielle Begriffe anlehnt, hat den großen Vorteil, auch physikalische Zustandsänderungen (Störungen im Gleichgewicht der Blutkolloide usw.), die mit den Überempfindlichkeitserscheinungen in kausalen Zusammenhang gebracht wurden, in den Kreis unserer Vorstellungen zu ziehen und so die Grundlage für die Bildung unserer Arbeitstheorien zu erweitern.

Eines können wir aber heute als sicherstehend annehmen, daß die anaphylatoxischen Erscheinungen mit den Abwehrvorgängen in gesetzmäßiger Beziehung stehen, daß auch sie eine Teilerscheinung der „Immunität" sind.

Behring hat diese Überempfindlichkeit als erster beim Diphtheriegift festgestellt. Dann fand man, daß jedes Bakterieneiweiß imstande ist, derartige Überempfindlichkeitserscheinungen hervorzurufen. Heute wissen wir, daß beim parenteralen Abbau jedes artfremden, auch an sich ungiftigen, tierischen und pflanzlichen Eiweißes solche Überempfindlichkeitserscheinungen auftreten können. Deycke-Much haben gezeigt, daß derartige Überempfindlichkeitserscheinungen auch durch Bakterienlipoide und Bakterien-Neutralfette erzeugt werden können.

Mag auch heute die „Antigenwirkung" der Lipoide infolge untauglicher, zu eng gefaßter Begriffsbestimmungen umstritten sein. Jedenfalls hat uns die neuere Lipoidforschung (Much-Schmidt [299] u. a.) gelehrt, daß wir in der Immunitätsforschung biochemisch viel zu einseitig auf das Eiweiß eingestellt waren, und daß die Lipoide bei biologischen Reaktionsvorgängen eine wichtige, noch lange nicht klar überblickbare Rolle spielen.

Bordet und Zunz (37), Sachs und Nathan (288) konnten durch stickstofffreie Substanzen (Agar, Stärke) anaphylaxieähnliche Erscheinungen am Meerschweinchen hervorrufen. Busson und Kirschbaum (48) wiesen darauf hin, daß Kaliumvergiftungen unter ganz ähnlichen Symptomen verlaufen wie der anaphylatoxische Chok. Starkenstein (322) fand im Tierversuch nach intravenöser Einverleibung hyper- oder hypotonischer Kochsalzlösungen, wie auch destillierten Wassers ähnliche Wirkungen, wie sie durch Milchinjektionen erzielt werden.

Alles dies und anderes muß uns mahnen, aus der Ähnlichkeit biologischer Erscheinungsformen nicht ohne weiteres auf eine wesensgleiche Kausalität zu schließen. Wir sehen vielmehr, daß die verschiedenartigsten Reize und Energieformen im Menschen- und Tierkörper ähnlich verlaufende Reaktionen und gleichsinnige Wirkungen hervorrufen können.

Und diese Erkenntnis ist von grundlegender Wichtigkeit für die richtige Erfassung des Begriffes der **spezifischen Abstimmung.**

Was verstehen wir unter dem Begriff „spezifisch"? Wir können uns diesen Begriff vielleicht am besten durch folgende Tatsachen klarlegen. Wir sehen einen kranken Organismus auf mannigfache chemische, physikalische und biologische Reize verschieden reagieren als einen gesunden. Und wir wissen ferner, daß die Empfindlichkeitsgrenze diesen Reizen gegenüber generell und individuell eine außerordentlich wechselvolle ist. In diesen mannigfaltigen Abstufungen biologischer Reaktionsintensitäten macht sich aber eine Gesetzmäßigkeit mit aller Deutlichkeit bemerkbar, die besonders deutlich bei den Reaktionen hochentwickelter Organismen auf die Wirkung pathogener Mikroorganismen — also bei den Infektionskrankheiten — hervortritt. Ein mit pathogenen Mikroorganismen infizierter Organismus zeigt unter bestimmten immunbiologischen Bedingungen (starke Allergie) eine so außerordentlich hohe Reaktionsempfindlichkeit gegen die Stoffwechselprodukte und Leibessubstanzen des Erregers, daß diese Reaktionsempfindlichkeit von einem Gesunden oder einem Kranken, der von einem andersartigen Erreger befallen ist, niemals erreicht wird. Es muß also zwischen den Erregerstoffen und den Zellen des erkrankten resp. infizierten (sensibilisierten) Körpers eine besonders feine biologische Abstimmung bestehen. Diese feine biologische Abstimmung bezeichnen wir als Spezifität.

Ihr wesentliches Merkmal ist die außerordentlich hohe Reaktionsempfindlichkeit, nicht aber ein besonders charakteristischer Reaktionsablauf.

Alle älteren und neueren Versuche, diesen Begriff der „Spezifität" als nicht gegeben abzulehnen, beruhen auf einem Irrtum. Auf dem Irrtum, aus ähnlichen Erscheinungsformen verschiedenartiger Reizzustände auf eine wesensgleiche Ursache zu schließen. Dabei werden aber immer wieder die großen Unterschiede in der Reizempfindlichkeit vernachlässigt.

Im Mittelpunkt dieses Streites stand und steht bei der Tuberkulose — entsprechend der gegebenen Entwicklung — die „Tuberkulinreaktion". Und wir müssen daher auch bei unseren Betrachtungen von ihr ausgehen.

Die größte Beachtung unter allen Theorien, welche die Spezifität der Tuberkulinreaktion zu widerlegen versuchten, fand die Albumosentheorie, die besonders von Kühne (169), Matthes (192) und Krehl (166) vertreten worden ist. Diese Theorie nahm an, daß die Tuberkulinreaktion durch die Giftwirkung nicht spezifischer Albumosen zustande komme. Diese Annahme wurde aber von Zupnik (379), Weihrauch (359) und besonders von Zieler (376), Lüdke und Sturm (184), sowie Selter und Tancré (315) u. a. experimentell widerlegt. Es konnte nachgewiesen werden, daß die Albumosen, welche aus anderen Bakterien, z. B. Streptokokken, Bacterium coli usw. gewonnen wurden, keine Reaktionen in tuberkulösen Herden hervorzurufen imstande sind oder doch erst in unverhältnismäßig großen Dosen. Nach den Versuchen Zielers führen Hautimpfungen mit anderen Eiweißstoffen zwar zu klinisch ähnlichen Reaktionen. Sie sind jedoch schon bei der histologischen Untersuchung von der Tuberkulinreaktion zu unterscheiden. Ihre völlige biologische Verschiedenheit — und damit die Spezifität der Tuberkulinreaktion — aber beweisen sie dadurch, daß sie nie wie diese örtlich auf Tuberkulin reagieren.

Andere Theorien der unspezifischen Tuberkulinreaktionen, wie z. B. „die höhere Vulnerabilität der Leukocyten in tuberkulösen Herden" (Aronson [5]), entbehren jeder tieferen Grundlage und haben daher auch keine größere Beachtung gefunden. Wir können sie auch hier übergehen.

Und wenn R. Schmidt (300) neuerdings die Spezifität der „Tuberkulinreaktion" ablehnt, weil nach der parenteralen Einverleibung von 0,5—2 ccm Milch ähnliche Reaktionserscheinungen auftreten wie nach Tuberkulininjektionen, so sehen wir auch hier, daß die gewaltigen Unterschiede in der Reaktionsempfindlichkeit überhaupt gar nicht berücksichtigt werden.

Schmidt vergleicht z. B. bei Tuberkulösen die Reaktionen nach 1 cm³ Milch mit den Reaktionen nach 1 mg Alttuberkulin (AT). Milch enthält durchschnittlich rund 3% Eiweißsubstanzen, also 1 cm³ Milch 0,03 g = 30 mg Proteinsubstanzen. Nach Ruppel (284) enthalten 100 cm³ eingedickten Bouillonfiltrats, welches dem AT entspricht, rund 4 g Trockensubstanz. Davon sind mehr als 60% auf Proteinsubstanzen zu rechnen. Nach oben abgerundet enthält also 1 cm³ AT wieder rund 30 mg Proteinsubstanzen; 1 mg AT also 0,03 mg Proteinsubstanz.

Um die Milchproteinwirkung mit der entsprechenden Menge Tuberkulinprotein zu vergleichen, müßte man also die Wirkung von 1 cm³ Milch der Wirkung von etwa 1000 mg AT gleichsetzen. Solche Versuche wird gewiß niemand durchführen, weil sonst die große Mehrzahl der Tuberkulinpatienten einen äußerst bedrohlichen, in vielen Fällen gewiß tödlichen anaphylatoxischen Chok erleiden würde. (Vgl. das Beispiel S. 70.) Und umgekehrt, während wir bei hoch allergischen Tuberkulösen z. B. schon mit 0,01 mg AT, entsprechend 0,0003 mg Protein, deutliche Allgemein-, Stich- und Herdreaktionen auftreten sehen können, sind wohl noch von niemandem auf die entsprechenden Dosen Milch, nämlich 0,01 mg, sinnfällige Reaktionen beobachtet worden. Und noch stärker verschiebt sich der Unterschied in der Empfindlichkeitsgrenze, wenn wir andere spezifische Präparate, z. B. das MTbR nach Deycke-Much zum Vergleich heranziehen, mit welchem wir bei hochempfindlichen Patienten selbst noch in den ungeheuren Verdünnungen von 1 : 1000 und 1 : 10 000 Millionen deutlich positive intracutane Stichreaktionen erhalten können.

Es fehlt eben dem Milchprotein das spezifische Moment, das Ursache der hoch gesteigerten biologischen Reaktionsempfindlichkeit ist.

Kaznelson sucht diese großen Unterschiede in der Reaktionsempfindlichkeit neuerdings (144) nochmals zu entkräften, indem er darauf hinweist, daß Abrin und Ricin auch schon in Bruchteilen eines Milligramms am tuberkulösen Meerschweinchen schwere Vergiftungserscheinungen hervorrufen. Dieser Einwurf ist gänzlich unbegründet. Ricin und Abrin sind auch für das nicht tuberkulöse Meerschweinchen schwerste Gifte. Mengen von 1 mg dieser Substanzen genügen, um einen Menschen zu töten. Dagegen ist das Tuberkulin in den ungeheuren Dosen von 20 000 mg am tuberkulosefreien menschlichen Säugling (Engel und Bauer [59])

und von 50 000 mg am tuberkulosefreien Meerschweinchen (Ruppel [283])
vollständig unschädlich. Es wird hier nach Franceschelli (71) wieder unverändert ausgeschieden.

Außerdem bestehen tatsächlich ganz erhebliche Verschiedenheiten in
den Reaktionsqualitäten gegenüber Alttuberkulin und Milchprotein,
so z. B. bezüglich der fiebererregenden Wirkung. Ebenso fehlt bei der
unspezifischen Milchproteinwirkung das Wiederaufflammen alter Hautreaktionen, das man bei spezifischen Präparaten häufig beobachten kann.

Und wie sind nun alle heterologen Reaktionen, auf die R. Schmidt
u. a. hinweisen, zu erklären?

Nach meiner Ansicht kann es sich nur um sekundäre Vorgänge im Sinne einer Protoplasmaaktivierung (Weichardt)
handeln. Der Angriffspunkt der primären Überempfindlichkeitserscheinungen liegt aber wieder in einer spezifischen
Sensibilisierung. Die Milchproteinwirkung kommt dadurch zustande,
daß wir alle eine schwache durchschnittliche Sensibilisierung gegen das
Milchprotein zeigen, nachdem wir Milch ständig in mehr oder minder
großen Quantitäten als Nahrungsmittel zu uns nehmen — oder doch
genommen haben. Bei der enteralen Milchverdauung kommt es doch
wohl auch zum parenteralen Abbau resorbierter hochmolekularer Milch-
proteinsubstanzen.

R. Schmidt konnte in sicher nicht tuberkulösen Herden, z. B. bei
abklingendem akutem Gelenksrheumatismus, nach Tuberkulininjektionen
(AT) Herdreaktionen beobachten, die sich in gesteigerter Schmerzhaftig-
keit äußerten. Er konnte ferner u. a. außerhalb des Rahmens aktiver
Tuberkulose bei Krebskranken einen weitgehenden und auffallenden
Parallelismus zwischen Milchwirkung und AT-Wirkung feststellen.

Angesichts der starken Tuberkulose-Durchseuchung des Menschen-
materials, das in den Spitälern der Städte zur Aufnahme kommt, können
wir heute wohl mit Sicherheit annehmen, daß die Patienten, deren abklingende Arthritis auf Tuberkulin reagierte, oder die mit einem Carcinom
behaftet, auf diagnostische Dosen Tuberkulins mit Fieber antworteten,
im biologischen Sinne eben tuberkulös waren, wenn sich auch klinisch
kein tuberkulöser Krankheitsprozeß nachweisen ließ und auch eine
eventuell nachfolgende Sektion keine sicher tuberkulösen Gewebsveränderungen ergab. In jedem biologisch tuberkulösen Körper sind die
Vorbedingungen für das Zustandekommen von Überempfindlichkeitserscheinungen gegen Tuberkulinpräparate gegeben.

Wenn wir ferner bedenken, unter welch mannigfaltigen und wenig
charakteristischen Symptomen eine Tuberkulin-Allgemeinreaktion ablaufen kann, u. a. Kopfschmerzen, Abgespanntheit, „rheumatische“
Schmerzen in Extremitäten und Rumpf, so müssen wir es wohl begreiflich
finden, daß ein mit abklingender, akuter Arthritis behafteter Kranker,
der im biologischen, aber nicht im klinischen Sinne als tuberkulös zu

bezeichnen ist, auf eine Tuberkulin-Allgemeinreaktion mit neuerlichen Schmerzanfällen im nicht tuberkulösen Gelenksherd reagieren kann.

Auch die von R. Schmidt angegebene auffallende Ähnlichkeit zwischen Milch- und AT-Wirkungen bei Krebskranken müssen wir von einem ähnlichen Standpunkt aus beurteilen. Die Tuberkulinreaktion kann nach dem Gesagten auch hier wieder nur dadurch zustande kommen, daß die betreffenden Krebskranken gegen Tuberkulosegifte sensibilisiert, d. h. im biologischen Sinne tuberkulös waren. Die Reaktion gegen das Milchprotein kommt dadurch zustande, daß wir alle gegen das Milchprotein mäßig stark sensibilisiert sind. Beide Überempfindlichkeitserscheinungen verlaufen unter den gleichen, wenig charakteristischen Reaktionssymptomen wie alle anaphylaktischen Erscheinungen. Der Reaktionsablauf ist sehr ähnlich, der Ursprung ist aber nicht wesensgleich. In dem einen Fall handelt es sich um einen spezifischen Antigenreiz, daher die etwa tausendfach höhere Reaktionsempfindlichkeit, im anderen Falle handelt es sich um für die Tuberkulose unspezifische Überempfindlichkeitserscheinungen mit sekundären Reaktionen im heterologen tuberkulösen Sensibilisierungskomplex. Die Ähnlichkeit zwischen Milch- und AT-Wirkung ist daher auch hier etwas Selbstverständliches.

Die Überempfindlichkeitserscheinungen gegen Milchprotein beginnen erst bei bedeutend höheren Dosen und halten sich in durchschnittlichen, mäßigen Intensitätsgrenzen, weil wir eben gegen Milchprotein eine durchschnittliche schwache Allergie zeigen. Der Angriffspunkt der Milchproteinwirkung muß aber ebenfalls als spezifisch bezeichnet werden. Die Reaktionsempfindlichkeit ist eine durchschnittlich geringe, weil der Mensch durch jahrhundertelange Gewöhnung an das Kuhmilchprotein gegen dessen Abbauprodukte stark antianaphylaktisch, man könnte ebensogut sagen positiv anergisch oder immun geworden ist. Bei der Tuberkulose hingegen werden wir kaum einen Kulturmenschen treffen, der nicht auf eine unvermittelt parenteral zugeführte Dosis von 1000 mg AT mit starken, eventuell lebensgefährlichen anaphylatoxischen Erscheinungen reagieren würde. Auch der Jahrtausende während Kampf der Menschheit gegen die Tuberkulose hat noch zu keiner so starken Immunität geführt, daß wir alle fähig wären, große Mengen natürlicher oder künstlicher Tuberkuloseantigene ohne sinnfällige Reaktionen abzubauen (positive Anergie), sonst wäre ja die Tuberkulose für uns bereits ein vollkommen harmloser Parasit geworden. Ob nun der betreffende Kulturmensch nebenbei noch an Gelenksentzündung, Krebs oder anderen Krankheitsprozessen leidet und im Anschluß an spezifische Tuberkulose-Antigenreaktionen auch in den heterologen Krankheitskomplexen sekundäre Reaktionen im Sinne einer Leistungssteigerung oder Leistungshemmung zeigt, ändert nichts an diesen grundlegenden Prinzipien.

An diesen biologischen Richtlinien wird auch nichts geändert, wenn wir mit R. Schmidt eine wesentliche, nicht spezifische Komponente der verschiedenen spezifischen Antigenpräparate annehmen wollen. Diese nicht spezifische Komponente, für die ja die Grenze der Reaktionsempfindlichkeit bedeutend höher liegt, kann frühestens erst in den höchsten therapeutisch und diagnostisch verwendeten Dosen zu sinnfälligen Reaktionen führen, nachdem die spezifische Komponente schon lang in Wirkung getreten ist. Wahrscheinlich liegt aber die Wirksamkeit solcher unspezifischer Komponenten schon weit jenseits der üblichen diagnostischen und therapeutischen Dosierungsgrenzen. Die daraus etwa resultierenden unspezifischen Reaktionen sind unmöglich mehr von den spezifischen Reaktionen auseinanderzuhalten, die auch stark Anergische infolge unserer recht allgemeinen Sensibilisierung gegen weitverbreitete Infektionserreger, so besonders gegen die Tuberkelbacillen, aufweisen.

Und so treffen wir auf derartige Überempfindlichkeitserscheinungen scheinbar heterologer Natur nahezu bei allen infektiösen Krankheitsprozessen. Wenn z. B. Freund, Briedl, Thaller (zitiert bei Kaznelson (144), eine Reaktivierung von chronischer Malaria durch Tuberkulin, Typhus- und Staphylokokkenvaccine beobachtet haben oder wenn A. Mayer (195) bei der Typhusschutzimpfung in einem großen Prozentsatz seiner Tuberkulösen Allgemeinreaktionen und auch Herd-reaktionen in tuberkulösen Organprozessen auftreten sah, so ist auch hier nach meiner Ansicht die Erklärung gegeben. Der Malariakranke oder der Tuberkulöse, der gegen Typhusvaccine in den üblichen Dosen mit Überempfindlichkeitserschei-nungen reagierte, war gegen Typhus mehr oder minder stark allergisch. Bei jenen Kranken, welche nicht reagierten, war entweder keine Sensibilisierung gegen Typhus vorhanden oder sie war doch so gering, daß sie für die betreffende Typhusdosis nicht die Reaktionsschwelle für sinnfällige Erscheinungen erreichte. Die spezifischen Reaktionen, die wegen der feinen biologischen Abstimmung schon auf ganz geringe Reizstärken hin zustande kommen, sind das Primäre. Und erst sekundär treten die Reaktionen im heterologen Krankheitskomplex auf.

Daher auch das überraschend weite Indikationsgebiet der Milch-therapie. Unsere allgemeine schwache Sensibilisierung gegen Kuhmilch-protein bietet nahezu regelmäßig für die vom biologischen Standpunkt außerordentlich hohen verwendeten Dosen einen Angriffspunkt für das Entstehen sinnfälliger Reaktionen. Dieselben lassen sich dann sekundär bei verschiedenen heterologen Sensibilisierungszuständen (infektiösen Prozessen) praktisch verwerten.

Eines müssen wir aber festhalten. Es können nicht, wie R. Schmidt annimmt, spezifische Antigenwirkungen ihre Wurzel in unspezifischen Proteinreaktionen haben, denn die Reaktionsempfindlichkeit der spezifischen Reize ist ja um ein Vielfaches größer. Es können nur unspezifische Proteinreize in vielfach höheren Dosenstärken primär äußerlich sehr ähnliche Erscheinungskomplexe ergeben und sekundär auch Reaktionen in heterologen Krankheitszuständen hervorrufen. Wir sind nicht berechtigt, auf Grund eines nach den äußeren Symptomen ähnlichen Reaktionsablaufes auf energetische Wesensgleichheit zu schließen. Beim Vergleich zwischen unspezifischem Proteinreiz und spezifischer Antigenwirkung mag dies ja naheliegen. Wenn wir aber sehen, daß z. B. auch durch Strahlenreize Allgemeinreaktionen und Herdreaktionen unter ähnlichen äußeren Symptomen auftreten wie nach einer Tuberkulininjektion, so wird hier niemand mehr daraus auf eine Wesensgleichheit dieser beiden Energien schließen wollen.

Mit einem Begriff müssen wir uns aber noch näher beschäftigen, weil er mir sehr irreführend scheint. Dies ist der Begriff der „relativen Spezi-fität", wie er besonders von Citron (51) vertreten wird. Citron nennt verschiedene spezifische Reaktionen bei der Tuberkulose deshalb „relativ" spezifisch, weil es unmöglich ist, durch diese Reaktionen zu entscheiden, ob es sich um eine „aktive" oder „inaktive" Tuberkulose handelt.

Und so kommt Citron in seinem Lehrbuch zu Sätzen, die wir vom Standpunkt immunbiologischen Denkens als vollständig unhaltbar ab-lehnen müssen.

Zum Beispiel: „Die geringste Spezifität besitzt die Pirquetsche Reaktion für Erwachsene. Bei Kindern ist sie weit spezifischer. Die Wolff-Eisnersche Conjunctivalreaktion ist spezifischer als die Pirquetsche Reaktion, weil sie weniger empfindlich ist. Aber auch sie ist nicht ganz spezifisch, weil sie in den Eruptionsstadien verschiedener Infektionskrankheiten positiv wird, ohne daß Tuberkulose vorliegt (!).“

Nach Citron wäre dann z. B. die Intrakutanreaktion nach Deycke-Much noch weniger spezifisch, weil sie ganz besonders empfindlich ist. „Am meisten spezifisch“ aber wären die Tuberkulinschäden nach technisch falscher Anwendung des Tuberkulins, denn die passieren wirklich nur bei „aktiver“ Tuberkulose. Und wir können den Gedankengang dieser „relativen“ Spezifität noch in lehrreicher Weise weiter verfolgen: der Landarzt arbeitet im allgemeinen spezifischer als der Tuberkulosefacharzt, weil er meist wirklich nur sehr „aktive“ Tuberkulose diagnostiziert. Und ausgedehnte Herdbildungen in der Lunge sind aus dem gleichen Grunde spezifischer als eine Bronchialdrüsentuberkulose.

Die Spezifität ist ein immunbiologisches Grundgesetz, wie die Gravitation ein physikalisches Grundgesetz ist. Auch das Blatt Papier, das nur widerstrebend in schwankender Flugbahn zu Boden fällt, ist nicht weniger stark den Gravitationsgesetzen unterworfen als die schnell fallende Bleikugel. Es unterliegt ihnen absolut und nicht nur relativ. Trotzdem wir dies als Kinder beim ersten Physikunterricht gar nicht glauben wollen, da wir doch mit eigenen Augen das scheinbare Gegenteil sehen. Und auch die Pirquetsche Reaktion ist ebenso absolut spezifisch wie die Tuberkulinschädigung eines progredienten Lungenherdes bei technisch falscher Anwendung des Tuberkulins.

Daran ändert die Tatsache nichts, daß wir die Spezifität der Pirquetschen Reaktion nicht so verwenden können, wie es der Wunsch unserer Bequemlichkeit wäre: durch einen technischen Handgriff, der nur ein paar Sekunden beansprucht, mit Sicherheit nachweisen zu können, daß eine Tuberkulose eine ernste Krankheit zu werden beginnt. Auch die Schwerkraft läßt sich nicht immer technisch verwerten. Sie ist im Gegenteil oft höchst unbequem, aber hier wird es heute kaum mehr jemandem einfallen, ihre stets unveränderte Gültigkeit zu leugnen.

Solange wir uns nicht abgewöhnen, immunbiologische Gesetze, deren Gültigkeit durch tausend Erfahrungstatsachen erwiesen ist, einfach abzuändern, wie es uns gerade bequem ist, solange wird die Tuberkuloseimmunitätsforschung nicht aufhören — ein Turmbau von Babel zu sein, bei dem es zwischen den einzelnen Arbeitern keine Verständigung mehr gibt.

Der Begriff der relativen Spezifität läßt sich höchstens auf Reaktionen anwenden, die verschiedenen untereinander verwandten Bakterien gemeinsam sind.

So konnten Much (208) und seine Schüler nachweisen, daß auch Lepra-, Harn- und Timotheebacillen unter bestimmten Verhältnissen spezifische Komplementbindungsreaktionen mit tuberkulösem Menschen- und Tierserum geben. Der Tuberkelbacillus hat also gewisse spezifische Stoffe mit den ihm verwandten säurefesten Bacillen gemeinsam.

Aber auch hier ist es besser, von „Gruppenreaktionen" zu sprechen und nicht von relativer Spezifität. Auch die Gruppenreaktion ist spezifisch, d. h. sie tritt nur dann auf, wenn bakterielle Reize bestimmtartige Abwehrreaktionen auslösen.

Wir haben also nach meiner Überzeugung keinen Grund, das praktisch wichtige und theoretisch gut gestützte Prinzip der spezifischen Abstimmung zu verwerfen. Wir müssen nur danach trachten, uns langsam über zu eng und schematisch gefaßte theoretische Vorstellungsbegriffe hinaus auf eine breitere Basis biologischer Auffassung zu stellen. Wir müssen auch das Immunitätsproblem bei der Tuberkulose mit Weichardt immer mehr im Sinne einer Leistungssteigerung oder Leistungshemmung beider in Wechselbeziehung stehenden biologischen Faktoren erfassen, ohne uns auf bestimmte spezifische oder nicht spezifische Reaktionstypen festzulegen und von ihnen eine restlose Lösung des Problems zu erhoffen. Und wir finden damit wieder aus dem starren Festhalten an hypothetischen Substanzen in die Grundlage aller Biologie zurück, in das Prinzip der Reizwirkung und Reizabwehr.

Eine derartige mehr energetische Auffassung zieht auch alle jene uns heute schon bekannten und noch unbekannten physikalischen, chemischen und fermentativen Prozesse in den Kreis unserer Betrachtungen, die für die Wechselbeziehungen zwischen Krankheitserreger und Körperzellen von Bedeutung sind. Sie berücksichtigt dabei alle heterologen Reize in gleicher Weise wie den spezifischen Antigenreiz, und sie umfaßt die untrennbaren Beziehungen der Materie zu den verschiedenartigsten physikalischen, chemischen und biologischen Energieformen.

Wir dürfen auch hier nicht unseren Gedankenkreis auf den engen Rahmen klinisch scharf umschriebener Krankheitsbilder beschränken, denn die Abwehrleistungen des Körpers gegen Krankheitserreger erfolgen sicher viel häufiger ohne als mit Krankheitserscheinungen im klinischen Sinne.

Der Entwicklungsgang der Erkenntnisse dessen, was wir heute noch unter dem Begriff der „Immunität" zusammenzufassen gewohnt sind, läßt sich übersichtlich in folgende Reihe ordnen:

Natürliche Immunität ist absoluter Schutz. Ihre Erfassung gründet sich auf gesetzmäßig immer wiederkehrende Erfahrungstatsachen.

Erworbene Immunität führt nur bei wenigen Infektionskrankheiten zu einem nahezu absoluten Schutz. Hier ist sie allgemein anerkannt. Denn auch hier gelang ihre Erfassung durch einfache Erfahrung.

Bei den meisten Infektionskrankheiten ist der erworbene Immunitätsschutz nur ein bedingter. Er kann durchbrochen werden, wenn die Kraft eines neuen Angriffes die erworbene Steigerung der Abwehrtüchtigkeit überwiegt. Je leichter dies geschieht, um so schwieriger wird die Erfassung des Immunitätsbegriffes. Es fehlt dann die geschlossene Wucht immer wiederkehrender gleichartiger Erfahrungen.

Am wechselvollsten liegen die Verhältnisse bei der Tuberkulose. Hier zeigen die biologischen Kräfteverhältnisse oft jahre- und jahrzehntelange Schwankungen ohne endgültige Entscheidung. Ihre Erfassung ist ein schwieriges Arbeitsproblem. Daher dauert es hier am längsten, bis sich die Erkenntnis von der grundlegenden Bedeutung der Immunitätsfrage in der Allgemeinheit durchsetzt.

V. Kritisches und Antikritisches zur immunbiologischen Tuberkuloseforschung.

Seit den ersten Versuchen Robert Kochs am Meerschweinchen haben sich zahlreiche Forscher darum bemüht, das Immunitätsproblem der Tuberkulose im Rahmen unserer heutigen immunbiologischen Erkenntnisse zu lösen. Aber die Tuberkuloseimmunität setzt sich aus einer ganzen Reihe von Angriffs- und Abwehrerscheinungen zusammen.

Tuberkelbacillus und Menschenkörper stehen seit Jahrtausenden in Wechselbeziehung. Schon die Veden des arischen Urvolkes auf dem Pamir-Hochland berichten von einer Krankheit, in der wir die Tuberkulose erkennen müssen, 4000 Jahre vor Christus. Griechische und römische Ärzte beschreiben die Krankheit genau, Jahrhunderte vor Christus. Kein Zweifel ist möglich.

In dieser langen Zeit haben sich der Tuberkelbacillus und der Menschenkörper an die gegenseitigen Angriffsmittel und Abwehrwaffen angepaßt. Keiner von beiden ist wehrlos. Beide gegeneinander wohl gerüstet. So wird der Kampf hartnäckig und wechselvoll.

Unser Körper überwindet leichte und mittelstarke Angriffe der Tuberkelbacillen. Und mit jeder siegreichen Überwindung wächst die Abwehrkraft. Unser Körper kann mit der Tuberkulose nahezu ungestört jahre- und jahrzehntelang durchs Leben gehen. Er kann sich aber nicht mit voller Sicherheit gegen sie schützen. Auch der Tuberkelbacillus hat sich gegen die Abwehrkräfte des Menschenkörpers zu wehren gelernt.

So wird das Kräfteverhältnis schier endlos schwankend, die Krankheitsentwicklung und der Krankheitsverlauf so wechselvoll. Einen absoluten Immunitätsschutz gegen die Tuberkulose gibt es für den Menschenkörper nicht, nur einen bedingten. Dieser Schutz kann durch einen neuen übermächtigen Angriff von außen oder von Krankheitsherden im Körper aus immer wieder durchbrochen werden.

So ist es bei uns. Aber nicht bei allen Menschenrassen. Manche blieben lange verschont. Manche sind es noch heute. Dort, wo wir das

Eindringen der Tuberkulose bei bisher verschonten Völkern beobachten können, zeigt der Krankheitsverlauf nicht mehr diese wechselvollen Bilder. Die Tuberkulose gewinnt hier mehr die Eigenart einer reißenden Seuche. Der Menschenkörper hat sich hier nicht durch Jahrhunderte gegen die Einwirkung des Tuberkelbacillus zu schützen gelernt. Auch die Syphilis zeigte bei ihrem Eindringen nach Europa im 15. Jahrhundert die Eigenart einer reißenden Seuche. Heute nicht mehr.

So steht beim Einzelwesen auch die Erstinfektion unter immunbiologischen Gesetzen. Unter den Gesetzen der Rassenimmunität.

Wir können die Eigenart unserer Tuberkulose zusammenfassen:

 langsame Entwicklung;

  oft jahre- und jahrzehntelang im Sinne der praktischen Heilkunde
   erscheinungslos;

 wechselvoller Verlauf.

Ein Menschenalter würde nicht ausreichen, um alle diese Einzelerscheinungen des langwierigen und wechselvollen Krankheitsverlaufes genau zu bearbeiten.

So konnte es keinem Forscher möglich werden, in allen Einzelheiten des Problems eigene Erfahrung in größerem Maße zu sammeln. Und doch strebte jeder von ihnen als Forscher nach dem Ganzen. Dabei blieb aber das Schwergewicht des Denkens nur zu leicht einseitig auf das selbstbearbeitete Teilgebiet eingestellt. Und so sehen wir in der historischen Entwicklung der Tuberkuloseforschung heute einen immer wiederkehrenden Fehler, der sich wie ein roter Faden durch die ganze große Arbeitsleistung zieht: den Fehler, gewissen Teilerscheinungen eine viel zu große Bedeutung für das Wesen tuberkulöser Erkrankungen beizumessen.

Experimentelle Untersuchungen am künstlich infizierten Tier, auf bestimmten Versuchsbedingungen aufgebaut — eine Möglichkeit unter vielen anderen Möglichkeiten; wenige Wochen währende Ausschnitte aus der jahrelangen Krankheit waren immer und immer wieder „die" Tuberkulose. So brachten die Tierversuche immer wieder die entgegengesetztesten Ergebnisse. So standen klinische Beobachtungen im schärfsten Gegensatz zu anderen. So kam die traurige Tatsache, daß auf dem Gebiete der Tuberkuloseforschung gegenseitige unfruchtbare Kritik die positive Arbeit zu überwuchern begann.

Und besonders der Tierversuch hat durch die viel zu weit gehenden Schlüsse, die aus einer bestimmten Versuchsanordnung gezogen wurden, bei der Tuberkuloseforschung vielfach mehr hemmend als fördernd gewirkt. Wir dürfen nicht die akute Tuberkulose eines künstlich infizierten Tieres, das sich noch dazu rassenbiologisch der Tuberkulose gegenüber ganz anders verhält als der Mensch, in allen Einzelheiten der chronischen Tuberkulose des Menschen gleichstellen. Wir dürfen nicht das negative Ergebnis einer bestimmten Versuchsreihe, mit der wir eine immunbiologische Gesetzmäßigkeit nachprüfen wollen, als bindend verwerten. Denn das negative Ergebnis kann nur zu leicht dadurch zustande kommen, daß die entsprechenden immunbiologischen Verhältnisse eben nicht getroffen wurden.

So konnte z. B. erst Römer in seinen großen Versuchsreihen nachweisen, daß die grundlegenden Versuche Robert Kochs am Meerschweinchen grundsätzlich richtige Ergebnisse gebracht hatten. Die glückliche Überwindung leichterer Infektionen, die noch zu keinen schwereren Organerkrankungen geführt haben, verleihen eine erhöhte Widerstandskraft gegen die schweren Formen der Tuberkulose. Die eifrigen Kritiker Kochs haben es immer wieder versäumt, das grundlegende Moment des immunbiologischen Kräfteverhältnisses zwischen dieser erhöhten Abwehrleistung und dem erneuten Tuberkuloseangriff in entsprechender Weise zu berücksichtigen.

Mit einem Wort, wir können aus Tierversuchen nur immer wiederkehrende Gesetzmäßigkeiten im positiven Sinne verwerten. Nie aber dürfen wir aus negativen Ergebnissen, die scheinbar gegen vielfach bestätigte Gesetzmäßigkeiten sprechen, zu weit gehende Schlüsse ziehen.

Gerade bei der Erforschung und Bekämpfung der Infektionskrankheiten hat sich sonst klinische Erfahrung und experimentelle Arbeit gegenseitig befruchtend unterstützt. Bei der Tuberkulose sehen wir eher das Gegenteil. Die experimentelle Arbeit war nicht imstande, dem Kliniker zusammenfassende Richtlinien zu geben. Immer wieder wurden zu weit gehende Schlüsse aus bestimmten Versuchsreihen gezogen, die versagen müssen, sobald der Kranke andere immunbiologische Verhältnisse zeigt, als diesen Versuchsreihen zugrunde lagen. Und der Kliniker wiederum konnte mit seinem zu einseitig betonten pathologisch-anatomischen Standpunkt der immunbiologischen Forschung wenig wissenswertes Material bieten.

Eine ähnliche Verwirrung finden wir in jenen Schlußfolgerungen, die in der verschiedenartigsten Weise aus statistischen Zusammenstellungen gezogen werden. Je nach Anlage und Fragestellung sehen wir die Statistiken zu den widersprechendsten Ergebnissen kommen. In bunter Reihe wechseln die Momente, welche für die Entwicklung tuberkulöser Erkrankungen von ausschlaggebender Bedeutung sein sollen.

Das Wesentliche wird aber dabei wieder vergessen.

Das Gesamtergebnis einer Statistik setzt sich aus Hunderten und Tausenden von Einzelschicksalen zusammen. Krankheitsentwicklung und Krankheitsverlauf sind aber in jedem Einzelfall abhängig vom Kräfteverhältnis zwischen der Angriffskraft der Tuberkelbacillen und der Abwehrleistung des befallenen Körpers.

Dieses biologische Kräfteverhältnis wird von einer ganzen Reihe verschiedenartigster Momente bestimmt. Wenn wir nur jene Momente in Betracht ziehen, welchen wir nach unseren heutigen Kenntnissen mit

Sicherheit einen erheblichen Einfluß auf Entwicklung und Verlauf einer tuberkulösen Erkrankung beimessen können, so ergibt sich etwa folgende Zusammenstellung:

1. Die Angriffskraft der Tuberkelbacillen wird bestimmt durch Virulenz,
   Massigkeit der Infektion,
   Häufigkeit der Infektion,
   eventuelle Mischinfektionen.
2. Die Abwehrleistung des menschlichen Körpers wird beeinflußt
   a) durch die zur Zeit gegebenen Immunitätsverhältnisse:
      tuberkulosefreier Organismus,
      Abwehrbereitschaft durch frühere, glücklich überwundene, leichte tuberkulöse Infektionen verstärkt,
      Abwehrbereitschaft durch schwere Infektionen und durch tuberkulöse Erkrankungen, die bereits zu schwereren Organschädigungen geführt haben, geschwächt;
   b) durch disponierende Organveränderungen nicht tuberkulöser Natur;
   c) durch individuelle Konstitutionsverhältnisse, welche die Abwehrleistung im günstigen und ungünstigen Sinne beeinflussen;
   d) durch die allgemeinen Lebensverhältnisse und Lebensgewohnheiten, welche die Widerstandskraft im günstigen oder ungünstigen Sinne beeinflussen;
   e) durch besondere Schädlichkeiten, wie Alkoholmißbrauch, Lues, andere interkurrente Krankheiten usw.
3. Dazu kommen noch
   a) äußere Zufälligkeiten, welche die Exposition beeinflussen;
   b) Zufälligkeiten und biologische Gesetzmäßigkeiten der Metastasierung auf lymphogenem, hämatogenem und bronchogenem Wege sowie durch Kontakt.

Wenn wir diese gewiß nicht vollkommene Zusammenstellung betrachten, dann müssen wir einsehen, wie hoffnungslos jeder Versuch sein muß, die Gesetzmäßigkeiten der Tuberkulose durch eines dieser Momente erklären zu wollen. Ebenso ungerechtfertigt ist es aber auch, das eine oder andere durch schwerwiegende Tatsachen fest begründete Moment als belanglos oder unrichtig abzulehnen, wenn es mit gewissen, statistisch erhobenen Erfahrungstatsachen nicht im Einklang steht. Die Ursache liegt hier nur in subjektiven Momenten der Statistikführung.

Eine Statistik über die biologischen Gesetzmäßigkeiten des Tuberkuloseverlaufes kann nur dann einigermaßen einwandfrei sein, wenn wir alle diese ungleichartigen äußeren Momente nach Möglichkeit ausschalten oder an der Hand gut geführter Krankengeschichten aller statistisch verwerteten Fälle entsprechend berücksichtigen. Biologische

Gesetzmäßigkeiten des Tuberkuloseverlaufes können wir nur dann richtig beurteilen, wenn wir nach ihren Lebensgewohnheiten und Lebensbedingungen verhältnismäßig einheitliche Gruppen von Kranken, die aber alle Stadien der Tuberkulose umfassen müssen, betrachten und diese Krankenrguppe womöglich wieder unter eine verhältnismäßig einheitliche Belastungsprobe ihrer Widerstandskraft gegen die Tuberkulose bringen (vgl. v. Hayek [118]).

Dies wird um so schwieriger, je größer die Zahlen und je breiter die Grundlagen sind, auf denen sich eine Statistik aufbaut.

So stoßen wir eben auch in den Schlußfolgerungen der Statistiker auf eine Kette scheinbar unerklärlicher Widersprüche. Und so ist es unerfreulich, wenn auch neuerdings noch Statistiker (z. B. Rosenfeld [281] u. a.) die „Immunitäts-Theorie" ablehnen, weil in ihren nach rein äußerlichen Gesichtspunkten zusammengestellten Statistiken sich immunbiologische Zusammenhänge naturgemäß nicht erkennen lassen.

Die Erfassung der Tuberkulose als immunbiologisches Problem dürfte dadurch allerdings heute nicht mehr wesentlich aufgehalten werden. Wenn es aber heute noch möglich ist, daß das Wesen der Tuberkulose als „Theorie" bezeichnet wird, so liegt die Schuld doch nur an der ziellosen Zersplitterung der Tuberkuloseforschung, an dem vergeblichen Bestreben, in Teilerscheinungen die restlose Lösung so langwieriger und verwickelter biologischer Vorgänge zu suchen.

Heute haben wir allmählich diese gefährlichen Fehler zu erkennen und zu vermeiden gelernt. Heute haben wir das kritischeste Entwicklungsstadium der Tuberkuloseimmunitätsforschung überwunden. Wir sind nicht mehr von dem Wahn befangen, daß jeder Meilenstein, den wir erreichen, das Ziel bedeutet. Wir haben endlich gelernt, unsere Teilarbeit als solche einzuschätzen, ohne dabei den Blick für das Ganze zu verlieren.

Aus dem historischen Erbfehler der Tuberkuloseforschung aber, bestimmte Immunitätsreaktionen für das erschöpfende Wesen der Tuberkuloseimmunität und einzelne Krankheitsstadien für „die" Tuberkulose zu halten, sehen wir jene Anschauungen emporwachsen, welche der erfolgreichen Entwicklung einer umfassenden immunbiologischen Tuberkuloseforschung schwerwiegende Hemmungen entgegengestellt haben.

Der Ausbau der immunbiologischen experimentellen Technik brachte es mit sich, daß die humoralen Immunitätsreaktionen zunächst ganz einseitig in den Vordergrund des Interesses rückten. Die cellulären Immunitätserscheinungen hingegen, die ja gerade bei der Tuberkulose eine so bedeutsame Rolle spielen, blieben bis in die letzten Jahre hinein verhältnismäßig nur wenig beachtet. Zum mindesten wurde ihre grundlegende Bedeutung nicht klar erkannt.

Eine eingehende historische Darstellung dieser Entwicklung würde hier zu weit führen. Es genügt, wenn wir den leitenden Gedanken dieses Entwicklungsganges festhalten.

Zwei Jahrzehnte lang erschöpfte sich die theoretische Tuberkuloseforschung in dem vergeblichen Bemühen, das Problem der Tuberkuloseimmunität durch eine der bekannten, experimentell bearbeiteten Grundformen humoraler Immunitätsreaktionen restlos zu erklären. Das Suchen nach Antikörpern im Sinne der Ehrlichschen Seitenkettentheorie blieb lange Zeit die Methode der Wahl, um Licht in die verwickelten Immunitätsvorgänge bei der Tuberkulose zu bringen. Und so oft es gelang, eine neue derartige Funktion eines Tuberkuloseserums festzustellen, trug man sich mit der großen Hoffnung, nun endlich den Stein der Weisen gefunden zu haben.

An sich waren ja diese Forschungen von Erfolg begleitet — nur eine Lösung des Problems boten sie nicht, und können sie gar nicht bieten.

Es konnten im Serum Tuberkulöser antitoxische, agglutinierende und präzipitierende, bakteriolytische, bakteriotrope, opponierende und komplementbindende Antikörper-Reaktionen nachgewiesen werden.

Allen diesen humoralen Antikörpern kommt aber bei der Tuberkulose eine gemeinsame Eigenschaft zu. Ihr Auftreten ist sehr unbeständig. Diese Antikörperreaktionen sind nur unter ganz bestimmten immunbiologischen Bedingungen nachzuweisen, deren Gesetzmäßigkeit aber lange nicht erkannt wurde.

Und so kam die Unsumme unfruchtbaren Streites, der sich an alle diese neuen Errungenschaften knüpfte und der uns die Freude an ihnen so arg verleiden mußte.

Während die einen meinten, das Problem nun endgültig gelöst zu haben, verschwanden alle diese geheimnisvollen Antikörper wieder unauffindbar in rätselhaftes Dunkel, wenn die Ergebnisse der Tierversuche von anderen Forschern nachgeprüft wurden. Und während die einen an den Ergebnissen ihrer mühevollen Forscherarbeit festhielten und den Kritikern vorwarfen, sie hätten schwerwiegende Fehler in der Versuchsanordnung gemacht, verharrten die Kritiker wieder schroff auf ihrem ablehnenden Standpunkt und sprachen vielfach diesen Reaktionen die Spezifität ab. Der vermittelnde und naheliegende Gedanke, daß beide ein wenig recht und ein wenig unrecht haben könnten, kam nur selten. Und auch der Gedanke, der uns heute so natürlich scheint, daß zwischen den sinnfälligen Erscheinungsformen der cellulären Immunität, die den Klinikern schon lange bekannt waren, und diesen unbeständigen humoralen Antikörpern, den Funktionen humoraler Immunität, eine gesetzmäßige Beziehung bestehen müsse, kam nicht zum Durchbruch. Wir sehen diesen Gedanken hier und dort in unklarer Form auftauchen. Wir finden einzelne experimentelle Hinweise auf die Beziehungen zwischen cellulärer und humoraler Immunität. Eine klare Erkenntnis dieser Beziehungen haben uns aber erst die Arbeiten von Deycke-Much und ihren Schülern gebracht.

Heute haben wir kennen gelernt, daß die celluläre Immunität bei der Tuberkulose ein relativ dauernder Immunitätszustand ist. Die humorale Immunität, die nicht minder wichtige, aber stets wechselnde Kampfwelle, der Stoßtrupp, der von den bedrohten Körperzellen dann eingesetzt wird, wenn es der Kampf gegen die Tuberkulose gerade erfordert.

Jetzt wissen wir, warum das Suchen nach humoralen Antikörpern so verschiedene Ergebnisse zeitigen mußte. Nicht nur, weil vielleicht technische Fehler gemacht wurden, oder deshalb, weil diese Reaktionen nicht spezifisch sind, sondern weil die Welle der humoralen Antikörper täglich und stündlich emporfluten und wieder gänzlich versiegen kann, je nachdem es der Kampf gegen die Tuberkulosegifte gerade verlangt. Wir wissen jetzt auch, warum die cutanen und intracutanen Reaktionen so „empfindlich" sind, daß es mit ihrer Hilfe nicht ohne weiteres möglich ist, klinisch Kranke von klinisch Gesunden zu scheiden. Nicht weil diese Reaktionen nur „relativ" spezifisch sind, sondern weil sie der Ausdruck eines langdauernden Immunitätszustandes sind, der bestehen kann, lange Zeit bevor die ersten klinischen Krankheitserscheinungen auftreten, und lange Zeit, nachdem die letzten klinischen Krankheitserscheinungen mit fortschreitender Heilung wieder geschwunden sind.

Und dies sind unstreitig Fortschritte in unserer Erkenntnis, denen wir eine ganz gewaltige Bedeutung beimessen müssen.

Aber wie wenig der Boden für diese fruchtbringende, endlich zusammenfassende, nicht mehr ins Endlose analysierende Erkenntnis im allgemeinen vorbereitet war, zeigt die Aufnahme, welche die Muchsche Lehre vielfach gefunden hat. Sie wurde nur zu häufig als eine „alles umstürzende Theorie" empfunden, die, „wenn sie richtig ist, alle bisherigen Anschauungen unhaltbar machen soll". In Wirklichkeit ist aber die Lehre von den gesetzmäßigen Beziehungen der cellulären und humoralen Immunität nicht mehr und nicht weniger als der notwendige aufbauende Gedanke, der das zusammenhanglose Material aus jahrzehntelanger analytischer Arbeit zu einer klaren Idee zusammenfaßt.

Und dies bedeutet ein wahrhaft großes Verdienst.

Eine Unsumme weiterer fruchtloser Arbeit ist uns dadurch erspart geblieben. Wir können in Zukunft darauf verzichten, das Tuberkuloseproblem durch humorale Antikörper lösen zu wollen. Wir brauchen uns nicht mehr zu wundern, daß alle diese Immunitätsreaktionen versagen, wenn sie dem Kliniker nach schematischen Vorschriften zur diagnostischen oder therapeutischen Verwendung übergeben werden. Sie müssen in dem Augenblick versagen, sobald die immunbiologischen Verhältnisse, die der Kranke bietet, mit den Versuchsbedingungen, die diesen Immunitätsreaktionen und der Herstellung der betreffenden Präparate zugrunde liegen, nicht mehr übereinstimmen.

Ich wende mich durchaus nicht gegen die Versuche weiterer serologischer Forschungen. Ich wünsche sogar, daß diejenigen recht behalten mögen, die meinen Standpunkt allzu ablehnend nennen. Aber die Muchsche Erfassung dieser wesentlichen Zusammenhänge erscheint mir so klar, die bisherigen Ergebnisse der serologischen Tuberkulose-Forschung so wenig ermutigend, daß ich mir auch von neuen serologischen Versuchen nicht mehr erwarte, als neue wechselvolle Teilerscheinungen, die uns keine praktisch verwertbaren Zusammenhänge mit dem klinischen Krankheitsverlauf bieten werden.

Und eines scheint mir besonders interessant. Die Muchsche Lehre von den Beziehungen der cellulären und humoralen Immunität führt uns in gerader Richtung in die Grundlagen der Seitenkettentheorie Ehrlichs zurück. Auf jene Grundlagen, die uns auch bei anderen Infektionskrankheiten den richtigen Weg wiesen. Bei der Tuberkulose konnte uns die Ehrlichsche Seitenkettentheorie nicht mehr befriedigen. Ihre Begriffe waren zu einer toten Theorie geworden, von der nichts übrig geblieben war als der Name von Substanzen, die niemand von uns gesehen hat. Und alle diese imaginären Antikörper konnten bei der Tuberkulose keine Klärung und keine fruchtbare Erkenntnis bringen.

Und doch sehen wir die Beziehungen zwischen cellulärer und humoraler Immunität, wie sie uns Much lehrt, auch in der Seitenkettentheorie Ehrlichs enthalten. Nach Much sind die humoralen Immunkräfte Reizvermittler vom Erreger zur Zelle und umgekehrt Träger der Zellantwort. Genau so lassen die Seitenketten den Antigenreiz an den Zellen haften, und die Zellen stoßen die überschüssigen Seitenketten zu ihrem Schutze ab. Nach Much sind die humoralen Immunkräfte eine flüchtige, stets wechselnde Welle, die mit der Abwehrleistung der Zellen in unmittelbarer Beziehung steht, genau so wie nach der Seitenkettentheorie die Luxusproduktion an freien Seitenketten das Grundprinzip des erfolgreichen Abwehrkampfes auf dem Teilgebiet serologischer Vorgänge darstellt.

Das Wertvolle an einer Theorie ist immer der große leitende Gedanke. Und dieser Grundgedanke bricht sich, wenn er richtig ist, immer wieder Bahn — wenn auch mit verschiedenen sprachlichen Begriffen und von einem etwas anderen Standpunkt aus erfaßt. So manche brauchbare Theorie ist zeitweise in Vergessenheit geraten, weil ihre sprachlichen Begriffe unlogisch verändert und mißbraucht worden sind.

Die Ehrlichsche Seitenkettentheorie ist in Grundtypen serologischer Immunitätsreaktionen erstarrt. Sie wurde lange praktisch gestützt durch die großen Erfolge, die auf dieser Grundlage gegen andere Infektionskrankheiten erzielt wurden. Aber wir dürfen deshalb nicht mit diesen Grundtypen der antitoxischen, bakteriolytischen usw. Immunität das Tuberkuloseproblem lösen wollen.

Der leitende Grundgedanke bleibt, daß die bedrohten Körperzellen auf Reize, die vom Krankheitserreger ausgehen, mit Abwehrfunktionen antworten.

Und wenn wir an diesem leitenden Grundgedanken festhalten, ohne dabei an Einzelerscheinungen kleben zu bleiben — weil diese irgendwo bei einer anderen Infektionskrankheit zur Lösung führten — dann beginnt sich auch der fruchtlose Streit zu klären, der um das Wesen verschiedener Erscheinungsformen tobt, die durch den Entwicklungsgang der Forschung und durch die Bedürfnisse der ärztlichen Praxis frühzeitig in den Mittelpunkt des theoretischen und praktischen Interesses getreten sind.

Und da steht an erster Stelle — „die Tuberkulinreaktion".

Ein böses, oberflächliches Wort, das sich gelassen — obwohl nachträglich von Much u. a. mit Nachdruck abgelehnt — in die Tuberkuloseliteratur eingebürgert hat. Die Unsumme sinnfälliger Reaktionserscheinungen, die der tuberkulös sensibilisierte Körper in wechselvollsten Erscheinungsformen auf die Einverleibung spezifischer Bacillensubstanzen zeigt — oder nicht zeigt, — die je nach Dosierung, je nach den Zeitintervallen zwischen ihrer Wiederholung, je nach der Art der Einverleibung weitgehende Verschiedenheiten aufweisen —, diese veränderlichen Reaktionserscheinungen, die unter genau den gleichen Versuchsbedingungen an Kranken „mit sehr ähnlichem klinischen Befund" — die überraschendsten Widersprüche zeigen können —, Reaktionsvorgänge, deren Wesen, Entstehung und Deutung heute noch Gegenstand tiefgreifender theoretischer Meinungsgegensätze sind, sie sind „die Tuberkulinreaktion". Und diese reaktiven Vorgänge, die seit drei Jahrzehnten die Tuberkuloseforschung in Atem halten, die praktisch und theoretisch rastlos bearbeitet, kritiklos verwertet, in ihrer praktischen Brauchbarkeit vollkommen verworfen, immer wieder auferstehen, weil sie tief in das innerste Wesen tuberkulöser Krankheitsprozesse hineinleuchten, auch sie suchte man in älteren und neueren Erklärungsversuchen in eine der Typen humoraler und serologischer Reaktionsweisen einzuschachteln.

So entstanden Theorien, die sich alle gegenseitig widersprachen, und von denen keine den Erfahrungstatsachen, die uns am tuberkulösen Menschen entgegentreten, gerecht wurde. Einige dieser Theorien, die größere Beachtung gefunden haben, seien aus historischem Interesse kurz angeführt.

Hertwig (124) 1891: Die Tuberkulinherdreaktion kommt dadurch zustande, daß das Tuberkulin einen chemotaktischen Reiz auf die Leukocyten ausübt, die zum tuberkulösen Herd mit höherer Tuberkulinkonzentration hinzuströmen.

Wassermann und Bruck (352) 1906: Durch Komplementbindung lassen sich in den tuberkulösen Organen spezifische Antikörper des Tuberkulins (Antituberkulin) nachweisen. Diese ziehen vermöge ihrer Bindungsavidität die ganze eingespritzte Tuberkulinmenge aus dem Blute heraus und konzentrieren sie im tuberkulösen Herd. Durch die komplementbindende Wirkung dieser Gruppe Amboceptor und Antigen werden Elemente mit eiweißverdauender Fähigkeit in den tuberkulösen Herd gezogen (Leukocyten, Fermente), die zur Einschmelzung des tuberkulösen Gewebes führen. Daher sind größere Tuberkulindosen oder längere Tuberkulinbehandlung zwecklos, denn dann kreist freies Antituberkulin im Blut und das Tuberkulin wird schon im Blut abgesättigt. (Bemerkung: Diese Theorie leugnet also die Steigerungsfähigkeit der cellulären Abwehrleistung, das grundlegende Prinzip jeder Reaktionsbehandlung.)

Wolff-Eisner (369) 1909: Das Tuberkulin enthält Bacillensplitter, denen das Tuberkulin seine Wirkung verdankt. Bakteriolytische Amboceptoren, die in jedem tuberkulösen Körper vorhanden sind, schließen die Bacillensplitter auf. Die freiwerdenden reaktiven Stoffe erzeugen nun durch ihre Wirkung auf den tuberkulösen Herd unter Überempfindlichkeitserscheinungen die Tuberkulinreaktion. Von der Überempfindlichkeit hängt die Mobilisierung der bakteriolytischen Kräfte ab. Die reaktiven Eiweißstoffe werden durch „Albumolysine" weiter aufgeschlossen.

Sahli (290) 1913: Er schließt sich unter etwas anderen Benennungen den Anschauungen Wolff-Eisners im wesentlichen an. Nur will er die von Wolff-Eisner angenommene Bedeutung der Überempfindlichkeit nicht anerkennen.

Alle diese Theorien waren nicht imstande, brauchbare Richtlinien für die Erkenntnis der verschiedenartigen, vielfach scheinbar paradoxen Reaktionserscheinungen zu geben, die uns bei der praktischen Anwendung des Tuberkulins entgegentreten.

Wenn wir einen zusammenfassenden Überblick über die Reaktionserscheinungen anstreben, die uns am tuberkulösen Menschen sinnfällig nach der Einverleibung spezifischer Bacillenpräparate entgegentreten, so ist es nötig, drei Gruppen von Erscheinungsformen auseinanderzuhalten, die in der verschiedensten Art nebeneinander und ineinandergreifend ablaufen können:

die allergischen Reaktionen der Haut,
die Reaktionen der Krankheitsherde,
die humoralen Reaktionen.

So treten bei der subcutanen Einverleibung spezifischer Bacillenpräparate — je nach den immunbiologischen „Versuchsbedingungen" außerordentlich wechselnd — drei Typen von sinnfälligen Immunitätsreaktionen auf:

die Lokalreaktion (Stichreaktion),
die Herdreaktion,
die Allgemeinreaktion.

Auch sie erschöpfen nicht etwa das Wesen der spezifischen Reaktionsvorgänge, aber sie sind bei der Beobachtung des tuberkulösen Menschen für das Erfassen spezifischer Reaktionszustände von größter Bedeutung.

Die Lokalreaktion zeigt sich uns ohne weiteres als entzündliche Exsudation im subcutanen Zellgewebe. Auch die Herdreaktion können wir als Entzündung an der Peripherie des Herdes verfolgen, sofern es sich um Herde handelt, die dem Auge direkt zugänglich sind. In allen anderen Fällen sind wir aber bei der Herdreaktion auf den indirekten Nachweis durch klinisch-diagnostische Methoden angewiesen. So können wir häufig Herdreaktionen in der Lunge perkutorisch und auscultatorisch feststellen, namentlich dann, wenn es sich um Herde von größerer Ausdehnung oder um besonders starke Reaktionen handelt. Aber auch Reaktionen in kleinen und kleinsten Herden können durch die kollaterale Entzündung des umliegenden Gewebes objektiv nachweisbar werden.

Die Allgemeinreaktion tritt subjektiv für den Kranken durch verschiedenartige Symptome eines allgemeinen Krankheitsgefühls in Erscheinung. Und sie läßt sich in einer großen Zahl der Fälle durch Erhöhung, seltener durch Absinken der Körpertemperatur auch objektiv nachweisen.

Wie der Anstoß zu einer Lokal- oder Herdreaktion erfolgt, ist klar. Sensibilisierte Zellen, d. h. Zellen mit ausgebildeter Fähigkeit zu Abwehrreaktionen werden von einem Antigenreiz getroffen, und es spielen sich nun celluläre und in der Umgebung der getroffenen Zellen auch humorale Immunitätsreaktionen ab.

Aber wieso kommt es zu den Entzündungserscheinungen?

Eine einfache Antwort wäre: durch das zugeführte Tuberkulin selbst, indem dieses einen chemisch entzündlichen Reiz im tuberkulösen Gewebe setzt. Oder durch die ablaufende Reaktion an sich, indem diese zu physikalischen Gewebsveränderungen, zu Leukocytose usw. führt. Abgesehen davon, daß wir durch derartige Erklärungen allgemeiner Natur keine Bereicherung unserer Erkenntnisse erhalten, können wir sie auch ohne weiteres als unrichtig widerlegen.

Wir können einem Tuberkulösen eine kleine Menge eines Tuberkulinpräparates injizieren und eine starke Stich-, Herd- und Allgemeinreaktion erhalten. Und wir können einem zweiten Tuberkulösen die 100fache Dosis des gleichen Tuberkulins zuführen, ohne daß es zu irgendeiner sinnfälligen Reaktion kommt.

Das Tuberkulin an sich kann also an diesen Entzündungen nicht schuld sein. Sonst müßten ja ganz klare und einfache Gesetzmäßigkeiten nach der Dosengröße erkenntlich werden, und derartige Sprünge wären ganz undenkbar.

Auch der Reaktionsablauf an sich kann nicht schuld sein. Denn auch dann müßten die Entzündungserscheinungen klare Gesetzmäßigkeiten nach der Dosengröße zeigen.

Nur eine Erklärung ist möglich. Die entzündlichen Erscheinungen müssen durch Produkte des Reaktionsablaufes entstehen, die nur unter ganz bestimmten Umständen zur Wirkung kommen.

Die Endprodukte des Reaktionsablaufes können auch nicht die Ursache sein, denn auch dann müßten ja diese entzündlichen Erscheinungen immer auftreten.

Also können es nur Zwischenprodukte sein.

Zwischenprodukte, die in vielen Fällen nicht zur Wirkung kommen, können nur dann wirksam werden, wenn der Reaktionsablauf zu langsam oder unvollkommen vor sich geht.

Die Schnelligkeit und Vollkommenheit des Reaktionsablaufes muß in erster Linie von dem Verhältnis der Menge des abzubauenden Materials zur Leistungsfähigkeit der abbauenden Energie abhängen.

Die Ursache der entzündlichen Überempfindlichkeitserscheinungen, die für uns als Lokal- und Herdreaktion in Erscheinung treten, müssen also giftige Zwischenprodukte des Reaktionsablaufes sein, die dann zur Wirkung gelangen, wenn dieser nur unvollkommen oder zu langsam vor sich geht; wenn also zwischen der zugeführten Reizdosis und den kompensierenden Kräften ein Mißverhältnis besteht.

Und wie kommt nun die Allgemeinreaktion zustande?

Die Antwort ist ohne weiteres zu geben. Dadurch, daß die giftigen Zwischenprodukte des Reaktionsablaufes in den Kreislauf gelangen und so Gelegenheit erhalten, auf die verschiedenen Organe und Nervenzentren unmittelbar einzuwirken.

Es sind nun zwei Möglichkeiten gegeben, wie diese giftigen Zwischenprodukte (anaphylatoxische Substanzen) in den Kreislauf gelangen können:

erstens durch Resorption aus den entzündeten Geweben einer Lokaloder Herdreaktion;

zweitens dadurch, daß unverändertes Tuberkulin in den Kreislauf gelangt und nun erst hier zu langsam oder unvollkommen kompensiert wird.

Die Allgemeinreaktion ist also ein Ausdruck humoraler Immunitätsreaktionen, bei welchen giftige Zwischenprodukte zur Resorption gelangen; die Allgemeinreaktion ist eine anaphylatoxische Vergiftung.

Und hier wird es gut sein, uns die Erscheinungen und Gesetzmäßigkeiten der anaphylatoxischen Vergiftung beim parenteralen Eiweißabbau in Erinnerung zu bringen.

Zur Sensibilisierung genügen minimale Eiweißmengen, z. B. 0,000 001 ccm Serum. Zur Ausbildung der Überempfindlichkeit ist eine bestimmte „Inkubationszeit" nötig, d. h. die Antikörperbildung, die erforderlich ist, um bei der nachfolgenden Injektion, das neu injizierte Eiweiß abzubauen, die aber noch nicht genügt, um es rasch und vollständig abzubauen, benötigt eine bestimmte Zeit. Die anaphylaktischen Erscheinungen aber nach der zweiten Injektion zeigen je nach der angewendeten Dosis und Applikationsart große Verschiedenheiten.

Und alle diese Verlaufsformen zeigen große Ähnlichkeit mit den Erscheinungsformen der Antigenreaktionen am tuberkulösen Menschen.

Wird dem sensibilisierten Tier eine große zweite Dosis intravenös injiziert, so erleidet das Tier unter Temperatursturz einen tödlichen anaphylaktischen Chok.

Die Parallele am Menschen fehlt hier im allgemeinen glücklicherweise. Denn auch die größten Tuberkulinenthusiasten der ersten Tuberkulinära werden es kaum gewagt haben, überempfindliche Patienten mit hohen Tuberkulindosen intravenös zu behandeln. Wenigstens ist davon nichts in die Öffentlichkeit gedrungen. Aus dem mündlichen Bericht eines Kollegen weiß ich aber von einem traurigen Fall, der hierher gehört.

In einem Kriegsspital wurde ein Mediziner damit beauftragt, eine diagnostische Tuberkulininjektion zu geben. Unbegreiflicherweise scheint er weder gefragt worden zu sein, ob er die Technik beherrsche, noch scheint er kontrolliert worden zu sein. Kurzum — es kam zu einer subcutanen „Probeinjektion" von 1000 mg AT (!), nach welcher der Kranke in kürzester Zeit unter typischem Temperatursturz zugrunde ging.

Unter anderem war hier wohl auch ein gerichtliches Nachspiel eine natürliche Folge des anaphylatoxischen Tuberkulinchoks, der von vielen geleugnet wird, weil wir ihn ja unter normalen Verhältnissen glücklicherweise nicht zu sehen bekommen.

Erklärung (im Sinne der Ehrlichschen Seitenkettentheorie): Die vorhandene Antikörpermenge genügt zwar, um den Abbau des Antigens einzuleiten, nicht aber, um diesen Abbau in größerem Umfang rasch und vollkommen zu Ende zu führen. Große Mengen anaphylatoxischer Zwischenprodukte werden frei, und es folgt ein akuter tödlicher Chok.

Wird dem Tier die zweite Injektion subcutan gemacht, so kommt es nur selten zu einem tödlichen Chok, sondern zu anaphylatoxischen Erscheinungen, deren Intensität von der Dosis abhängt, und die bald unter Temperaturerhöhung, bald unter Temperaturerniedrigung einhergehen (Schittenhelm und Weichardt [296]).

Die gleichen Erscheinungen zeigen die Tuberkulinallgemeinreaktionen am Menschen. Auch ihre Intensität hängt in jedem einzelnen Falle von der Größe der Dosis ab. Auch Tuberkulinallgemeinreaktionen können unter Absinken der früher normalen Temperatur (nicht zu verwechseln mit der Entfieberung durch Tuberkulin) verlaufen.

Erklärung: Die Antikörpermenge ist zwar groß genug, um die Hauptmenge des Antigens rasch abzubauen, so daß es nicht mehr zu einem tödlichen anaphylatoxischen Chok kommt; jedoch nicht groß genug, um die ganze Antigenmenge abzubauen. Es kommt daher zu mehr oder minder starken Allgemeinreaktionen.

Wählt man bei der zweiten Eiweißinjektion noch geringere subcutane Dosen, so beschränken sich die anaphylaktischen Erscheinungen am Tier auf mehr oder minder starke lokale Entzündungen.

Als Parallele am Menschen — die Tuberkulinstichreaktion ohne Allgemeinreaktion.

Erklärung: Die Antikörperproduktion der lokalen Zellverbände hat genügt, um die gesamte Antigenmenge innerhalb des subcutanen Gewebes in der Umgebung der Einstichstelle abzubauen. Dabei haben die geringen Mengen freiwerdender anaphylatoxischer Zwischenprodukte eine lokale Entzündung hervorgerufen. Es wurden aber keine so großen Mengen mehr resorbiert, die imstande gewesen wären, eine sinnfällige Allgemeinreaktion auszulösen.

Überlebt das Tier die zweite Eiweißinjektion, so ist es gegen weitere Einspritzungen unempfindlich ,,ananaphylaktisch oder antianaphylaktisch''. Wir könnten ebensogut sagen ,,immun''. Dieser Zustand hält aber nur kurze Zeit an.

Erklärung: Die Antikörperbildung ist nun derartig angeregt, daß immer genügende Mengen Antikörper gebildet werden, um neue Antigenmengen rasch abzubauen. Daher kommen keine anaphylatoxischen Zwischenprodukte mehr zur Wirkung.

Wenn auch die anaphylaktischen Erscheinungen des parenteralen Eiweißabbaues am Meerschweinchen nicht in allen Einzelheiten absolute Gleichheit mit den Überempfindlichkeitserscheinungen am tuberkulösen Menschen zeigen, im wesentlichen besteht diese Gleichsinnigkeit tatsächlich. Wir dürfen nicht vergessen, daß sich auch schon das Kaninchen nicht mehr ,,so gut für die anaphylaktischen Grundversuche eignet'' wie das Meerschweinchen.

So formuliere ich als Arbeitstheorie, die sich mir bei der praktischen Tuberkulinanwendung außerordentlich bewährt hat, weil sie mit den Erfahrungstatsachen immer und immer wieder in Einklang steht, folgenden Satz:

Sowohl die spontanen Überempfindlichkeitserscheinungen bei der Tuberkulose als auch die Überempfindlichkeitserscheinungen nach der Injektion spezifischer Bacillenpräparate sind auf die Wirkung anaphylatoxischer Zwischenprodukte des Reaktionsablaufes zurückzuführen. Diese anaphylatoxischen Zwischenprodukte kommen dann zur Wirkung, wenn die Abwehrleistung nicht genügt, um die natürlichen oder künstlichen Reize rasch und vollkommen zu überwinden.

Die Empfindlichkeit für spezifische Reize ist daher ein Maßstab für das immunbiologische Kräfteverhältnis.

Nur so können wir es erklären, daß nach ständig zu klein bleibenden Dosen statt einer Besserung eine Verstärkung der unerwünschten spontanen Allgemeinerscheinungen zustande kommt.

Erklärung: Die zugeführten kleinen Antigenmengen nehmen nun einen Teil der verfügbaren Antikörper in Anspruch. Der Antigenreiz ist aber nicht stark genug, um die cellulären Abwehrfunktionen zu einer überkompensierenden Leistung anzuregen.

Nur so läßt sich die Erscheinung erklären, daß Tuberkulininjektionen scheinbar ganz regellos, in einem Falle einen fiebernden Kranken entfiebern, in anderen Fällen bei fieberfreien Kranken Fieber hervorrufen oder bestehendes Fieber erhöhen.

Erklärung: Gelingt es, ohne zu starke Herdreaktionen eine genügende Antikörperproduktion zu erzielen, so wird bestehendes anaphylatoxisches Fieber, das durch humorale Immunitätsreaktionen zustande kommt, rasch schwinden. Handelt es sich aber um Fieber, das durch die spontanen Herdreaktionen in progredienten Herden zustande kommt, so kann dieses Fieber erst durch zunehmende Heilungstendenz des Herdes allmählich gebessert werden.

Wird hingegen ein fieberfreier Tuberkulöser mit zu großen Dosen behandelt, so kommt es zu einer Allgemeinreaktion, wenn das Antigen nicht mehr vollständig in der Umgebung der Injektionsstelle abgebaut wird; und zu einer Herdreaktion, wenn unverändertes Tuberkulin auch direkt an die tuberkulösen Herde gelangt. Bei ständig zu klein bleibenden Dosen aber entsteht Überempfindlichkeitsfieber, weil die vorhandenen Antikörpermengen allmählich aufgebraucht werden, ohne daß der Reiz zur Erhöhung der Abwehrleistung genügt.

Und nun noch einige antikritische Betrachtungen. Diese sind nötig, weil gerade die Auffassung der Tuberkulin-Überempfindlichkeitserscheinungen als anaphylatoxische Vergiftung heute noch auf starken Widerspruch stößt. Eine bessere und fruchtbringendere Erklärung haben uns aber alle die kritischen Stimmen nicht bieten können.

Ebenso häufig als unberechtigt ist der Einwand, daß die anaphylatoxische Vergiftung unter Temperatursturz, die Tuberkulinreaktion aber unter Temperaturerhöhung einhergehe. Wir haben schon betont, daß der Temperatursturz nur beim tödlichen anaphylaktischen Chok auftritt. Nicht tödliche anaphylaktische Vergiftungen durch typische Eiweißanaphylaxie verlaufen je nach der Dosierung bald unter Temperaturerhöhung, bald unter Temperatursenkung (Schittenhelm und Weichardt [296]). Und die Fälle sind durchaus nicht selten, wo auch die Tuberkulinreaktion unter Temperatursenkung verläuft.

Klemperer (150) und Bessau (31) haben die Auffassung der Tuberkulinreaktion als anaphylatoxische Erscheinung abgelehnt, weil der „Grundversuch" nicht gelingt, ein gesundes Meerschweinchen durch Tuberkulin gegen Tuberkulin überempfindlich zu machen. Wie wir schon mehrfach gesehen haben, ist Alttuberkulin für den tuberkulosefreien Organismus vollkommen indifferent. Ruppel (283) fand 50 000 mg am tuberkulosefreien Meerschweinchen ohne jede Wirkung. Mit Alttuberkulin kann man daher ein tuberkulosefreies Tier nicht sensibilisieren, und abgebaut kann das Alttuberkulin im tuberkulosefreien Körper nicht werden, weil keine spezifischen Antikörper vorhanden sind. Nehmen wir aber statt des Alttuberkulins z. B. das Landmannsche Tuberkulol oder die Partialantigene nach Deycke-Much, so gelingt die Sensibilisierung ohne weiteres, weil diese Präparate infolge eines anderen Herstellungsprozesses noch „virulente" Antigene enthalten. Der „Grundversuch" stimmt also hier plötzlich auch für die Tuberkuloseantigene.

Römer und Köhler (276) sowie Much (208) lehnen die Anaphylatoxintheorie der Tuberkulinempfindlichkeit ab, weil es nicht gelingt, mit dem Serum tuberkulinüberempfindlicher Tiere an anderen Tieren passive Anaphylaxie zu erregen. Das kann in der Regel auch gar nicht gelingen. Das Serum tuberkulinüberempfindlicher Tiere wird in der Regel überhaupt keinen Überschuß an Antikörpern enthalten, sonst wären ja die betreffenden Tiere nicht tuberkulinüberempfindlich, sondern das Tuberkulin würde rasch und vollkommen ohne anaphylatoxische Erscheinungen abgebaut werden. Es werden also mit dem Serum tuberkulinüberempfindlicher Tiere überhaupt keine Antikörper übertragen werden, die das Tuberkulin abbauen könnten. Und das neue Versuchstier wird daher gegen Tuberkulin unempfindlich bleiben. Eine derartige passive Übertragung der Tuberkulinüberempfindlichkeit wird sich nur unter ganz bestimmten Umständen erwarten lassen; nämlich dann, wenn die Antikörpermenge nicht groß genug ist, um das einverleibte Tuberkulin rasch abzubauen, und doch wieder zu groß, daß alle momentan vorhandenen Antikörper verbraucht werden. Diese Bedingungen scheint tatsächlich Sata (291) getroffen zu haben. Ihm gelang „unter bestimmten optimalen Versuchsbedingungen" eine passive Übertragung der Tuberkulinüberempfindlichkeit. Und er konnte auch im Reagensglas durch Mischung von Tuberkulin mit einem Tuberkuloseserum ein Gift herstellen, das am gesunden Meerschweinchen typische Tuberkulinreaktionen erzeugte und auch einen tödlichen anaphylatoxischen Chok hervorrief. Neuerdings berichten auch Seligmann und Klopstock (151), daß ihnen die Sensibilisierung von gesunden Meerschweinchen durch intensive oft wiederholte Vorbehandlung mit Alttuberkulin gelungen ist.

Nach den Anschauungen Selters (315) stellt das Tuberkulin einen Reizstoff dar, der auf das empfindliche Gewebe einwirkt und es zur Entzündung bringt, ohne selbst dabei gebunden oder verändert zu werden.

Die Theorie Selters lehnt also die Vorstellung von der Bildung anaphylatoxischer Zwischenprodukte oder anaphylaktischer Reaktionskörper ab und könnte so für viele Anlaß zu neuen Zweifeln an der Brauchbarkeit der entwickelten theoretischen Vorstellungen geben, obwohl auch die Theorie Selters den wirklich und allein maßgebenden Grundgedanken, daß es sich um ein schwankendes Wechselspiel variabler Reizstärken und variabler biologischer Abwehrkräfte handelt, durchaus unberührt läßt.

Die experimentellen Beweisführungen Selters sind übrigens, wie ich an anderer Stelle (123) ausgeführt habe, durchaus nicht eindeutig, sondern sehr anfechtbar.

Gegen die Annahme Selters, daß das Tuberkulin ähnlich wie ein Katalysator auf das tuberkulöse Gewebe wirkt, ohne dabei selbst verändert zu werden, sprechen auch durchaus die praktischen Erfahrungen der Tuberkulinbehandlung. Wie wäre es denkbar, daß ein solcher Katalysator bei wiederholter Zuführung reaktionslos bis zu einer gewissen Grenzdosis vertragen wird, und dann in vielen Fällen jäh, schon bei geringfügiger Überschreitung dieser Grenzdosis plötzlich zu kräftigen Reaktionen führt, wie uns dies bei der Tuberkulinbehandlung bestimmter Krankheitstypen oft und oft entgegentritt.

Auch der Ablehnung des Antigencharakters des Tuberkulins durch Selter mit der Begründung, daß die relative Substanz des Tuberkulins sehr thermostabil ist, möchte ich aus prinzipiellen Gründen entgegentreten. Wenn wir den Begriff „Antigen" so eng auf der Grundlage experimentell festgestellter physikalischer Eigenschaften bestimmter serologischer

Reaktionskörper definieren, dann werden wir in der Immunbiologie nie aus dem Wirrnis sich scheinbar widersprechender experimenteller Einzelheiten herauskommen. Wir können den Begriff „Antigen" gar nicht weit genug fassen, um zusammenhängende Gedankengänge zu erhalten. Wir müssen daher jede Bakteriensubstanz, die imstande ist, im sensibilisierten Organismus spezifische, d. h. fein abgestimmte und hochempfindliche Reaktionen auszulösen, unter dem Begriff „Antigen" einreihen. Sonst resultiert nur ein allzu weit gehendes Klassifizieren, das jeden zusammenfassenden Gedanken unmöglich macht.

Etwa nach dem Muster: Metalle sind bei Zimmertemperatur feste Körper, daher ist Quecksilber kein Metall.

So werden künstliche Scheidewände errichtet und mit Eifer ausgebaut, die die großen Zusammenhänge biologischen Geschehens sinnlos auseinanderreißen. Jeder umfassende Überblick wird unmöglich, und die ganze Arbeit löst sich in ein unfruchtbares Analysieren auf, das zu starren Einzeldefinitionen ohne Möglichkeit einer wirklichen Weiterentwicklung führt.

Unsere Denkrichtung in der Medizin muß wieder umfassender werden, und der Vorwurf wie „phantasievoller, kühner Hypothesenbau" usw. darf uns dabei nicht abschrecken.

Im Gegenteil, ich glaube, daß ein bißchen Kühnheit und Phantasie wie überall im Leben auch im wissenschaftlichen Denken eine notwendige Vorbedingung für erfolgreiche Arbeit sind. Natürlich nur in wohlgesetzten, von stets wacher Selbstkritik gezogenen Grenzen. Aber die vielgerühmte „reine Objektivität" ist doch nur ein Phantom jener Wissenschaftler, die im rein Technischen stecken geblieben sind, denn über unsere subjektiven Sinneswerkzeuge und über unsere subjektiven Denkfähigkeiten kann keiner von uns hinaus. Zusammentragen von Einzelheiten ist wissenschaftliche Hilfsarbeit, die jeder von uns leisten muß — je mehr desto besser. Wer aber darin stecken bleibt, ist kein Forscher, denn wissenschaftliche Forschungsarbeit ist umfassendes Erkennen wesentlicher Zusammenhänge über die Einzelheiten hinaus. Auch zersetzende Analytik und kritische Dialektik allein ist nicht wissenschaftliche Forschungsarbeit. Diese verlangt in ihrem innersten Wesen nach positivem Aufbau und Ausbau.

Arbeitstheorien aber sind ein notwendiges Übel, das wir brauchen, um zu umfassenden Richtlinien zu kommen, nach welchen wir unsere Arbeit einstellen können. Der in der Wissenschaft so beliebte Streit, ob eine Theorie „richtig" ist oder nicht — ist eine Gedankenlosigkeit. Eine Theorie muß brauchbar sein. Daß wir nicht wissen können, ob sie richtig ist oder nicht, liegt im Wesen des Begriffes „Theorie". Brauchbare Theorien erkennen wesentliche Zusammenhänge in irgendeiner Form und mit Zuhilfenahme irgendwelcher sprachlicher Verständigungsbegriffe. Wird die Theorie später durch eine bessere ersetzt, so bleiben solche wesentlichen Zusammenhänge für den praktischen Gebrauch unverändert in den neuen theoretischen Vorstellungen bestehen. Von der Atomtheorie wissen wir, daß sie den Anforderungen der theoretischen Chemie heute nicht mehr entspricht, und trotzdem haben sich die ganze analytische und synthetische Chemie und damit große Industriezweige erfolgreich auf der Atomtheorie aufgebaut.

In der Auffassung der Überempfindlichkeitserscheinungen wird vielleicht die Reizlehre einen umfassenderen Standpunkt ermöglichen, als dies heute nach den auf substantielle Begriffe eingestellten Hypothesen der Fall ist (vgl. Abschnitt VIII, S. 164).

Solange die heutige Auffassung immunbiologischer Reaktionsvorgänge vorwiegend auf substantiellen Vorstellungen aufgebaut ist, besteht für mich kein Grund von der Auffassung der Tuberkulin-Überempfindlichkeitserscheinungen als Wirkungsausdruck „anaphylatoxischer Zwischenprodukte des Reaktionsablaufes" abzugehen.

Diese Hypothese gilt für alle wechselvollen Reaktionserscheinungen, deren Kenntnis eine notwendige Grundlage für die therapeutische Anwendung spezifischer Bacillenpräparate darstellt, eine durchaus brauchbare und einheitliche sowie eindeutige Erklärungsmöglichkeit, wenn wir uns auf den Standpunkt der Antigen-Antikörpertheorie in entsprechend erweiterter Fassung stellen.

Injektion einer Antigendosis, welche unter der allergischen Reizschwelle bleibt: Es kommt weder zu einer Stichreaktion noch zu einer Herd- oder Allgemeinreaktion. Erklärung: die celluläre Immunität an der Einstichstelle ist imstande, die injizierte Antigenmenge rasch und vollkommen abzubauen, ohne daß anaphylatoxische Zwischenprodukte gebildet werden.

Injektion einer Antigendosis, welche eben die allergische Reizschwelle überschreitet: Es kommt zu einer leichten Stichreaktion, meist ohne Herd- und Allgemeinreaktion. Erklärung: die celluläre Immunität der Injektionsstelle ist imstande, die injizierte Antigenmenge zum größten Teil abzubauen. Es kommt aber doch zur Bildung geringer Mengen anaphylatoxischer Substanzen. Diese führen in der nächsten Umgebung der Injektionsstelle zu einer leichten anaphylatoxischen Entzündung (leichte, meist kurz dauernde Stichreaktion). Dann werden aber auch die anaphylatoxischen Substanzen rasch abgebaut, und die geringe Menge derselben, die noch zur Resorption gelangt, genügt meist nicht, um eine sinnfällige Allgemeinreaktion hervorzurufen. Ebenso werden auch keine nennenswerten Mengen unveränderten Antigens resorbiert. Es kommt daher auch zu keiner Herdreaktion.

Injektion einer Antigendosis, welche die allergische Reizschwelle erheblich überschreitet: Die celluläre Immunität an der Injektionsstelle genügt nicht, um die ganze Antigenmenge rasch abzubauen. Es kommt zu einer mehr oder minder starken anaphylatoxischen Entzündung in der Umgebung der Einstichstelle (stärkere, meist länger dauernde Stichreaktion) und gleichzeitig werden auch anaphylatoxische Substanzen, eventuell auch unverändertes Antigen resorbiert. Im ersten Falle wird eine Allgemeinreaktion auftreten, im letzteren Falle ist auch die Möglichkeit für das Entstehen einer Herdreaktion gegeben.

Die Herdreaktion entsteht, sobald unverändertes Antigen zum Herd gelangt und die Zellen des Herdes nicht imstande sind, das Antigen rasch und vollkommen abzubauen. Es kommt dann zu einer anaphylatoxischen Entzündung im Herd und in seiner nächsten Umgebung.

Die stärksten Herdreaktionen, schon auf geringe Antigendosen, zeigen daher progrediente Herde. In den progredienten Herden haben ja die Tuberkulosegifte ein Übergewicht über die Abwehrfunktionen erreicht. Hier sind die Zellen nicht mehr in der Lage, einen starken Stoßtrupp von Abwehrkräften zu bilden — sonst könnte es sich ja nicht um einen progredienten Herd handeln. Das Antigen kann daher nicht rasch und vollkommen abgebaut werden. Es belastet nur neuerdings die schon vorher zu geringe Abwehr der cellulären Immunität im Herd, indem es einen Teil der verfügbaren Abwehrkräfte für sich in Anspruch nimmt. Wir haben dann bereits den typischen Tuberkulinkunstfehler vor uns: die zu starke Herdreaktion im progredienten tuberkulösen Herd.

Aber nun noch eine Frage: Wie gelangt der Antigenreiz zum Herd?

Wenn wir uns vorstellen, daß geringfügige Antigenmengen resorbiert werden und sich im Kreislauf verteilen, so müssen eigene Kräfte tätig sein, welche dieses weit verteilte Antigen in den tuberkulösen Herd hineinziehen.

Auch hier sind eine Anzahl von Theorien aufgestellt worden, jedoch scheinen sie mir deshalb wenig interessant, weil wir durch sie nach meiner Ansicht eine Erklärung über das Wesen dieser Kräfte doch nicht erhalten. Wir stehen hier vor dem Ausdruck einer biologischen Energie, deren Wesen wir heute doch nicht erfassen können, die aber überall in der Natur ihre Parallele findet. Wir werden noch eingehend sehen, daß der tuberkulöse Herd gewissermaßen das Kraftzentrum darstellt, von dem der Angriff der Tuberkulose ausgeht, und gegen den sich alle Abwehrfunktionen in erster und letzter Linie richten. Wenn neues Antigen in den Kreislauf gelangt, so ist es schon an sich eine Selbstverständlichkeit, daß zwischen dem Kraftzentrum und dem neu eingeführten Antigen biologische Beziehungen bestehen müssen, die wir vielleicht am besten mit dem Ausdruck „biologische Affinität" bezeichnen. Ihr Wesen wird uns letzten Endes vielleicht immer verborgen bleiben. Ihre Gesetzmäßigkeiten können wir aber erkennen und praktisch verwerten.

Allergie „oder" Anergie?

Wenn wir diese Streitfrage ganz verstehen wollen, so müssen wir auf den Grundbegriff der Allergie zurückgehen. Pirquet (248) schlug den Begriff „Allergie" als allgemeine Bezeichnung für die Reaktionsänderungen im Organismus vor, die durch eine Infektion resp. durch Injektion von Substanzen mit Antigenwirkung entstehen. Pirquet teilt die Erscheinungen dieser Reaktionsänderung in zwei Gruppen ein: in prophylaktische, welche die Empfindlichkeit gegenüber der Krankheitsursache herabsetzen und in anaphylaktische, welche die Empfindlichkeit erhöhen. Der ursprüngliche Begriff der Allergie schließt also zwei direkt entgegengesetzte Immunitätszustände in sich: eine geringe Empfindlichkeit gegenüber einem Krankheitserreger oder spezifischen Bacillenpräparaten und eine starke Überempfindlichkeit. Wir können mit Ranke (255) diese beiden entgegengesetzten Grundformen der Allergie auch direkt als „Immunität" und „Überempfindlichkeit" bezeichnen.

Ein Verständnis für das Wesen dieser beiden Gegensätze können wir uns am besten ermöglichen, wenn wir von einer Mittelstellung der Allergie, die zwischen diesen beiden Extremen liegt, ausgehen. Eine „mittlere" Allergie kann sich in zweifacher Weise ändern. Entweder kann sie in eine geringere Empfindlichkeit umschlagen oder in eine Überempfindlichkeit.

Welcher dieser beiden Zustände ist für den infizierten, aber zur Zeit gesunden Menschen günstiger?

Doch ohne Zweifel die prophylaktische Allergie, die relative Unempfindlichkeit, die ja nichts anderes ist als erworbene Immunität. Sie bedeutet ja, daß die Körperzellen fähig sind, auf jeden neuen Antigenreiz mit einer derartig starken Abwehr zu antworten, daß es überhaupt zu keinen Krankheitserscheinungen, d. h. zu keinen subjektiv oder objektiv sinnfälligen Immunitätsreaktionen kommt.

Wie steht es aber nun mit dem kranken Menschen?

Hier liegen die Verhältnisse wesentlich anders. Beim Kranken ist die prophylaktische Allergie durchbrochen worden. Sonst hätte er ja die Infektion überstanden, ohne krank zu werden. Er muß gegen die Wirkung des Krankheitserregers Abwehrreaktionen leisten, sonst ist er verloren. Denn Unempfindlichkeit bedeutet hier nichts anderes als die eingetretene Unfähigkeit der Körperzellen, sich gegen die Erregergifte zu wehren (negative Anergie, erschöpfte Reaktionsfähigkeit). Und je empfindlicher ein solcher Kranker ist, desto besser steht es um ihn. Hier ist stärkste Überempfindlichkeit der beste Immunitätszustand. Darüber haben die klinischen Erfahrungen auch bei der Tuberkulose zu allgemeiner Übereinstimmung geführt.

Wie ist es aber nun, wenn der Kranke entweder spontan oder unterstützt durch eine zweckentsprechende Behandlung die Erkrankung überwindet und seiner Heilung entgegengeht?

Heilung — heißt in erster Linie Aufhören der Krankheitserscheinungen, d. h. bei den Infektionskrankheiten Aufhören der sinnfälligen Immunitätsreaktionen. Der Kranke kehrt damit wieder in den Zustand einer relativen Unempfindlichkeit gegenüber den Erregergiften zurück (positive Anergie, gesteigerte Fähigkeit zur Reizüberwindung).

Und wie wir an den Rekonvaleszenten nach Diphtherie, Typhus usw. sehen, können trotzdem noch lange Zeit infektionstüchtige Krankheitserreger im Körper vorhanden sein.

Und soll da die Tuberkulose wirklich von dieser allgemeinen immunbiologischen Gesetzmäßigkeit eine Ausnahme machen, wie die „Allergisten" meinen? Haben sich da nicht auf dem langen Wege der chronischen Tuberkulose in die Anschauungen der Allergisten Fehlerquellen eingeschlichen? So ähnlich wie bei den Anschauungen der tuberkulösen

Disposition, deren folgerichtige Weiterführung an der Hand großzügiger Erfahrungstatsachen zu dem unsinnigen Ergebnis führte, daß die tuberkulöse Disposition — einen erhöhten Schutz gegen die schweren Formen der Tuberkulose bieten soll. Überempfindlich gegen Tuberkulosegifte sein, heißt sinnfällige Immunitätsreaktionen geben, heißt meist auch im Sinne des praktischen Lebens tuberkulosekrank sein. Sollen wir uns auch hier in frommer Gläubigkeit mit dem doch etwas bedenklichen Satz abfinden: der beste Schutz gegen die Tuberkulose ist — tuberkulosekrank zu sein?? Die Allergisten behaupten nicht viel weniger.

Auch hier richtet die teleologische Auffassung des Immunitätsbegriffes immer wieder neue Verwirrung an. Zuerst wollte man lange Zeit die Überempfindlichkeitserscheinungen überhaupt nicht als Teilerscheinungen der Immunität gelten lassen, weil sie ja vielfach etwas sehr Unerwünschtes und Schädliches darstellen. Und als man sich unter der Wucht der Tatsachen dazu verstehen mußte, sie als Teilerscheinungen der Immunität anzuerkennen, müssen sie jetzt immer und überall etwas besonders Nützliches sein.

Und auch hier werden aus den Versuchen am akut infizierten und erkrankten Tier noch immer ganz unberechtigte, viel zu weit gehende Rückschlüsse auf die chronische Tuberkulose des Menschen gezogen.

Im Tierexperiment schwindet die erhöhte Durchseuchungsresistenz gleichzeitig mit der Tuberkulinüberempfindlichkeit. Daraus zu schließen, daß die Tuberkulinüberempfindlichkeit ein wesentliches Moment der erhöhten Durchseuchungsresistenz darstellt, ist auch hier nicht ohne weiteres berechtigt. Daraus aber direkt auf die Verhältnisse bei der chronischen Tuberkulose des Menschen zu schließen, die einen jahrzehntelangen Entwicklungsgang mit wesentlich anderen immunbiologischen Verhältnissen darstellt, ist ein Trugschluß.

Das akut infizierte Tier verliert gleichzeitig mit der Überempfindlichkeit seine erhöhte Durchseuchungsresistenz, weil seine Immunität noch vorwiegend eine humorale ist und seine celluläre Immunität, die Abwehrbereitschaft der Zellen, noch zu wenig ausgebildet ist. Der chronisch tuberkulöse Mensch bleibt überempfindlich, solange er noch einen mehr oder minder starken Kampf führen muß. Er verliert die Überempfindlichkeit immer mehr und mehr, je mehr er sich mit fortschreitender Dauerheilung einem Stadium immunbiologischen Gleichgewichtes und schließlich eines Übergewichtes der cellulären Abwehrbereitschaft nähert. Dabei sei nochmals betont, daß diese Entwicklung der positiven Anergie unter langwierigen Schwankungen auch Jahre in Anspruch nehmen kann — wie eben auch die Ausheilung einer Tuberkulose in vielen Fällen Jahre dauert.

Dieses Stadium der positiven Anergie bedeutet hier keine Abnahme der Durchseuchungsresistenz, denn die Abwehrbereitschaft der cellulären Immunität ist hier in hohem Maße ausgebildet.

Energetisch ausgedrückt: eine erhöhte Fähigkeit zur reaktionslosen Reizüberwindung.

Im Sinne der Ehrlichschen Seitenkettentheorie: eine erhöhte Bereitschaft, genügende Mengen von freien Seitenketten zu produzieren, um den Antigenabbau rasch und vollkommen, ohne sinnfällige Reaktionserscheinungen zu leisten.

Wie wir sehen werden, stehen diese theoretischen Anschauungen mit den Erfahrungstatsachen am tuberkulösen Menschen — sofern wir uns nur bemühen, die ganze Tuberkulose im Auge zu behalten — in vollem Einklang.

Zunächst müssen wir aber versuchen, alle sprachlichen Mißverständnisse auszuschalten, die einer Verständigung im Wege stehen könnten.

Auch der Begriff der Allergie hat bei der Tuberkulose im praktischen Sprachgebrauch sehr unglückliche Verschiebungen erfahren. Die prophylaktische Allergie, d. h. die relative Unempfindlichkeit gegen die Tuberkulosegifte oder gegen künstlich zugeführte Bacillenpräparate ist heute bei der Tuberkulose aus dem Begriff der Allergie ziemlich vollkommen ausgeschieden worden.

Wir nennen einen Tuberkulösen allergisch, wenn er auf kleinere Dosen von spezifischen Bacillenpräparaten mit sinnfälligen Reaktionen der cellulären oder humoralen Immunität reagiert. Einen tuberkulösen Menschen, der das bei klinischer Gesundheit nicht tut, nennen wir nicht mehr prophylaktisch allergisch, sondern anergisch.

Nur starke Allergie und starke Anergie bilden in den ihnen zukommenden Erscheinungsformen einen schroffen Gegensatz. Sonst gibt es, wie überall in der Biologie, auch zwischen Allergie und Anergie nur fließende Übergänge.

Nach dem heute üblichen Sprachgebrauch ist ein Tuberkulöser der z. B. mit den Partialantigenen mittlere Intracutanreaktionen zeigt, der etwa auf die subcutane Injektion von 0,1—1 mg Alttuberkulin mit sinnfälligen Erscheinungen reagiert, als allergisch zu bezeichnen. Bei höherer Empfindlichkeit nennen wir ihn stark allergisch.

Hingegen nennen wir einen Tuberkulösen, der nur schwache Intracutanreaktionen zeigt, bei welchem man rasch, ohne jede sinnfällige Reaktionen zu hohen Tuberkulindosen gelangen kann, anergisch.

Diese „Anergie" (als Fehlen sinnfälliger Reaktionserscheinungen aufgefaßt) kann nun, wie wir heute wissen, immunbiologisch gerade entgegengesetzte Zustände darstellen:

einerseits Zusammenbruch der Abwehrkräfte, so daß es auf den gesetzten Reiz überhaupt zu keinen Reaktionen mehr kommt,

andererseits stark gesteigerte Fähigkeit zur reaktionslosen Reizüberwindung.

Da aber gerade letzterer Zustand, wie wir gleich sehen werden, wieder in die schwierigsten, tiefgreifendsten Probleme der Immunitätsforschung hineinführt, wo eine Einigung der Anschauungen bis heute noch nicht zu erzielen war, ist es unbedingt notwendig, auf dem festen Boden klinisch und sinnfällig feststellbarer Tatsachen zu bleiben.

So habe ich für das stark ausgesprochene Absinken der Reaktionsempfindlichkeit im günstigen Sinne den Begriff der „positiven Anergie", für das stark ausgesprochene Absinken der Reaktionsempfindlichkeit im ungünstigen Sinne den Begriff der „negativen Anergie" vorgeschlagen.

Diese Begriffe sind nun, wie ich mich überzeugen mußte, vielfach falsch aufgefaßt worden. Mit dem Begriff „Anergie" will ich nicht mehr bezeichnen als die Tatsache, daß keine sinnfälligen Reaktionen in Erscheinung treten, und die Bezeichnungen „positiv" und „negativ" sollen nur die Tatsache eines derzeitigen Gewinnes resp. Verlustes im prognostischen Sinne feststellen. Es ist daher weder „negative Anergie" eine Wiederholung des gleichen Gedankens, noch „positive Anergie" ein logischer Widerspruch in sich.

Die Begriffe der positiven und negativen Anergie sind sowohl qualitativ als auch quantitativ etwas durchaus Relatives, d. h. sie sind sowohl von der speziellen Wirkungsart eines Präparates als auch in jedem Einzelfall von der Dosengröße abhängig. Ein Tuberkulöser kann z. B. gegen 200 mg eines Tuberkulins positiv anergisch sein, und bei 400 mg des gleichen Tuberkulins eine kräftige Stichreaktion und leichte Allgemeinerscheinungen zeigen. Und ein anderer Tuberkulöser kann gegen mittlere Dosen einer Bacillenemulsion negativ anergisch sein und bei viel kleineren Dosen Alttuberkulin sehr starke, ungünstig verlaufende Herd- und Allgemeinreaktionen aufweisen.

Wie nötig es ist, mit derartigen Verständigungsbegriffen auf dem Boden praktisch faßbarer Tatsachen stehen zu bleiben, das zeigen u. a. auch die neuen Ausführungen Kraemers (163), mit denen er sich gegen die Begriffe „positive und negative Anergie" wendet. Kraemer zieht den Begriff der „völligen bakteriologischen Heilung, bei der Tuberkulinempfindlichkeit und Immunität zu Verluste geht", in den Kreis unserer Betrachtungen und begibt sich damit auf das Gebiet rein theoretischer, praktisch überhaupt unfaßbarer Probleme.

Wo und wann sind wir denn praktisch — und darauf kommt es doch an — berechtigt, von einer solchen „vollkommenen, bakteriologischen Heilung" zu sprechen? Nach den Erfahrungen der Obduktionsbefunde, nach allen klinischen Erfahrungen, nach dem Nachweis infektionstüchtiger Tuberkelbacillen in ganz obsoleten tuberkulösen Drüsen und Organherden, nach allem, was wir heute über die „Tuberkulose-Immunität" wissen, nach den Erfahrungen der positive Anergie anstrebenden Tuberkulinbehandlung — haben wir nie und nimmer praktisch die Möglichkeit, zu einem bestimmten Zeitpunkt eine derartige „völlige, bakteriologische Heilung", in der die Tuberkulose restlos entfernt ist, anzunehmen. Wir sind vielmehr bei Feststellung einer Dauerheilung praktisch bis heute auf Abwarten und rückblickende Feststellung angewiesen.

Und wenn Kraemer an Stelle meiner „positiven und negativen Anergie — „relative und kachektische Anergie" setzen will, so schadet er nur der klaren Abgrenzung dessen, was wir feststellen wollen. „Relative Anergie" sagt nichts für die praktisch so wichtige prognostische Frage, und „kachektische Anergie" deckt sich durchaus nicht vollkommen mit „negativer Anergie". Es gibt Fälle, z. B. schwere hämatogene Generalisationen, wo bereits ein erheblicher Grad von negativer Anergie vorliegt, ohne daß es sich bereits klinisch um kachektische Kranke handelt. Andererseits gibt es zahlreiche Fälle chronischer Phthise, wo klinisch bereits kachektische Kranke noch lange nicht negativ anergisch sind. Das ist sogar die Regel. Die „absolute Anergie" aber, von der Kraemer im Zusammenhang mit der praktisch unfaßbaren „vollkommenen, bakteriologischen Heilung" spricht, ist auch bei jahrzehntelang klinisch Geheilten kaum gegeben, sondern nur starke positive Anergie gegen hohe Alttuberkulindosen. Absolute Anergie gibt es nur im vollkommen tuberkulosefreien Organismus.

Auch Wassermann (351), der ja ebenfalls bei seiner theoretischen Definition der Immunität von einer „restlosen Entfernung des Krankheitserregers" spricht (vgl. S. 44), findet damit in der Praxis keinen festen Boden und muß zu praktisch verwertbaren Begriffsbildungen seine Zuflucht nehmen. Er sagt: „Wohl nur selten kommt es zu einer vollkommenen Sterilisation, zu einer restlosen Vernichtung der Tuberkelbacillen, sondern es kommt zu einem Zustand biologischer Kompensation. Der Organismus sucht die Tuberkelbacillen aus seinem Gesamtbestand zu isolieren."

Dieser Zustand der „biologischen Kompensation" ist nichts anderes als meine positive Anergie. Ruhe, aber Abwehrbereitschaft.

Und wie sehr wir uns hüten müssen, Begriffsbildungen auf praktisch unfaßbaren Grundlagen aufzubauen, das zeigt mit einem ganz bösen, sinnverwirrenden Standpunkt Szasz (332). Er stezt kurzwegs Allergie = Immunität und schließt: Immunität ist günstig, Fieber ist ungünstig; Immunität = Allergie, also können wir logischerweise (?!) behaupten, daß Fieber das Gegenteil der Allergie, die Folge der Anergie sei.

Es handelt sich hier um praktisch außerordentlich wichtige Dinge und nicht nur um theoretische Wortgefechte, bei denen niemand dem anderen beweisen kann, daß er „unrecht" hat, weil jeder eben wieder andere Begriffe mit verändertem Inhalt bildet. Deshalb müssen wir eben unsere Verständigungsbegriffe auf dem festen Boden praktisch faßbarer Tatsachen aufbauen. Die von mir vorgeschlagenen Begriffe der „positiven und negativen Anergie" bewegen sich vollkommen im Rahmen faßbarer Tatsachen, und ich glaube, wir können ruhig bei ihnen bleiben, so lange wir nicht wirklich etwas Besseres haben. Daß sie sprachlich nicht sehr schön sind, tut wenig zur Sache. Es schien mir zweckmäßig, sie an nun einmal gegebene und übliche Bezeichnungen anzupassen.

Solche kurze Verständigungsbegriffe für wichtige, praktisch faßbare Tatsachen sind eine dringende Notwendigkeit, weil auch über die den Begriffen zugrunde liegenden Tatsachen noch vielfach Unklarheit herrscht. So auch bei der „positiven und negativen Tuberkulin-Anergie".

Daß die Tuberkulinüberempfindlichkeit starken Kampf bedeutet, daß dieser Kampf für den frisch Infizierten und den Tuberkulose-Kranken notwendig ist, und daß es eine ungünstige Abnahme der Tuberkulin-Überempfindlichkeit gibt, darüber sind wir uns heute alle einig. Daß es aber auch eine günstige Abnahme der Reaktionsempfindlichkeit gibt, darüber streiten wir uns heute noch.

Und dieser Streit wird nur deshalb möglich, weil nur ein Teil der praktisch tätigen Tuberkuloseärzte, nämlich nur diejenigen, die ihre Patienten jahrelang biologisch beobachten, diese relative Tuberkulinunempfindlichkeit wirklich zu sehen bekommen. Der Kliniker und der

Heilstättenarzt sieht sie naturgemäß nur selten. Es handelt sich ja bei ihren Patienten nur in Ausnahmsfällen um tertiär Tuberkulöse, die sich bereits im Stadium einer beginnenden Dauerheilung befinden. Und so sind Kliniker und Heilstättenärzte heute noch verhältnismäßig häufig geneigt, den Fehlschlüssen von der akuten Tuberkulose des künstlich infizierten Tieres auf die chronische menschliche Tuberkulose beizustimmen. Und dazu erblicken sie in den Erfahrungen an ihrem Krankenmaterial, das durch äußere Momente eine einseitige Auslese bestimmter Krankheitsstadien darstellt und in dem sich die ganze Tuberkulose nicht überblicken läßt, eine weitere Stütze für die unrichtige Anschauung, daß die Tuberkulinüberempfindlichkeit in allen Fällen ein Zeichen stärkerer Durchseuchungsresistenz ist.

Wer die Tuberkulose am künstlich infizierten Tier studiert, und wer tuberkulosekranke Menschen durchschnittlich drei bis sechs Monate beobachtet, der kann die positive Anergie gegen Tuberkulin nicht kennen. Wer aber chronisch Tuberkulöse im Stadium beginnender Dauerheilung nach tertiärer Tuberkulose jahrelang kontrolliert, der kommt zur positiven Tuberkulinanergie — ob er will oder nicht. Ich sehe sie in meinem Ambulatorium täglich mehrere Male.

Und dies ist, wie uns die Erfahrungen der spezifischen Therapie tagtäglich lehren, wie bei allen biologischen Vorgängen kein plötzlicher, sondern ein ganz allmählicher Übergang. Ein Übergang, der monatelang, ja selbst jahrelang dauern kann, wie eben auch die Heilung einer Tuberkulose monatelang und jahrelang dauert. Und dieser Übergang ist auch häufig kein ununterbrochener, ebenso wie auch die Heilung einer Tuberkulose kein ununterbrochener Vorgang zu sein pflegt, sondern so häufig von mehr oder minder schweren Rückfällen unterbrochen wird. Jedes Aufflackern der Progredienz eines zur Ruhe gekommenen tuberkulösen Herdes, jede neue Metastasenbildung, die der Kranke wieder glücklich überwindet, muß vorübergehend auch eine neuerliche Verstärkung der Allergie zur Folge haben (vgl. Fall 12, S. 91 und Fall 24, S. 100).

Eine weitere Klärung von grundlegender Bedeutung, die geeignet scheint, diese ganze „Streitfrage" in absehbarer Zeit aus der Welt zu schaffen, haben die Bestrebungen gebracht, zwischen den durch die Tuberkulose hervorgerufenen pathologisch-anatomischen Zustandsänderungen und den biologischen Reaktionsänderungen des tuberkulösen Körpers gegenüber spezifischen Bacillensubstanzen gesetzmäßige Beziehungen zu finden.

Diese Beziehungen sind in der von Ranke (vgl. Abschnitt III) gegebenen, auf pathologisch-anatomischer, histologisch-reaktiver und damit biologischer Grundlage aufgebauten Stadieneinteilung zum erstenmal zu einem Ideenkomplex vereint worden.

Wir fassen nochmals kurz zusammen:

1. Der Primärkomplex: das Stadium der sich entwickelnden Allergie.

2.. Die generalisierende Tuberkulose: das Stadium höchster Reaktionsempfindlichkeit. Der Organismus steht in einem dauernden Abwehrkampf gegen das Auftreten neuer Metastasen und gegen die Entwicklung der isolierten Phthise. In diesem Stadium gibt es keine positive Anergie außer nach wirklich vollkommener biologischer Ausheilung, ohne daß es überhaupt zu einer isolierten Phthise gekommen ist. Solche Fälle erhalten wir aber in der Praxis fast nie zu einer jahrelang fortlaufenden Kontrolle, obwohl sie sicher sehr häufig sind. Denn solche Menschen sind ja praktisch nicht als krank zu bezeichnen.

3. Die isolierte Phthise: das Stadium relativer Unempfindlichkeit. Aus der Allgemeinerkrankung ist bei den reinen Formen der isolierten Phthise eine gut lokalisierte Organerkrankung (vor allem in der Lunge) geworden. Die Abwehrkräfte des Gesamtorganismus sind unter außerordentlich wechselvollen Reaktionsverhältnissen, bald mit, bald ohne Erfolg bestrebt, diese lokalisierte Erkrankung auf das betreffende Organ zu beschränken und zur Abheilung zu bringen. In den Ausheilungsstadien der isolierten Phthise setzt die positive Anergie ein.

Wir haben schon betont (vgl. Abschnitt III), daß sich zwischen diesen Stadien nicht immer scharfe Grenzen ziehen lassen, daß es sich vielmehr vielfach um sehr fließende Übergänge handelt, und daß die Verhältnisse in Wirklichkeit — namentlich durch neu hinzutretende Reinfektionen — meist wesentlich komplizierter liegen, als es dieser Stadieneinteilung entspricht.

Für das Verständnis der Reaktionsverhältnisse ist aber die Stadieneinteilung von großem Wert, und es werden sich nun so manche Streitfragen und Mißverständnisse zu klären beginnen.

Die kategorische Feststellung Hamburgers (106) z. B., daß die Tuberkulinempfindlichkeit auch nach klinischer Ausheilung immer bestehen bleibt, wird verständlich, wenn wir bedenken, daß Hamburger als Kinderarzt vorwiegend die generalisierende Tuberkulose beobachtet und beschreibt. Innerhalb der generalisierenden Tuberkulose finden wir die verschiedenartigsten Reaktionsformen und Intensitäten der cutanen und allgemeinen Reaktionsempfindlichkeit:

lebhafte cutane Allergie bei starken, aber gutartigen Generalisationserscheinungen;

schwache Cutanreaktionen bei pastösen, lymphatischen Kindern ohne lebhafte Generalisationserscheinungen und bei stark unterernährten Kindern mit schlaffer, schlecht durchbluteter Haut;

dieser letzte Typus wohl zu unterscheiden von der wirklichen negativen Anergie, dem Zusammenbruch der Abwehrkräfte bei den schweren disseminierten Formen der hämatogenen Metastasen oder bei der tödlichen Lokalisation derselben.

Und Rietschel (259) beschreibt sehr lehrreich, daß bei drohender negativer Anergie die Symptome der Skrofulose oft abheilen, während bei steigender Allergie häufig skrofulöse Erscheinungen (Phlyktenen usw.) Wiederaufflammen alter Cutanreaktionen, Fieber usw. auftreten.

Alle möglichen Kombinationen zwischen guter und schlechter Hautallergie einerseits, gutartigen und schweren Generalisationsformen andererseits sind zu beobachten. Nur eine positive Anergie gegen Alttuberkulin gibt es hier nicht.

Besonders lehrreich sind die Fälle, wo es sich um eine generalisierte Lungendrüsentuberkulose bei Erwachsenen handelt, deren Unterscheidung von der isolierten Phthise erst durch die letzten Fortschritte der Röntgendiagnose ermöglicht worden ist.

Dieser Typus bietet auch bei klinischer Gesundheit häufig jahrelang dauernde starke Allergie.

Beispiel:

Fall 1: K. F. (Schneider, 32 J.).

Anamnese: Infektionsquellen in der Familie fraglich; seit Kindheit schwächlich; seit der Kriegsdienstleistung häufig Katarrhe; sonst keine bemerkenswerten Krankheitserscheinungen.

Befund bei der Übernahme (V. 1919): verschärftes Atmen über beiden Spitzen, stärker r. Sonst kein pathologischer Lungenbefund, fieberfrei; 55 kg.

Laufende Beobachtung bis VII. 1921: außer periodischen Katarrhen über Hilus und beiden Spitzen keine besonderen Krankheitserscheinungen; Allgemeinzustand stationär; stets fieberfrei; 55 bis 60 kg.

V. 1919: bei Zehntel-mg-Dosen AT starke Stich- und subfebrile Allgemeinreaktionen; bei 0,4 mg wegen starker Reaktion Therapie abgebrochen.

VII. 1920: bei 0,2 mg AT Stichreaktion, subfebrile Allgemeinreaktion.

VII. 1921: bei 0,6 mg AT sehr starke Stichreaktion, subfebrile Allgemeinreaktion. Stets arbeitsfähig.

Röntgen (V. 1921): beide Hilus ziemlich dicht und breit; darin und in ihrer nächsten Umgebung ziemlich zahlreiche verkalkte und verkäste Drüsen von bis zur Erbsengröße; im Verlauf der Gefäß-Bronchialverzweigung an den Verzweigungsstellen ziemlich zahlreiche, teils nicht sehr dichte und nicht ganz scharf begrenzte Drüsenschatten. Im Lungenparenchym keine Herde nachweisbar [1]).

Zusammenfassung:

Biologische Beurteilung: langdauernde, stationäre Tuberkulinempfindlichkeit mit starken Haut- und leichteren Allgemeinreaktionen rein humoralen Ursprunges. Stationärer günstiger Allgemeinzustand; progrediente tuberkulöse Prozesse nach der Beobachtung auszuschließen.

Röntgendiagnose: noch nicht abgeheilte, ziemlich ausgedehnte Tuberkulose der Hilus- und Bronchialdrüsen.

Weiterer Verlauf: 1922 Zustand stationär, arbeitsfähig.

Bei der isolierten Phthise (im Sinne einer praktisch-klinischen Umgrenzung) finden wir folgende Reaktionsverhältnisse auf Alttuberkulin.

---

[1]) Die Röntgendiagnosen sind in allen Fällen wörtlich so wiedergegeben, wie sie zu dem angegebenen Zeitpunkt protokollarisch niedergelegt wurden. (Aufgenommen von R. Peters im Zentral-Röntgeninstitut der Universität Innsbruck.)

Organprozeß:	Reaktivität gegen Alt-Tuberkulin:
A: Schwer progredient; extreme Stadien chronischer Prozesse	Zunehmende negative Anergie
B: Prognostisch ungünstig (chronisch exsudativ bis nodös-exsudativ	Abnehmende Allergie, aber zur Zeit noch mehr oder minder stark allergisch
C: Chronischer Prozeß in Entwicklung oder mit beginnender Heilungstendenz	Starke Allergie
D: Fortschreitende Heilungstendenz	Mehr oder minder stark allergisch; beginnende Abnahme der Allergie gegen die positive Anergie zu
E: Bindegewebige Heilung mehr oder minder abgeschlossen	Mehr oder minder starke positive Anergie

Dabei ist bezüglich der Reaktionverhältnisse noch folgendes hervorzuheben, worauf im Abschnitt IX noch näher eingegangen werden wird:

Bei der prognostisch ungünstigen Abnahme der Reaktionsempfindlichkeit — also gegen die negative Anergie zu — zeigt sich fast ausnahmslos zuerst ein Schwächerwerden der lokalen Hautreaktionen, während die in solchen Fällen durchaus ungünstig verlaufenden Herd- und Allgemeinreaktionen bis in die extremsten Krankheitsstadien mit hoher Empfindlichkeit erhalten bleiben können.

Bei der prognostisch günstigen Abnahme der Reaktionsempfindlichkeit — also gegen die positive Anergie zu — sehen wir, daß sich die Reaktionserscheinungen in der Regel gerade umgekehrt verhalten. Eventuell noch auftretende Herd- und Allgemeinreaktionen klingen zunächst rasch und günstig ab und hören schließlich auch bei hohen Dosen ganz auf, während die sinnfälligen Hautreaktionen in der Regel am längsten, in vielen Fällen ganz außerordentlich lange bestehen bleiben.

Beispiele:

Zur Gruppe A:

Fall 2: M. Sch. (Schaffnersgattin, 26 J.).

Anamnese: ohne Besonderheit; angeblich erst seit Sommer 1920 Krankheitserscheinungen; 4 Monate Heilstätte ohne Besserung bis II. 1921.

Befund bei der Übernahme (III. 1921): ausgedehnte, chronische Infiltration der oberen Lungenpartien rechts; diffuse katarrhalische Erscheinungen. Links über der Spitze und pv. verschärftes Atmen; starker Hiluskatarrh; TB $++$; subfebril. Erscheinungen von Darm- und Peritonealtuberkulose.

Behandlung mit Partialantigenen: bei 0,8/1000 Million MTbR wegen starker Herd- und Allgemeinreaktionen abgebrochen. Intracutan-Reaktion fast vollkommen negativ.

Fortschreitende Verschlechterung.

VII. 1921: gestorben.

Röntgen (III. 1921): beide Hilus nicht sehr breit und nicht sehr dicht; darin eingelagert einige verkäste Drüsen; beide Spitzen und Oberfelder, das linke mehr als das rechte, durchsetzt von vielen Herden, die weich, dünn, von Hirsekorn- bis

Erbsengröße sind und teils konfluieren. In den infraclaviculären Dreiecken einige streifige Veränderungen.

Zusammenfassung:

Biologisches Verhalten: frischerer, schwer progredienter Lungenprozeß mit anderen Organmetastasen; schon auf schwache Partialantigenreize starke ungünstige Herdreaktionen; rascher Zusammenbruch der spezifischen Durchseuchungsresistenz.

Röntgendiagnose: ausgedehnte acinös-nodöse bis lobulär-käsige Phthise; wenig Heiltendenz; ziemlich rasches Fortschreiten.

Zur Gruppe B:

Fall 3: K. M. (Turnlehrer, 49 J.).⌉

Anamnese: familiäre Infektionsquellen nicht nachweisbar; seit 1912 „Lungenspitzenkatarrh"; 1916 und 1918 Pleuritis.

Befund bei der Übernahme (IV. 1919): chronische Infiltration der rechten oberen Lungenpartien mit ausgedehntem sekundärem Katarrh; links Hiluskatarrh und verschärftes Atmen über der Spitze und pv.; im wesentlichen fieberfrei.

Stationär bis XI. 1920 unter periodenweisen leichteren Krankheitserscheinungen; keine besondere Behandlung.

XI. 1920: Herderscheinungen rechts verstärkt; links oben ausgedehnt bronchovesiculär verschärftes Atmen und diffuser Katarrh; TB + +; ständig subfebril.

Serie von Partialantigeninjektionen bis 0,1/1 Million MTbR; Entfieberung. 1 kg Gewichtszunahme.

I. 1921: Spontane Verschlechterung der Herderscheinungen und des Allgemeinbefindens nach einer starken „Verkühlung".

III. 1921: rapider Verfall.

IV. 1921: gestorben unter cerebralen Erscheinungen.

Röntgen (II. 1921): das ganze rechte Lungenfeld nach unten zu abnehmend durchsetzt mit zahlreichen, teils streifigen, teils rundlichen Verschattungen, die im Ober- und Mittelfeld mehr cirrhotischen, im Unterfeld mehr acinös-nodösen Charakter haben; unter acinös-nodösen Herden viele ganz frische; unterhalb der Clavikel eine etwa zweikronenstückgroße gut abgekapselte Kaverne; im linken Oberfeld nicht sehr ausgedehnte Cirrhose.

Zusammenfassung:

Biologische Beurteilung: chronischer, ausgedehnter Lungenprozeß mit jahrelangem, wechselvollem Verlauf (Pleuritis); vorübergehende Besserung in kritischem Krankheitsstadium durch Erhöhung der spezifischen Reaktionsleistung mit Partialantigenen. Zwei Monate später spontane Verschlechterung und rascher Zusammenbruch der Durchseuchungsresistenz. (Starke Allergie ist eben Zeichen eines biologischen Kampfes, bei dem eine Entscheidung noch nicht gefallen ist).

Röntgendiagnose: schon lange bestehende und meist gutartig gewesene, in letzter Zeit aber sich verschlechternde fortschreitende Phthise von recht zweifelhafter Prognose.

Fall 4: F. G. (Beamter, 35 J.).

Anamnese: zahlreiche Tuberkulosefälle in der Familie; seit jeher schwächlich; seit Grippe (X. 1919) viel Katarrhe und Verschlechterung des allgemeinen Gesundheitszustandes.

Befund bei der Übernahme (IV. 1920): chronische Verdichtungserscheinungen über den rechten oberen Lungenpartien mit Hiluskatarrh; über linker Spitze verschärftes Atmen, trockenes Rasseln; links unten bronchitische Rasselgeräusche; fieberfrei.

Stationär bis XII. 1920.

XII. 1920: Hämoptoe mit nachfolgendem wochenlangem Fieber; frische Herderscheinungen im Bereiche des linken Hilus; dann Ausbildung einer Pleuritis links; zwei Monate bettlägerig (Spenglersche IK, Caseosan). TB +.

II. 1921: Beginn mit vorsichtiger AT-Behandlung (Pleuritis!); erste Injektion 0,02 mg AT.

IV. 1921: entfiebert; Zehntel-mg-Dosen mit günstigen, rasch abklingenden Reaktionen.

VII. 1921: Behandlung fortgesetzt; VIII. 1921 bei 30 mg AT wegen protrahierter subfebriler Reaktion unterbrochen; fieberfrei; 4 kg Gewichtszunahme; berufsfähig.

Röntgen (III. 1921): das linke Lungenfeld ist durchsetzt, oben mehr als unten, von zahlreichen, teils feinstreifigen, teils hirsekorn- bis erbsengroßen Verschattungen, die nicht ganz scharf begrenzt sind, aber nicht zu konfluieren scheinen, sondern mehr durch feine Streifen miteinander verbunden sind. In den unteren Partien oberhalb des Zwerchfelles offenbar frische acinös-nodöse Herde in mäßiger Zahl.

Das rechte Lungenfeld ist durchsetzt mit teils cirrhotischen, teils älteren und alten acinös-nodösen Herden.

Zusammenfassung:

Biologische Beurteilung: jahrelanger chronischer Lungenprozeß; schwere Verschlechterung nach Hämoptoe, jedoch kräftige spontane Abwehrreaktion (Pleuritis!); zur Zeit günstiger Verlauf unter langsam abnehmender Reaktionsempfindlichkeit gegen kleinere AT-Dosen (Angriffspunkt der günstigen AT-Reaktionen die Pleuraherde).

Röntgen: umfangreiche beiderseitige Phthise, links mehr als rechts; rechts ziemlich sicher regressiv. Links ehemals exsudativ, jetzt wohl mehr abgekapselt und auch regressiv; links unten progressiv, frische acinös-nodöse Herde,

Komplizierter Fall; Therapie schwierig, aber nicht aussichtslos.

Weiterer Verlauf: X. 1921: spontane Verschlechterung des Allgemeinbefindens nach febriler Angina. Biologische Kontrolle: schon auf 0,01 mg TR subfrebile Reaktion; sehr langsam unter Reaktionen bis auf 0,3 mg TR (XI. 1921); 60 kg.

XII. 1921: akute febrile Erkrankung (Grippe?) bleibt nach Abklingen derselben (ca. 8 Tage) ständig subfebril;

I. 1922: schwerer Kräfteverfall; frische Herdbildungen im linken Oberfeld mit beginnenden Kavernenerscheinungen.

Gestorben II. 1922.

Fall 5: K. Z. (Stenograph, 29 J.).

Anamnese: Vater an Tuberkulose gestorben; Schwester lungenkrank; seit etwa drei Jahren manifeste Lungentuberkulose; 1919 lange Zeit Fieber.

Befund bei der Übernahme (III. 1920): kavernöse Phthise des linken Oberlappens; chronische Verdichtung der rechten oberen Lungenpartien; links chronische Pleuritis; diffuser Katarrh über der ganzen Lunge; TB ++; zeitweise leicht subfebril. 57 kg.

IV. 1920: Versuch mit vorsichtiger AT-Behandlung (Indikation wegen Pleuritis); aber schon auf 0,01 mg-Dosen ungünstige zu stark protrahierte Herd- und Allgemeinreaktionen; Behandlung abgebrochen. 56 kg.

IX. 1920: Verschlechterung des Allgemeinbefindens, stärkere Temperaturschwankungen; eine Serie von Partialantigeninjektionen bis 0,6/ Million MTbR; vollkommene Entfieberung; dann stationär. 56—59 kg.

I. 1921: Grippe; drei Wochen subfebril (Therapie: Spenglersche IK); dann wieder Entfieberung, und bis Ende 1921 stationär. Arbeitsfähig. Keine besonderen Zwischenfälle.

Röntgen (IV. 1921): Durchleuchtung: das rechte Zwerchfell völlig unbeweglich; die Winkel entfalten sich gar nicht.

Aufnahme: die Hilus sind dicht und fleckig; von den Hilus nach den Spitzen bindegewebige Stränge; das linke Oberfeld fleckig verschattet. Unter der Clavikel zwei reichlich walnußgroße, gut begrenzte Kavernen, im linken Mittelfeld zahlreiche, teils dichte, teils weiche, gut begrenzte, hirsekorngroße Herde. Rechts bis in die Spitzen hinein und über das ganze Mittel- und Unterfeld verstreut, teils dichte, teils aber auch weniger dichte acinös-nodöse Herdchen.

Zusammenfassung:

Biologische Beurteilung: jahrelanger, chronischer Lungenprozeß mit wechselvollem Verlauf; Pleuritis; starke Reaktionsempfindlichkeit gegen kleine AT-Dosen mit ungünstigen Reaktionen; guter Erfolg einer Erhöhung der spezifischen Reaktionsleistung durch Partialantigene in einem kritischen Krankheitsstadium;

seither stationär und zur Zeit in Anbetracht des schweren Krankheitsprozesses durchaus günstiger Verlauf.

Röntgendiagnose: Pleuraschwarte, alte kavernöse, cirrhotische und acinös-nodöse, beiderseits langsam fortschreitende Phthise.

Weiterer Verlauf:

III. 1922: Entwicklung eines ausgedehnten käsig-pneumonischen Prozesses im linken Unterfeld; 3 Wochen hochfebril. Tubarbehandlung. 55 kg.

V. 1922 bis XII. 1922 mit Ausnahme schwächerer, rasch vorübergehender Nachschübe stationär; meist fieberfrei und arbeitsfähig. XI. 1922 58 kg.

Zur Gruppe C:

Fall 6: H. R. (Kanzlist, 41 J.).

Anamnese: keine familiäre Infektionsquelle nachweisbar; 1917 während der Kriegsdienstleistung Pleuritis; seither manifest lungenkrank.

Befund bei der Übernahme (XII. 1919): beiderseits diffus verschärftes Atmen über den oberen Lungenpartien; links Hiluskatarrh; rechts unten Pleura-schwarte; links unten bronchiektatische Erscheinungen; zeitweise subfebril; 52 kg.

I. 1920: Beginn mit AT-Behandlung; erste Injektion 0,05 mg AT; unter günstigen Reaktionen und unter sehr langsamer Dosensteigerung (V. 1920: 0,2 mg AT) bis 10 mg (IX. 1920), starke aber rasch abklingende, febrile Herd- und Allgemeinreaktion. Vollkommen entfiebert, 3 kg Gewichtsabnahme.

Dann Behandlungspause.

X. bis XI. 1920: Weiterführung der Behandlung (1 mg AT bis 20 mg). Dann wieder wegen zu starken Herd- und Allgemeinreaktionen Behandlungspause.

I. 1921: Weiterführung der Behandlung; erste Injektion 0,5 mg AT; erste subfebrile Allgemeinreaktion bei 7 mg AT, dann bis 40 mg AT (IV. 1921) und neuerdings Behandlungspause.

Zustand stationär, arbeitsfähig, aber schonungsbedürftig.

Röntgen (III. 1921): Durchleuchtung: das rechte Zwerchfell ganz unbeweglich. Die darüber liegenden Lungenpartien, am stärksten lateral und unten, diffus ver-schattet. Nach oben und medianwärts nimmt die Verschattung an Intensität ab. Das linke Zwerchfell im phrenico-costalen Winkel völlig adhärent; sonst keine Schwarte.

Aufnahme: das rechte Lungenfeld von unten her durch Pleuraschwarte diffus verschattet. Nur die oberen Partien diagnostisch verwertbar.

In beiden infraclaviculären Dreiecken bindegewebig-streifige Verschattungen mit zahlreichen dichten eingelagerten Herden. Über das ganze linke Lungenfeld und auch über die erkennbaren Teile des rechten Lungenfeldes verstreut, ziemlich zahlreiche, meist sehr dichte kleine Herdschatten.

Im linken Lungenfeld sind außerdem einige Gruppen von Herden zu erkennen, die frischer erscheinen.

Zusammenfassung:

Biologische Beurteilung: chronischer Lungenprozeß, gesichert durch aus-gedehnte Pleuraprozesse (spezifische biologische Schutzreaktion). Zur Zeit keine Tendenz zu biologischer Ausheilung; wechselnde Reaktionsempfindlichkeit gegen mittlere AT-Dosen, bei wechselndem, aber durchschnittlich günstigem Allgemein-befinden.

Röntgendiagnose: beiderseitige alte Pleuritis mit dicker Schwarte rechts. Typisch produktive Form. Cirrhose und acinös-nodöse Prozesse; meist alte, aber auch frische Herde; ganz langsam progredient.

Weiterer Verlauf:

1921 und 1922: Zustand im wesentlichen stationär; stets fieberfrei; arbeitsfähig; 54—56 kg.

Entwicklung einer Aorteninsuffizienz auf arteriosklerotischer Grundlage.

Fall 7: E. T. (Kunstmaler, 22 J.).

Anamnese: keine familiäre Infektionsquelle nachweisbar; seit 1917 (Kriegs-dienstleistung) „Lungenspitzenkatarrh".

Befund bei der Übernahme (V. 1921): über den oberen Lungenpartien beiderseits mäßig verschärftes unreines Atmen; beiderseits Hiluskatarrh; zeitweise subfebril; schlechter Allgemeinzustand. 64 kg.

V. 1921: Beginn der Bacillenemulsion (TR)-Behandlung. Erste Injektion 0,1 mg, kräftige Stich- und leichte Allgemeinreaktion.

VII. 1921: bisher guter Verlauf, stets fieberfrei; 5 kg Gewichtszunahme; 10 mg TR unter günstigen Subcutaninfiltrationen.

Auffallende allgemeine Besserung.

Röntgen (V. 1921): beide Hilus ziemlich breit und dicht; die Lungenzeichnung verstärkt; ziemlich viele, noch nicht ausgeheilte Hilus- und Bronchialdrüsen.

Außerdem in beiden Oberfeldern und in den oberen Teilen der Mittelfelder ziemlich viele, nicht sehr dichte, sehr zarte bindegewebig-streifige Verschattungen mit darin eingelagerten, gut konturierten, aber zarten hirsekorngroßen Herdchen.

Zusammenfassung:

Biologische Beurteilung: Zur Zeit auffallend günstiger Verlauf eines chronischen, anfangs klinisch bedenklich erscheinenden Lungenprozesses bei kräftiger Reaktivität gegen kleine TR-Dosen.

Röntgendiagnose (V. 1921) (vor Beginn der Behandlung gestellt): ziemlich frische und fortschreitende, aber schon frühzeitig zur Bindegewebsbildung neigende, prognostisch nicht ungünstige und therapeutisch gut beeinflußbare acinös-nodöse Phthise.

Weiterer Verlauf:

Bis I. 1922 bei geregelter Lebensweise auf dem Lande günstiger Zustand in jeder Richtung anhaltend; durchschnittlich 72 kg.

V. 1922: nach 3 Monaten sehr unsolider Lebensweise in der Stadt Allgemeinzustand erheblich verschlechtert; 68 kg; Neigung zu subfebrilen Temperaturen; im r. Oberfeld frische Herdbildungen.

X. 1922: vorsichtige Tebecinbehandlung, hochreaktiv;

XI. 1922: Zustand stationär; meist fieberfrei; 67 kg.

Fall 8: H. E. (Kontoristin, 23 J.).

Anamnese: eine Tante an Tuberkulose gestorben; als Kind Drüsenschwellungen; seit 1920 tuberkuloseverdächtige Krankheitserscheinungen.

Befund bei der Übernahme (IX. 1920): Über der linken Spitze trockener Katarrh und verschärftes Atmen; chronische trockene Pleuritis links; subfebrile Abendtemperaturen; schwere neurasthenische Depressionszustände; 49 kg.

XI. 1920: Versuch einer AT-Behandlung (Pleuritis!) schon bei 0,05 mg AT wegen ungünstiger Allgemeinreaktion aufgegeben.

Nach einer Serie Partialantigen-Injektionen Entfieberung und 2 kg Gewichtszunahme; dann stationärer Befund.

II. 1921: Verschlechterung des Allgemeinbefindens.

V. 1921: 4 kg Gewichtsabnahme, subfebrile Abendtemperaturen.

VI. und VII. 1921: Stationär.

Röntgen (VI. 1921): in beiden Spitzen und Oberfeldern, besonders in den infraclaviculären Dreiecken cirrhotisch-streifige Veränderungen, rechts mehr als links. Außerdem finden sich im linken Oberfeld und im rechten Ober- und Mittelfeld ziemlich viele, mehr oder weniger dichte hirsekorngroße, ziemlich gut begrenzte Herdchen, die in den oberen Lungenpartien älter und in langsamer Abheilung begriffen erscheinen, im rechten Mittelfeld jedoch ziemlich frisch aussehen.

Zusammenfassung:

Biologische Beurteilung: klinisch bedenklich zu beurteilender, durch schwere neurasthenische Zustände komplizierter, chronischer Lungenprozeß mit außerordentlich starker Reaktionsempfindlichkeit (Allgemeinreaktionen) gegen kleine AT-Dosen. Vorübergehender günstiger Erfolg mit Partialantigenen.

Röntgendiagnose: langsam abheilende, aber zugleich langsam fortschreitende cirrhotisch-acinös-nodöse Phthise, rechts mehr als links.

Weiterer Verlauf:

X. 1921: weiterer Behandlungsversuch mit AT schon bei 0,1 mg wegen sehr starken Stichreaktionen und subfebrilen Allgemeinreaktionen abgebrochen.

Bis Ende 1922 stationär; Leistungsfähigkeit eher etwas gehoben; keine besonderen Zwischenfälle; 49—50 kg.

Fall 9: L. O. (Schuhmachersgattin, 27. J.).

Anamnese: früher ohne Tuberkuloseverdacht; angeblich nie Krankheitserscheinungen. Erst seit Frühjahr 1921 während Gravidität werden Krankheitserscheinungen angegeben. IV. 1921 künstlicher Abortus.

Befund bei der Übernahme (V. 1921): beiderseits über den oberen Lungenpartien Infiltrationserscheinungen; beiderseits ausgedehntes trockenes Rasseln; links auch klein- und mittelblasiges Rasseln. TB + +, subfebril.

V. 1921: Beginn mit TR-Behandlung.

Auf 0,05 mg TR subfebrile, etwas protrahierte Allgemeinreaktion; sehr vorsichtige Dosensteigerung in etwa 8-tägigen Pausen.

VII. 1921: bisher günstiger Verlauf; 3 kg Gewichtszunahme, entfiebert; bis 3 mg TR; starke, prognostisch günstige Subcutaninfiltrationen, nur leichte und sehr rasch abklingende Herd- und Allgemeinreaktionen.

Röntgen (V. 1921): das linke Lungenfeld ist in seiner oberen Hälfte flächenhaft bzw. feinstreifig umfangreich verschattet. Dazwischen, besonders im Mittelfeld, ziemlich zahlreiche, dicht stehende, gut begrenzte, meist etwas über hirsekorngroße Herdschatten von verschiedener Dichtigkeit bis in das Unterfeld hinein. Das rechte Lungenfeld zeigt in seinen mittleren Partien zahlreiche stecknadelkopf- bis hirsekorngroße, teils ganz dichte, teils weniger dichte Herde von guter Begrenzung. Unter der rechten Klavikel ein talergroßer Aufhellungsbezirk von nicht vollkommen guter Begrenzung.

Zusammenfassung:

Biologische Beurteilung: zur Zeit günstiger Verlauf eines ausgedehnten beiderseitigen chronischen Lungenprozesses mit starker Reaktivität gegen kleine Dosen TR und günstige therapeutische Reaktionen.

Röntgendiagnose: ziemlich ausgedehnte, cirrhotisch-acinös-nodöse, wahrscheinlich kavernöse Phthise. Langsam fortschreitend, aber mit guter Heilungstendenz.

Weiterer Verlauf:

IX. 1921: bei 20 mg TR Behandlung abgebrochen wegen subfebriler Reaktionen.

XII. 1921: schwere, akute Grippe, im Anschluß daran schwer progredienter exsudativer Prozeß.

Gestorben II. 1922.

Fall 10: H. K. (Elektromonteur, 25 J.).

Anamnese: keine familiäre Infektionsquelle nachweisbar; 1916 während Kriegsdienstleistung schwerer Typhus und Ruhr; längere Zeit neben Tuberkulösen im Spital gelegen; seit 1917 tuberkuloseverdächtige Krankheitserscheinungen mit periodisch erhöhten Temperaturen.

Befund bei der Übernahme (II. 1921): über den oberen Lungenpartien beiderseits chronische Verdichtungserscheinungen und Katarrh, rechts stärker als links; Perioden mit subfebrilen Temperaturen, ebenso nach körperlichen Anstrengungen erhöhte Abendtemperaturen.

VI. 1921: Beginn mit TR-Behandlung. Nach Hundertstel-mg-Dosen leichte Allgemeinreaktionen und mäßig starke Subcutanreaktionen.

VII. 1921: bis 0,2 mg TR unter leichteren Reaktionen, fieberfrei, arbeitsfähig.

Röntgen (II. 1921): in beiden Ober- und Mittelfeldern, rechts mehr als links, nicht sehr umfangreiche bindegewebig-streifige Verschattungen; dazwischen ziemlich viele acinös-nodöse Herde von verschiedenem Alter, teils abgeheilt, teils zart und frisch.

Zusammenfassung:

Biologische Beurteilung: chronischer Lungenprozeß mit anamnestisch wechselvollem Verlauf, der zur Zeit unter typischer, starker Reaktionsempfindlichkeit (gegen kleine Dosen TR) in ein prognostisch günstigeres Stadium einzutreten scheint.

Röntgendiagnose: beiderseitige Tuberkulose der oberen Lungenpartien von cirrhotisch-acinös-nodösem Charakter, langsam fortschreitend, aber mit ausgesprochener Neigung zu Bindegewebsbildung.

Weiterer Verlauf:

1922: ohne weitere Behandlung bei gelegentlicher Kontrolle Zustand stationär.

Fall 11: G. R. (Bäckergehilfe, 35 J.).

Anamnese: Eltern an Tuberkulose gestorben; seit Jugend kränklich; 1918 während der Kriegsdienstleistung an Pleuritis erkrankt.

Befund bei der Übernahme (IV. 1918): beiderseitige seröse Pleuritis; beiderseits Hiluskatarrh, stärker rechts; paravertebral, besonders rechts, Dämpfung, verschärftes Atmen; hochfebril.

Nach zweimonatiger AT-Behandlung (Pleuritis!) entfiebert; unter starken Herdreaktionen (Pleuritis!) bis 200 mg; sehr gebessert; 9 kg Gewichtszunahme; aus dem Spital entlassen.

Arbeitsfähig bis II. 1921.

II. 1921: Herderscheinungen nur rechts in den oberen Lungenpartien; Pleuraschwarte rechts; subfebril; mit ambulatorischer AT-Behandlung (Pleuritis!) in 14 Tagen entfiebert; bis 8 mg (IV. 1921); dann wegen protrahierter subfebriler Reaktionen und Gewichtsabnahme Behandlung abgebrochen; Erholungsheim.

Röntgen (II. 1921): Durchleuchtung: rechts Zwerchfell ganz unbeweglich, dicke Schwarte; beide Winkel völlig ausgefüllt. Links ebenfalls starke Verwachsungen, nur der vordere Sinus erscheint frei.

Aufnahme: in beiden Ober- und Mittelfeldern ausgedehnte, flächige, cirrhotische Verschattungen, rechts mehr als links. In der rechten Spitze zwei gut abgekapselte Kavernen von Walnuß- resp. Haselnußgröße.

Im rechten Mittel- und Unterfeld ziemlich viele frischere Prozesse von acinös-nodösem Charakter.

Zusammenfassung:

Biologische Beurteilung: alter, chronischer Lungenprozeß — durch ausgedehnte Pleuraprozesse biologisch gut gesichert — und nach erfolgreicher AT-Behandlung dreijähriger Stillstand. Positive Anergie war noch nicht zu erreichen. Zur Zeit frischere Lungenprozesse mit starker Reaktionsempfindlichkeit gegen mittlere AT-Dosen, bei anfangs therapeutisch sehr günstigem Reaktionsverlauf.

Röntgendiagnose: beiderseits alte Pleuritis; beiderseits Cirrhose, rechts mehr als links, in der rechten Spitze kavernös. Im rechten Ober- und Mittelfeld ziemlich viele frischere Prozesse von acinös-nodösem Charakter.

Weiterer Verlauf:

1922: nicht mehr in Beobachtung, aber nach Mitteilung relatives Wohlbefinden und meist arbeitsfähig.

Fall 12: R. Sp. (Handwerker, 45 J.).

Anamnese: Eine Schwester an Tuberkulose gestorben; seit vielen Jahren chronisch tuberkulös; 1919 schwere Grippe; Verschlechterung Herbst 1920.

Befund bei der Übernahme (X. 1920): links über den oberen Lungenpartien verschärftes Atmen und ausgedehnter kleinblasiger Katarrh; rechts oben stark verschärftes Atmen; links unten unreines Atmen und trockenes Rasseln; ständig subfebril; TB 0; schwere Lebensverhältnisse; 53 kg.

Drei Monate im Spital; Entfieberung; 8 kg Gewichtszunahme.

V. 1921: Beginn mit ambulatorischer TR-Behandlung; erste Dosis 0,01 mg; auf 0,1 mg protrahierte, subfebrile Herd- und Allgemeinreaktion; Behandlung wird vorsichtig weitergeführt (VII. 1921).

Röntgen (II. 1921): beide Hilus ziemlich breit und dicht; ziemlich viele Drüsenschatten in der Nähe der Hilus; von den Hilus bis in die Spitzen hinein ziemlich umfangreiche cirrhotische Streifen. Außerdem über beide Ober- und Mittelfelder verstreut, links mehr als rechts, ziemlich zahlreiche, teils weiche zarte, teils dichtere gut konturierte Schattenflecke, die auf frische und frischere Prozesse hindeuten.

Zusammenfassung:

Biologische Beurteilung: chronischer Lungenprozeß mit anamnestisch wechselvollem Verlauf und rezenter Verschlechterung. Nach Besserung durch Anstaltsbehandlung stationär; mit typischer Reaktionsempfindlichkeit (gegen kleine Dosen TR).

Röntgendiagnose: ziemlich ausgedehnte Cirrhose; außerdem ziemlich viele frische acinös-nodöse Prozesse.

Weiterer Verlauf:

XI. 1921: Behandlung bei 200 mg TR abgebrochen; protrahierte subfebrile Allgemeinreaktionen; sehr starke lokale Infiltrationen; 55 kg.

II. 1922: leichte Grippe; 3 Wochen subfebrile Temperaturen. Neue Behandlungsetappe: schon auf 7 mg TR subfebrile Allgemeinreaktion; 53 kg. Sommer, Herbst fieberfrei; arbeitsfähig.

X. 1922: neue Behandlungsetappe; bis XII. 1922 bis auf 100 mg TR ohne stärkere Allgemein- und Herdreaktionen; sehr kräftige Lokalreaktionen; fieberfrei; arbeitsfähig, 54 kg. Lungenbefund wesentlich und ständig gebessert.

Fall 13: H. St. (Lehrerin, 39 J.).

Anamnese: familiär keine Infektionsquellen nachweisbar; in der Kindheit öfters Drüsenschwellungen und chronische Conjunctivitiden; 1914, 1915, 1916, 1917 und 1921 Rippenfellentzündung.

Befund bei der Übernahme (IV. 1921): verschärftes Atmen über beiden Spitzen und rechts pv.; Pleuraschwarte rechts; subfebril; 56 kg.

Versuch mit AT-Behandlung; nach 0,05 und 0,07 mg AT ungünstige protrahierte Herd- und Allgemeinreaktion; Behandlung abgebrochen.

Dann Landaufenthalt.

Bei der Rückkehr noch immer subfebril; 55 kg.

VII. 1921: neuerdings Versuch mit AT-Behandlung; Entfieberung auf rasch abklingende Herdreaktion bei 0,1 mg; unter günstigen Reaktionen und Gewichtszunahme zur Zeit weiterbehandelt.

Röntgen (V. 1921): Durchleuchtung: das Zwerchfell bewegt sich nicht genügend, ist beiderseits gebuckelt und an einer Stelle zipfelförmig adhärent.

Aufnahme: beide Hilus nicht sehr dicht, aber ziemlich breit; mit ziemlich vielen kleinen und etwa erbsengroßen, verkalkten und verkästen Drüsen; die gleichen Drüsen in der Umgebung der Hilus. In beiden infraclaviculären Dreiecken cirrhotisch streifige Verschattung von nicht großer Ausdehnung. Außerdem in beiden Oberfeldern, rechts wesentlich mehr als links, ziemlich zahlreiche, sehr zarte, weiche, hirsekorngroße, ziemlich gut begrenzte Herdchen.

Zusammenfassung:

Biologische Beurteilung: frischerer Lungenprozeß — gut biologisch gesichert durch auffallend häufig wiederholte pleurale Reaktionsprozesse. Anfangs klinisch kritisch zu beurteilendes Stadium bei ungünstigen Reaktionen auf kleine AT-Dosen. Nach zweimonatiger Besserung der Lebensverhältnisse bei gleicher Reaktionsempfindlichkeit auf kleine AT-Dosen nun günstig verlaufende Reaktionen, die rasche Entfieberung bewirken (typische Pleura-AT-Herdreaktion).

Röntgendiagnose: ältere Cirrhose in beiden infraclaviculären Dreiecken; ziemlich frische und fortschreitende acinös-nodöse Prozesse in beiden Oberfeldern, rechts mehr als links. Prognose zweifelhaft.

Weiterer Verlauf:

IX. 1921: bei 30 mg AT wegen protrahierter subfebriler Allgemeinreaktionen Behandlung abgebrochen.

XII. 1921: 3. Behandlungsetappe; unter leichteren, gut überwindbaren Reaktionen bis 300 mg AT; dann neuerdings ungünstig protrahierte Reaktionen; Behandlung abgebrochen (IV. 1922).

Sommer: Zustand und Befund zufriedenstellend; 55 kg.

Herbst 1922: Wiederaufnahme des Berufes.

Bis XI. 1922: nach schriftlicher Mitteilung ohne wesentliche Störung, gutes Wohlbefinden.

Zur Gruppe D:

Fall 14: F. K. (Bahnbediensteter, 20 J.).

Anamnese: Vater 1918 an Tuberkulose gestorben; Mutter und Bruder lungenkrank; seit 1918 viel Katarrhe; zeitweise Nachtschweiße und subfebrile Abendtemperaturen.

Befund bei der Übernahme (X. 1919): leicht verschärftes Atmen über beiden Spitzen; links Hiluskatarrh und pv. sehr unreines, verschärftes Exspirium; 58 kg.

I. 1920: Grippe mit starkem Bronchialkatarrh.

II. 1920: Beginn mit einer AT-Behandlung.

III. 1920: wegen starker Herd- und Allgemeinreaktion bei 0,3 mg und Gewichtsabnahme Behandlungspause.

X. 1920: AT-Behandlung fortgesetzt; erste Injektion 0,01 mg AT; nur leichte Reaktionen bis zu 50 mg; (XII. 1920).

I. 1921: dreimal febrile Reaktionen bei 50 mg AT; Behandlungspause.

IV. 1921: AT-Behandlung fortgesetzt; erste Injektion 1 mg AT.

VII. 1921: bis jetzt nahezu reaktionslos bis 150 mg AT; 60 kg.

VIII. 1921: bei 200 mg AT dreimal (!) subfebrile und febrile Allgemeinreaktion und Herderscheinungen. Behandlung abgebrochen.

Röntgen (IV. 1921): im linken infraclaviculären Dreieck und in der linken Spitze fleckige und streifige Verschattungen von mäßiger Ausdehnung, die abgekapselten bzw. bindegewebig umgewandelten Herden entsprechen dürften. Im rechten Ober- und Mittelfeld, vom Hilus ausgehend, einige cirrhotisch-streifige Verschattungen mit ziemlich vielen dichten, hirsekorngroßen Herdchen.

Außerdem finden sich im linken Mittelfeld einige Gruppen von sicher noch nicht völlig abgeheilten acinös-nodösen Herden.

Zusammenfassung:

Biologische Beurteilung: Heilungsstadium eines mehrjährigen chronischen Lungenprozesses mit zunehmender Anergie gegen mittelgroße AT-Dosen nach fünfvierteljähriger spezifischer Behandlung und nach Überwindung eines Stadiums starker Reaktionsempfindlichkeit. Noch nicht erreichte positive Anergie.

Röntgendiagnose: hauptsächlich linksseitige Cirrhose mit abgeheilten und abheilenden acinös-nodösen Herdchen.

Weiterer Verlauf:

Bis Frühjahr 1922 klinisch gesund und voll leistungsfähig.

Sommer 1922: frische Herdbildungen im r. Ober- und Mittelfeld; 54 kg; chronische Progredienz und Verschlechterung des Allgemeinzustandes.

XI. 1922: aussichtslose käsige Pneumonie.

Fall 15: G. Oe. (Bahnbediensteter, 47 J.).

Anamnese: familiäre Infektionsquellen angeblich nicht vorhanden; 1916 an Rippenfell- und Lungenentzündung erkrankt; seither wechselnde Krankheitserscheinungen; bis XI. 1920 19 kg Gewichtsabnahme.

Befund bei der Übernahme (XI. 1920): verschärftes Atmen über den oberen Lungenpartien beiderseits; Pleuraschwarte links; fieberfrei; 61 kg.

XI. 1920: Beginn mit AT-Behandlung. Erste Injektion 0,02 mg, bei Zehntel-mg-Dosen kräftige Stichreaktion.

I. 1921: bei 3 mg starke Herd- und Allgemeinreaktion; dann wegen Grippe Behandlung unterbrochen.

II. 1921: Weiterführung der Behandlung: erste Injektion 0,1 mg, bis 5 mg reaktionslos, dann zum Teil unter kräftigen Herd- und Allgemeinreaktionen bis 70 mg AT (VI. 1921). Behandlung bis 400 mg AT (VIII. 1921).

Allgemeinbefinden gut, stets dienstfähig, 3 kg Gewichtszunahme.

Röntgen (II. 1921): in beiden Hilus ziemlich viele, bis bohnengroße verkäste Drüsen; ebenso ziemlich viele, nicht ganz dichte und scharf konturierte Herdschatten an den Verzweigungsstellen der Bronchien.

Im rechten Oberfeld mehrere Gruppen, teils älterer, teils frischerer, teils wahrscheinlich ziemlich frischer Herde von acinös-nodösem Charakter. Dasselbe in geringerem Umfange links.

Zusammenfassung:

Biologische Beurteilung: günstiger Verlauf eines mehrjährigen Lungenprozesses nach überstandener Pleuritis unter langsam zunehmender positiver Anergie gegen mittlere AT-Dosen nach dreivierteljähriger spezifischer Behandlung und nach Überwindung eines Stadiums starker Reaktionsempfindlichkeit.

Röntgendiagnose: noch nicht ganz abgeheilte Tuberkulose der Hilus- und Bronchialdrüsen. Nicht sehr ausgedehnte, teils noch jüngere Tuberkulose von acinös-nodösem Charakter in beiden Oberfeldern von guter Heiltendenz.

Weiterer Verlauf:

Bis Ende 1922 außer leichteren bronchitischen Störungen gesund und leistungsfähig; 63—65 kg.

Fall 16: A. R. (Handwerker, 29 J.).

Anamnese: zahlreiche Tuberkulosefälle in der Familie; seit Jugend schwächlich; seit 1916 (in russischer Gefangenschaft) manifest erkrankt.

Befund bei der Übernahme (III. 1917): beiderseits florider Prozeß, subfebril, stark überempfindlich gegen Tuberkulomucin (starke Stich- und Allgemeinreaktion) bei 2 bis 4 mg TbM; zwei Monate Anstaltsbehandlung; 66 kg.

In den folgenden Jahren stationärer Befund mit periodischen Krankheitserscheinungen.

I. 1920: über den oberen Lungenpartien beiderseits und links unten rauhes verschärftes Atmen.

Beginn mit AT-Behandlung. Erste Injektion 0,05 mg; bei 0,2 mg protrahierte Herd- und Allgemeinreaktion; Behandlung abgebrochen.

III. 1920: weitere AT-Behandlung. Erste Injektion 0,05 mg; schon bei den ersten Dosen starke Stich- und Allgemeinreaktionen; bei 0,7 mg hochfebrile protrahierte Herd- und Allgemeinreaktion. Behandlung abgebrochen.

V. 1920: Weiterführung der Behandlung. Erste Dosis 0,01 mg AT; bei 0,07 mg AT leichte Allgemeinreaktion; bei 0,2 mg deutliche, etwas protrahierte Allgemeinreaktion (dreimal wiederholt). Behandlung abgebrochen.

VIII. 1920: Weiterführung der AT-Behandlung. Erste Injektion 0,1 mg AT; bei 0,4 mg AT leichte Allgemeinreaktion.

Dann unter leichten Allgemein- und mittelstarken Stichreaktionen bis 50 mg AT (XII. 1920). Behandlung aus äußeren Gründen abgebrochen.

III. und IV. 1921: ohne erhebliche Reaktionen glatt bis 30 mg AT; dann Behandlung wieder aus äußeren Gründen abgebrochen.

Allgemeinzustand dauernd stationär; meist und nur mit kurzen Unterbrechungen arbeitsfähig, fieberfrei; Gewicht konstant.

Behandlung wird jetzt (VII. 1921) wieder aufgenommen.

Röntgen (III. 1921): beide Hilus, der linke mehr als der rechte, breit und von ziemlich homogener Dichte; in der Umgebung beider Hilus je eine Gruppe von Schatten, die wahrscheinlich noch nicht ganz abgeheilte Drüsen darstellen.

In beiden infraclaviculären Dreiecken bis in die Spitzen hinein cirrhotische Streifen, rechts mehr als links. Dazwischen, ebenfalls rechts mehr als links, ziemlich viele, teils sicher alte, teils offenbar frischere acinös-nodöse Herde.

Zusammenfassung:

Biologische Beurteilung: Ausheilungsstadium eines gutartigen, aber sehr langwierigen Lungenprozesses, der jahrelang starke Reaktionsempfindlichkeit gegen verschiedene Tuberkulinpräparate zeigte. Zur Zeit mit fortschreitender Heilung abnehmende Reaktionsempfindlichkeit gegen mittlere AT-Dosen.

Röntgendiagnose: gutartige, cirrhotisch-acinös-nodöse Tuberkulose beider Oberfelder. Fortschreitende Heilung.

Weiterer Verlauf:

1922: gesund und leistungsfähig; IV. 1922 neuerliche AT-Behandlung; bis XI. 1922 ohne nennenswerte Reaktionen 600 mg AT erreicht; 65 kg; Behandlung zur Zeit fortgesetzt.

Zur Gruppe E:

Fall 17: A. J. (Tapezierersgattin, 38 J.).

Anamnese: Vater und zwei Schwestern an Tuberkulose gestorben; 1918 „Lungenspitzenkatarrh" mit leichten Krankheitserscheinungen (zeitweise subfebrile Abendtemperaturen, Mattigkeit, Druck zwischen Schulterblättern).

Befund bei der Übernahme (I. 1920): verschärftes Atmen über beiden Spitzen, besonders paravertebral; Hiluskatarrh links, fieberfrei; 54 kg.

V. 1920: Beginn mit AT-Behandlung. Anfangs leichte Allgemeinreaktionen auf Zehntel-mg-Dosen; dann glatter Verlauf, nahezu reaktionslos.

IX. 1920: 100 mg AT (leichte Stich- und Allgemeinreaktion).

XI. 1920: 500 mg AT (leichte Stichreaktion).

III. 1921: Behandlung abgeschlossen mit zweimal 1000 mg AT (nahezu reaktionslos).

Seit Sommer 1920 klinisch gesund.

Röntgen (II. 1921): in beiden Oberfeldern und den oberhalb der Hilus gelegenen Mittelfelderteilen bindegewebig streifige Verschattungen von mäßiger Ausdehnung, rechts mehr als links; im Verlaufe der ziemlich starken, aber scharf konturierten Lungenzeichnung beider Ober- und Mittelfelder ziemlich viele stecknadel- und hanfkorngroße, dichte und gut begrenzte Herdchen mit zentral gelegener größter Dichtigkeit.

Zusammenfassung:

Biologische Beurteilung: unter fortschreitender Dauerheilung erreichte positive Anergie gegen hohe AT-Dosen.

Röntgendiagnose: cirrhotische Tuberkulose beider Ober- und Mittelfelder im Stadium wahrscheinlich vollendeter anatomischer Ausheilung. Alte abgeheilte Tuberkulose der Hilus- und Bronchialdrüsen.

Weiterer Verlauf:

1921 und 1922: gesund und leistungsfähig; 56—57 kg.

Fall 18: V. L. (Elektrotechniker, 22 J.).

Anamnese: Vater 1908 an Tuberkulose gestorben, eine Schwester krank; in den letzten Jahren viel Katarrhe; Sommer 1920 chronische Bronchitis, Stechen zwischen den Schulterblättern, Gewichtsabnahme; aber immer arbeitsfähig.

Befund bei der Übernahme (I. 1921): mäßig verschärftes Atmen über den Spitzen; links unten unreines Atmen; Hiluskatarrh rechts; zeitweise leichte Nachtschweiße; leicht erhöhte Abendtemperaturen nach körperlichen Anstrengungen; 74 kg.

II. 1921: AT-Behandlung, leichte Allgemein- und starke Stichreaktionen nach mg-Dosen; dann ohne Schwierigkeiten weiter, ständig fieberfrei.

VI. 1921: 100 mg AT, nur Stichreaktion.

VII. 1921: 700 mg AT nahezu reaktionslos erreicht, nur leichte Stichreaktionen.

X. 1921: zweimal 1000 mg AT ohne Reaktionen.

Ständig klinisch gesund und voll leistungsfähig (Bergtouren), 76 kg.

Röntgen (II. 1921): die rechte Spitze und das rechte Oberfeld durchsetzt von nicht sehr umfangreichen, cirrhotisch-streifigen Verschattungen mit darin eingelagerten, meist sehr dichten Herdchen; auch vereinzelte im linken Oberfeld.

Zusammenfassung:

Biologische Beurteilung: fortschreitende Dauerheilung eines leichten Lungenprozesses unter zunehmender positiver Anergie gegen hohe AT-Dosen.

Röntgendiagnose: leichte, alte Cirrhose; keine Anhaltspunkte für progrediente Prozesse.

Weiterer Verlauf:

1922: ständig gesund und leistungsfähig; Hochtouren usw.

Fall 19: E. M. (Beamter, 31 J.).

Anamnese: Vater vor 26 Jahren an Tuberkulose gestorben; Patient immer gesund bis zur Kriegsdienstleistung; in französischer Gefangenschaft (schlechte

Lebensverhältnisse) Rippenfellentzündung; 1919 nach der Heimkehr schwere Grippe, nur langsame Erholung.

Befund bei der Übernahme (V. 1920): ausgedehnt über beiden Oberlappen verschärftes Atmen mit diffusem trockenem Katarrh; starke Mattigkeit; fieberfrei; 65 kg.

VI. 1920: Beginn einer AT-Behandlung. Zehntel-mg-Dosen ergeben starke Stich- und leichte Herd- und Allgemeinreaktionen.

IX. 1920: 10 mg reaktionslos vertragen, klinisch gesund.

XI. 1920: 100 mg AT ebenso.

IV. 1921: zweimal 1000 mg AT, leichte Allgemeinreaktion.

Seit Herbst 1920 klinisch gesund und voll leistungsfähig; 67—68 kg.

Röntgen (V. 1921): das ganze rechte Lungenfeld diffus getrübt, desgleichen die linke Spitze (pleural); die Hilus nicht besonders breit und dicht; einige verkalkte und verkäste Drüsen darin eingelagert; in beiden Oberfeldern, rechts mehr als links, nicht sehr viele bindegewebig-streifige Verschattungen mit darin eingelagerten dichten, hirsekorn- bis klein erbsengroßen Herden.

Zusammenfassung:

Biologische Beurteilung: positive Anergie gegen hohe AT-Dosen nach abgeheilter Pleuritis und klinischer Ausheilung eines chronischen, gutartigen Lungenprozesses.

Röntgendiagnose: alte Pleuritis; nicht sehr ausgedehnte und anatomisch gut ausgeheilte Cirrhose in beiden Oberfeldern, rechts mehr als links.

Weiterer Verlauf:

1922: gesund und leistungsfähig.

Der Vollständigkeit halber seien noch einige ältere, klinisch und biologisch noch nicht so gut charakterisierte Fälle von länger beobachteten Dauererfolgen nach schwereren und schweren (ehemals exsudativen) Prozessen angeführt:

Fall 20: A. N. (Krankenpfleger, 43 J.).

Anamnese: August 1914 bis März 1915 Etappendienst; dann wegen Lungenleiden ins Spital; in Zivil nie manifest lungenkrank; familiär nicht belastet.

Befund bei der Übernahme (IX. 1915): infiltrierende kavernöse Phthise des rechten Oberlappens; über der Spitze und rückwärts bis zur zweiten Rippe pneumonischer Infiltrationsherd; intermittierend febril; TB +++.

Therapie: Spenglersche Immunkörper.

Prozeß bis XII. 1915 progredient; 4 kg Gewichtsabnahme. Dann Prozeß stationär.

II. 1916: Tendenz zur Entfieberung und deutliche Besserung des Lungenbefundes.

VI. 1916: Entfieberung; akute Infiltration geschwunden; 3 kg Gewichtszunahme; TB +++.

Therapie: albumosefreies Tuberkulin. (AF).

II. 1917: 1000 mg AF; ständig fieberfrei; 6 kg Gewichtszunahme. TB +.

Therapie: Alttuberkulin. (Beginn mit 0,1 mg).

X. 1917: dreimal 1000 mg AT ohne Herd- und Allgemeinreaktion. Rechter Oberlappen chronisch induriert; zeitweise diffuse katarrhalische Erscheinungen; ständig fieberfrei und arbeitsfähig.

TB meist noch nachweisbar.

Aus der Anstalt entlassen.

V. 1918: klinisch gesund; arbeitsfähig. IX. 1918: ebenso.

XII. 1920: (nach schriftlicher Mitteilung) gesund.

1921: ebenso.

1922: ebenso.

Fall 21: A. B. (Maschinist, 31 J.).

Anamnese: bei der Mobilisierung zur Marine eingerückt; bis IX. 1915 Kriegsdienstleistung, mehrfach eingeschifft; dann wegen Lungenleiden ins Spital; in
Zivil nicht manifest lungenkrank; familiär nicht belastet.

Befund bei der Übernahme (XI. 1916): chronisch infiltrierende Phthise
des rechten Oberlappens; links indurierende Apicitis; subfebril; TB + +.

Therapie: Alttuberkulin.

Guter klinischer Erfolg. Seit Sommer 1917 klinisch gesund; ständig fieberfrei;
tut immer Dienst. Lunge: nur Zeichen chronischer Induration. 8 kg Gewichtszunahme: AT-Dosis bis auf 80 mg gesteigert.

VII. 1917: Intracutanreaktion [1]):

A 1 +	A 2 schw.	A 3 0
F 1 +	F 2 schw.	F 3 0
N 1 +	N 2 schw.	N 3 schw.

V. 1918: immer dienstfähig (Kanzleidienst) und klinisch gesund; 12 kg Gewichtszunahme. Chronische Induration des linken Oberlappens unverändert. Frühjahr 1918 dreimal 1000 mg AT ohne Herd- und Allgemeinreaktion.

Intracutanreaktion:

A 1 +	A 2 schw.	A 3 0
F 1 schw.	F 2 schw.	F 3 0
N 1 +	N 2 schw.	N 3 schw.

Winter 1918/19: klinisch gesund.

Winter 1919/20: 3 Wochen akute Bronchitis mit zeitweise subfebrilen Temperaturen; sonst klinisch gesund.

Frühjahr 1921: klinisch gesund.

Sommer 1922: gesund und leistungsfähig.

Fall 22: H. B. (Institutsdiener, 39 J.).

Anamnese: VII. 1905 an schwerer Pleuritis erkrankt; 6 Monate Krankenurlaub;
1914 Rückfall; 3 Monate Krankenurlaub; seither etappenweise spezifische Behandlung mit albumosefreiem Tuberkulin und mit Alttuberkulin; immer dienstfähig; familiär belastet.

Befund V. 1917: Rechts indurierende Apicitis, derzeit ohne katarrhalische
Erscheinungen; bis auf zeitweise Mattigkeit klinisch gesund; während des Krieges
14 kg Gewichtsabnahme!! (Ernährungsverhältnisse.)

Intracutanreaktion:

A 1 +	A 2 schw.	A 3 0
F 1 + +	F 2 +	F 3 +
N 1 + +	N 2 schw.	N 3 schw.

III. 1918: Befund unverändert; wurde während des Jahres wieder einige Monate
mit AT behandelt (bis 250 mg); immer dienstfähig; klinisch gesund; Gewicht seit
vorigem Jahre konstant.

Intracutanreaktion:

A 1 +	A 2 schw.	A 3 0
F 1 +	F 2 schw.	F 3 0
N 1 +	N 2 schw.	N 3 schw.

Sommer 1918: klinisch gesund.

Winter 1918/19: klinisch gesund.

Frühjahr 1921: klinisch gesund.

1922: gesund und voll leistungsfähig.

---

[1]) Bezeichnungen:

A (1 : 10 Mill.) = A 1-	F (1 : 10 000) = F 1;	N (1 : 1 000) = N 1
A (1 : 100 Mill.) = A 2;	F (1 : 100 000) = F 2;	N (1 : 10 000) = N 2
A (1 : 1 000 Mill.) = A 3;	F (1 : 1 Mill.) = F 3;	N (1 : 100 000) = N 3
A (1 : 10 000 Mill.) = A 4;	F (1 : 10 Mill.) = F 4;	N (1 : 1 Mill.) = N 4

Die Stärke der Reaktionen wird bezeichnet mit:
schw. (schwach), +, + +, + + +, + + + +.

Fall 22 a: F. H. (Färbermeister, 46 J.).

Anamnese: I. 1916 eingerückt; V., VI. 1916 als Sanitätssoldat in einem Feldspital; an Ruhr erkrankt; Juli bis Dezember Dienst in einer Werkstätte; ein Monat wegen Lungenleiden im Spital; dann wieder Dienst in der Werkstätte; schon seit vielen Jahren lungenleidend; familiär belastet.

Befund bei der Übernahme (VII. 1917): Chronische Verdichtung beider Oberlappen mit diffusem trockenem Katarrh; Pleuropneumonie über rechtem Unterlappen; intermittierend hochfebril; TB + +.

Therapie: Partialantigene.

Mitte November 1917: ständig fieberfrei; pneumonische Infiltration vollständig geschwunden; chronische Pleuritis; TB +; 7 kg Gewichtszunahme.

Mitte Dezember 1917: Auf vier Monate in häusliche Pflege übergeben.

Mitte April 1918 (zweite Aufnahme). Chronische Induration beider Oberlappen mit deutlichen Verdichtungserscheinungen rechts; chronische Pleuritis rechts; fieberfrei; TB spärlich. Wieder aus der Anstalt entlassen.

Ambulatorische Behandlung mit Alttuberkulin: Bei 6 mg (Mitte Mai) die erste subfebrile Reaktion. Seit Juni 1918 ständig bacillenfrei; Verdichtungserscheinungen über rechtem Oberlappen geringer; nur stationäre chronische Induration; chronische Pleuritis ohne subjektive Beschwerden; 12 kg Gewichtszunahme; arbeitsfähig.

Mitte September 1918: dreimal 1000 mg AT ohne Allgemeinreaktion; klinisch gesund.

Winter 1918/19: klinisch gesund.

Frühjahr 1921: klinisch gesund; in anstrengendem Beruf voll leistungsfähig. Bis Herbst 1922: ebenso.

Die Behauptungen, daß die „Tuberkulingiftfestgemachten" die schwersten Rezidiven zeigen, müssen als unbegründet abgelehnt werden.

Schon der Begriff der „Tuberkulingiftfestigkeit" ist, wie wir noch eingehend sehen werden, ganz unhaltbar. Und die Anhänger der „prinzipiell anaphylaktisierenden" Behandlung können kaum über große Erfahrungen bezüglich der Dauererfolge von Patienten verfügen, die im Sinne einer positiven Anergie behandelt worden sind.

Diese Behauptungen widersprechen den übereinstimmenden gegenteiligen Erfahrungen von Kraemer (161), Toennissen (342), Pentzoldt (235), Weddy (354), Nohl (228), Bauer (18), Ritter (262), v. Hayek (116), Sons (319), Offrem (230) u. a., die über ein größeres im anergischen Sinne behandeltes Krankenmaterial mit entsprechenden Dauererfolgen verfügen.

Nur positive Erfahrungen können hier als ausschlaggebend anerkannt werden. Negative Erfahrungen müssen wohl vielfach als Ausdruck unrichtiger Auslegung und unrichtiger Technik gewertet werden.

Unabhängig voneinander, aber in voller Übereinstimmung haben wir „Anergisten" folgende Erfahrungstatsachen feststellen können. Kein Kranker verschlechtert sich klinisch, während er hohe Alttuberkulindosen reaktionslos verträgt. Und diese Kranken zeigen auch die besten Dauererfolge. Im Gegensatz dazu bleibt das klinische Bild bei einem Tuberkulösen trotz prognostisch günstiger Allergie ein recht zweifelhaftes, solange starke Überempfindlichkeit gegen spezifische Bacillenpräparate besteht.

Eine Behandlung mit kleinen und kleinsten Dosen, welche keine gesteigerte Fähigkeit zur Reizüberwindung hervorruft, ist nur dann von praktischem Nutzen, solange es für den Patienten wünschenswert ist, daß seine Antigen-Empfindlichkeit erhalten bleibt oder erhöht wird.

Dies ist in allen Fällen nur bei Gruppe A und B gegeben; ferner bei jenen Fällen, die zwischen B und C liegen. Gruppe C zeigt zur Zeit das immunbiologische Optimum, das wir durch eine Erhöhung der Überempfindlichkeit kaum verbessern können. Gruppe D und alles, was zwischen Gruppe C und D liegt, verlangt schon nach positiver Anergie.

Unerläßlich ist dabei allerdings eine sorgfältige klinische Kontrolle. Mir sind in den letzten Jahren eine ganze Reihe von Fällen untergekommen, wo schwere progrediente Lungenprozesse durchaus unrichtig und oft sehr zu ihrem Schaden mit hohen Dosen behandelt worden sind, weil sie keine starken Reaktionen zeigten. Also ein Reaktionszustand, der gewiß bereits gegen die negative Anergie zu eingestellt ist. Solche unrichtige Indikationen lassen auf einen bedenklichen Mangel an entsprechender klinischer Beobachtung schließen.

Wichtig ist ferner, daß der Begriff der positiven Anergie nicht falsch ausgelegt wird, d. h. daß es sich wirklich um Reaktionslosigkeit gegen hohe Dosen handelt.

Ich möchte da einen lehrreichen Fall anführen, der uns zeigt, wie wir den Begriff der positiven Anergie nicht auslegen dürfen.

Fall 23: M. P. (Arbeitersgattin, 36 J.).

Anamnese: familiär belastet; seit Kindheit schwächlich, aber ohne ausgesprochene Krankheitserscheinungen.

Mai bis August 1919 Pleuritis.

Befund bei der Übernahme (IX. 1919): rechtes Oberfeld chronische Verdichtungsherde; beiderseitige trockene Pleuritis; TB 0.

Therapie: Alttuberkulin.

In 4 Monaten unter leichten Allgemeinreaktionen und starken Stichreaktionen Dosis von 60 mg erreicht (anfangs Januar 1920); diese läßt sich nicht mehr überschreiten (dreimal subfebrile Allgemeinreaktion).

Anfangs Februar 1920: starke Grippe; im Anschluß daran Progredienz tuberkulöser Herde im rechten Oberfeld; ständig subfebril.

III. 1920: stationäre Periode mit fieberfreien Intervallen.

VI. 1920: schwer progrediente kavernöse Phthise des rechten Oberlappens; ständig febril; TB + +.

Gestorben 15. Oktober 1920.

Dieser Fall stellt ein Beispiel dar, das vom Standpunkt prinzipieller Allergie wahrscheinlich falsch ausgelegt werden würde. 60 mg sind ja für diese Anschauungen eine sehr hohe Tuberkulindosis. Es würde heißen: positive Anergie — trotzdem in den folgenden Monaten Verschlechterung schlimmster Art mit tödlichem Ausgang.

Diese Auslegung ist aber biologisch durchaus unrichtig.

Die richtige biologische Auslegung lautet: die Patientin zeigte auf stärkere Reizdosen sinnfällige Reaktionen; die Dosis von 60 mg konnte nicht mehr überschritten werden. Das heißt, es waren noch nicht abgeheilte Herde vorhanden, welche auf diese Reizstärke reagierten. Es handelte sich um eine mäßig starke Allergie, auf dem Wege zu beginnender, aber noch nicht erreichter positiver Anergie. Die Pleuritis war in Ausheilung begriffen. Darauf erfolgte, jedenfalls ausgelöst durch die schwere Grippenerkrankung, eine neue Progredienz der Lungenherde. Die spezifische Abwehrleistung war bei der Patientin nicht stark genug, um diesen neuen Tuberkuloseangriff zu überwinden, und der Fall nahm weiterhin den typischen Verlauf eines schwer progredienten Lungenprozesses.

Ein ähnliches Beispiel gibt uns auch Fall 14 (S. 93).

Besonders lehrreich ist es, wenn man bei langdauernder etappenweiser Behandlung prognostisch zweifelhafter Fälle immer wieder sehen kann, wie die Schwankungen der Reaktionsempfindlichkeit mit den Schwankungen des Krankheitsprozesses und des Allgemeinbefindens parallel gehen; wie jede neue Verschlechterung, nachdem schon ein gewisser Grad positiver Anergie erreicht war, immer wieder ein Ansteigen der Reaktionsempfindlichkeit zur Folge hat.

Fall 24: R. W. (Kanzlistin, 21 J.).

Anamnese: familiär schwer belastet; 1917 Pleuritis, seither manifest lungenkrank; II. 1919 neuerdings Pleuritis.

Befund bei der Übernahme (V. 1919): r. über Unterfeld Pleuraschwarte, ausgedehntes pleurales Reiben bis ins Oberfeld; paravertebral Verdichtungszone; infraclavicular: unreines Atmen und circumscript trockenes Rasseln mit Herdcharakter; l. im Oberfeld Zeichen indurativer Veränderungen, über Unterfeld pleurales Reiben. TB 0; unregelmäßig subfebril; 45 kg.

Therapie: VII. 1919 Beginn mit AT-Behandlung; 43 kg. Unter kräftigen Stichreaktionen und zeitweisen, gut überwindbaren HR und AR (die erste bei 1,5 mg) bis 40 mg AT (XI. 1919); hier Grenze zulässiger Reaktionen. Vollkommen entfiebert, 51 kg.

I. 1920: hochfebriler Grippenanfall mit protrahiertem Verlauf; drei Wochen subfebrile Temperaturen; 44 kg.

IV. 1920: neue Behandlungsetappe mit AT; schon bei Zehntel-mg-Dosen protrahiert verlaufende HR und AR; gute StR. HR und AR aber schwer zu überwinden; bei 4 mg AT (starke protrahierte HR und AR). Behandlung abgebrochen (VII. 1920), 45,5 kg.

IX. 1920: 3. AT-Etappe; fieberfrei, gutes Allgemeinbefinden; 49 kg.

Unter leichten, rasch abklingenden Reaktionen ohne Schwierigkeit bis 100 mg (protrahierte AR); I. 1921: 51 kg.

III. 1921: 4. AT-Etappe; Allgemeinbefinden wieder etwas reduziert; Herderscheinungen rechts etwas vorgeschritten; 48 kg.

Schon bei 10 mg protrahierte AR (bis 37,8°); ebenso dreimal bei 15 mg; diese Dosis läßt sich nicht mehr überschreiten; V. 1921: 49 kg.

VI. 1921: Verschlechterung des Allgemeinbefindens, subfebrile Temperaturen; Herderscheinungen r. pv. fortschreitend.

Auf Partialantigene schwache Intracutanreaktionen. PA-Behandlung: schon bei 0,6/10 000 Millionen MTbR wegen ungünstig verlaufenden Reaktionen abgebrochen.

Fortschreitende Verschlechterung, ständig subfebril.

VII. 1921: 43 kg.

IX. 1921: beginnende Kavernenbildung im r. Oberfeld; zeitweise Spitalspflege; fortschreitende Verschlechterung.

Gestorben II. 1922.

Und was bedeutet nun die positive Anergie gegen Alttuberkulin im Rahmen des Immunitätsproblems der Tuberkulose?

Sicher ist, daß die ganze Tuberkulinfrage das Immunitätsproblem der Tuberkulose nicht erschöpft. Und ebenso sicher ist auch die positive Anergie gegen Alttuberkulin nicht mit einer Reaktionslosigkeit gegen andere spezifische Präparate ohne weiters gleichzusetzen.

Die Überempfindlichkeit gegen Tuberkelbacillenpräparate, die Leibesbestandteile der Tuberkelbacillen enthalten, überdauert in den biologischen Krankheitsstadien, die bereits dem Zustand der positiven Anergie zuneigen, sehr häufig die Überempfindlichkeit gegen Alttuberkulin. Das liegt darin, daß diese Präparate „selbständig sensibilisierende" oder „echte Antigene" sind. Ihre Zufuhr stellt gewissermaßen eine neue Infektion mit einem Material dar, das durch verschiedene Methoden bei erhaltener Sensibilisierungsfähigkeit praktisch möglichst avirulent gemacht worden ist.

Der gegen Alttuberkulin positiv anergische Organismus behält seine Fähigkeit zu allergischen Reaktionen gegenüber selbständig sensibilisierenden Bacillenpräparaten durchaus bei, genau so wie er sie auch gegenüber natürlichen Reinfektionen beibehält. (Wenn so z. B. Bandelier und Röpke (13) nach Abschluß einer AT-Behandlung eine Behandlung mit Bacillenemulsion empfehlen, so kann ich dies nicht für sehr wertvoll halten.)

Das Alttuberkulin ist nach allen vorliegenden Erfahrungen ein Präparat, das durch eine sehr kräftige Reizwirkung auf progrediente tuberkulöse Herde ausgezeichnet ist. Gelingt es bei einem Tuberkulösen, wirkliche starke positive Anergie gegen Alttuberkulin zu erzielen, so bedeutet dies, daß keine progredienten Herde mehr vorhanden sind, und daß früher vorhanden gewesene progrediente Herde abgeheilt sind. Das läßt sich heute durch die Röntgenkontrolle bestätigen.

Die Bacillenemulsionen benütze ich — soweit nicht schon ursprünglich indiziert — in jenen Fällen, wo ich bei einer AT-Behandlung auf unerwartete Herd- und Allgemeinreaktionen ungünstigen Verlaufes stoße, oder wenn sich nach einer AT-Behandlungsperiode, bei der sich noch keine stärkere positive Anergie erzielen ließ, nach einiger Zeit wieder Zeichen einer klinischen Verschlechterung einstellen.

Und wenn gerade von den Kritikern der Alttuberkulinbehandlung immer wieder darauf hingewiesen wird, daß das AT die „giftigen" Extraktivstoffe der Tuberkelbacillen enthält, so kann doch die Fähigkeit des tuberkulösen Körpers, diese „giftigen" Extraktivstoffe reaktionslos, d. i. ohne Krankheitserscheinungen zu überwinden, zu mindest nicht ganz bedeutungslos sein. Gerade zur Verhütung der schweren Tuberkuloseformen, wo die Giftwirkung der Tuberkelbacillen zu einer ausgesprochenen Allgemeinerkrankung führt, muß es doch von ausschlaggebender Bedeutung sein, wenn der Organismus die Fähigkeit zur reaktionslosen Überwindung derartiger toxischer Wirkungen besitzt.

Gewiß bleibt noch die wichtige Frage offen, wie lange diese erworbene Fähigkeit anhält. Darüber liegen noch keine exakten Beobachtungen vor, weil solche in der Praxis sehr schwer zu ermöglichen sind. Aber die naturwissenschaftliche Forschung zeigt uns an vielen Beispielen, daß ein Organismus Funktionen, die er einmal zu leisten gelernt hat, wenn nötig, mehr oder minder leicht und gut wieder zu leisten fähig ist.

Wir dürfen starke positive Anergie gegen Alttuberkulin nicht als „Immunität" gegen Tuberkulose im Sinne eines sicheren Schutzes bezeichnen, die es nach allen Erfahrungen für den menschlichen Körper überhaupt nicht gibt. Aber von Jahr zu Jahr stärkt sich in mir, wie schon erwähnt, durch ein immer größer werdendes Material solcher Fälle die Überzeugung, daß erreichte starke positive Anergie gegen Alttuberkulin ein Zeichen der Dauerheilung ist. Ich habe bisher wenigstens noch keinen Fall gesehen, der versagt hätte. Und darunter befinden sich auch Geheilte nach schweren tuberkulösen Lungenprozessen (vgl. Fall 20, 21, 22, 22a). Aber ich betone nochmals, daß dieser Zustand starker positiver Anergie erst dann erreicht ist, wenn bei langdauernder Behandlung Dosen von mehreren hundert Milligramm reaktionslos — höchstens mit leichten Stichreaktionen — vertragen werden.

Natürlich gibt es auch dann Schwankungen im Allgemeinbefinden. Der physikalische Lungenbefund kann vorübergehend durch sekundäre Katarrhe verschlechtert werden, aber bösartige progrediente Prozesse treten nicht mehr auf.

Auch ein gelegentlicher Versager in dieser Richtung, der ja theoretisch durch die Unmöglichkeit eines wirklich absoluten Immunitäts-Schutzes für den menschlichen Körper gegen Tuberkulose ohne weiteres als möglich bezeichnet werden muß, könnte mich von der Gültigkeit dieser Erfahrungen als Regel nicht abbringen.

Selbst der relative Versager im Fall 14, wo eine positive Anergie noch nicht erreicht war, kam mir sehr unerwartet und ist der kritischste Fall in dieser Richtung, den ich bisher gesehen habe.

Und diese erworbene positive Anergie ist durchaus nicht identisch mit der absoluten Anergie, dem schutzlosen Zustand tuberkulosefreier Naturvölker oder Säuglinge, die noch nicht mit der Tuberkulose in Berührung gekommen sind.

Diese Befürchtung wird immer wieder von den „Allergisten" ins Feld geführt. In beiden Fällen handelt es sich aber um etwas grundsätzlich Verschiedenes. Im tuberkulosefreien Organismus ist die Fähigkeit zu einer spezifischen Abwehrleistung überhaupt noch nicht angeregt. Ein solcher Organismus erliegt am leichtesten einer tuberkulösen Infektion, weil er nur über unabgestimmte Immunkräfte verfügt. Die Rekonvaleszenten nach klinischer Tuberkulose hingegen, die mit fortschreitender Heilung immer mehr anergisch werden, haben diese Abwehrfähigkeit der Zellen am stärksten ausgebildet. Sie sind imstande, spontane und künstlich gesetzte Antigenreize ohne sinnfällige Immunitätsreaktionen, d. h. ohne Krankheitserscheinungen, zu überwinden. Sie haben es gelernt — um bei den übernommenen Vorstellungen der Antigen-Antikörperreaktionen zu bleiben — auch große Mengen natürlicher und künstlicher Antigene durch Luxusproduktion an Antikörpern rasch und vollständig abzubauen, und bei drohender Gefahr stellt sich, wie wir gesehen haben, wieder mehr oder minder starke Allergie ein.

Und nicht besser steht es mit den experimentellen Gegenbeweisen der Allergisten. Wenn man Tieren mit lokaler Tuberkulose nach künstlicher Infektion, den tuberkulösen Herd exstirpiert, so werden diese Tiere gegen Alttuberkulin anergisch (Kraus und Volk [165], Klemperer [150], Christian und Rosenblat [50], Bahrdt [12]). Werden nun diese anergischen Tiere neuerdings einer stärkeren Infektion ausgesetzt, so sterben sie rasch an fortschreitender Tuberkulose, weil ihnen der Antikörperschutz fehlt. Es war also wieder einmal das allergische Tier resistenter als das anergische. Das wird niemand bestreiten. Nur vergißt man wieder darüber nachzudenken, welche Anergie hier vorliegt. Dem künstlich infizierten Tier wird **der** tuberkulöse Herd mit einem Schlage entfernt. Es verliert damit den Antikörperproduzenten. Denn die allgemeine celluläre Immunität braucht ja, wie wir im II. Abschnitt am menschlichen Säugling gesehen haben, geraume Zeit, um sich auszubilden.

Soll das wirklich die gleiche Anergie sein, wie die des ausheilenden chronisch Tuberkulösen mit seinen zahlreichen tuberkulösen Herden und seiner jahrelang zur höchsten Leistungsfähigkeit ausgebildeten cellulären Immunität?

Diese beiden Arten von Anergie sind wieder etwas Grundverschiedenes. Die Anergie des Tieres nach Entfernung des tuberkulösen Herdes ist die absolute Anergie der tuberkulosefreien Naturvölker und **des** tuberkolosefreien Säuglings. Die Anergie des ausheilenden Tuberkulösen ist wiedererworbene prophylaktische Allergie, die relative Unempfindlichkeit gegen die Krankheitsgifte, durch gesteigerte Fähigkeit zur Reizüberwindung.

Wenn Much (208) hervorhebt, daß man die verschiedenen Immunitätsreaktionen mit Alttuberkulin auch bei tuberkulosefreien Menschen hervorrufen kann, und diese Immunitätsreaktionen daher nicht an das Vorhandensein eines tuberkulösen Herdes geknüpft sind, so bedeutet das ebenfalls wieder ein Umschwenken zum pathologisch-anatomischen Standpunkt mitten in der Erörterung immunbiologischer Fragen. Much meint dabei das Vorhandensein „klinisch nachweisbarer" Herde. Aber im immunbiologischen Sinne stellt auch eine klinisch nicht nachweisbare tuberkulöse Drüse einen tuberkulösen Herd dar, und im immunbiologischen Sinne ist jeder virulente Tuberkelbacillus im Körper ein „tuberkulöser Herd", selbst wenn überhaupt noch gar keine anatomischen Gewebsveränderungen vorliegen.

Auch die Versuche Heymanns und Matsumaras (zitiert bei Toennisen [342]) sind in diesem Sinne zu erklären. Diese beiden Forscher erzielten Überempfindlichkeit gegen Alttuberkulin bei tuberkulose„freien" Tieren, welchen Kollodium- und Schilfsäckchen mit virulenten Tuberkelbacillen subcutan oder intraperitoneal eingepflanzt wurden. Die Erklärung, warum derartige Tiere tuberkulin-überempfindlich werden, liegt auf der Hand. Zunächst besteht die große Fehlerquelle, daß Tuberkelbacillen durch Undichtigkeiten der Säckchen in das umliegende Gewebe gelangen. Aber wenn auch dies nicht der Fall ist, Tuberkulosegifte werden sicherlich durch Diffusion in den immunbiologischen Kreislauf gelangen. Kurzum, wir müssen diese Schilfsäckchen mit virulenten Tuberkelbacillen als künstliche tuberkulöse Herde auffassen. Immunbiologisch ist ein Tierkörper mit solchen eingenähten Schilfsäckchen eben nicht tuberkulosefrei.

Von außerordentlicher Bedeutung für das Verständnis dieser Verhältnisse scheinen mir die Versuche Zielers (377) ,in denen er folgendes nachweisen konnte:

biologische Reaktionen entstehen durch Alttuberkulin auch bei Tieren, die zwar tuberkulosefrei, aber durch dialysierbare, gelöste Tuberkelbacillenstoffe „tuberkulotoxisch" beeinflußt sind. Histologische Tuberkulose entsteht durch gelöste Tuberkelbacillenstoffe aber nur im tuberkulös infizierten Organismus.

Die relative Anergie der Heilungsstadien nach klinischer Tuberkulose ist auch keine einfache „Antianaphylaxie" (Besredka und Steinhart [30]). Das ist jener Zustand der Unempfindlichkeit, der dann am sensibilisierten Tier eintritt, wenn es den ersten anaphylaktischen Chok überstanden hat und nun gegen neue Injektionen des betreffenden Eiweißes unempfindlich wird.

Das lehren uns wieder mit aller Deutlichkeit die Erfahrungen der spezifischen Therapie:

1. Auch spontan Geheilte, die nie spezifisch behandelt worden sind, erweisen sich bei der immunbiologischen Überprüfung als stark anergisch.

Beispiel:

Fall 25: E. M. (Kaufmann, 39 J.).

Anamnese: August 1914 bis Juni 1915 im Feld; dann wegen Lungenleiden im Spital und beurlaubt; Januar 1917 wieder eingerückt und bis Juli 1917 im Feld; wegen Bronchitis wieder ins Spital; schon seit Jugend manifest lungenkrank; zweimal Pleuritis und „häufig Lungenspitzenkatarrh"; familiär belastet.

Befund bei der Übernahme (VIII. 1917): chronische Induration des rechten Oberlappens bis zur 2. Rippe; unreines Atmen über rechtem Unterlappen; Bronchitis wieder abgeklungen; fieberfrei. Röntgen: Rechte Spitze verdunkelt; Hilusschatten vermehrt. Zwerchfell rechts schlecht beweglich.

Überprüfung mit Alttuberkulin: Nach 10 mg erste starke Stichreaktion; nach 500 mg (in 7 Wochen erreicht) erste subfebrile Allgemeinreaktion.

Frühjahr 1918: klinisch gesund.

Winter 1919/20: klinisch gesund.

1921, 1922: gesund.

2. Man kann diese „Antianaphylaxie" durch eine entsprechende Erhöhung der Dosis (die eben nicht mehr reaktionslos vertragen wird) als nicht vorhanden demonstrieren, solange wir überhaupt das Vorhandensein eines tuberkulösen Herdes anzunehmen berechtigt sind.

Beispiel:

Fall 26: A. L. (Schlosser, 19 J.).

Anamnese: X. 1917 eingerückt; XII. 1917 wegen Lungenspitzenkatarrh ins Spital; leidet seit Jugend „oft an Husten"; familiär schwer belastet.

Befund bei der Übernahme (XI. 1917): chronische Induration des rechten Oberlappens mit ausgesprochenem Bronchovesiculäratmen über der Spitze und paravertebral; daselbst auch leichter diffuser trockener Katarrh. Röntgen: rechte Spitze deutlich verdunkelt; Hilusschatten, besonders rechts, stark vermehrt; fieberfrei.

Überprüfung mit Alttuberkulin: bis 300 mg ohne Allgemeinreaktion; bei 400 mg subfebrile Allgemeinreaktion mit Fieber bis zu 38,2; bei 500 mg febrile starke Allgemeinreaktion und deutliche Herdreaktion rechts paravertebral, mit Fieber bis zu 39,3°.

Auch bei der „Antianaphylaxie" sehen wir einmal wieder den allzu kühnen Sprung, einen akuten Zustand am Tier auf die jahrzehntelang arbeitende menschliche Tuberkuloseimmunität ohne weiteres zu übertragen. Diese experimentelle Antianaphylaxie am Tier dauert ja meist nicht länger als 24 Stunden. Sicher muß man sich aber vor zu rasch aufeinander folgende Injektionen mit starker Dosensteigerung — besonders bei schwereren Fällen — hüten, wo ja auch solche energische Behandlungsversuche gar nicht indiziert sind.

Ich sah folgenden interessanten Fall: 33jährige Frau, kavernöse Phthise, käsige Pneumonie, intermittierend febril, war in dem Spital, aus dem sie „gebessert" entlassen worden war, mit sehr rasch steigenden Dosen, allerdings albumosefreien Tuberkulins behandelt worden. Unter sehr kräftigen Stichreaktionen und nur geringen Fiebersteigerungen war in 6 Wochen (!) auf 300 mg AF gestiegen worden. Dann kam eine hochfebrile, nur langsam wieder abklingende Reaktion, worauf die Behandlung abgebrochen wurde.

Weiterer Verlauf ungünstig; Tod nach etwa zwei Monaten eingetreten.

Aber auch hier handelte es sich gewiß nicht um eine echte „Antianaphylaxie". Die gute Leistungsfähigkeit der allgemeinen cellulären Abwehr (starke Lokal-Infiltrate) genügte, um die großen Dosen bis zu einer gewissen Grenze im lokalen Reaktionsgebiet zu binden. Mit AT wäre die schwere Herdreaktion viel früher aufgetreten.

Und übrigens, wenn man die Anergie gegen Tuberkulin „nur" als antianaphylaktischen Zustand betrachtet wissen will, so kann man das ja meinetwegen tun. Für das Tier ist ja auch die Antianaphylaxie etwas durchaus Nützliches, weil es keinen tödlichen anaphylaktischen Chok mehr zu befürchten hat. Und auch für den tuberkulösen Menschen bleibt die positive Tuberkulinunempfindlichkeit etwas sehr Nützliches, selbst wenn sie „nur" ein ananaphylaktischer Zustand ist.

So hat sich auch das „Antituberkulin" als einer jener rätselhaften Stoffe erwiesen, die vor jedem neuen Forscher — je nach der Versuchsanordnung und je nach den immunbiologischen Verhältnissen der Versuchstiere und untersuchten Menschen — das wechselvollste Verhalten zeigten.

Bald findet es sich bei Tuberkulösen, die mit Tuberkulin vorbehandelt wurden (Löwenstein [183], Pickert [247], Hamburger und Monti [107]). Bald zeigt es sich ohne Tuberkulinbehandlung besonders in schweren Fällen (Michaelis und Eisner [201]). Bald fehlt es bei schweren Fällen und ist nur bei geheilter Tuberkulose vorhanden (White und Graham [364]). Kurzum das Antituberkulin zeigt das typische Verhalten eines humoralen Antikörpers bei der Tuberkulose. Es kommt und schwindet in der immer ruhenden Kampfwelle humoraler Immunitätsreaktionen gegen die Tuberkulosegifte, je nachdem dieser Kampf gerade steht. Und jeder neue Forscher wird je nach den Versuchsbedingungen und nach der Auswahl der Fälle neue Schlüsse ziehen — die richtig sind für den immunbiologischen Typus, der gerade vorliegt, und falsch sind für alle übrigen Fälle „der" Tuberkulose.

Auch die Tierversuche Schürers (310), der bei hohem Antikörpergehalt im Blute tuberkulöser Tiere nach großen Tuberkulindosen keine Resistenzerhöhung gegen massive Reinfektionen fand, sind wieder nur Beispiele für momentan gesteigerte humorale Immunität. Auch sie lassen das Wesentliche außer acht, die ständige Fähigkeit der cellulären Immunität, humorale Abwehrfunktionen zu leisten. Dieser chronische Zustand läßt sich am künstlich infizierten Tier wohl überhaupt nicht leicht erzielen. Wenigstens ist es mir nicht bekannt, daß Schürer jahrelang tuberkulöse Tiere zu diesen Versuchen verwendet hat.

Starke Allergie heißt heftiger Kampf unter beiderseitigem Einsatz starker Kräfte. Sie ist deshalb relativ günstig, weil hier dieser Kampf noch dringend nötig ist. Sie ist aber noch keine Entscheidung zugunsten des tuberkulösen Körpers. Diese Entscheidung ist erst dann erreicht, wenn die Körper-

zellen fähig geworden sind, rasch und sicher ohne Krankheitserscheinungen, d. h. ohne sinnfällige Immunitätsreaktionen,
die Gifte des Krankheitserregers unschädlich zu machen.
Und dies ist erst dann der Fall, wenn der Körper auch große
Dosen spezifischer Extraktivstoffe reaktionslos verträgt.

Die negative Phase.

Man kann die negative Phase als ein theoretisches Schreckgespenst
bezeichnen. Denn sie ist tatsächlich nur bei einer Grundform der Immunitätsvorgänge, bei der Toxinabsättigung durch antitoxische Sera, beobachtet
dann aber in ganz unbegründeter Weise auch auf andere
Immunitätsvorgänge übertragen worden.

Den Begriff der negativen Phase können wir uns folgendermaßen
klar machen. Wenn wir ein Tier gegen die Toxine eines Krankheitserregers aktiv immunisieren, d. h. durch Einspritzung nicht krank machender Dosen des Erregers oder seiner Toxine die Bildung spezifischer Antitoxine anregen, so läßt sich feststellen, daß nach dieser Einspritzung
der Gehalt des Serums an Schutzstoffen zunächst sinkt. Nach einer
bestimmten Zeit aber, die nach den Versuchsbedingungen und auch bei
den einzelnen Tieren wechselt, steigt die antitoxische Wirkung wieder
über den früheren Stand hinaus an.

Die Zeit des vorübergehenden Verlustes an nachweisbaren Anti-
toxinen im Serum wird als negative Phase bezeichnet. Die nachfolgende
kompensatorische Abwehrleistung über den früheren Stand hinaus ist
das wesentliche Grundprinzip jeder aktiven Immunisierung.

Und auch hier bietet die Tuberkuloseforschung ein psychologisch
interessantes Moment. Die negative Phase, die, wie wir gleich sehen
werden, bei der Tuberkuloseimmunität überhaupt gar nicht in Betracht
zu ziehen ist, hat stets in den theoretischen Anschauungen in hervorragender Weise ihre hemmende Rolle gespielt. Das wesentliche Grundprinzip jeder aktiven Immunisierung aber, die konstante Steigerungsfähigkeit der cellulären Abwehrleistung, wird bei der Tuberkulose auch
heute vielfach noch nicht anerkannt. (Theorie von Wassermann und
Bruck!)

Am genauesten ist die negative Phase bei der Opsoninbildung nach
Staphylokokkenvaccination und bei der Diphtherie studiert worden.
Aber auch hier konnte nachgewiesen werden, daß die negative Phase
nur bei ganz bestimmten Verhältnissen (bestimmter Antitoxingehalt des
Serums usw.) eintritt. Immerhin aber war hier die Möglichkeit zu einer
genauen Bearbeitung dieser Frage gegeben, weil wir ja die Immunitätsvorgänge bei der Diphtherie durch einen der uns bekannten Typen serologischer Reaktionen ziemlich erschöpfend erfassen können.

Aber schon der Versuch, die negative Phase bei Infektionskrankheiten zu studieren, bei welchen die Immunität in erster Linie auf bakterio-

lytischen Vorgängen beruht, führte zu einem merkwürdigen Ergebnis. Trotz der Anwendung von Versuchsbedingungen, welche das Auftreten einer negativen Phase absichtlich hervorrufen sollten, gelang es überhaupt nicht, negative Phasen nachzuweisen.

So haben Bessau und Paetsch (33) an ihren sensibilisierten Kaninchen trotz Verwendung nahezu tödlicher Choleradosen keine nachweisbare Abnahme der bakteriolytischen Serumwirkung feststellen können. Dagegen folgte eine Steigerung des bakteriolytischen Titers um das 100—600fache!

Eine Erklärung für diese Erscheinung, die den Untersuchungen bei der Diphtherie scheinbar widerspricht, gibt Bessau (32) durch seine Reagensglasversuche über die Erschöpfbarkeit von Typhusimmunserum an Bakteriolysinen. Er konnte zeigen, daß zur Erschöpfung der bakteriolytischen Wirkung ganz enorme Antigenmengen nötig sind. Die Absättigungsverhältnisse bei der Bakteriolyse sind eben ganz andere als bei der Toxinabsättigung, die nach dem Gesetz der multiplen Proportion erfolgt.

So können wir schon bei der bakteriolytischen Immunität mit Bessau, R. Pfeiffer, Friedberger u. a. das Vorhandensein einer negativen Phase überhaupt ablehnen.

Und wie steht es nun bei der Tuberkulose?

Wir haben gesehen, daß es nicht möglich ist, die Tuberkuloseimmunität durch eine der uns bekannten Grundformen serologischer Immunitätsvorgänge erschöpfend zu erklären. Wir haben gesehen, daß das Auftreten humoraler Antikörper bei der Tuberkulose so wechselnd ist, daß die einschlägigen Versuche zu den größten Gegensätzen führten. Ein wirklicher Nachweis negativer Phasen bei der Tuberkulose ist nie gelungen, wir müßten denn jedes Nichtvorhandensein humoraler Antikörper einfach als negative Phase bezeichnen.

Dazu haben wir aber keinerlei Berechtigung, denn unsere Erkenntnisse über die Bedeutung der cellulären Immunität bei der Tuberkulose führen uns gerade in die entgegengesetzte Richtung. Bei der chronischen Tuberkulose, die jahre- und jahrzehntelang den menschlichen Körper durchseucht, liegt der Schwerpunkt des Abwehrkampfes nicht mehr in den humoralen Immunitätsvorgängen, wie bei den akuten Infektionskrankheiten, wo es genügt, die in den Kreislauf eingedrungenen Krankheitserreger und Krankheitsgifte wieder unschädlich zu machen. Bei der Tuberkulose liegt der Schwerpunkt in der Kampfbereitschaft der Körperzellen. Nur wenn die Tuberkulose bestehendes Immunitätsgleichgewicht stört und einen neuen Schub von Krankheitsgiften in den Kreislauf gelangen läßt, antwortet die Zellimmunität mit humoralen Abwehrfunktionen.

Und damit wird der Begriff der negativen Phase bei der Tuberkulose überhaupt haltlos.

Bei der chronischen Tuberkulose werden die Körperzellen nicht schutzlos, wenn keine humoralen Immunitätsreaktionen vor sich gehen, sondern die Körperzellen erzeugen zu ihrem Schutze humorale Antikörper, sobald das Immunitätsgleichgewicht gestört wird. Erst wenn diese Abwehrbereitschaft der Körperzellen verloren geht (negative Anergie), bedeutet dies den unmittelbar drohenden Zusammenbruch.

Das Ansteigen und Abklingen der humoralen Immunitätsreaktionen bei der Tuberkulose hat also mit dem Begriff der negativen Phase gar keinen logischen Zusammenhang mehr.

Alle die Vorstellungen, daß „nach Antigeninjektionen humorale Antikörper aufgebraucht werden und die Tuberkelbacillen nun die schutzlos gewordenen Körperzellen überfallen können" und ähnliche Anschauungen mehr, sind wirklich nichts anderes als theoretische Schreckgespenster. Oft und oft sind bei der Tuberkulose keine humoralen Antikörper im Serum nachweisbar, aber die Zellen können trotzdem nicht „überfallen" werden, solange sie noch die Fähigkeit besitzen, die Stoßwelle humoraler Immunitätsfunktionen zu bilden. Die Injektionen spezifisch wirkender Substanzen mit Antigenwirkung setzen bei der Tuberkulose keine negativen Phasen, sondern einen Abwehrreiz für die celluläre Immunität.

Man hat auch nach verschiedenen anderen Erklärungen der Tuberkulinschäden gesucht.

Ich erinnere z. B. an die von der Tuberkulinkritik mit so großem Eifer festgehaltene Behauptung, daß durch die Tuberkulinreaktion Tuberkelbacillen leichter in die Blutbahn gebracht werden. Gewiß können Tuberkelbacillen leichter in die Blutbahn gelangen, wenn bei fehlerhafter Tuberkulinanwendung starke Entzündungserscheinungen in progredienten Herden auftreten. Das Wesen einer solchen Tuberkulinschädigung liegt aber sicher nicht in der Mobilisierung von Tuberkelbacillen, sondern, wie wir noch genau sehen werden, in ganz anderen Dingen. Möller und Oehler (204), Moewes (202), Mayer (194), Schönfeld (302) u. a. haben in eingehenden Versuchsreihen nachweisen können, daß das Vorkommen von Tuberkelbacillen im strömenden Blut in allen Stadien der Tuberkulose außerordentlich häufig ist. Das erscheint uns ja heute, namentlich für die generalisierenden Stadien, eigentlich selbstverständlich, nachdem wir wissen, wie häufig die hämatogene Metastasenbildung ist. Mit einer Tuberkulinbehandlung an sich steht aber nach den übereinstimmenden Untersuchungsergebnissen der genannten Autoren das Vorkommen von Tuberkelbacillen im strömenden Blut in keinem Zusammenhang.

Die Tuberkulinschäden beruhen auf ganz anderen Dingen als auf negativen Phasen und einer vermehrten Bacillenausschwemmung ins Blut, die höchstens die Begleiterscheinung fehlerhaft starker Herdreaktionen sein kann. Tausendfache klinische Erfahrung hat gezeigt, daß diese Tuberkulinschäden unter heftigen entzündlichen Reaktionen in progredienten tuberkulösen Herden einhergehen. Diese heftigen Herdreaktionen werden in der Lunge deshalb so gefährlich, weil das reiche Netz von Lymphbahnen und Blutgefäßen eine Weiterverbreitung des Infektionsmaterials und der Entzündungsvorgänge so sehr begünstigt.

Und wir werden noch eingehend kennen lernen, wie sehr die Schädlichkeit und Gefährlichkeit einer Herdreaktion auch von den anatomischen Verhältnissen des Herdes und seiner nächsten Umgebung abhängt.

Und daß diese Tuberkulinschäden mit negativen Phasen nichts zu tun haben, beweisen sehr schön auch die neuerdings veröffentlichten Beobachtungen Hamburgers (106) aus der Grazer Kinderklinik. Hamburger fand, daß häufig nach fieberhaften Tuberkulinreaktionen für drei bis vier Tage eine geringere Tuberkulinempfindlichkeit eintritt. Er nennt nun diesen Zustand irrtümlicherweise auch „negative Phase‘‘.

Das Absinken der Tuberkulinempfindlichkeit nach fieberhaften Tuberkulininjektionen bei Kindern ist aber sicher nicht als negative Phase aufzufassen, sondern als etwas sehr Positives, als Ausdruck einer sehr kräftig einsetzenden überkompensierenden Abwehrleistung auf starke Reize hin. Es ist wohl anzunehmen, daß es sich bei diesen Patienten Hamburgers vorwiegend um gutartige Formen der generalisierenden Tuberkulose gehandelt hat. Denn Kinder mit progredienten Lungenprozessen oder schwerer hämatogener Dissemination wären ja für eine derartige stark reaktive Tuberkulinbehandlung gänzlich ungeeignet. Die gutartigen Formen der generalisierenden Tuberkulose sind aber ein Krankheitsstadium, das sich sehr häufig durch eine außerordentlich gute Fähigkeit zu starken überkompensierenden cellulären Abwehrleistungen auszeichnet. Bei tuberkulösen Lungenprozessen der Erwachsenen tritt nach meinen Erfahrungen diese von Hamburger beschriebene Erscheinung nicht ein.

Nicht vor der negativen Phase haben wir uns zu fürchten, sondern vor den Folgen falscher Tuberkulinanwendung. Die spezifische Therapie stellt eben, wie wir noch sehen werden, bezüglich der Indikationsstellung als auch bezüglich der therapeutischen Technik viel größere Anforderungen, als heute im allgemeinen noch angenommen wird.

Wir haben damit jene Begriffsbildungen und Teilprobleme kritisch erörtert, die bis heute in der Tuberkulose-Immunitätsforschung ständig auf der Tagesordnung geblieben sind, weil sie durch den Entwicklungsgang der Forschung und durch die Erfordernisse der ärztlichen Praxis im Mittelpunkt des Interesses stehen.

Eine eingehende Erörterung war nötig, weil diese Fragen für die spezifische Reaktionsbehandlung von grundlegender Bedeutung sind.

In der Auffassung des ganzen Immunitätsproblems der Tuberkulose ist aber in den letzten Jahren eine sehr erfreuliche Klärung eingetreten. Wir wissen heute, daß es eine Immunität gegen Tuberkulose — im Sinne eines sicheren Schutzes — für den menschlichen Körper nicht gibt, und daß wir uns auf „ein Leben mit der Tuberkulose‘‘ (Saathof [287]) einstellen müssen.

Wir müssen aber bei diesem Zusammenleben trachten und dafür Sorge tragen, daß der menschliche Körper in dieser Lebensgemeinschaft der stärkere Teil bleibt.

Brauer (39) hat auf dem Kongreß in Wiesbaden (1921) festgestellt, daß mit den Illusionen auf dem Gebiet der Immunisierung gegen Tuberkulose gründlich aufgeräumt wurde. Das war auch durchaus notwendig. Wir aber, die wir uns bereits gewöhnt haben, in unserem Denken an Stelle des imaginären Schutzbegriffes „Immunität" die Tatsache des immunbiologischen Kampfes zu setzen, haben uns in dieser Richtung nie Illusionen hingegeben.

VI. Unser heutiger Kampf gegen die Tuberkulose.

Jede Krankheitsbekämpfung muß zwei Ziele verfolgen: Krankheitsverhütung und Krankheitsheilung.

Über die prinzipiellen Gesichtspunkte dieser beiden Bestrebungen gegenüber der Tuberkulose sollen die beiden folgenden Abschnitte handeln. Um diese Gesichtspunkte klarer zu kennzeichnen, wird es aber gut sein, vorerst ein kurzes Bild über unseren heutigen Kampf gegen die Tuberkulose zu geben und einige Gedanken daran zu knüpfen, die tief in das zu lösende Problem hineinleuchten.

Schon aus unseren bisherigen Betrachtungen ergibt sich der Grundsatz, der für eine erfolgreiche Tuberkulosebekämpfung Richtlinie unseres Handelns sein sollte: Erkennung und Anerkennung der Anfangsstadien der Tuberkulose und vorbeugende Behandlung derselben, um zu verhüten, daß sie zu einer schweren oder unheilbaren Erkrankung werden.

Wir bewegen uns heute größtenteils noch immer am entgegengesetzten Ende.

In der allgemeinen ärztlichen Praxis gibt es fast nur „Tuberkulose als hoffnungslose Krankheit". Erst die schweren Formen der generalisierenden Tuberkulose und der isolierten Phthise erregen das durchschnittliche „klinische Interesse". Alle sozialhygienischen Maßnahmen sind in erster Linie auf die „Heilung" der tertiären Tuberkulose eingestellt. Wo große Kapitalien zur Verfügung stehen, werden sie zum weitaus größten Teil in Lungenheilstätten angelegt.

Nicht etwa, daß ich mit dem eingangs aufgestellten Grundsatz etwas Neues gesagt habe. Im Gegenteil — die Mehrzahl von uns wird diesen Grundsatz innerlich als richtig und erstrebenswert anerkennen.

Es fehlt „nur" — die Tat.

Und das ist begreiflich, denn wir Kulturmenschen sind nur selten mehr in der Lage, nach inneren Überzeugungen zu handeln. Das können nur noch die „ganz Großen" unter uns. Wir anderen handeln nach festgelegter Schulung und genau festgesetzten Vorschriften, deren Notwendigkeit und gute Seiten ich bereits gewürdigt habe. Die Lebenskünstler unter uns haben es seit jeher herausgefunden, daß es subjektiv am zweckmäßigsten ist, seine Überzeugung nach diesen festgelegten, derzeit üblichen Richtlinien einzustellen. Das tun viele sicher ganz unbewußt.

So dauert es auf allen Gebieten des menschlichen Lebens lange, bis sich etwas „Neues" durchsetzt — und das ist zweifellos vielfach eine gesunde „Prophylaxe". Und umgekehrt bleiben einmal gewohnte und allgemein geübte Dinge lange bestehen, auch wenn sie sich im Lichte besserer Erkenntnisse nicht mehr als zweckmäßig erweisen — und das ist zweifellos vielfach ein arges Hemmnis.

Nicht anders ist es bei unserem Kampf gegen die Tuberkulose. Der eingangs erwähnte Grundsatz ist schon vor zwei Jahrzehnten von C. Spengler, Petruschky u. a. klar erkannt und unermüdlich vertreten worden. Aber sie drangen nicht durch, denn die Richtung der allgemeinen Schulung war noch anders eingestellt.

So kämpfen wir auch heute noch mit starrem Denken, unentwegt aber recht hoffnungslos, unseren Kampf gegen die Volksseuche Tuberkulose fast ausschließlich auf dem ungünstigen Kampfgelände der tertiären Tuberkulose.

Und auch dieser Kampf gegen die tertiäre Tuberkulose ließ lange Zeit jeden einheitlichen Gedanken vermissen. Und vielfach ist dies heute noch so.

Nur langsam beginnt sich der zusammenfassende Grundgedanke durchzuringen, der zwar nahe liegt, der aber für viele unüberwindliche Schwierigkeiten zu bieten scheint.

Dieser Grundsatz lautet: einer Krankheit, die jahrelang zu dauern pflegt, muß auch eine jahrelange, einheitliche ärztliche Überwachung und Behandlung entgegengestellt werden.

Man soll nicht sagen, daß dies nicht möglich ist. Ich selbst habe — nach biologischen Richtlinien arbeitend — an meiner Fürsorgestelle ständig einige Hundert Tuberkulöse in dauernder Beobachtung, viele in jahrelanger Behandlung.

Es nützt für unseren Kampf gegen die Volksseuche Tuberkulose nur wenig, wenn wir einen kleinen Bruchteil der Kranken für eine kurze Zeit, in der eine Heilung meist unmöglich ist, in den Heilstätten mit übertrieben ängstlichen Kuren beglücken, während draußen die schleichende Seuche uneingedämmt auch weiterhin die Bevölkerung in ihrem Nachwuchs durchgiftet. Wenn wir die Volksseuche Tuberkulose bekämpfen wollen, dann müssen wir die Dämme, die wir gegen sie errichten, tiefer und breiter aufbauen.

In allen Kulturländern ist dies erkannt worden. Und jedes Land ist in seinem Bestreben, das schwierige Problem zu lösen, zuerst andere

Wege gegangen. In England und in den nordischen Ländern hat man schon frühzeitig die möglichst weitgehende Unterbringung der Schwerkranken in eigenen Pflegestätten angestrebt. In Frankreich hat Calmette eine ambulatorische Überwachung der Tuberkulösen als wichtigstes Ziel angesehen. In Deutschland ist der organisierte Kampf gegen die Tuberkulose von den Heilstätten ausgegangen. Dann erkannte man immer klarer, daß eine der genannten Maßnahmen allein nicht zum Ziele führt. Und in dieser nötigen Erweiterung und Zusammenfassung der Maßnahmen ist Deutschland mit zielbewußter, gründlicher Arbeit an die erste Stelle getreten.

Die deutsche Reichsversicherungsordnung hat zielbewußt den Kampf gegen die Tuberkulose nach weitblickenden Richtlinien auf eine möglichst breite Grundlage gestellt. Kapitalskräftige Wohlfahrtsinstitute (Landesversicherungsanstalten, große Krankenkassen, Berufsgenossenschaften) haben sich zu dieser segensreichen Arbeit vereint. Das großzügig ausgebaute Heilstättenwesen Deutschlands bot eine wertvolle Basis für den weiteren Ausbau der Tuberkulosebekämpfung.

Aber leider ist es auch bis heute nicht vollkommen gelungen, die an sich gewiß verdienstvolle Arbeit der Heilstätten folgerichtig in die großen Ziele der Tuberkulose-Bekämpfung einzuordnen.

Heilmethoden sind nur dann erfolgreich, wenn sie sich den wesentlichen Eigentümlichkeiten der zu bekämpfenden Krankheit anpassen.

Wir haben gegen diesen Grundsatz bei der Tuberkulose im allgemeinen bisher schwer gefehlt.

Eine der wesentlichsten Eigentümlichkeiten tuberkulöser Erkrankungen ist ihre lange Dauer. Bei schweren ausgedehnten Gewebsveränderungen erfordert die Heilung Jahre. Und dieser Heilungsvorgang ist fast stets von mehr oder minder schweren Rückschlägen unterbrochen.

Die heute in der Allgemeinheit am meisten üblichen Behandlungsmethoden berücksichtigen dies in keiner Weise.

Wir trachten, die Kranken unter möglichst gute Lebensbedingungen zu bringen und sie möglichst zu schonen. Wir wollen dadurch ihre Kräfte sparen und ihre Lebenstüchtigkeit wieder heben. Wir gehen dabei von der Erwägung aus, daß durch die Erhaltung und Erhöhung der allgemeinen Lebenstüchtigkeit auch die spezifische Durchseuchungsresistenz gegen die Tuberkelbacillen gestärkt wird.

Bisher mag alles grundsätzlich als richtig anzuerkennen sein.

Aber die gegebenen Verhältnisse des Lebens, denen wir uns beugen müssen, haben uns dabei vielfach in eine falsche Richtung abgedrängt. Es fehlen uns die Mittel, auch nur einem größeren Bruchteil der Kranken für genügend lange Zeit solche gute Lebensbedingungen und so weitgehende Schonung zu verschaffen. Wir haben daher ganz willkürlich die Zeit verkürzt und dafür die Schonung bis zur Peinlichkeit und Kleinlichkeit gesteigert.

Dies war das durchschnittliche Bild unserer bisherigen Heilstättenbehandlung.

So ist die vielfach auch heute noch vorhandene einseitige Überschätzung des Heilstättenwesens in mancher Hinsicht wenig erfreulich.

Wir berühren hier eine Frage, die in den letzten 10 Jahren zu leidenschaftlichen Meinungsgegensätzen Anlaß gegeben hat. Auch hier standen sich unkritischer Optimismus und überscharfe Kritik schroff einander gegenüber. Zunächst behielt der Optimismus entschieden die Oberhand. Und dies ist in der intensiven, zum Teil sehr fruchtbringenden Arbeit begründet, die auf dem Gebiete des Heilstättenwesens geleistet wurde und die zu immer großzügigerem Ausbau desselben aneiferte.

Niemand von uns wird diese Tatsachen verkennen. Eine zweckmäßige Anstaltsbehandlung — wenn sie nur von genügend langer Dauer wäre — ist für den einzelnen Kranken etwas sehr Wünschenswertes. Eine Anstaltsbehandlung pflegt für den Augenblick durchwegs bessere Erfolge zu geben, als man mit einer ambulatorischen Behandlung erzielen kann. Und vom ärztlichen Standpunkt muß in gewissen Stadien der Tuberkulose die Anstaltsbehandlung eine Notwendigkeit genannt werden. Endlich hat die Tuberkuloseforschung vielen wissenschaftlich hervorragenden Heilstättenärzten außerordentlich viel zu danken.

Die kritischen Zweifel an der Zweckmäßigkeit des Heilstättenwesens beginnen aber, sobald wir dasselbe von einem volkswirtschaftlichen Standpunkt aus betrachten. Und dieser volkswirtschaftliche Standpunkt muß ja gegenüber der Volksseuche Tuberkulose der maßgebende bleiben. Die an sich gewiß mit einwandfreier Objektivität ausgearbeiteten Statistiken Köhlers (154) berechnen in rund 43 % der in Heilstätten behandelten Fälle einen Dauererfolg in dem Sinne, daß die Arbeitsfähigkeit der betreffenden Kranken 5 Jahre lang mehr oder minder vollkommen erhalten blieb. Im Jahre 1920 bestanden in Deutschland 168 Lungenheilstätten für Erwachsene mit mehr als 17 600 Betten. Bei der üblichen durchschnittlichen Behandlungszeit von 3 Monaten können also in Deutschland jährlich rund 70 000 Personen einer Heilstättenbehandlung zugeführt werden. Wenn wir zunächst die unvermeidlichen Fehlerquellen der Köhlerschen Erfolgsstatistiken gar nicht berücksichtigen, so ergeben sich jährlich 42 000 volkswirtschaftliche Dauererfolge durch die Heilstättenbehandlung. Diesen 42 000 Dauererfolgen stehen nach verschiedenen Schätzungen etwa 1,4 Millionen behandlungsbedürftige Kranke gegenüber. Solche Zahlen geben vom volkswirtschaftlichen Standpunkt um so mehr zu denken, als das Heilstättenwesen Deutschlands bekanntlich die größte und beste Organisation auf diesem Gebiete darstellt. In den übrigen Ländern bleibt naturgemäß der tatsächliche Erfolg durch das Heilstättenwesen noch ganz bedeutend hinter den deutschen Zahlen zurück.

Und daran ändert auch nichts die bedauerliche Tatsache, daß seit dem Niedergang des deutschen Wirtschaftslebens nach dem verlorenen Kriege im Gegensatz zu früher mehr oder minder zahlreiche Heilstättenbetten leer stehen. Sie stehen nicht etwa deshalb leer, weil nun weniger anstaltsbedürftige Tuberkulöse vorhanden sind, sondern weil es immer schwerer geworden ist, die Kostendeckung der Anstaltsbehandlung für die Kranken aufzubringen. Und gerade das zeigt, wie sehr in der Heilstättenfrage das volkswirtschaftliche Moment zu wenig Berücksichtigung fand.

Und diese Zahlen werden noch ungünstiger, wenn wir uns vergegenwärtigen, daß in den Köhlerschen Statistiken ganz gewaltige Fehlerquellen enthalten sind. Die Köhlerschen Statistiken lassen nämlich die bei jeder Tuberkulosebehandlung so wichtige Frage des „propter hoc oder post hoc" ganz unberührt. Bei der Tuberkulose ist es ja schwerer als bei jeder anderen Krankheit zu beurteilen, wie weit ein beobachteter Erfolg tatsächlich auf die durchgeführte Behandlung zu beziehen ist. Gerade in der Zeit von etwa 10—20 Jahren, als die Heilstätten in Deutschland die unbestrittene Führerrolle in der Tuberkulosebekämpfung inne hatten, wurden sie von einer großen Zahl chronisch Leichttuberkulöser und sogenannter Prophylaktiker (unter diesen so manche Fehldiagnosen) bevölkert. Bei der überwiegenden Mehrzahl dieser Kranken wäre aber, wie die Erfahrungen des täglichen Lebens lehren, der Dauererfolg ganz bestimmt auch ohne Heilstättenbehandlung gekommen.

Solche Tatsachen mußten zu einer kritischen Stellungnahme gegen die allgemeine Überschätzung der Heilstätten führen. Und diese kritische Stellungnahme ist seit Grotjahns Schrift (94) „Die Krisis in der Lungenheilstättenbewegung (1907)" besonders stark in Erscheinung getreten. Auch diese Kritik hat in der Hitze des Gefechtes zweifellos häufig stark über das Ziel geschossen. Sie war aber bei dem übermäßigen Optimismus der zahlreichen „Heilstättenanhänger" entschieden berechtigt. Und sie hat den großen praktischen Nutzen gebracht, daß endlich auch größere Geldmittel für andere wichtige technische Maßnahmen der Tuberkulosebekämpfung flüssig zu werden begannen und nicht allein in Heilstätten angelegt wurden.

Heute hat sich der lebhafte Meinungsstreit bereits stark gelegt. Die Mehrzahl von uns steht auf dem Standpunkt, daß die Heilstätten tatsächlich viel Gutes leisten, daß wir sie nie entbehren werden können, daß es aber schon aus Gründen wirtschaftlicher Unmöglichkeiten ausgeschlossen erscheint, den Kampf gegen die tertiäre Tuberkulose allein mit einem „Heilstättensystem" zu führen.

Auch mir wird oft der Vorwurf gemacht, daß ich ein Gegner der Heilstätten sei. Das ist aber durchaus nicht der Fall. Ich bin stets froh, wenn es mir gelingt, bei entsprechender Indikation meine Patienten in eine gut geleitete Heilstätte zu bringen. Ich schätze die verdienstvolle Arbeit der Heilstätten und Heilstättenärzte ganz außerordentlich hoch. Aber gerade deshalb, weil ich sie hochschätze, halte ich es für eine dringende Notwendigkeit, daß die Arbeit der Heilstätten besser als bisher in die

Bestrebungen einer umfassenden Tuberkulosebekämpfung eingeordnet werden. Und ich glaube, daß man dieser Notwendigkeit durch freimütige Kritik, die mit bester Absicht noch bestehende Übelstände feststellt, besser dient als durch eine allzu optimistische Betrachtung dessen, was die Heilstätten bisher für die Tuberkulosebekämpfung geleistet haben.

Im Rahmen der ganzen Tuberkulosebekämpfung hätten die Heilstätten die außerordentlich wichtige Aufgabe, kritische Krankheitsstadien überwinden zu helfen. Dann würden sie noch viel mehr als bisher ein wichtiges Hilfsmittel zur Erzielung von Dauererfolgen und Dauerheilungen sein und könnten ein Vielfaches von dem leisten, was sie früher geleistet haben.

Damit diese Aufgabe von den Heilstätten erfüllt werden kann, müssen zwei Vorbedingungen gegeben sein:

1. Richtige Auswahl und rechtzeitige Aufnahme der Kranken.

2. Vermeidung aller übertriebener Schonungskuren, die vielfach einem Dauererfolg direkt schädlich sind.

Bezüglich der richtigen Auswahl der Kranken stehen wir heute bereits in einer entschieden guten und vorwärtsstrebenden Entwicklung. Die Erkenntnis, daß die teueren Heilstättenkuren nur für bestimmte Krankheitsstadien und Krankheitsformen vorbehalten bleiben sollen, ist schon seit geraumer Zeit gegeben.

So bestimmt die deutsche Reichsversicherungsordnung, daß eine Heilstättenkur nur dann in Aussicht genommen werden soll, wenn sie bei bedrohter Erwerbsfähigkeit mit einiger Wahrscheinlichkeit die zeitliche Verhütung der Invalidität gewährleistet. Für die Leichtkranken, die keiner Heilstättenbehandlung bedürfen, und für die hoffnungslosen Fälle, bei welchen eine Erwerbsfähigkeit nicht mehr zu erwarten ist, sollen die teueren Heilstättenbetten nicht in Anspruch genommen werden. Für derartige Fälle war in Deutschland vor Ausbruch des Krieges die Errichtung billiger Walderholungsstätten sowie kleinerer Tuberkulosespitäler und Pflegestätten in viel versprechender Entwicklung begriffen.

Diese Bestimmungen über die Gewährung einer Heilstättenkur sind, wenigstens vom volkswirtschaftlichen Standpunkt, entschieden richtig gefaßt. Ihre praktische Durchführung jedoch läßt infolge der Schwierigkeit, derartige Krankheitsstadien nach beiden Seiten hin richtig abzugrenzen, infolge Mangels an einheitlicher Beobachtung der Kranken und infolge der meist recht umständlichen Aufnahmeverfahren viel zu wünschen übrig.

Solche Vorschriften lassen sich ja viel leichter bureaukratisch stilisieren als in der Wirklichkeit durchführen.

Sicher haben wir nun, gerade in den letzten Jahren, bezüglich der differentialdiagnostischen und prognostischen Abgrenzung der verschiedenen Krankheitsformen sehr erfreuliche und erfolgversprechende Fortschritte gemacht. Aber diese Fortschritte sind heute naturgemäß noch lange nicht Allgemeingut der in der Tuberkulosebekämpfung praktisch tätigen Ärzte geworden. Wo die Auswahl der Kranken für eine Heilstättenbehandlung in wirklich fachärztlichen Händen liegt, dort kann sie heute schon als zweckentsprechend bezeichnet werden. Wo dies nicht der Fall ist, gibt es noch manch ärgerliches Hin und Her zwischen auswählenden Ärzten und Heilstättenärzten, das der Sache und den Patienten wenig förderlich ist. Und die Schuld liegt durchaus nicht immer allein auf Seite der auswählenden Ärzte.

Bei uns in Österreich liegen die Verhältnisse in dieser Richtung vielfach noch recht übel. Von den praktischen Ärzten werden heute tatsächlich noch viele ungeeignete, oft vollkommen hoffnungslose Fälle für eine Heilstättenbehandlung vorgeschlagen. Und die Abwehr der Heilstättenärzte gegen diesen Mangel an richtiger Indikationsstellung überschreitet dann oft die entsprechenden Grenzen, indem sie auch fachärztlich begutachtete Fälle ablehnen, ohne sie gesehen zu haben, sobald sie nur etwas von subfebrilen Temperaturen hören.

So antwortete mir kürzlich die Salzburger Heilstätte Grafenhof, bei der ich im Wege der Invalidenentschädigungskommission eine durchaus heilstättengeeignete Patientin (nodös-cirrhotischer Prozeß von sehr chronischem Verlauf mit guter Heiltendenz, subfebrile Temperaturen, sehr schlechte häusliche Lebensverhältnisse) zur Aufnahme angemeldet hatte, daß die Patientin „zur Zeit nicht geeignet sei" und erst aufgenommen werden könne, wenn sie fieberfrei geworden sei" (!!). Die Patientin wurde dann trotz der schlechten Lebensverhältnisse durch eine ambulatorisch durchgeführte Behandlung im Laufe zweier Monate tatsächlich im wesentlichen fieberfrei und wurde nach inzwischen durchgeführten Verhandlungen, die etwa sechs Wochen dauerten, in eine andere Heilstätte gebracht.

Und solche Fälle sind durchaus keine Seltenheit, sondern wiederholen sich nach meinen Beobachtungen sowohl bei mir als auch andernorts immer wieder.

Die Mitteilungen des österreichischen Volksgesundheitsamtes veröffentlichten im Mai 1922 eine Zusammenstellung über die Einrichtungen Österreichs zur Bekämpfung der Tuberkulose. Wir können darin zunächst mit Befriedigung feststellen, daß unser kleines, armes Land über 32 507 „Tuberkulosebetten" verfügt. Das kann wohl als sehr reichlich bezeichnet werden, und damit könnte außerordentlich viel geleistet werden. Aber dann lesen wir bei mehr als der Hälfte aller angeführten Anstalten: „aufgenommen werden nur Leichttuberkulöse", „leichte Lungenspitzenkatarrhe ohne Fieber" usw. Das heißt doch wohl gründlich den Zweck einer Heilstättenbehandlung verkennen und spricht von einem betrüblichen Mangel an Selbstvertrauen. Das gibt auch einen bedenklich bitteren Beigeschmack zu allen den verheißungsvollen und optimistischen „Heilungsstatistiken", die von solchen Anstalten in die Welt gesetzt werden.

Was die rechtzeitige Aufnahme der Kranken betrifft, so sehen wir auch hier — abgesehen von einzelnen gut organisierten Bezirken und städtischen Unternehmungen, wo bereits eine direkte Zusammenarbeit aller Institutionen zur Tuberkulosebekämpfung unter einheitlicher Leitung besteht, daß das Aufnahmsverfahren in der Regel noch außerordentlich schleppend ist. Viele Kranke müssen auf ihre Aufnahme so lange warten, bis die Heilstättenbehandlung im günstigen oder ungünstigen Sinne für sie nicht mehr nötig ist.

Bei uns in Österreich hat sich das System der Vertrauensärzte eingebürgert und sich insoferne bewährt, als es eine verhältnismäßig rasch durchführbare, fachärztliche Überprüfung der von anderer Seite vorgeschlagenen Patienten ermöglicht. Ich selbst bin Vertrauensarzt zweier Heilstätten und kann nach den gemachten Erfahrungen sagen, daß das System besonders insoferne zweckmäßig ist, als es gelingt, wirklich unrichtig gestellte Indikationen auf dem kürzesten Wege auszuschalten. Die Überprüfung macht aber insoferne Schwierigkeiten, als sie von den Ärzten und Patienten vielfach nur als Formsache angesehen wird und man nicht einsehen will, daß die Indikationsstellung für eine Heilstättenbehandlung meist nicht in einer kurzen Sprechstundenuntersuchung möglich ist, sondern eine genaue Untersuchung, vielfach eine längere Beobachtung nötig macht.

Ein sehr ungesundes System aber, das sich bei uns in Österreich recht eingebürgert hat, ist die Gepflogenheit mancher Organisationen (Invalidenentschädigungskommission, Berufsorganisationen usw.), sich eine bestimmte Zahl von Heilstättenbetten vertragsmäßig zu sichern. So erfreulich es auch ist, wenn derartige Organisationen zur Errichtung und Erhaltung von Heilstätten beitragen, so wenig zweckmäßig ist dieses System für die ärztliche Praxis. Es ist mir in den letzten Jahren wiederholt vorgekommen, daß von einer solchen Organisation angefragt wurde, ob ich denn keine heilstättenbedürftigen Mitglieder der Organisation unter meinen Patienten hätte, da eine größere Zahl von Heilstättenbetten leer stehe, während ich gleichzeitig für dringend heilstättenbedürftige Patienten vergebens bemüht war, ein freies Heilstättenbett und die Kostendeckung für die Heilstättenbehandlung aufzutreiben.

Es ist sicher außerordentlich schwierig, die Frage der richtigen Krankenauswahl und der raschen, rechtzeitigen Aufnahme in der Praxis in wirklich befriedigender Weise zu lösen. Die Prinzipien sind heute im wesentlichen richtig erfaßt. Ihre technische Durchführung läßt aber vielfach noch sehr viel zu wünschen übrig und leidet vor allem unter allzu bureaukratisch fixierten Vorschriften, die auf das einzig maßgebend sein sollende Prinzip ärztlicher Sachlichkeit zu wenig Rücksicht nehmen. Auch sozialpolitische „Machtfaktoren" neueren Ursprungs versuchen da nicht selten in unserer heutigen Zeit die ärztliche Nackensteifheit auf eine kleine Probe zu stellen.

Kurzgesagt — wir dürfen heute mit den bisherigen Errungenschaften noch lange nicht zufrieden sein, sondern müssen nach weiterer Verbesserung streben. Denn auch heute noch wird es für eine große Mehrzahl Tuberkulosekranker, die einer Heilstättenbehandlung dringend bedürfen, nicht möglich, einer solchen teilhaftig zu werden. Dagegen finden wir auch heute noch eine große Zahl Tuberkulöser in den Heilstätten gehegt und gepflegt, die einer Heilstätte gar nicht bedürfen; für die es schon lange wichtig wäre, wieder Schritt für Schritt eine Ertüchtigung der körperlichen Leistungsfähigkeit anzustreben. Das geht auch außerhalb der Heilstätte, vielfach sogar besser.

Und damit komme ich auf die zweite Frage, die mir für eine zweckentsprechende Arbeit der Heilstätten von grundlegender Wichtigkeit scheint, auf die Vermeidung allzu übertriebener Schonungskuren und allzu schematischer Vorschriften im ärztlichen Betriebe und bei der Erziehung der Patienten.

Und wenn es in dieser Richtung in den letzten zehn Jahren mit unserer wachsenden Erkenntnis über das Wesen und die Verlaufsmöglichkeiten tuberkulöser Erkrankungen, namentlich in der jüngeren Generation der Heilstättenärzte, wesentlich besser geworden ist, so fehlt es doch auch heute noch — soweit ich dies aus meinen Erfahrungen der konsultativen Praxis beurteilen kann — vielfach an der grundlegenden Erkenntnis, was die Heilstätte für den Tuberkulösen auf dem Wege zur erhofften Dauerheilung zu leisten hat und leisten kann, und was sie ihm an Belehrung und Erziehung mitgeben soll.

Mit dem, was ich in den beiden ersten Auflagen des Buches über diesen Gegenstand schrieb, wollte ich nicht den einzelnen Heilstättenarzt belehren oder gar persönlich treffen. Ich wollte vielmehr nur mit kurzen Worten ein charakteristisches Bild jenes Entwicklungsganges auf diesem Gebiete geben, den wir auch heute noch nicht vollkommen hinter uns haben. Meine Kritik bezieht sich nicht auf die Arbeitsmethoden der einzelnen Heilstätten und Heilstättenärzte, sondern auf das, was über die hygienisch-diätetische Heilstättenbehandlung als „die einzig bewährte Heilbehandlung der Tuberkulose" in der Literatur der letzten 15 Jahre zu lesen war. Gegen diese literarisch erhobenen Forderungen peinlichster Kleinlichkeiten, die angeblich für eine Tuberkulosebehandlung unentbehrlich sein sollen und die für die große Mehrzahl der Ärzte und Patienten eine praktische Unmöglichkeit bedeuten, hat sich meine Kritik gewendet, weil mir meine eigenen Erfahrungen und auch die Erfahrungen anderer gelehrt haben, daß es auch ohne solche Übertriebenheiten geht — und vielfach sogar besser geht. Und nachdem diese literarischen Niederschläge einer allzu engherzigen, in bedeutungslose Kleinlichkeiten sich verlierenden ärztlichen Denkrichtung auch heute noch in Lehrbüchern, Vorträgen — und auch noch in einzelnen Heilstätten weiterhin die maßgebende Richtlinie bilden, scheint es mir zweckmäßig, als literarisches Gegengewicht auch meine Kritik noch nicht zurückzunehmen.

Denn der Widerspruch zwischen den Anforderungen, die eine umfassende Tuberkulosebekämpfung an uns stellt, und dem alten System hygienisch-diätetischer Heilstättenbehandlung ist wirklich allzu groß. Es beanspruchte dabei rücksichtslos für sich Arbeitskräfte, Geld und

Material, das an anderer Stelle tausendmal nötiger gewesen wäre, um dem bösesten Mangel an materiellen Hilfsmitteln für eine folgerichtige Tuberkulosebekämpfung abzuhelfen.

Während draußen im Leben Zehntausende von Tuberkulösen ärztlich gänzlich unversorgt und unüberwacht in den übervölkerten, schmutzigen Proletarierwohnungen dahinsterben — oder auch ausheilen —, erschöpft sich der ärztliche Betrieb in den Lungenheilstätten nur zu oft in gehaltlosen und ganz unzweckmäßigen Peinlichkeiten und Kleinlichkeiten. Man streitet sich, ob bei den Kranken prinzipiell dreimal oder fünfmal des Tages die Temperatur gemessen werden muß. Ob die Messung in der Achselhöhle an Genauigkeit genügt, oder ob Mund- oder Aftermessung vorzuziehen sei. Kranke, die nach drei Monaten wieder in einen anstrengenden Beruf oder in die aufreibende Tätigkeit des vielköpfigen, kleinbürgerlichen oder proletarischen Haushaltes zurückkehren müssen, werden nach Zehntelgraden ihrer Temperatur und einem Stundenschema mit Liegekuren „behandelt". Oder sie werden mit Spaziergängen vorgeschriebener Schrittzahl auf Wegen mit bestimmten Steigungsprozenten „systematisch trainiert". Wir können bei Schröder (305) von der „Technik der Luftkur" lesen: „Der Kranke wird in ein schmäleres Eisenbett, welches auf kleinen Rädern läuft, umgebettet — um je nach der Aktivität des Prozesses mehr oder weniger Innen- oder Außenluftkur durchzuführen." Draußen im Leben aber schlafen Tausende von Phthisikern mit ihren Kindern in einem Bette. Wir können lesen, daß Kegelschieben und Billardspiel für den Lungenkranken zu anstrengend und Schach- und Kartenspiel zu aufregend sind. Nur Domino, Halma, Schmetterling- und Käfersammeln sind erlaubt. Drei Monate später, nach Beendigung dieser „Heilstättenkur" kehrt der gleiche Kranke, ohne daß seine Tuberkulose in dieser kurzen Zeit geheilt sein könnte, wieder in den schonungslosen Konkurrenzkampf des Lebens zurück, muß seine Kräfte vielleicht wieder bis aufs äußerste anspannen und wirtschaftliche Familiensorgen, die aufregender sein dürften als Schach- und Kartenspiele, bereiten ihm schlaflose Nächte. Und während draußen im Leben Hunderttausende von Bacillenspuckern ihren infektiösen Auswurf wahllos und rücksichtslos überallhin verstreuen, und in den engen Wohnungen ihre Kinder auf das schwerste gefährden, werden in den Lungenheilstätten die umständlichsten Sputumvernichtungssysteme betrieben. Je umständlicher, desto geschätzter — aber leider, je umständlicher, desto unbrauchbarer, weil solche Vorschriften weder von den Kranken noch vom Pflegepersonal eingehalten werden. Kurzum, während draußen bei Hunderttausenden die Tuberkulose überhaupt nicht beachtet, vielfach mit Absicht verschwiegen und verheimlicht wird, wird in den Lungenheilstätten bei wenigen Tausenden alles peinlichst gemessen und gewogen. Jedoch die Wirklichkeit des Lebens hat diese Methode der Tuberkulosebekämpfung als zu leicht befunden.

Aber wohlgemerkt — ich wünsche nicht, daß diese satyrische Schärfe falsch gedeutet werde. Ich wende mich mit ihr nicht etwa gegen die verdienstvollen Forscher, welche die Physiologie und Pathologie der Körpertemperatur bearbeiteten und dabei naturgemäß möglichst viele Temperaturmessungen durchzuführen hatten. Ich wende mich nicht gegen die Erforscher der Lebensfähigkeit der Tuberkelbacillen, die in trefflich angelegten Versuchsanordnungen Stunde für Stunde das Absterben der Tuberkelbacillen unter den verschiedensten physikalischen Bedingungen verfolgten. Ich wende mich nicht gegen die großen Verdienste Brehmers und Dettweilers, den Schöpfern des Heilstättengedankens. Ich wende mich auch nicht gegen das Heilstättenwesen selbst. Ich wende mich nur gegen das geistlose und kritiklose Schematisieren, das auch den besten und größten Gedanken zu sinnwidrigen Verallgemeinerungen mißbraucht. Gegen jenes Schematisieren, in dem jene so eifrig sind, die es für persönliches Verdienst und einen unbedingten Befähigungsnachweis halten, wenn sie einmal bei einem großen Lehrer auf der hintersten Schulbank gesessen haben. Ich wende mich gegen den Mangel an Fähigkeit, bei einem Problem von der Bedeutung der Tuberkulose das Ganze im Auge zu behalten und sich statt dessen in zwecklosen Kleinlichkeiten zu verlieren. Und ich wende mich gegen den oberflächlichen Dilettantismus, der mit schwungvollen Phrasen bei der Eröffnung einer neuen Lungenheilstätte den Sieg über die Tuberkulose hinausposaunt — von dem uns leider noch Jahrzehnte harter Arbeit trennen. Gegen das wende ich mich und gegen das werde ich immer rücksichtslos auftreten, weil alles dies nur ein Schaden für die Sache ist.

Es wird bei gewissen Übertriebenheiten der Heilstättenbehandlung auch immer wieder auf die segensreiche, erzieherische Wirkung derselben hingewiesen. Diese ist an sich unzweifelhaft gegeben, nur ist die Erziehung von Menschen und vor allem von kranken Menschen bekanntlich eine so heikle psychologische Aufgabe, daß sie wohl kaum auf so einfache Weise, wie durch schematische Vorschriften möglich ist.

Man muß sich, wenn man jemanden erziehen will, doch immer die Frage vorlegen: wen soll ich erziehen? und: wie soll ich erziehen?

Und da wird jeder erfahrene Tuberkulosearzt ohne weiteres zugeben, daß es gerade bei Tuberkulösen notwendig ist, die Erziehung beim einzelnen außerordentlich verschiedenartig zu gestalten.

Ich kenne auf der einen Seite Patienten, denen ich es selbst dringendst wünsche und es ihnen dann auch meist empfehle, eine streng geregelte Heilstättenbehandlung — vor allem zu erzieherischen Zwecken — durchzumachen. Aber leider lehnen gerade solche Patienten meist eine Heilstättenbehandlung schroff ab, weil sie wissen, daß sie dort etwas erwartet, dem sie sich doch nicht fügen wollen. Und auch wenn es wirklich gelingt, derartige Patienten in eine Heilstätte zu bringen, die erzieherische Wirkung bleibt meist nur von sehr kurzer Dauer. Meist wird nur die an sich schon vorhandene Auflehnung gegen alle ärztlichen Vorschriften verstärkt, und zwar um so mehr, je schematischer solche Vorschriften gegeben und empfunden werden.

Dann kommt eine große, ziemlich indifferente Mittelgruppe, die recht verschieden gut auf alle Erziehungsbestrebungen reagiert. Aber gerade bei den relativ gut Belehrbaren macht sich hier nach meinen Erfahrungen nicht selten eine Erscheinung bemerkbar, die durchaus unerwünscht ist. Nach Hause zurückgekehrt, vermissen solche Patienten die streng geregelte Lebensweise der Anstalt mehr oder minder schwer. In den einfachen Haushaltungen lassen sich viele Maßnahmen — besonders in der heutigen Zeit — naturgemäß überhaupt nicht durchführen, Maßnahmen, die der Kranke nach der nun genossenen Erziehung für seine Heilung als vollkommen unentbehrlich ansieht. Die meisten chronisch Kranken werden stark betonte Egoisten, wenn sie es nicht vorher schon waren. Viele wollen es nicht einsehen, daß sie manches zu Hause nicht mehr so haben können wie in der Anstalt. Sie beginnen als Ursache Nachlässigkeit, Lieblosigkeit und schlechten Willen der Angehörigen anzunehmen. Es kommen böse Konflikte, dauernde Mißstimmung und Unzufriedenheit. Und alles, was durch die erzieherische Wirkung des Heilstättenaufenthaltes gewonnen war, schlägt in das Gegenteil eines Nutzens um. Ich habe einige wirklich recht bedauerliche Fälle solcher Art zu sehen bekommen.

Und diese Fälle bilden den Übergang zum anderen Extrem, zu den Überängstlichen, Übergewissenhaften, für die jedes Wort, jede Vorschrift des Arztes ein Evangelium bedeutet. Die bei jeder kleinsten Handlung und Begebenheit den Rat des Arztes haben wollen. Die ihre Kleidung, jede Mahlzeit, jeden Spaziergang vorgeschrieben wünschen und den ganzen Tag nicht aus der Aufregung herauskommen, ob sie nicht vielleicht etwas „falsch" gemacht haben. Für diese Gattung der Patienten — die zahlenmäßig durchaus nicht gering ist — ist die erzieherische Wirkung einer Heilstättenbehandlung nach meinen Erfahrungen in der Regel durchaus ungünstig. Sie werden in ihrer Ängstlichkeit und Unselbständigkeit nur noch mehr bestärkt. Wollen immer wieder in die Heilstätte zurück, auch wenn es gar nicht nötig und nicht möglich ist.

So wird für viele Kranke der Anstaltsaufenthalt keine Wohltat, sondern eine bedenkliche Verwöhnung. Die unvermeidliche Rückkehr in den anstrengenden Beruf, in die nie ruhenden Sorgen eines ärmlichen Haushaltes bringen eine schwere seelische und körperliche Belastung. Diese wird um so gefährlicher, je übertriebener und unzeitgemäßer die Schonung war.

Die erzieherische Wirkung einer Heilstättenbehandlung soll im Prinzip sicher nicht in Abrede gestellt werden. Aber auch hier ist es ganz außerordentlich schwer, in allen Fällen für die Wirklichkeit des Lebens das Richtige zu treffen. Der Heilstättenarzt, der ja doch eine große Zahl von Patienten ständig in seiner Obhut hat, steht da vor einer schweren

Aufgabe, wenn er genügend scharf individualisieren will. Und schließlich läuft eben jeder Heilstättenbetrieb aus Gründen technischer Notwendigkeiten nach festgesetzten Regeln und Gepflogenheiten, die für einen Teil des Patienten in erzieherischer Hinsicht gut, für andere aber wieder entschieden ungünstig sind.

Nach meinem persönlichen Empfinden wird zu viel erzogen. Auch hier ist es vielfach besser, möglichst wenig erziehen als falsch erziehen. Das kann derjenige sehr gut ermessen, der ein größeres Ambulatorium für Unbemittelte führt, wo kaum eine Gelegenheit zu kleinlichen Erziehungsversuchen gegeben ist und solche auch ganz zwecklos wären, und wo sich die intelligenten und belehrbaren Patienten doch Schritt für Schritt oft in ganz ausgezeichneter Weise erziehen lassen, besonders im Ambulatorium einer Fürsorgestelle, wo ein guter Kontakt mit den in Wirklichkeit gegebenen häuslichen Verhältnissen der Kranken besteht.

Und diese Notwendigkeit, den Kranken in ihrer gewohnten Umgebung und ihren gewohnten Lebensverhältnissen auch weiter ständig mit Rat und Tat zur Seite zu stehen — entweder nach absolvierter Heilstättenkur, oder für die große Mehrzahl, die keiner Heilstättenbehandlung teilhaftig werden — war das treibende Moment zur Gründung und Ausgestaltung des Fürsorgewesens.

Pütter und Kayserling schufen im Jahre 1898 die erste Fürsorgestelle für Lungenkranke in Berlin. Das Elend der ärztlich und sozial nicht versorgten unbemittelten Tuberkulösen hat die Notwendigkeit dieser neuen Einrichtung vollauf gerechtfertigt. Im Jahre 1915 betrug die Zahl der Tuberkulosefürsorgestellen in Deutschland bereits gegen 2000. Ihre Ausgestaltung ist den örtlichen Verhältnissen mehr oder minder gut angepaßt. Wir finden alle Abstufungen, von großen städtischen Instituten bis zu den einfachen Beratungs-Sprechstunden der Ärzte in den Landgemeinden.

Die segensreiche Wirkung der Fürsorgestellen steht außer Zweifel. Aber auch das Fürsorgewesen ist noch sehr entwicklungsbedürftig. Namentlich anfangs wurde das Hauptgewicht zu sehr auf die materielle Unterstützung einzelner Kranker und zu wenig auf ärztliche Maßnahmen zur Bekämpfung der Tuberkulose gelegt. Die wenig erfreulichen Folgeerscheinungen hatten sich bald geltend gemacht. Viele Fürsorgestellen wurden reine Armenunterstützungsinstitute. Damit geht aber der eigentliche Zweck der Fürsorgestellen, eine Institution zur Bekämpfung der Tuberkulose zu sein, immer mehr verloren. Es drängen sich dann vor allem sozial minderwertige Elemente heran, denen es nicht so sehr um die Heilung ihrer eigenen chronischen Erkrankung und noch viel weniger um den Schutz ihrer Umgebung zu tun ist, sondern die einfach irgendeinen momentanen materiellen Vorteil erhaschen wollen. Eine derartige Fürsorgetätigkeit ist falsche Humanität. Sie zieht nur Arbeitsunlust und Bettel groß, ohne dabei für die Tuberkulosebekämpfung etwas Wesent-

liches leisten zu können. Heute sind die Arbeitsmethoden der Fürsorgestellen schon um vieles besser geworden. Aber auch heute bleibt noch
vieles zu bessern übrig.

Wir müssen in erster Linie die Forderung erheben: größere Geldmittel·
und eine genügende Zahl geschulter Hilfskräfte für das Fürsorgewesen!

In der wichtigen Frage, ob sich die Fürsorgestellen auch mit der ambulatorischen Behandlung befassen sollen, ist heute noch keine Einigung
erzielt. Jedoch auch in Deutschland, wo man eine Behandlung noch
grundsätzlich ablehnt, werden die Stimmen immer zahlreicher, die für
eine solche eintreten.

Der Typus der Fürsorgestelle, die nur Ratschläge erteilt, mag in der
Großstadt seine Berechtigung haben. Aber auch hier hat es sich immer
mehr als dringende Notwendigkeit erwiesen, womöglich im engsten örtlichen Anschluß an die Fürsorgestelle auch eine Behandlungsstelle zur
Hand zu haben.

Wer in der Tuberkulosenfürsorge praktisch arbeitet und dabei ärztlich und sozial einigen wirklichen Nutzen erzielen will, muß zur Überzeugung gelangen, daß die Behandlung ein an sich gegebener Bestandteil
der ärztlichen Fürsorgetätigkeit ist.

Die heute noch so vielfach vertretenen Ansichten, daß sich die Fürsorgestellen nur mit Aufklärungsarbeit und sozialer Fürsorge beschäftigen
sollen, sind ein logisches Unding.

Das zeigt uns am besten die ganze Entwicklung des Fürsorgegedankens.
Einst, als die volkswirtschaftlichen Erwerbsverhältnisse noch nicht die
ungesunden Formen angenommen hatten wie heute, und als die Bewegungs-
freiheit des einzelnen noch nicht so stark zugunsten einer herdenmäßigen
Zusammenfassung ganzer Bevölkerungsschichten eingeschränkt war, da
war die ärztliche Behandlung eine persönliche Vertrauensangelegenheit.
Der Arzt war nicht nur Mediziner, sondern auch beratender Freund des
Kranken.

Heute ist die praktische Medizin gezwungen, sich diesem nach meiner
Überzeugung wenig Glück bringenden und der bodenständigen Bevölkerung
rassefremden sozialen Entwicklungsgang anzupassen. An Stelle ver-
trauensvoller persönlicher Beziehungen zum Arzt tritt immer mehr der
,,organisierte'' Massenbetrieb. Dazu kommt noch, daß der gewaltige
Fortschritt der medizinischen Technik den jungen Arzt auf viele Jahre
hinaus zwingt, sein Hauptaugenmerk auf die Erlernung dieser schwierigen, handwerksmäßigen Technik zu legen, wenn er im Erwerbskampf
des Lebens noch bestehen will. So ist es für den Arzt immer schwerer
geworden, den kranken Menschen als Ganzes zu erfassen, gleichzeitig
über dessen Krankheitsverhältnisse und über die sozialen und wirtschaftlichen Lebensbedingungen des Kranken ein klares Bild zu gewinnen.

Dies ist aber bei einer so lange dauernden Krankheit, wie es die chronische Tuberkulose ist, eine unbedingte Notwendigkeit. Und auf dieser

Notwendigkeit beruht die lebensfähige Entwicklung des Tuberkulosefürsorgewesens.

Auf diesen Entwicklungsgang vergessen diejenigen, die in das gerade Gegenteil verfallen und die Tuberkulosefürsorge von einem rein „sozialcharitativen" Standpunkt aus betrieben wissen wollen, aus dem alle ärztlichen Maßnahmen immer mehr verschwinden sollen.

Unter den heutigen schwierigen Verhältnissen kann gerade mit einer ambulatorischen Behandlung bei der chronischen Tuberkulose manches Gute geleistet werden. In vielen Fällen sicher das Beste, was überhaupt zu leisten ist. Eine Dauerheilung erfolgt ja bei der Tuberkulose fast immer ambulatorisch.

Und auch vom psychologischen Standpunkt aus ist eine ambulatorische Behandlung für das Fürsorgewesen ein Moment von größter Bedeutung. Sie ist dasjenige Moment, welches gerade die Intelligentesten und Sozialhochwertigsten dauernd an die Fürsorgestelle fesselt. Das ist aber die erste Vorbedingung für jede einigermaßen aussichtsreiche Aufklärungsarbeit. Und diese ist wieder die Grundbedingung für alle sozial-hygienischen Sanierungsversuche.

Wie wenig an solcher Sanierungsarbeit, von der in Erlässen und Aufsätzen so viele tönende Phrasen zu lesen sind, in Wirklichkeit geleistet wird, das mag folgendes Beispiel zeigen. Nach Götzl (85) sind im Jahre 1920 von den gesamten Tuberkulosefürsorgeschwestern Wiens 7317 **Erstbesuche und nur 6938 Wiederholungsbesuche** bei tuberkulösen Familien gemacht worden. Es trifft also auf eine neu in Fürsorge genommene Familie nicht einmal ein Wiederholungsbesuch im Jahre, wobei die bereits in Fürsorge stehenden Familien gar nicht berücksichtigt sind.

Unter solchen Umständen kann von einer wirklichen sozial-hygienischen Sanierungsarbeit wohl kaum gesprochen werden.

Die Anführung dieser lehrreichen Tatsache soll nicht etwa ein Vorwurf gegen die Wiener Fürsorgeschwestern sein, über deren Arbeitsfähigkeit und besten Arbeitswillen nach meiner Überzeugung nur das günstigste Urteil zu fällen ist. Sondern es ist ein scharfer Vorwurf gegen das verfehlte „System", auf der einen Seite Unmögliches mit gänzlich unzureichenden Mitteln zu verlangen und auf der anderen Seite lebensfähige Arbeit in kurzsichtigster Weise zu unterbinden.

Die bloße Vermittlung ärztlicher Behandlung durch die Fürsorgestelle ist wohl nur recht wenig befriedigend, die Zahl der zur Verfügung stehenden Heilstättenplätze überall viel zu gering. Eine Kostendeckung für eine Heilstättenbehandlung wird unter den heutigen Verhältnissen immer schwieriger. Und was geschieht ferner mit den Tausenden Tuberkulösen, die keiner Heilstättenbehandlung teilhaftig werden können? Und was geschieht mit jenen, die aus der Heilstätte wieder entlassen worden sind, und nun alle ihre Kräfte anspannen müssen, um den Ansprüchen ihrer Berufsarbeit wieder gerecht zu werden?

Sind wirklich Ärzte und Behandlungsstellen vorhanden, die in der Lage sind, sich mit einer genügend lange dauernden, kostenlosen Behandlung zahlreicher unbemittelter Tuberkulöser zu befassen, so können sie ja von den Kranken auch ohne Vermittlung der Fürsorgestelle aufgesucht werden. Die Vermittlung der Fürsorgestelle ist dann eine ganz unzweckmäßige Doppelarbeit. Denn Untersuchung und laufende Beobachtung muß ja auch vom behandelnden Arzt wieder durchgeführt werden. Die notwendige gegenseitige schriftliche Verständigung nimmt aber mehr Zeit in Anspruch als die Behandlung selbst. Und dabei ist keine der Stellen mehr in der Lage, gleichzeitig über den Krankheitszustand der Hilfsbedürftigen und über ihre sozialen und wirtschaftlichen Verhältnisse ein klares Bild zu gewinnen, was die erste Grundbedingung für jede erfolgversprechende Tuberkulosefürsorge ist.

Für die Mehrzahl der hilfsbedürftigen Kranken bedeutet aber die räumliche Trennung von sozialer Fürsorge und ärztlicher Behandlung die Unmöglichkeit, sich noch Hilfe zu verschaffen. Es handelt sich ja meist um chronisch Kränkliche, die alle ihre Kräfte aufbieten müssen, um für die dringendsten Lebensnotwendigkeiten der Familie aufzukommen. Es handelt sich um Frauen, die unter der aufreibenden Arbeit, die heute ein minderbemittelter Haushalt darstellt, kaum Zeit finden, eine Viertelstunde an der Fürsorgestelle zu warten. Und nun sollen diese Hilfsbedürftigen auch noch wegen ihrer Krankheit von einer Stelle zur anderen hin und her gejagt werden! An einer Stelle werden sie untersucht und „beraten“. An einer zweiten Stelle sollen sie behandelt werden. An einer dritten Stelle erhalten sie vielleicht irgendwelche kleine therapeutische Hilfsmittel. Und überall mindestens eine Viertelstunde Wartezeit.

Ein solches System das ja bis heute glücklicherweise nur auf dem Papiere steht, ist in Wirklichkeit keine sozialärztliche Fürsorge mehr, sondern eine neue sehr unhumane Belastung hoffnungslos und verzweifelt kämpfender Existenzen. Ein derartiges System befriedigt zwar lebhaft den „bureaukratischen Ordnungssinn“, würde aber für die lebensfähige Weiterentwicklung des Fürsorgewesens das Ende bedeuten. Und ebenso unpraktisch und unlogisch ist der Vorschlag, der in den letzten Jahren öfter aufgetaucht ist, eigene Behandlungsstunden einzuführen, die aber von den Beratungsstunden zeitlich zu trennen wären. Als ob nicht tausendmal beides gleichzeitig nötig wäre und sich auch ohne alle Schwierigkeiten gleichzeitig durchführen ließe! Warum soll ein Patient, der in einer laufenden Behandlung steht und der auch in einer anderen Angelegenheit den Rat des Arztes oder der Schwester braucht, durchaus zweimal den Weg in die Fürsorgestelle machen und zweimal seine Zeit durch Warten verlieren?!

Solche Vorschläge sind mehr als kleinlich. Die Notwendigkeit der Behandlung wird damit anerkannt — aber wenigstens „Prinzip“ wahren, daß die Fürsorgestelle an sich nur eine Beratungsstelle sein will. Ich halte es für wichtiger, daß mit geringstem Aufwand von Zeit, Arbeit und Personal möglichst viel effektive Arbeit geleistet wird.

Wenn von seiten vieler Fürsorgeärzte, die im Pütterschen System erzogen worden sind, heute noch gegen die ambulatorische Behandlung Stellung genommen wird, so geschieht dies meist nur aus der zum Teil berechtigten Furcht vor allzu großer Arbeitsüberlastung. Dann muß eben die betreffende Fürsorgestelle an Personal und Hilfsmitteln entsprechend weiter ausgebaut werden. Das Püttersche System ist heute nicht mehr in der Lage, den Anforderungen, die an eine Tuberkulosefürsorgestelle herantreten, voll gerecht zu werden. Und dies ist ja schließlich etwas Selbstverständliches. Es gibt wohl in der ganzen Medizin kein Arbeitsgebiet und keine Arbeitsmethode, die vor 22 Jahren geschaffen wurde und die sich nicht inzwischen als vervollkommnungsbedürftig und entwicklungsbedürftig erwiesen hätte. Was würde heute ein Kliniker sagen, wenn man ihm zumuten würde, mit den Arbeitsmethoden, die vor zwei Jahrzehnten geschaffen wurden, weiter zu arbeiten?

Die ambulatorische Behandlung an den Fürsorgestellen widerspricht auch in keiner Weise den berechtigten wirtschaftlichen Interessen der praktischen Ärzte. Es wird ihnen im Gegenteil damit nur eine gerade vom wirtschaftlichen Standpunkt höchst undankbare Aufgabe abgenommen. Es dürfte wohl keine Fürsorgestelle geben, die den Ehrgeiz hätte, sich auch mit zahlungsfähigen Patienten zu belasten und so die große, kaum zu bewältigende Arbeitsbürde noch mehr zu steigern. Und dann handelt es sich ja in den meisten Fällen gar nicht um eine Heilbehandlung von Menschen, die im Sinne des praktischen Lebens als krank zu bezeichnen sind. Es handelt sich vielmehr um die möglichst langdauernde prophylaktische Behandlung unbemittelter chronischer Tuberkulöser, um eine Erkrankung im Sinne des praktischen Lebens und damit eine Erwerbsunfähigkeit zu verhüten. Das ist eine der wichtigsten wirtschaftlichen Aufgaben der Fürsorgestellen, die namentlich auch für die Krankenkassen von größter Bedeutung ist.

Ein wichtiges Moment bei der Ablehnung der Behandlung an den Fürsorgestellen ist auch die Befürchtung der Ärzteschaft, die Fürsorgestellen könnten in der heutigen Zeit auch als Grundlage parteipolitischer Sozialisierungsbestrebungen des ärztlichen Berufes dienen. An sich ist es sicher berechtigt, wenn die Ärzteschaft in dieser Richtung heute sehr auf der Hut ist. Denn es besteht kein Zweifel, daß der freie, wahrhaft sozial wirkende ärztliche Beruf, als einer der machtvollsten Vertreter des Mittelstandes und der Intelligenzberufe, für viele Demagogen in ihren volkszersetzenden Bestrebungen ein schweres Hemmnis ist, und daß man von dieser Seite alles aufbieten wird, wo immer nur möglich, die freie ärztliche Berufstätigkeit zu unterbinden. Der Arzt soll Heilbeamter werden, der Patient als wesenslose Nummer zwangsweise irgendeinem bureaukratisierten ärztlichen Massenbetrieb zugewiesen werden.

Die traurige Tatsache, daß viele heute diesen Tendenzen ohne böse Absicht Vorschub leisten, gehört nicht hierher. Das zeigt nur, wie notwendig heute die sozialpolitische Aufklärung weiter Volksschichten ist, woher alle diese volkszersetzenden Nivellierungstendenzen stammen und mit welchen Mitteln sie arbeiten.

An sich aber hat eine Fürsorgestelle, wie sie sein soll, die nur der ärztlichen Beratung und Versorgung unbemittelter Tuberkulöser und den Erfordernissen der Tuberkulosebekämpfung vor allem in prophylaktischer Richtung zu dienen hat, mit diesen Dingen nichts zu tun.

Es ist Sache und Pflicht eines jeden anständig gesinnten Fürsorgearztes, in dieser Richtung dem Existenzkampf seiner Standesgenossen nicht in den Rücken zu fallen und sein Institut nicht durch derartige gegen das ganze Volkswohl gerichtete Bestrebungen mißbrauchen zu lassen. Und meines Erachtens kann die deutsche Ärzteschaft in dieser Richtung ganz beruhigt sein, denn ich habe unter den deutschen Fürsorgeärzten, soweit ich sie durch Meinungsaustausch oder persönlich kenne, noch nie derartige Tendenzen bewußt vertreten gefunden, sondern gerade das Gegenteil.

Es berührt aber merkwürdig, wenn die Konkurrenzfrage gegenüber den praktischen Ärzten immer wieder als unüberwindliches Hindernis für eine Behandlung an den Fürsorgestellen hingestellt wird, wenn dagegen Fürsorgestellen ihre beratende und diagnostische Tätigkeit auch auf zahlungsfähige Patienten ausdehnen. Diagnosenstellung und Beratung sind doch genau so Gegenstand des ärztlichen Erwerbes und der privatärztlichen Tätigkeit wie die Behandlung.

Und noch viel böser ist folgendes. An den Fürsorgestellen wird die fachärztliche Diagnosenstellung durchgeführt, weil viele praktische Ärzte nicht genügend vorgebildet sind. Dann aber wird dem gleichen Arzt, dem man die Diagnosenstellung nicht zutraut, der Patient zur Behandlung überwiesen (!). Ich glaube, nichts ist lehrreicher für die böse Richtung, die die heutige Medizin zum Teil genommen hat und die den Endzweck der ganzen medizinischen Wissenschaft, die Heilung kranker Menschen, scheinbar vielfach ganz aus dem Auge verliert, als derartige verfehlte Organisationsfragen der Tuberkulosebekämpfung. Gerade bei der Tuberkulose stellt — wie fast nirgends mehr — richtige Diagnosenstellung und zweckmäßige Behandlung ein untrennbares Ganzes dar.

Auch auf wissenschaftlichem Gebiete wären die Fürsorgestellen berufen, sehr wertvolle Arbeit zu leisten. Sie sind ja diejenigen Stellen, die in der Lage sind, durch langdauernde Beobachtung der Kranken den chronischen Entwicklungsgang der Tuberkulose als einheitliches Ganzes zu erfassen.

Das wichtigste für die praktische Tuberkulosebekämpfung ist, mit möglichst einfachen und billigen Mitteln möglichst viel brauchbare Kleinarbeit zu leisten.

Wir dürfen uns nicht immer wieder auf kostspielige, schlagwortmäßige und einseitige Maßnahmen festlegen, sondern wir müssen in jedem einzelnen Fall unter Berücksichtigung der gegebenen Lebensverhältnisse mit den wirklich zu Gebote stehenden Mitteln das Zweckmäßigste an ärztlicher und sozialer Hilfe bieten, was im Bereich der Möglichkeit liegt.

Für unbemittelte Tuberkulöse wird dies nur auf dem Boden eines Fürsorgewesens möglich werden, das streng nach ärztlichen Methoden und Richtlinien arbeitet.

Dabei müssen die Kranken jahrelang an der Fürsorgestelle beobachtet und, wenn nötig, prophylaktisch behandelt werden. Vor allem aber muß der Kranke unter einheitlicher ärztlicher Aufsicht bleiben.

Ich habe in den letzten 3 Jahren für Innsbruck einen solchen Typus der Fürsorgestelle geschaffen. Der Kampf gegen bestehende Vorurteile und gegen den Mangel an genügenden Mitteln ist nicht leicht. Die Erfolge sind aber trotzdem ermutigend.

Eine Grundbedingung für das Gelingen ist, daß die Fürsorgestelle nicht einfach von Hilfesuchenden überflutet wird, wie dies bei den meisten der viel zu stark zentralisierten Fürsorgestellen in den Großstädten der Fall ist. Denn dann wird die ganze Fürsorgearbeit zu einem hoffnungslosen Ringen gegen unmögliche Anforderungen. Wenn aber nur ein Zehntel jener Mittel, die für das Heilstättenwesen aufgewendet werden, für die systematische langdauernde ambulatorische Behandlung, die zur rechten Zeit einsetzt, flüssig gemacht werden würde, dann wäre nach meiner Überzeugung ein durchgreifender Erfolg zu erzielen.

Die allgemeine Durchführung derartiger Grundsätze gehört heute allerdings noch in das Gebiet der Zukunftshoffnungen. Ihre Erfüllung liegt aber im Bereich der Entwicklungsmöglichkeiten, wenn wir beginnen, zielbewußtere Wege zu beschreiten, als wir heute zu gehen gewohnt sind.

Heute liegt eine ziellose Unrast in allen Maßnahmen der Tuberkulosebekämpfung. Man will großzügig arbeiten und weiß nicht, wo und wie beginnen. Vorschläge und Gegenvorschläge werden gemacht, neue Erlässe und Gesetze herausgegeben, als ob sich die vielartigen Möglichkeiten der Krankheitsentwicklung und des Krankheitsverlaufes bei der Tuberkulose nach solchen Vorschriften richten würden. Und als ob wir nicht mehr als genug mit nutzlosen papierenen Gesetzen und Erlässen versorgt wären, die der großen Mehrzahl unbekannt bleibt, und die von niemandem befolgt werden, und die zu kennen und zu beherrschen schon allein das Leben des pflichtgetreuen Staatsbürgers ausfüllen würde. Der einzelne Kranke aber wird ruhelos durch den Kreislauf aller dieser Versuche und Vorschriften hindurchgetrieben. Er wandert von der einen ärztlichen Hand in die andere; er wartet monatelang auf die Heilstätte, die keine Heilung bringen kann; er wird von einem Klima in das andere verschickt und erhält Lebensvorschriften, die für ihn praktisch undurchführbar sind.

Mit „Großzügigkeit", papierenen Entwürfen und großen Zahlen allein ist es bei der Tuberkulose nicht getan. Wir brauchen vielmehr zielbewußte Kleinarbeit. Eine Kleinarbeit aber, die sich nicht in nebensächlichen Kleinlichkeiten erschöpft, sondern welche nach bester Möglichkeit in jedem einzelnen Fall die klare Richtlinie festhält: dem langdauernden Krankheitsverlauf eine möglichst langdauernde und einheitliche ärztliche Beobachtung und rechtzeitig einsetzende Behandlung entgegenzustellen.

Das halte ich heute für das wichtigste. Die so viel gesuchte und umstrittene „großzügige Organisation" muß ganz von selbst aus dieser Kleinarbeit emporwachsen. Sie darf sich dabei nie auf allzu starre Vorschriften festlegen, denn die Arbeitsmethoden werden nur dann leistungsfähig sein, wenn sie sich den gegebenen lokalen Verhältnissen anpassen.

So liegt auf allen Gebieten unseres Kampfes gegen die Tuberkulose noch viel ungetane Arbeit vor uns. Aber eines können wir mit Befriedigung feststellen. Wir beginnen uns, wenigstens in unserem Kampf gegen die tertiäre Tuberkulose, immer mehr aus zielloser Zersplitterung in vereinzelte, halbe Maßnahmen zu zielvoller Arbeit nach großzügigen Richtlinien durchzuringen.

Aber auch diese Errungenschaft darf uns nicht mit allzu großem Optimismus erfüllen, daß wir heute etwa schon nahe vor dem endgültigen Siege über die Tuberkulose stehen. Die Geschichte der Tuberkulose gibt uns da zu klare und deutliche Lehren, die zeigen, daß eine derartige Hoffnung nicht berechtigt ist.

Auch bisher war so mancher Optimist unter uns gewöhnt, stolz auf den Rückgang der Tuberkulose in den letzten vier Jahrzehnten vor dem Kriege hinzuweisen und diesen Rückgang der Tuberkulosezahlen mit unseren bisherigen Maßnahmen der Tuberkulosebekämpfung in unmittelbare Beziehung zu bringen. Wenn man aber etwas tiefer in den historischen Entwicklungsgang eindringt, wie es unter anderen Grotjahn (96), Schlesinger (297) und v. Kutschera (172) getan haben, dann wird diese optimistische Auffassung leider unhaltbar.

In Deutschland fällt allerdings der starke Abfall der Tuberkulosezahlen, der Mitte der achtziger Jahre des vergangenen Jahrhunderts einsetzte, zeitlich mit der Entdeckung des Tuberkelbacillus durch Robert Koch zusammen. Die Geschichte anderer Infektionskrankheiten hat nun gelehrt, daß die Entdeckung des Erregers und das Studium seiner Lebensgewohnheiten vielfach den Ausbau einer zweckentsprechenden Schutz- und Heilbehandlung ermöglicht und so rasch zu einem durchschlagenden Erfolg gegen die betreffende Seuche führen kann. Es war also auch bei der Tuberkulose der Gedanke naheliegend, daß zwischen dem Tuberkuloseabfall in Deutschland und den Maßnahmen gegen den neu entdeckten Erreger der Tuberkulose ein unmittelbarer Zusammenhang bestehen müsse. Diese Auffassung wird aber schon unhaltbar, wenn wir die Verhältnisse in England betrachten. In England setzt das deutliche Absinken der Tuberkulosezahlen schon ungefähr 15 Jahre vor der Entdeckung des Tuberkelbacillus ein. Seither, also in jenem Zeitraum, in welchem unser organisierter Kampf gegen die Tuberkulose begann, sind die Tuberkulosezahlen in beiden Ländern auch weiterhin gefallen, und zwar im gleichen Verhältnis wie vorher. Wären unsere bisherigen Abwehrmaßnahmen gegen die Tuberkulose wirklich von ausschlaggebender Bedeutung, so müßten wir wohl, etwa vom Jahre 1895 angefangen, einen viel größeren Abfall der Tuberkulosezahlen erwarten.

Es starben von 10 000 Einwohnern an Tuberkulose

im Jahre	in England	in Preußen
1860	34	?
1875	30	32
1895	21	23,5
1910	14	15

Der Abfall der Tuberkulosezahlen ist also in beiden Ländern, sowohl in der Zeitperiode vor Ausbau der Heilstätten und des Fürsorgewesens (1860 bis 1895) als auch in der Periode, in der unser organisierter Kampf gegen die Tuberkulose beginnt (ungefähr von 1895 angefangen), der gleiche geblieben.

Grotjahn, Schlesinger und v. Kutschera haben nun darauf hingewiesen, daß der Rückgang der Tuberkulose zeitlich und örtlich, sowohl in Deutschland wie in England mit dem Ausbau der großzügigen Industrialisierung zusammenhängt. Eine erschöpfende Erklärung dieser Tatsache zu geben ist schwierig, weil ja dabei gewiß eine ganze Reihe verschiedener Momente mitspielt. Grundsätzlich wird aber die Erklärung etwa folgendermaßen zu geben sein. Zu Beginn der Industrialisierung (Zuwanderung vom Lande in die Industriestädte) wird ein Teil der weniger Widerstandsfähigen — und darunter auch eine große Zahl chronisch Tuberkulöser — rasch hinweggerafft. Tatsächlich kann man auch anfangs ein Steigen der Tuberkulosesterblichkeit in den Industriegebieten feststellen. So verschwindet rasch ein Teil der gefährlichsten Infektionsquellen. Die Übrigbleibenden erwerben aber einen erhöhten Durchseuchungswiderstand, denn die Tuberkuloseverbreitung erweist sich in den Industriegebieten als sehr groß. Gleichzeitig setzen mit dem weiteren Ausbau der Industrialisierung großzügige sozial-hygienische Maßnahmen ein (Krankenkassen, Versicherungsanstalten, Wohnungsfürsorge, allgemeine Volksbildung). Diese gestalten das Leben der Industriearbeiter trotz der gegebenen gewerblichen Schäden im wesentlichen hygienischer und besser, als wir es im sonstigen Durchschnitt der sozial gleichgestellten Bevölkerung finden.

Auf eines weisen somit die Lehren der Industrialisierung, durch die wir doch nach den üblichen Vorstellungen eine erhöhte Tuberkulosesterblichkeit erwarten sollten, mit Sicherheit hin. Für die Abnahme der Tuberkulosesterblichkeit innerhalb einer Bevölkerung ist die prophylaktische Erhöhung des Durchseuchungswiderstandes maßgebend. Und diese Erhöhung des Durchseuchungswiderstandes innerhalb einer Bevölkerung wird einerseits durch große Tuberkuloseverbreitung, andererseits durch gute wirtschaftliche Verhältnisse der breiten Volksschichten gefördert. Und auch die Tatsache, daß England trotz seines berüchtigten Winternebels die geringsten Tuberkulosezahlen unter allen Ländern zeigt, wird zwanglos mit dem Umstande zu erklären sein, daß die durchschnittlichen Lebensverhältnisse des englischen Volkes gegenüber den Lebensbedingungen der breiten Volksschichten in anderen Ländern unerreicht gute sind.

Und gegenüber solchem Tatsachenmaterial von überzeugender Eindringlichkeit erweisen sich so manche Sentenzen, die in den letzten beiden Jahrzehnten die „Tuberkulosephilosophie" belebt haben, als leere und unrichtige Spekulationen.

Eine dieser Sentenzen wollen wir hier kurz als lehrreiches Beispiel einer kritischen Betrachtung unterziehen. Die Sentenz: daß die Tuberkulose im Sinne einer natürlichen Auslese wirke.

Die Tuberkulose soll die Rasse verbessern, indem sie die körperlich minderwertigen Elemente aus dem Wege räumt. Zunächst müssen wir feststellen, daß überhaupt ein derartiger Gedankengang für uns Kulturmenschen wohl ganz unhaltbar genannt werden muß. Wenn man auch ein noch so begeisterter Anhänger körperlicher Tüchtigkeit sein mag, so glaube ich, genügt es hier darauf hinzuweisen, daß unter anderen auch Spinoza, Kant, Schiller, Mozart, Weber, Chopin, Milton und Rousseau Phthisiker waren. Die Menschheit hätte doch einiges verloren, wenn diese Männer auf Grund natürlicher Auslese an ihrer Tuberkulose noch früher gestorben oder überhaupt nicht geboren worden wären.

Wir Ärzte aber können am wenigsten Krankheiten als Unterstützung der natürlichen Auslese anerkennen. Es wäre ja dann schade um jede weitere Stunde, die wir für ärztliche Forschung und Arbeit verwenden, um die Menschheit gegen Krankheiten zu schützen — wenn wir damit der natürlichen Auslese entgegenwirken würden. Wir müßten uns dann immer den Vorwurf machen, daß wir nur zur Verschlechterung der Rasse beitragen.

Doch alle diese Sentenzen sind nichts als spekulative Philosophie, die in der Wirklichkeit des Lebens nicht bestehen kann. Gruber (97) hat mit Recht dieser „Auslese durch Krankheiten" gegenüber betont, daß ja diese Auslese in natürlicher Weise bei jenen Völkern zutage treten müßte, welche eine besonders hohe Säuglingssterblichkeit (Eskimo, Feuer länder) zeigen. Hier werden ja sicher alle „konstitutionell" Minderwertigen radikal ausgemerzt, und die Folge müßte ein besonders resistenter Menschentypus mit hohem Durchschnittsalter sein. In Wirklichkeit trifft aber das Gegenteil zu. Und nicht nur bei diesen Naturvölkern, sondern auch bei den zivilisierten Völkern gilt das Gesetz: hohe Säuglingssterblichkeit — weniger resistente Menschenrasse. Wir brauchen uns also glücklicherweise keine Vorwürfe darüber zu machen, daß vernünftig betriebene Hygiene und vernünftig betriebene ärztliche Pflege und das Bestreben, Kranke möglichst lange am Leben zu erhalten, zur Verschlechterung der Rasse beiträgt.

Das Wort vernünftig ist allerdings zu unterstreichen. Denn wenn wir z. B. bei der Tuberkulose alle Kranken ohne entsprechende Indikationsstellung „Liegekur" machen lassen würden, anstatt nach bester Möglichkeit ihre Durchseuchungsresistenz gegen die Krankheit und ihre körperliche Leistungsfähigkeit zu erhöhen, dann würden wir der Volksgesundheit wahrlich keine guten Dienste erweisen. Wir müssen uns bei allen unseren sanitären und ärztlichen Bestrebungen das ganze vorliegende Problem vor Augen halten und nicht momentanen Augenblickserfolgen nachjagen. Das führt immer nur zu unerwünschten Übertriebenheiten. Und diese Übertriebenheiten fordern dann den Vorwurf heraus, daß wir mit unseren Bestrebungen die Rasse verschlechtern, statt sie zu verbessern.

Bei der Tuberkulose wäre es gewiß von ganz besonders großer sozialer Bedeutung, wenn sie tatsächlich eine auslesende · Wirkung entfalten würde, in dem Sinne, daß sie körperlich Minderwertige rasch hinwegrafft und körperlich Vollwertige verschont. Aber gerade bei der Tuberkulose ist dies leider nicht der Fall. Wir sehen sie in jenen Volksschichten, in denen sicher nicht ein Übermaß an hygienischen Maßregeln vorhanden ist, von Generation zu Generation weitergeschleppt, ohne daß sie eine auslesende Wirkung entfalten würde. Wir sehen allmählich ganze Familien an der Tuberkulose aussterben, aber nie im auslesenden Sinne. Diese Familien verschwinden nie rasch aus dem sozialen Kreislauf. Es ist immer ein schier endloses Dahinsiechen. Und immer bleibt Zeit genug, durch Ehe und Lebensgemeinschaften anderer Art weitere Menschen in den Seuchenkreis zu ziehen. Die Tuberkulose eignet sich, auch wenn man ein fanatischer Anhänger des Auslesegedankens ist, wirklich nicht zur Verbesserung der Rasse.

Auch das Beispiel der jüdischen Rasse, das in diesem Zusammenhang häufig zitiert wird, ist kein Beweis. Nach Kreinermann (167) u. a. zeigen die heutigen Juden eine besonders starke Widerstandskraft gegen die Tuberkulose. Wir wissen, daß aber diese Rassenimmunität über eine ganz ungeheure Tuberkulosesterblichkeit in den mittelalterlichen Judenvierteln geführt hat. Dieser wäre die jüdische Rasse wohl auch erlegen, wenn sie sich nicht dann in den nächsten Jahrhunderten wahllos mit allen Völkerrassen der Kulturländer vermengt hätte. Heute ist allerdings für die Juden nur mehr die gute Seite ihres Verzweiflungskampfes gegen die Tuberkulose ersichtlich — die gesteigerte natürliche Rassenimmunität.

Und wir können wohl auch die Bevölkerung von Industriebezirken, die, wie wir gesehen haben, häufig eine staunenswert geringe Tuberkulosemortalität zeigt (wo also auch eine Tuberkuloseauslese scheinbar gelungen ist), kaum als körperlich vollwertiger anerkennen als z. B. die bäuerliche Bevölkerung Tirols, in der die Tuberkulose noch im Steigen begriffen ist und die eine der höchsten Tuberkulosezahlen aufzuweisen hat.

Und wenn Grotjahn (96) Gelegenheit gehabt hätte, während des Krieges ein Tuberkulosespital zu leiten, dann würde er kaum mehr die Tuberkulose „eine Krankheit der körperlich Minderwertigen" nennen. Dann hätte auch er die Beobachtung machen können, daß gerade die schwersten Formen der Tuberkulose oft bei körperlich sehr vollwertigen Menschen auftreten, wenn ihr Durchseuchungswiderstand unter Mitwirkung mannigfacher Schädlichkeiten durchbrochen wird und sie von wiederholten massiven Infektionen betroffen werden.

In den Anschauungen Grotjahns sehen wir schon wieder die praktischen Konsequenzen der „Dispositionslehre" am Werke. Grotjahn meint, die Tuberkulose sei eine Krankheit der körperlich Minderwertigen, übersieht die schwersten Formen der Tuberkulose bei körperlich Vollwertigen, und nennt die Tuberkulose eine „unheilbare" Krankheit — trotzdem uns die Sektionsbefunde so viele Spontanheilungen zeigen.

Was versteht da Grotjahn unter körperlicher Minderwertigkeit?

Nicht vielleicht doch die körperlichen Folgezustände der Anfangsstadien chronischer Tuberkulose? Die allerdings für ihn wieder erst eine „Krankheit" wird, wenn sie sich zur tertiären Organtuberkulose entwickelt und zur unheilbaren Zerstörung lebenswichtiger Organe geführt hat.

Und die auslesende Wirkung der Tuberkulose bei diesem Vorgang? Besteht sie etwa darin, daß auch die primär und sekundär Tuberkulösen schließlich zum geringeren Teil als Phthisiker zugrunde gehen?

Wir wollen auch ein wenig in die Zukunft sehen. Wir waren über die Zunahme der Tuberkulose unter dem Einfluß der schweren wirtschaftlichen Folgen des verlorenen Krieges und der revolutionären Umwälzungen besorgt. Die Mortalitätsziffern an Tuberkulose sind gestiegen. Und die großen Influenzaepidemien haben dies noch wesentlich verschlimmert.

Wird nun die Tuberkulose auch weiterhin immer mehr und mehr zunehmen? Sicher nicht. Vorausgesetzt, daß die Durchführung des Vernichtungs„friedens", durch den wir langsam in Elend und Siechtum verkommen sollen, für dessen innere und äußere Urheber eine technische

Unmöglichkeit bleibt. Eine kulturelle Unmöglichkeit scheint er heute für unsere Gegner nicht mehr zu sein. Die Tuberkulose wird in den schweren Jahren, die noch vor uns liegen, alle Kranken, deren Durchseuchungswiderstand unter den schlechten Lebensverhältnissen zusammenbricht, hinwegraffen; schneller und in größerer Zahl als sonst. Auch die neuen Erkrankungen werden noch häufiger werden als sonst und werden vielfach ein rascheres tödliches Ende nehmen als unter normalen Verhältnissen. Aber alle diejenigen, die unter diesen schlechten Verhältnissen ihre Tuberkulose glücklich überwinden, werden einen besonders starken Durchseuchungswiderstand erworben haben.

Und nach einigen Jahren, wenn sich die wirtschaftlichen Lebensverhältnisse wieder langsam bessern, wenn ein großer Teil der „Disponierten" hinweggerafft ist, werden wir das gleiche erleben — wie nach der großen Influenzaepidemie im Jahre 1889, deren Gesetzmäßigkeit zur Tuberkulosekurve in den verschiedenen europäischen Städten uns v. Kutschera (172) demonstrierte. Es wird ein starkes Absinken der Tuberkulosezahlen kommen.

Zum Teil hat dies schon eingesetzt. So kamen auf 10 000 Lebendgeborene Tuberkulosetodesfälle

	in Wien	in Berlin
1919:	31,6	23,4
1920:	29,1	15,7

Das wäre also ein neuer Beweis! Auch hier hätte die Tuberkulose wieder einmal eine treffliche Auslesearbeit geleistet — denn auch hier sind ja eine große Menge „Disponierter" gestorben. Nun, ich glaube mit dieser Auslese wird auch der überzeugteste Anhänger dieser Lehre nicht mehr einverstanden sein. Denn hier tritt es uns doch zu klar vor Augen, wieviel an Volksstärke und Volksgesundheit durch eine derartige „Auslese" der Vernichtung geweiht ist. Niemand wird wohl heute mehr von einer Auslese durch schwarze Blattern oder Cholera sprechen. Nur der Tuberkulose gegenüber sind noch derartige Sentenzen erlaubt. Denn hier handelt es sich ja um verworrene unlösbare Widersprüche — solange wir nämlich von der tuberkulösen Disposition und von minderwertiger Konstitution philosophieren, statt die Anfangsstadien chronischer Tuberkulose im Auge zu behalten.

Aber auch hier lösen sich alle die scheinbaren Widersprüche, wenn wir sie vom Standpunkte der immunbiologischen Tuberkuloseforschung aus betrachten.

Der Industrieproletarier schlägt sich mit seiner chronischen Tuberkulose jahrzehntelang durchs Leben, und seine tuberkulösen Kinder tun das gleiche. Der kerngesunde Tiroler Bauernbursch aber, der sein Weib aus der durchseuchten Umgebung eines „Luftkurortes für Erholungsbedürftige" holt, erkrankt nach 5 Jahren seines Ehelebens in der ungelüfteten Stube an hoffnungsloser Tuberkulose, und seine drei rotwangigen Buben sterben nach Ablauf der Pubertätszeit dahin.   Und der vollkräftige Frontsoldat, ein gesunder Bauernsohn, zog bei Kriegsausbruch ins Feld, hat alle Strapazen im galizischen Sumpf und im Karpatheneis glücklich überstanden; war noch zu Ostern 1917 in strotzender Kraft zu Hause auf Urlaub; sitzt dann zwei Monate an der Tiroler Front bei schlechter Verpflegung in einer nassen Kaverne; schläft Kopf an Kopf mit einem tuberkulösen Kameraden, der ihm seine Bacillen täglich ins Gesicht hustet. Dann beginnt auch er zu husten, beginnt sich krank zu fühlen, wird aber nicht als krank anerkannt; hält aus und hält aus — bis er unter hohem Fieber zusammenbricht. Und 4 Monate später hat ihn die „galoppierende Schwindsucht" hinweggerafft. Den kleinen Winkelagenten aber, im Sumpfe der Großstadt aufgewachsen, bei sämtlichen Musterungen „wegen allgemeiner Körperschwäche und Lungenspitzenkatarrh" militärfrei, gestatten seine Kriegsgewinne und seine „Beziehungen", sich Mehl, Fleisch und Butter, so viel er wünscht, zu verschaffen. Er überdauert glänzend den Krieg und bleibt dank dieser „Auslese" der Menschheit erhalten.

Naturgesetze sind n i c h t sentimental, und sie richten sich nicht nach uns. Es rächt sich bitter, wenn wir es versäumen, u n s n a c h i h n e n zu richten.

Wir dürfen nach solchen Lehren, die uns die Geschichte der Tuberkulose vor Augen führt, also kaum hoffen, auf den bisher beschrittenen Wegen durchschlagende Erfolge gegen die Tuberkulose zu erzielen. Wir werden noch weiterhin herrlich gelegene Lungenheilstätten bauen und sie mit allen Künsten moderner medizinischer Technik ausstatten. Die Sozialversicherung wird vielleicht freigebiger als bisher Renten für invalid gewordene Phthisiker flüssig machen. Das Fürsorgewesen wird noch emsiger bestrebt sein, die tuberkulosebedrohten Familien zu ermitteln und in ihren Wohnungen hygienische Notbehelfe zu schaffen. Alles dies gebietet uns unsere Menschenpflicht.

D a s W e s e n t l i c h e a b e r t r e f f e n w i r d a m i t n i c h t.

Wir tun damit nicht mehr, als daß wir meist schon bleibende volkswirtschaftliche Schäden notdürftig verdecken — und verlängern, ohne erhebliche Möglichkeit, sie wieder gut zu machen. Alles dies sind — wie T e l e k y (333) so trefflich sagt — kleine Mittel und Mittelchen, die wir mit dem schönen Wort „Kampf gegen die Tuberkulose" bezeichnen. Der große, wahrhaft wirksame Kampf gegen die Tuberkulose aber wird überall dort ausgetragen, wo e h r l i c h f ü r w i r k l i c h bessere Lebensverhältnisse der großen Massen des Volkes gekämpft wird.

Uns Ärzten ist nicht die Macht gegeben, in alle die schwierigen volkswirtschaftlichen und sozialen Probleme, die mit der Tuberkulosefrage in engem Zusammenhang stehen, einzugreifen und Unerwünschtes zu ändern. Wir müssen die Verhältnisse nehmen, wie sie liegen, und müssen trachten, auch trotz ungünstiger Verhältnisse das Beste zu leisten, was eben noch zu leisten ist.

Absolut gute Lebensverhältnisse der breiten Massen des Volkes! — das ist heute ein Satz von hoffnungsloser Tragik geworden. Das wird ein unerreichtes Ideal bleiben, solange Menschen unter Menschen leben und solange Menschen gegen Menschen kämpfen. Der Kampf ums Dasein ist ein Naturgesetz, dem sich auch der Mensch nicht entziehen kann. Mag auch dieser Kampf scheinbar milde und gesittete Formen annehmen, immer wird es, solange Menschen leben, Sieger und Besiegte, Herrschende und Unterdrückte geben. Wehe denen, die sich darin täuschen lassen! Die „allgemeine Gleichheit", die so vielen als verlockendes Ideal vorschwebt, wird unter Menschen nie ein lebensfähiger Zustand sein. Dazu sind die Menschen nach ihrem inneren Wert und nach ihrer äußeren Rührigkeit zu sehr verschieden. So wird die allgemeine Gleichheit zur höchsten Ungerechtigkeit und damit zur Anarchie. Allgemeine Gleichheit — heißt die treibenden und schaffenden Kräfte des Lebens verneinen. Denn der Tüchtigere und Stärkere wird sich nie vom großen Durchschnitt hemmen lassen. Und erst wenn die Erben der Stärkeren längst aufgehört haben, die Tüchtigeren zu sein, kommt wieder der große Ausgleich — durch rohe Gewalt oder durch überlegenen Geist.

Die wirtschaftliche Hebung der breiten Volksschichten ist ein Stück menschlicher Kulturgeschichte, an der wir Ärzte mitbauen können, die aber nicht allein von uns abhängt.

Aber selbst wenn wir diesem Ziele näher kommen würden, selbst wenn es erreichbar wäre, so wäre damit noch nicht die Tuberkulosefrage gelöst. Hoher Wohlstand einer Bevölkerung dämmt die Tuberkulose ein, aber sie bleibt trotzdem eine gefährliche Volksseuche. Das steht heute sicher. So müssen wir heute mehr denn je trachten, gute ärztliche Kleinarbeit zu leisten.

Auch dafür sind die Zeiten heute allerdings nicht sehr günstig, denn auch die ärztliche Tätigkeit steht unter dem Druck schwerer, sozialpolitischer Kämpfe.

Das Wort „sozial" hat heute einen sehr üblen Beigeschmack bekommen, obwohl es ja ursprünglich im besten Sinne die Notwendigkeit menschlicher Gemeinschaft in Leid und Not betonen will, im Sinne des „edel sei der Mensch, hilfreich und gut". In der heutigen Zeit haben diejenigen, welche die Kultur besaßen, nach diesem Wort zu wirken, die Macht verloren, und diejenigen, welche die Macht in Händen haben, besitzen noch nicht die Kultur, diesem Worte zu folgen. Solche traurige Übergangszeiten haben im Völkerleben alle Revolutionen gebracht.

Die heutige „Sozialisierung", die lediglich mit demagogischen Schlagworten arbeitet, bei der jeder nach dem Wahlspruch „jedem das Gleiche" und „Freiheit der Massen" vom Gemeinwesen zehren will, ohne seine Pflichten gegen das Gemeinwesen zu erfüllen — weil ja „Pflicht" ein längst vergessenes, altmodisches Wort geworden ist — muß, wie unsere

Zeit zeigt, die Grundlagen des Staates untergraben und schließlich zum Verfall und Zusammenbruch des Staates führen.

Auf dem Gebiete des Gesundheitswesens führt diese „Sozialisierung" zu einer wohlberechneten Drosselung aller persönlichen, vertrauensvollen Beziehungen zwischen Arzt und Patient, um auch hier die Saat zu gegenseitiger Klassenverhetzung zu legen. Sie führt zu einem seelenlosen, auf schlechtesten Durchschnitt eingestellten, handwerksmäßigen Massenbetrieb an Stelle der rastlos nach Vervollkommnung strebenden Qualitätsarbeit ärztlicher Kunst, und Bureaukraten sollen den Fachärzten die Grenzen und Ziele ihrer ärztlichen Tätigkeit vorschreiben. Das Krankenfürsorgewesen droht aber in einem Meer von Tinte und Papier zu ersticken, in dem sich die Arbeitskraft begeisterungsfähiger und arbeitswilliger junger Idealisten erschöpft.

Es ist hohe Zeit zur Erkenntnis, daß bei diesen Entwicklungsgängen, die auf allen Gebieten des öffentlichen Lebens heute offen zutage treten, jahrzehntelange planmäßige Zersetzungsarbeit tätig war und tätig ist, die zielbewußt festgefügte Nationalstaaten zu unterwühlen sucht, um auf dem Chaos der Völkerkatastrophen und zusammenbrechender Nationalstaaten ihre internationale mammonistische Weltherrschaft aufzurichten. Und es ist wichtig, sich dabei nicht von falschen und durchaus unehrlich gemeinten Humanitätsphrasen täuschen zu lassen.

Diese Entwicklung schildert in einem sehr lesenswerten Aufsatz der Amerikaner Hoffmann (128), soweit sie sich auf das Gesundheitswesen bezieht. Und Meissen sagt in einem Referat zu diesem Aufsatz sehr treffend: „Ameisenstaat, in dem jede selbständige Regung unmöglich gemacht wird. Einstellung des allgemeinen Niveaus auf die Minderwertigsten. „Fortschritt". Züchtung von Herdenmenschen. Ein Land mit freien Menschen wird auch gegen die Tuberkulose mehr leisten, als ein bloßer Ameisenhaufen von Menschen, denen noch dazu der sprichwörtliche Fleiß der Ameisen fehlt."

VII. Tuberkulose-Prophylaxe.

Den Bestrebungen der Tuberkulose-Verhütung müssen in erster Linie zwei Ziele zugrunde gelegt werden:

1. Schutz Gesunder, und namentlich der Kinder, vor gefährlicher Ansteckung, nämlich vor massiver oder oft wiederholter Ansteckung durch Schwerkranke.
2. Verhütung der Krankheitsentwicklung aus der tuberkulösen Infektion.

Schutz Gesunder vor gefährlicher Ansteckung.

Eine weitgehende Verhütung der tuberkulösen Infektion kann in den Kulturländern als eine praktische Unmöglichkeit bezeichnet werden.

Das Vorkommen virulenter Tuberkelbacillen ist zwar im strengen Sinne des Wortes nicht als ubiquitär anzunehmen, wie etwa Schimmelpilze unter natürlichen Verhältnissen überall vorkommen. Der virulente Tuberkelbacillus ist im allgemeinen nur in der nächsten Umgebung jener Kranken zu finden, die Bacillen ausscheiden. Aber ansteckungstüchtige Tuberkulöse bewegen sich unerkannt in der Allgemeinheit, in den Wohnungen und auf der Straße, in Arbeits- und Vergnügungsgemeinschaft. Und auch wenn die Ansteckungsgefahr bekannt ist, kann ihr in der Wirklichkeit des Lebens nur selten genügend vorgebeugt werden.

Wir wissen aus zahlreichen genauen Versuchen, daß der Tuberkelbacillus unter bestimmten Verhältnissen eine Lebensfähigkeit von vielen Monaten besitzt und nur bei starker Belichtung rasch zugrunde geht. Zahlreiche Krankengeschichten weisen eindeutig auf eine bestimmte Infektionsquelle hin. Sie zeigen uns mit voller Klarheit die Gefährlichkeit der tuberkulösen Infektion auch im späteren Alter, obwohl damit die besondere Bedeutung der Kindheitsinfektion keineswegs eingeschränkt werden soll.

Es ist hier unmöglich Raum, um auf diese experimentell außerordentlich gut bearbeiteten Fragen der Infektionsmöglichkeiten näher einzugehen. Die Tröpfcheninfektion (Flügge [67]) und der bacillenhaltige Staub (Cornet [53]) zählen gewiß zu den allerwichtigsten Infektionsquellen. Wir müssen beiden Möglichkeiten große praktische Bedeutung zuerkennen. Wir können aber heute mit Sicherheit annehmen, daß die Tröpfcheninfektion von Mensch zu Mensch die häufigere und gefährlichere Infektionsart darstellt.

An sich dürfen wir die ziemlich allgemein gegebene Infektionsgefahr sicher nicht zu sehr überschätzen. Nach den Versuchen von Bartel und Spieler (17) ist z. B. von sieben jungen Meerschweinchen, die 23 Tage in der Wohnung eines — allerdings reinlichen — Phthisikers untergebracht waren, nur eines nach $6^1/_2$ Monaten an Tuberkulose zugrunde gegangen.

Sehr interessant ist da wohl auch die von Cornet statistisch erwiesene Tatsache, daß in Berlin die Sterblichkeit der Straßenkehrer an Tuberkulose um die Hälfte geringer ist als die Durchschnittssterblichkeit der anderen Arbeiterbevölkerung. Gefährliche massive Infektionen durch den Straßenstaub werden wir also im allgemeinen wohl kaum zu fürchten brauchen.

Ebenso lehrreich sind auch die verhältnismäßig seltenen Erkrankungen durch tuberkulöse Infektion in der Ehe. Die Zahlen der durch eheliche Infektionen erworbenen tuberkulösen Erkrankungen schwanken nach den Angaben der Autoren, die über diese Frage statistische Erhebungen gepflogen haben (Sammelreferat von Thom [338]) zwischen $3^0/_0$ und $15^0/_0$ der Ehen mit Tuberkulose. Diese Zahlen sind angesichts der unausgesetzten und mannigfachen Infektionsgelegenheiten, die eine

eheliche Lebensgemeinschaft auch bei größter Reinlichkeit und Vorsicht
mit sich bringt, äußerst gering zu nennen. Und sie bleiben auch gering,
wenn wir sie noch verdoppeln oder gar verdreifachen, um sicher alle ver-
kleinernden Fehlerquellen auszuschließen.

Eine Erklärung müssen wir in zwei verschiedenen Richtungen suchen.
Erstens in der durch häufige leichtere Infektionen erhöhten Durchseuchungsresistenz; andererseits aber darin, daß virulente Tuberkelbacillen auch in der nächsten Umgebung der Kranken durchaus nicht
ubiquitär sind. Die sieben jungen Meerschweinchen in den erwähnten
Versuchen von Bartel und Spieler können bei ihrer geringen Wider-
standsfähigkeit gegen eine tuberkulöse Infektion nur dadurch von einer
tödlich verlaufenden Tuberkulose verschont geblieben sein, daß sie eben
nicht schwer infiziert wurden. Und auch die bedrohten Ehegatten würden
kaum durch den relativen Schutz eines gesteigerten Durchseuchungswiderstandes geschützt bleiben, wenn jedes Zusammensein mit dem
Kranken, jeder Aufenthalt in der Nähe des Kranken zu unvermeidlichen
Infektionen führen würde.

Und das gleiche lehren uns auch die verhältnismäßig seltenen
tuberkulösen Erkrankungen von Ärzten und Pflegepersonal in Tuberkuloseanstalten. Diese Tatsache wäre auch bei peinlichster Prophylaxe
nicht zu erklären, wenn wirklich virulente Tuberkelbacillen in allen An-
staltsräumen ubiquitär vorhanden sein würden.

Wenn wir also von einer allgemeinen Verbreitung der Infektionsmöglichkeiten bei der Tuberkulose sprechen, so dürfen wir dies nicht in
allzu übertrieben strengem Sinne auffassen. Wir dürfen nicht glauben,
daß jeder Aufenthalt in einem Lokal, wo viele Menschen, und darunter
auch sicher infektionstüchtige Tuberkulöse aus- und eingehen, zu einer
Infektion mit einigen Tuberkelbacillen führen muß. Wir brauchen nicht
anzunehmen, daß jeder Städter in seinem Leben oftmals mit Tuberkulose
infiziert wird. Gibt es doch auch Großstädter, die auf die empfindlichsten
immunbiologischen Reaktionen absolut oder doch nahezu absolut negativ
reagieren.

Wenn wir von einer allgemeinen Infektionsgefahr sprechen, so meinen
wir damit nur die Tatsache, daß Tausende von infektionstüchtigen Tuberkulösen unerkannt unter uns leben, und in allen Berufen tätig sind,
so daß in ganz unkontrollierbarer Weise für jeden von uns die Möglichkeit einer tuberkulösen Infektion gegeben ist. Und daß diese Annahme
nicht übertrieben ist, sondern den Tatsachen entspricht, das zeigen uns
ja die progressiv steigenden Zahlen der Pirquetschen Reaktion im Kindesalter, die auch bei solchen Kindern zu beobachten sind, bei welchen keine
familiäre Tuberkulose nachweisbar ist.

So können wir mit Recht folgenden Satz aufstellen: Die Infektionsgelegenheiten sind bei der Tuberkulose so häufig und so

unkontrollierbar, daß eine Verhütung derselben praktisch unmöglich zu nennen ist.

Und wie wir heute wissen, wäre es auch für den einzelnen gar nicht gut, wenn wirklich die Möglichkeit vorhanden wäre, durch peinlich ausgeübte prophylaktische Maßnahmen Menschen, z. B. besonders sorgsam behütete Kinder, vor jeder tuberkulösen Infektion zu schützen. Ein solcher Mensch würde ja gleich widerstandslos gegen die Tuberkulose bleiben wie ein tuberkulosefreier Säugling und wie die tuberkulosefreien Naturvölker, die an den schwersten Formen der Tuberkulose erkranken, wenn sie sich einmal stärkere oder häufiger wiederholte Infektionen zuziehen.

Römer hat auf Grund dieser tausendfältig bestätigten Erfahrungstatsachen folgendes Gesetz formulieren können: „Je weniger die Tuberkulose in einer Bevölkerung verbreitet ist, um so größer ist die Tuberkuloseletalität (das Zahlenverhältnis zwischen den an Tuberkulose Verstorbenen und den mit Tuberkulose Infizierten). Und je verbreiteter die Tuberkulose in einer Bevölkerung ist, um so geringer ist die Tuberkuloseletalität."

Die Tuberkulose des Kindesalters zeigt die gleichen Verhältnisse. In den ersten Lebensjahren herrscht die größte Tuberkulosesterblichkeit, die immer mehr abnimmt, trotzdem die Infektionsgefahr naturgemäß wächst, sobald die Kinder mit zunehmendem Alter in der Regel auch mit einer größeren Zahl von Menschen in Berührung treten. Diese Erhöhung der Infektionsgefahr ist besonders dort gegeben, wo die Kinder bis dahin weder durch tuberkulöse Familienmitglieder noch durch engere Wohnungsgenossen bedroht waren.

Die Infektionsgefahr bei Säuglingen deshalb als besonders groß anzunehmen, weil sie der Liebkosung von seiten der Angehörigen und Bekannten ausgesetzt sind, ist wohl unberechtigt. Dieser Unsitte unhygienischer Liebkosungen sind ja mehrjährige kleine Kinder in gleichem, wenn nicht in größerem Maße ausgesetzt, als der Säugling, mit dem sich doch meist nur einige wenige Personen beschäftigen. Eine schwer tuberkulöse Mutter oder ein sonstiges schwer tuberkulöses Mitglied der Familie bleibt aber auch für mehrjährige Kinder eine gleich schwere Infektionsquelle.

Wir können die Erstinfektionen der Kinder gewissermaßen als „natürliche Schutzimpfung" gegen die schweren Formen der Tuberkulose bezeichnen, die allmählich den mächtigen Schutz der spezifischen Abwehrfunktionen verleiht.

Also die Infektion ein Schutz gegen die besonders gefährlichen Formen der Krankheit!

Warum dann alle unsere Maßnahmen einer Infektionsverhütung? Warum die mühevolle Eruierung der Bacillenspucker und das Streben, die Schwerkranken nach Möglichkeit zu isolieren? Warum das Spuckverbot und die verschiedenen Desinfektionsmethoden in den Tuberkuloseanstalten ? Unlösbare Widersprüche und unverständliche Inkonsequenzen, solange wir auf dem Standpunkt der „Dispositionslehre" stehen. Warum einen Menschen vor der Infektion schützen, wenn wir nicht wissen, ob diese Infektion einen Schutz oder eine Gefahr für den Betreffenden bedeutet, und wenn dieses Entweder-Oder nur von einer rätselhaften Disposition und Konstitution abhängt, die wir im voraus nicht bestimmen können ?

Aber mit einem Schlag erhellt sich diese rätselhafte Ungewißheit, wenn wir die Immunitätslehre, vor allem die Ergebnisse der bekannten Römerschen (268, 274) Tierversuche zu Hilfe rufen. Dann lernen wir die Bedeutung der Infektionsstärke für den weiteren Verlauf der Erkrankung verstehen.

Wurden Tiere (Meerschweinchen, Schafe, Rinder) mit minimalen Dosen von Tuberkelbacillen infiziert, so erkrankten sie nur leicht oder überhaupt nicht. Nach einer bestimmten Zeit erwiesen sich diese Tiere als resistent gegen eine neue Infektion von bestimmter Stärke, die bei nicht vorbehandelten Tieren zu einer tödlichen Erkrankung führte. Wurden aber die vorbehandelten Tiere mit großen Dosen von Tuberkelbacillen neuerdings geimpft, so genügte der erworbene Durchseuchungswiderstand nicht mehr, um eine tödliche Erkrankung zu verhindern. Römer nannte die Infektion mit solchen tödlichen Dosen, die imstande sind, den erworbenen erhöhten Durchseuchungswiderstand zu durchbrechen, eine „massive" Infektion.

Und auch der wechselvolle Verlauf der menschlichen Tuberkulose wird uns erst begreiflich, wenn wir uns das Kräfteverhältnis von Angriff und Abwehr als entscheidendes Moment vor Augen halten. (Konstitutionelle und konditionelle Verhältnisse des infizierten Körpers spielen dabei nur eine teilinhaltliche, in ihrer Bedeutung außerordentlich wechselvolle Rolle; vgl. Abschnitt II.)

Wir sehen im Verlaufe der Tuberkulose folgende extreme Gegensätze:

Leichte Infektion: Primäraffekt; die spezifischen Immunkräfte haben unter günstigen Verhältnissen Zeit, sich stärker auszubilden. Jede neue leichte Infektion führt nach gelungener Abwehr genau so wie ein künstlich gesetzter Antigenreiz, zu einer neuen Verstärkung der Immunität. Der betreffende Mensch „erkrankt" nicht.

Das sind die Infektionen, die wir praktisch nicht verhüten können, und auch gar nicht verhüten wollen, weil sie den Anstoß zur Ausbildung und Stärkung spezifischer Immunkräfte geben.

Massive Infektion: der Durchseuchungswiderstand wird mehr oder minder rasch und vollkommen durchbrochen — ganz nach dem gegebenen Kräfteverhältnis der Abwehrleistung zur Infektionsstärke und Infektionshäufigkeit. Es folgt eine Erkrankung, die um so schwerer verläuft, je geringer der Durchseuchungswiderstand im Verhältnis zur Stärke der Infektion war.

Und zwischen diesen beiden extremen Möglichkeiten gibt es wieder eine ganze Reihe von Zwischenstufen, die fließend ineinander übergehen.

So werden die Beobachtungen, die wir im praktischen Leben machen können, erklärlich. Zum Beispiel:

Ein Kind aus gesunder Familie stirbt an tuberkulöser Meningitis. Als sichere Infektionsquelle erweist sich eine tuberkulöse Kinderfrau, die durch ihre Liebkosungen dem Kinde fortgesetzt massive Infektionen beigebracht hat, so daß zur Ausbildung einer genügend starken Immunität keine Zeit vorhanden war. Die Kinder, welche die betreffende Kinderfrau vorher in ihrer Obhut hatte, sind nicht erkrankt, weil sie bereits leichte familiäre Infektionen durchgemacht hatten.

Ich erinnere mich eines interessanten Falles, der hierher gehört. In einer tuberkulosefreien Bauernfamilie stirbt das jüngste dreijährige Kind an tuberkulöser Meningitis (durch Obduktion bestätigt). Die Anamnese ergibt, daß vor einigen Monaten ein sehr schlecht aussehender, stark hustender Knecht (inzwischen auch gestorben) am Hofe Dienst genommen hatte. Derselbe habe mit dem Kinde gern gespielt, während sich die größeren Kinder von ihm fernhielten, weil sie ihn nicht leiden mochten.

Ein bis dahin gesunder Erwachsener bezieht ein Zimmer, in dem ein Phthisiker nach langem Krankenlager gestorben ist. Das Bett ist an gleicher Stelle geblieben. Eine gründliche Reinigung des Zimmers (Neumalen der Wände usw.) wurde nicht durchgeführt. Nach einem halben Jahre erkrankt der Betreffende an schwerer Tuberkulose. Der Verstorbene hat wochenlang gegen die Wand seine Bacillen ausgehustet. Der Gesunde atmet jede Nacht den feinen bacillenhaltigen Staub ein, der von der Wand fällt. Die Tuberkelbacillen sind an der unbelichteten Wand lange lebensfähig geblieben. Hier handelt es sich also um fortgesetzte, schnell aufeinander folgende Infektionen von mittlerer Stärke, die in ihrer Gesamtwirkung einer schweren, massiven Infektion gleichkommen. Der Durchseuchungswiderstand fand nicht mehr Zeit, sich zu genügender Stärke auszubilden. Ein „Disponierter“, das heißt ein Mensch, der seit Jahren ohne ausgesprochene Krankheitserscheinungen die körperlichen Folgezustände einer chronischen Tuberkulose zeigt, hätte die Sache vielleicht glatt überstanden.

Wo immer wir die Entstehungsgeschichte einer tuberkulösen Erkrankung anamnestisch einigermaßen genau verfolgen können, in jedem Falle finden wir als ausschlaggebendes Moment für die Weiterentwicklung der Infektion zur Krankheit das Kräfteverhältnis zwischen Angriff und Abwehr. Nicht anders auch bei den sogenannten „endogenen Reinfektionen“, die nichts anderes sind als die Progredienz oder Metastasenbildung schon vorhandener Tuberkulose, also eine teilweise Überwindung der Durchseuchungsresistenz durch die — nach dem heute üblichen Sprachgebrauch — „inaktive“ Tuberkulose.

Unter welchen Umständen haben wir nun diese gefährlichen, massiven Infektionen am meisten zu befürchten?

Die Antwort ist hier klar gegeben. Dann, wenn ein unreinlicher schwerkranker Phthisiker, der rücksichtslos sein Sputum ausstreut, in unwissender, sorgloser Umgebung lebt.

Die Infektionsmöglichkeiten durch einen derartigen Kranken müssen wir sowohl quantitativ als auch qualitativ bedeutend höher bewerten als z. B. die Infektionsmöglichkeiten durch einen Kranken, der nur spärlich Bacillen aushustet, oder durch einen Kranken, der mit seinem Sputum reinlich umgeht. Der quantitative Unterschied ist ohne weiteres gegeben, aber auch qualitative Unterschiede in der Virulenz der Bacillen müssen wir annehmen. Die Bacillen, die aus der Lunge eines schweren Phthisikers stammen, wo sie auf dem zerstörten Lungengewebe die besten Lebensverhältnisse finden, werden gewiß virulenter sein als die Tuberkelbacillen eines chronisch Tuberkulösen mit Heilungstendenz, wo sie nicht unter guten Entwicklungsbedingungen stehen können.

Auch die mit dem Stuhl, Harn, Schweiß, Eiter aus Knochen- oder Drüsenherden ausgeschiedenen Bacillen bieten — namentlich bei zu wenig rein gehaltenen Kranken — für die Umgebung eine Infektionsgefahr. Auch die Säuglingsinfektion durch bacillenhaltige Milch einer kranken Mutter oder Amme ist vielleicht von praktischer Bedeutung. Wenigstens konnten Bartel und Karlinsky (17) diesen Infektionsmodus im Tierversuch experimentell sicherstellen. Sicher dürfte aber auch in diesen Fällen die aerogene Infektion des Säuglings die größere Gefahr darstellen.

Der Streit über die Bedeutung der Rindertuberkulose für die Tuberkulose des Menschen kann heute wohl nach den ausgedehnten statistischen Untersuchungen von Park und Krumwiede (234), Kossel (159), Fraser (72), sowie durch die Arbeiten von Orth (232), Hart (113), Rabinowitsch (113), Griffith (92) u. a. als geklärt gelten. Wir können heute mit Sicherheit annehmen, daß der tuberkulöse Mensch weitaus die gefährlichste und häufigste Infektionsquelle ist, daß aber auch die Rindertuberkulose, namentlich für das frühe Kindesalter, eine nicht zu unterschätzende Gefahr bedeutet. In erster Linie kommt dabei der Genuß ungenügend sterilisierter oder roher Milch von perlsüchtigen Kühen in Betracht.

Die praktisch wichtigste Quelle der „massiven" Infektion bleibt der schwerkranke, unreinliche Phthisiker, der sein Sputum, das massenhaft virulente Bacillen enthält, wahllos überallhin absetzt und es seinen Mitmenschen beim Reden und Husten rücksichtslos ins Gesicht versprüht.

Die Erkenntnis dieses grundlegenden Unterschiedes zwischen einer massiven Infektion, die zu schwerer tuberkulöser Erkrankung führt — (die Abwehrleistung des betroffenen Körpers biologisch als Konstante angenommen) — und den leichten Infektionen, die nur den erwünschten Immunitätsschutz liefern, ist von größter praktischer Bedeutung. Die Richtlinien für die Infektionsverhütung im praktischen Leben sind damit klar und zielsicher vorgezeichnet: einerseits möglichst vollzählige Erkennung und Isolierung der schwer infektiösen Phthisiker, die in ungünstigen sanitären Verhältnissen leben; andererseits keine kleinliche Jagd nach vereinzelten Bacillen und keine übertriebene Bacillenfurcht mit allen ihren unerfreulichen Folgeerscheinungen.

Auch alle Vorschläge zur besseren Verhütung der Kindheitsinfektion über dieses Maß hinaus sind unerfüllbar. Sie zielen auch nach einer falschen Richtung. Es gilt nicht so sehr das Zusammentreffen des menschlichen

Körpers mit den Tuberkelbacillen zeitlich hinauszuschieben. Es gilt vielmehr, die durch Massigkeit und Häufigkeit übermächtigen Infektionen zu verhindern. Gewiß mag der ganze Abwehrapparat beim Säugling nicht so gut ausgebildet sein wie beim Erwachsenen (Rietschel). Daß dies aber nicht das ausschlaggebende Moment ist, zeigen uns wieder die tuberkulosefreien Naturvölker, wo sich die Erwachsenen der tuberkulösen Infektion gegenüber ähnlich verhalten wie die Säuglinge der Kulturmenschheit.

Die großen praktischen Schwierigkeiten, die einer allgemeinen Durchführung dieser Richtlinien entgegenstehen, sind uns bekannt. Es fehlen zunächst noch in den meisten Kulturländern die gesetzlichen Handhaben (Anzeigepflicht, Zwangsisolierung), die es uns ermöglichen würden, die gefährlichsten Quellen massiver Infektionen aus dem sozialen Kreislauf zu entfernen. Die Durchführung dieser Maßnahmen wird immer auf technische, finanzielle, soziale und ethische Schwierigkeiten stoßen, die sich vielfach als unüberwindlich erweisen werden. Wir greifen ja mit solchen Maßnahmen schroff in das Selbstbestimmungsrecht des einzelnen Menschen und der Familie ein. Die altruistischen Tendenzen im Denken und Fühlen der Menschen müßten ein ganz gewaltiges Übergewicht über den natürlichen individuellen Egoismus gewinnen, bevor wir auf die allgemeine Durchführung und Durchführbarkeit derartiger Maßregeln rechnen können. Weitgehendere Vorschläge Übereifriger aber, wie Zwangsisolierung neugeborener Kinder von tuberkulösen Eltern (und kongenitale Tuberkulose?), Zwangsansiedelung Tuberkulöser in ländlichen Bezirken usw., werden wohl immer nicht ernst zu nehmende theoretische Klügeleien bleiben. Und das ist gut, denn auch wir Ärzte wollen trotz alles kühlen wissenschaftlichen Denkens doch in erster Linie Menschen bleiben.

Die Anzeigepflicht, die von eifrigen Theoretikern immer wieder gefordert wird, kann bei der Tuberkulose praktisch nie durchführbar sein, solange wir den angezeigten Kranken nicht auch ärztlich und sozial so versorgen können, daß er selbst Vorteile von der Anzeige hat. Solange die Anzeigepflicht für den Kranken nichts anderes mit sich bringt als bureaukratische Belästigungen und unter Umständen auch schwere wirtschaftliche Schädigungen, während ihm an wirklicher Hilfe nur in seltenen Fällen etwas geboten werden kann, wird die gesetzliche Einführung der Anzeigepflicht nur das Gegenteil von dem erreichen, was sie zu erreichen wünscht. Sie wird nicht eine vollzähligere Erfassung der stark infektiösen Tuberkulösen mit sich bringen, sondern das gerade Gegenteil: die Flucht vor der Diagnose Tuberkulose. Alle die Verheimlichungsdiagnosen, die zu überwinden wir vielleicht jetzt langsam Fortschritte machen, würden neuerdings blühen und gedeihen. Denn der größere Teil der praktischen Ärzte würde sich aus leicht begreiflichen wirtschaftlichen Gründen auf die Seite der Patienten stellen.

Die Anzeigepflicht kann erst der Schlußstein einer in allen Einzelheiten gut organisierten, wirklich leistungsfähigen Tuberkulosebekämpfung sein. Sie darf kein Anfangsversuch sein und darf keine leere schöne Geste bleiben, die der Bevölkerung zeigen soll, wie eifrig die Sanitätsbehörden sich um die Tuberkulosebekämpfung bemühen.

Die bei uns in Österreich 1919 eingeführte, aber praktisch kaum beachtete Anzeigepflicht hatte in Innsbruck innerhalb dieser 3 Jahre folgende Ergebnisse: 59 Tuberkulöse wurden der Fürsorgestelle angezeigt. Davon waren 41 bereits der Fürsorgestelle auf anderem Wege bekannt. Bei 7 Fällen handelte es sich um Schwerkranke, die bereits in Spitälern Aufnahme gefunden hatten und deren Anzeige daher eine zwecklose Formalität war. Bleibt ein Nutzeffekt von 11 Fällen in 3 Jahren.

Heute sind wir nach meiner Überzeugung nur auf die fleißige Kleinarbeit in den Fürsorgestellen angewiesen. Nur sie kann uns Schritt für Schritt vorwärts bringen. Gesetzliche Bestimmungen, die alle diese Schwierigkeiten in Bausch und Bögen erledigen wollen, werden nach meiner Überzeugung stets unbrauchbar sein. In jedem einzelnen Fall müssen unter Berücksichtigung der wirklich gegebenen Verhältnisse andere Notbehelfe geschaffen werden, um für den Kranken die bestmögliche ärztliche und soziale Hilfe und für die Umgebung des Kranken den bestmöglichen Schutz zu erzielen. Nahezu in jedem Einzelfalle liegen die Verhältnisse in dieser oder jener Hinsicht wieder anders.

Sicher könnten wir aber heute mit den so wichtigen praktischen Bestrebungen, die gefährlichsten Infektionsquellen aus besonders gefährdeter Umgebung zu entfernen, viel weiter sein, als wir es heute sind. Es müßte vor allem für die Möglichkeit langdauernder Hospitalisierung besser gesorgt werden, als es heute im allgemeinen der Fall ist. Nach Fürst (78) starben im Jahre 1912 von 1161 nachgewiesenen Todesfällen an Tuberkulose in München nur 394 Kranke (33,9 %) im Spital. Und in Hamburg wo die günstigsten Verhältnisse in dieser Richtung vorliegen sollen, die bisher erreicht wurden, rund 50 %. Innsbruck zeigte in den letzten beiden Jahren 40—45 % hospitalisierter Tuberkulose-Todesfälle. Sonst, und namentlich in Österreich, müssen wir noch viel ungünstigere Zahlen annehmen. Und leider dürfen wir ja auch nicht alle Fälle hospitalisierter Tuberkulose-Todesfälle mit rechtzeitiger Hospitalisierung vom prophylaktischen Standpunkt für die Wohnungsgenossen gleichsetzen. Und dies bedeutet: weiterlaufende Verseuchung der Familien des Proletariats und kleinen Mittelstandes mit Tuberkulose.

Und nun noch einige Bemerkungen zu den üblichen Maßnahmen der Infektionsverhütung. Wir sehen hier in der Praxis, auch bei ärztlichen Anordnungen, heute noch alle Übergänge von stumpfer Gleichgültigkeit bis zum schädlichen Übereifer, der in recht wertlose, symbolische Handlungen ausartet. Auch hier muß man lernen, zwischen theoretisierenden, aber praktisch unerfüllbaren Forderungen und dem, was in der Praxis

geschehen kann und geschehen soll, einen brauchbaren Mittelweg zu finden.
Das Gelingen aber hängt überall in erster Linie von der Intelligenz und
dem guten Willen des Kranken und seiner Angehörigen ab. In dieser
Richtung entfalten die Heilstätten wirklich eine gute erzieherische Wirkung,
die aber gerade bei den schwersten, besonders infektionsgefährlichen Fällen,
wenn diese nicht früher zufällig einmal in einer Heilstätte waren, zahlenmäßig leider nicht sehr in die Wagschale fällt.

Die Tuberkulosemerkblätter, die wir unter den Kranken oder deren
Angehörigen verteilen, verfolgen den Zweck, diese über die bestehende
Infektionsgefahr zu belehren. Und das ist auch durchaus nötig. Leider
ist es sehr schwer, derartige Merkblätter in einer für alle Fälle praktisch
brauchbaren Form zu verfassen. Denn auch sie enthalten meist Vorschriften, die angesichts der langen Dauer tuberkulöser Erkrankungen
auch in geordneten Haushaltungen auf die Länge der Zeit praktisch
kaum durchführbar sind, und von denen viele außerdem nur einen recht
problematischen Wert haben.

Von besonderen prophylaktischen Maßnahmen seien erwähnt:

Spuckflsachen bei ambulanten Kranken mit Bacillenaus-
wurf: Da der eingetrocknete, bacillenhaltige Auswurf durch Verstauben
der bacillenhaltigen Partikeln eine wichtige Infektionsquelle darstellt,
wäre es bei ambulanten Kranken mit bacillenhaltigem Auswurf wichtig,
diesen auf eine möglichst sichere Weise unschädlich zu machen. Leider
ist dies im allgemeinen nur sehr schwer zu erzielen. Das leicht zu öffnende
und leicht zu reinigende Dettweilersche Patent-Taschenspuckglas mit
entsprechend weitem Hals bietet theoretisch unstreitig die beste Möglichkeit zu einer sicheren Beseitigung des Auswurfes. Aber nur ein geringer
Prozentsatz der Kranken zeigt sich willig, ein derartiges Spuckgefäß
vor anderen Menschen zu gebrauchen. Sehr appetitlich ist es ja für die
Umgebung wirklich nicht. Außerdem macht ein zu wenig sorgfältiger
Gebrauch die Verwendung des Spuckglases ziemlich illusorisch. Eher
willig zeigen sich nach meinen Erfahrungen die Kranken, eine Reinlichkeit
bei der Beseitigung des Auswurfes dadurch zu üben, daß sie beim Spucken
ins Taschentuch dasselbe einigermaßen sorgfältig zusammenrollen und
es beim Nachhausekommen sogleich in einen Kübel mit Sodalösung
einweichen. Aber auch solche Vorschriften bleiben bei größeren Auswurfsmengen recht wertlos und werden ebenfalls nur von gut erzogenen
Kranken mit reinlichen Lebensgewohnheiten befolgt. Die große Mehrzahl
der Kranken mit vom medizinischen Standpunkt unreinlichen Lebensgewohnheiten sind in der Praxis nur sehr schwer zu einer entsprechenden
Reinlichkeit mit ihrem Auswurf zu erziehen. Und dabei sind Kranke,
die auf ihr Äußeres und auf sonstige Äußerlichkeiten sehr viel halten,
oft die schlimmsten, weil ihnen der Gedanke unerträglich erscheint, durch
irgendeine auffallende Maßnahme für ihre Umgebung als infektions-
gefährlich zu gelten.

Im großen ganzen hängt die Frage der reinlichen Beseitigung des Sputums sehr von der hygienischen Erziehung einer Bevölkerung ab, die bei uns in Österreich sehr viel zu wünschen übrig läßt, Verhältnisse, die durch den wirtschaftlichen Tiefstand der Nachkriegszeit sich noch wesentlich verschlechtert haben. Das rücksichtslose freie Ausspucken ist bei uns, leider nicht nur in den untersten Volksschichten, eine recht regelmäßige üble Gewohnheit. Um die Spuckverbote auf den Bahnen z. B. kümmert sich weder der Großteil des Publikums noch des Aufsichtspersonals.

Laufende Desinfektion bei Schwerkranken: Auch hier ist es leichter, auf dem Papier peinlich strenge Vorschriften zu geben, als die Durchführung des Notwendigsten in der Praxis auch wirklich durchzusetzen. Auch hier müssen wir uns von der Richtlinie leiten lassen, schwere, immer sich wiederholende Infektionen für die Umgebung nach Möglichkeit zu verhüten und nicht die Angehörigen mit einer Unsumme von Vorschriften zu belasten, die „alle Tuberkelbacillen in der Umgebung des Kranken vernichten sollen". Übertriebene Vorschriften bewirken oft gerade das Gegenteil von dem, was man erreichen will. Es geschieht oft dann gar nichts. Ebenso abzulehnen sind Maßnahmen, die keinen wirklichen Schutz bieten und die Angehörigen nur zu ganz falschen Vorstellungen über die gefährlichsten Infektionsmöglichkeiten bringen.

So möchte ich die an manchen Fürsorgestellen mit großem Eifer verteilten Wandschirme und Wäschebeutel ablehnen. Den Wandschirmen liegt wohl der Gedanke zugrunde, daß die allernächste Umgebung des Kranken, hauptsächlich durch die Tröpfcheninfektion, die gefährlichste Zone darstellt, die irgendwie abgeschlossen werden soll. Aber da ist es viel wichtiger, die Pflegepersonen darüber zu belehren, daß sie sich vom Kranken nicht direkt anhusten und ansprechen lassen sollen, ferner daß sie bei allen Verrichtungen, die sie an dem Kranken vornehmen, eine entsprechende Stellung einnehmen sollen und nicht, wie man dies bei liebevollen und besorgten Angehörigen oft zu sehen bekommt, das Gesicht möglichst nahe dem Gesicht des Kranken zugewendet. Die Wandschirme sind deshalb abzulehnen, weil sie die falsche Vorstellung irgendeiner Abgrenzung der gefährlichsten Infektionszone wachrufen. Und das hat dann häufig die Folge, daß die wirklich notwendige Reinlichkeit mit dem beschmutzten Bettzeug, der Leibwäsche des Kranken usw. noch mehr zu wünschen übrig läßt.

Aus ähnlichen Gründen sind die Wäschebeutel abzulehnen. Sacktücher und sonstige Wäsche Schwerkranker sind nach Gebrauch sogleich in einen Kübel mit Soda- oder Seifenlösung zu geben und vor dem Waschen mit der übrigen Wäsche, womöglich getrennt, auszukochen. Durch die Wäschebeutel wird nur dem unnötigen Hantieren mit der Wäsche, die durch eingetrocknetes Sputum verunreinigt ist, Vorschub geleistet, und die Infektion mit bacillenhaltigem Staub begünstigt.

Sicher gehört aber eine Spuckschale und möglichst große Reinlichkeit mit allen Ausscheidungen des Kranken an jedes Krankenbett eines Tuberkulösen. Es ist durchaus eine falsche „Humanität", wenn z. B. ein Arzt in einer Familie, in der ein schwer Tuberkulöser unter engen Wohnungsverhältnissen mit mehreren Kindern zusammenlebt, über die traurigen Verhältnisse mit der Beruhigung hinwegtrösten will, daß keine Infektionsgefahr besteht, wie ich solche Fälle in den letzten Jahren einige Male beobachten mußte. Ein gewisser Grad von Reinlichkeit und Vorsicht läßt sich auch unter den ärmlichsten Verhältnissen bei gutem Willen erzielen.

Der Kranke soll womöglich in einem Zimmer allein schlafen. Nebeneinander stehende Ehebetten sind mindestens durch ein Nachtkästchen zu trennen. Kinder sollen sich womöglich nicht im Krankenzimmer aufhalten. Das Krankenzimmer ist feucht bei offenem Fenster zu kehren und der Kehricht zu verbrennen. Reinlichkeit mit Eß- und Trinkgeschirren, die am besten irgendwie bezeichnet nur vom Kranken selbst benützt werden sollen; fleißiges Händewaschen der Pflegepersonen, namentlich vor dem Essen — alles dies sind durchaus berechtigte Vorschriften, die aber, wie wir alle wissen, in der armen Bevölkerung, namentlich unter den heutigen Verhältnissen, durchaus nicht immer zu erzielen sind.

Für die Desinfektion des Sputums in der Spuckschale eignen sich nach den vorliegenden Versuchen am besten die Kresolpräparate (Phobrol, Solveol, Sagrotin usw.) in 2 bis 5%iger Lösung. Auch hier werden wir aber in der Praxis zufrieden sein müssen, wenn die Spuckschale in reinlicher und vorsichtiger Weise in den Abort entleert wird. Haben auch Versuche gezeigt, daß die Tuberkelbacillen in stagnierenden Abwässern trotz Kälte und Sommerhitze monatelang ihre Virulenz behalten können, so haben andererseits die Versuche von Jessen und Rabinowitsch (138) dargetan, daß in Flußläufen nach einer Entfernung von hundert Meter von der Kloakenmündung keine lebenden Tuberkelbacillen mehr nachweisbar sind.

Schlußdesinfektion nach Todesfällen oder nach der Entfernung des Schwerkranken aus der Wohnung: Auch hier wird man sich nicht so sehr, wie früher, von den Bestrebungen einer „Sterilisatio magna" leiten lassen dürfen, als vielmehr von Maßnahmen, um Einrichtungsgegenstände, Gebrauchsgegenstände, Zimmerteile usw., die Quelle für fortlaufende, schwerere Infektionen werden könnten, unschädlich zu machen. An Stelle der früher üblichen Formaldehyddesinfektion, die von den meisten Autoren nach experimenteller Nachprüfung als bloße Scheindesinfektionen gegenüber der resistenten Lipoidhülle des Tuberkelbacillus bezeichnet wird, ist heute eine gründliche, grobmechanisch-chemische Reinigung des Zimmers und der Einrichtungsgegenstände getreten: Waschen des Fußbodens und der in der unmittelbaren Umgebung des Kranken in Benützung gestandenen Möbelstücke mit Soda-

und Seifenlösung oder Kresolpräparaten; Neumalen der Wände, Dampfdesinfektion des Bettzeuges und der Kleider, Auskochen von Leib- und
Bettwäsche, ausgiebiges Lüften des Zimmers.

Aber auch von diesen Maßnahmen ist in der heutigen Zeit bei unbemittelten Leuten durchaus nicht alles zu erreichen. Die Kosten der Arbeit
und des Materials sind für viele Kreise heute unerschwinglich geworden,
und eine öffentliche Kostendeckung ist nicht überall zu erreichen.

Immerhin läßt sich in mancher Hinsicht auch mit sehr einfachen Mitteln
ein Ersatz schaffen. Spülen des Fußbodens und der Möbel, Auskochen
der Wäsche läßt sich bei gutem Willen wohl überall ermöglichen. An Stelle
der Dampfdesinfektion läßt man Kleider und Bettzeug ungefähr 8 Tage
lang möglichst intensiv besonnen. An Stelle des Neumalens der Wände
im Krankenzimmer ist vor allem darauf zu sehen, daß das Bett in seiner
Stellung mit einem Kasten vertauscht wird. Denn einer der bedenklichsten Infektionsquellen im Krankenzimmer scheint mir eine unbelichtete
Wand zu sein, gegen die der Kranke wochen- und monatelang seine Bacillen
gehustet hat, und an der nun eine andere Person eventuell wieder schläft.
Es ist daher immer zweckmäßig, darauf zu sehen, daß das Bett eines
Schwerkranken nicht mit einer Längsseite, sondern mit der Kopfseite
gegen die Wand steht. Das ist auch für die Pflege vorteilhafter, wenn
man von beiden Seiten an den Kranken herantreten kann.

So lassen sich durch primitive, einfache Maßnahmen, die überall
durchführbar sind, bei einigem guten Willen doch die allergefährlichsten
Infektionsquellen praktisch bis zu einem gewissen Grade unschädlich
machen. Und darauf kommt es an.

Das wichtigste für die Erziehung der Bevölkerung zu einer vernünftigen
Prophylaxe ist aber die immer wiederholte Belehrung, daß die Tuberkulose
eine Infektionskrankheit ist, bei der es meist erst in langen Zeiträumen
zu einer sinnfälligen Erkrankung kommt, und bei der das Auftreten
einer solchen Erkrankung abhängig ist von dem Verhältnis zwischen Stärke
und Häufigkeit der Infektionen und der Abwehrleistung, die der infizierte
Körper aufzubringen imstande ist. Und dazu ist es nötig, daß wir das Wort
„Tuberkulose" nicht wie bisher möglichst spät, sondern möglichst früh
in den Mund nehmen. Überängstliche müssen dabei vor übertriebener
Bacillenfurcht durch die Belehrung bewahrt werden, daß eine Infektion
mit Tuberkelbacillen noch lange keine Krankheit bedeutet, sondern in
der überwiegenden Mehrzahl der Fälle überwunden wird, ohne daß es
zu einer Erkrankung kommt.

Die Verhütung der Krankheitsentwicklung aus der tuberkulösen Infektion.

Es ist nach dem Gesagten innerhalb der Kulturmenschheit unmöglich,
die Infektion mit Tuberkelbacillen in größerem Maßstabe zu verhüten.

Den menschlichen Körper im voraus gegen die Wirkung der Infektion
mit Tuberkelbacillen zu schützen, ist ebenfalls nur bedingt möglich. Es

ergibt sich dies schon logisch aus der Unerreichbarkeit eines unbedingten Immunitätsschutzes gegenüber der Tuberkulose.

Außerdem bestehen noch andere Schwierigkeiten. Ein Körper, der mit einem Krankheitserreger noch nicht in Berührung getreten ist, besitzt nach unseren heutigen Kenntnissen nicht die Fähigkeit, abgestimmte (spezifische) Schutzstoffe gegen diesen Erreger zu bilden. Diese Fähigkeit wird erst durch das Eindringen von Erregern oder Erregerstoffen in den Körper geweckt.

Es fragt sich aber, ob durch eine derartige Schutzimpfung genügend rasch ein genügend starker und anhaltender Immunitätsschutz erzielt werden kann. .

Bei der Blatternimpfung gelingt dies bekanntlich. Die Erfahrungen der Rinderschutzimpfung gegen Tuberkulose haben gelehrt, daß die Entwicklung des Immunitätsschutzes hier sehr lange dauert, und daß er nur kurz anhält. Die Verhältnisse beim Menschen liegen in dieser Richtung noch ganz im unklaren.

Die Schutzimpfung gegen Tuberkulose vor erfolgter Infektion ist aber für den Menschen schon aus anderen Gründen ungangbar. Die Infektion erfolgt in den meisten Fällen zu früh. In vielen Fällen sicher schon bald nach der Geburt. In manchen Fällen wahrscheinlich schon vor der Geburt im tuberkulösen Mutterleib.

Die Frage der „Immunisierung" von Säuglingen durch die Milch von Frauen, die während der Schwangerschaft „aktiv vacciniert" worden sind, wurde bereits von Behring und Maragliano aufgeworfen und studiert. Neuerdings wurde diese Frage von Strubell (328) experimentell bearbeitet. Die Ergebnisse sind theoretisch gewiß interessant, eine praktische Bedeutung ist aber — abgesehen von allen technischen Schwierigkeiten — kaum gegeben. Theoretisch kann man sich nur vorstellen, daß eine Frau, die während der Schwangerschaft einen tuberkulösen Prozeß mit oder ohne spezifische Behandlung überwunden hat, mit ihrer Milch humorale Schutzstoffe oder Antigene abgeben kann. Wenn wir uns aber an die Rolle der cellulären und humoralen Immunität bei der Tuberkulose erinnern (vgl. Abschnitt V), so wird das ganze Problem auch schon theoretisch recht aussichtslos.

Diese Verhältnisse weisen uns auf einen anderen Weg: auf den Schutz des Körpers vor Erkrankung nach erfolgter Infektion. Wie dies grundsätzlich möglich ist, darüber gibt uns die biologische Forschung eine klare allgemeine Richtlinie: jede Maßnahme, welche eine Leistungssteigerung für die Körperzellen, eine Leistungshemmung für die eingedrungenen Tuberkelbacillen herbeiführt, bietet Aussicht auf einen bedingten Erfolg.

Ein Mittel, welches die Tuberkelbacillen im menschlichen Körper rasch vernichten würde, besitzen wir nicht. Und wenn wir auch ein solches besitzen würden, so wäre seine Anwendung keineswegs ohne weiteres ratsam (vgl. S. 183).

Nur ein Weg ist gangbar. Die Angriffskraft der Tuberkelbacillen muß durch möglichst stark gesteigerte Abwehrtüchtigkeit der Körperzellen zunächst eingeschränkt, dann allmählich gebrochen werden.

Wie kann die Abwehrleistung des Körpers gesteigert werden?

Die konstitutionell disponierenden Momente können wir nicht · beseitigen, denn sie sind im Einzelfall unabänderlich gegeben. (Die Konstitution als etwas ursprünglich Gegebenes aufgefaßt.)

Die konditionell disponierenden Momente sind grundsätzlich veränderlich. Grundsätzlich ist daher auch eine Besserung dieser Verhältnisse möglich. Jedoch nicht leicht und nicht allzuhäufig in der Wirklichkeit des Lebens.

Wir haben ferner heute erkennen gelernt, daß auch die besten hygienisch-diätetischen Lebensverhältnisse nicht mit Sicherheit vor einer schweren tuberkulösen Erkrankung schützen und daß in jenen Volksschichten, die am meisten von der Tuberkulose bedroht sind, sich dauernd gute Lebensverhältnisse doch nicht schaffen lassen.

Dabei spielt nicht nur der Mangel an Geldmitteln eine wichtige Rolle, sondern auch die Tatsache, daß viele Menschen heute noch nicht fähig sind, erlangte Geldmittel wirklich zu einer Verbesserung ihrer Lebensverhältnisse zu verwenden. Sie werden vielmehr sehr häufig zur Befriedigung wenig hochwertiger Triebe und augenblicklicher, ganz unwesentlicher Wünsche verwendet. Das haben ja die Revolutionsjahre und die „soziale Umwälzung" auf allen Gebieten wirtschaftlichen und kulturellen Lebens zur Genüge gezeigt.

Die wirkliche wirtschaftliche Hebung solcher zur Selbstzucht noch unfähigen Menschen, die sich in mehr oder minder großer Zahl fast in allen Bevölkerungsschichten finden, kann erst wieder durch die Erstarkung der staatlichen Zucht und Ordnung erfolgen, wobei vorerst weniger auf irgendeine politische Richtung das Hauptgewicht zu legen sein wird, als vielmehr auf die Fähigkeit und die Macht, auch wirklich Zucht und Ordnung zu schaffen. Bei uns in Österreich ist auch die Erscheinung wenig erfreulich, daß in den letzten Jahren Tausende von Kindern zur Erholung ins fremde Ausland wanderten. Die schwere Not, die auf uns lastet, mag es entschuldigen. Den menschenfreundlichen Spendern gereicht es zur Ehre. Aber man soll nicht vergessen, daß sich ein Volk noch nie durch Bettel lebensfähig erhalten hat. Es bleibt sich dann ziemlich gleich, ob es mehr durch Tuberkulose oder mehr durch andere körperliche und geistige Schäden zugrunde geht.

Aber selbst wenn wir wieder durchschnittlich gute Lebensverhältnisse für die große Masse des Volkes erreicht haben werden, die Tuberkulose wird deshalb noch lange nicht aufhören, eine gefährliche Volksseuche zu sein. Und für die große Mehrzahl der Fälle wird das erste und grundlegende Problem immer das gleiche bleiben.

Die äußeren Lebensbedingungen beeinflussen gewiß die allgemeine Lebenstüchtigkeit des Körpers. Aber die Abwehrtüchtigkeit des Körpers gegen die Wirkung der Tuberkelbacillen ist nur ein Teil dieser allgemeinen Lebenstüchtigkeit. Und beide sind durchaus nicht immer gleichlaufend. Wir sehen Menschen, deren ganze Körperbeschaffenheit nur eine geringe allgemeine Lebenstüchtigkeit verrät, mit leichten Formen der Tuberkulose jahre- und jahrzehntelang durchs Leben gehen, ohne daß es zu einer schweren Erkrankung kommt. Und wir sehen vollkräftige, junge, bis dahin vollkommen gesunde Menschen an schweren Formen der Tuberkulose rasch dahinsiechen. Das ist bei anderen Infektionskrankheiten ähnlich. Besonders auffallend war dies bei den letzten großen Seuchenzügen der Grippe.

Es handelt sich also um eine Abwehrleistung, die sich ganz besonders gegen den Tuberkelbacillus richtet.

Wir müssen trachten, durch ständige Anregung und Erhöhung der spezifischen Immunkräfte zu verhindern, daß der bisher erworbene Immunitätsschutz unter ungünstigen Verhältnissen durchbrochen wird, daß sich nicht aus dem Primäraffekt und den leichteren Generalisationsvorgängen bedrohliche Metastasierungen und ausgedehnte Organherde entwickeln.

Wir berühren damit ein Problem, dessen Lösung Generationen retten und Milliardenverluste an volkswirtschaftlicher Arbeitskraft verhüten würde.

Wir werden im XIII. Abschnitt zwei Methoden kritisch zu besprechen haben, die in dieser Richtung im Mittelpunkt des Interesses stehen, weil sie die Möglichkeit einer billig organisierbaren Massenbehandlung bieten.

Um sie tobt heute ein heftiger Kampf der Meinungen — vom allzu kritiklosen Optimismus angefangen, der heute schon durch sie eine Lösung des Problems vor Augen sieht, bis zur völligen und unberechtigten Ablehnung des berechtigten Grundgedankens. Es fehlt eben noch sehr an wesentlichen naturwissenschaftlichen Grundbegriffen. Das müssen wir einbekennen, wenn z. B. am Tuberkulosetag 1921 noch Anschauungen wie die Kreusers laut werden können: „daß eine aktive Immunisierung des Körpers zur Zeit der höchsten Inanspruchnahme durch Wachstum widersinnig ist". Wodurch schützt sich dann der infizierte heranwachsende Körper spontan? Die schlagende Parallele dazu ist der Vorschlag, dem wachsenden Körper auch möglichst wenig Nahrung zu geben — damit er nicht durch Verdauungsleistungen zu sehr überanstrengt wird. Solche Anschauungen zeigen, wie fremd man heute noch dem tiefinnersten Begriff „immunbiologische Abwehrvorgänge" gegenübersteht. Man erkennt nicht, daß es sich dabei um ursprünglichste Lebensvorgänge handelt.

Der Optimismus — sofern er sich nur in einigermaßen kritischen Grenzen hält — scheint mir da eher verzeihlich als der bequeme Negativismus, denn ohne Optimismus gibt es in derartig schwierigen Fragen überhaupt kein wirkliches Vorwärtskommen.

Und unsere heutigen, allgemein geübten Methoden, die eine Entwicklung tuberkulöser Erkrankungen aus dem Primäraffekt zu verhüten suchen und zu denen die Kritik vollkommen zu schweigen pflegt, verlangen noch weit mehr Optimismus, um an ihre Wirksamkeit zu glauben.

Heute lautet das Losungswort: Waldluft durch 4 Wochen in der Ferienkolonie! Ein Tropfen Waldluft in das durchseuchte Grundwasser der Städte! Ein Tropfen Waldluft gegen eine jahrelange Krankheitsentwicklung! Trotz aller schönen Zeitungsartikel und eifrigen Komiteesitzungen wird es nicht mehr als ein Tropfen.

Und das tuberkulöse Bauernkind, das zeitlebens in dieser Waldluft bei Butter und Milch aufgewachsen ist??

Aber für die Anhänger dieser Tuberkuloseprophylaxe sind Versuche, die Ergebnisse der biologischen Tuberkuloseforschung auch praktisch folgerichtig zu verwerten, „zu wenig wissenschaftlich fundiert", und die Perkutanbehandlung nach Petruschky z. B. wird mit spöttischem Achselzucken abgetan.

Aber es fehlt eben der Jubel, wenn die Kinder in ihren Sonntagsanzügen und mit strahlenden Gesichtern den Zug stürmen, der sie in die Ferienkolonie bringt. Tuberkulineinreibungen — die Kinder sind verdrießlich, und es lassen sich darüber keine sentimentalen Zeitungsartikel schreiben, und niemand erfährt, daß etwas geschieht.

Es ist vielleicht eine der gefährlichsten Seiten der Tuberkulose, daß sie keine Sensationen bietet und sich für solche auch wenig eignet — sonst wären wir wahrscheinlich heute schon weiter in ihrer Bekämpfung vorgeschritten.

VIII. Prinzipielles zur Tuberkulosebehandlung.

Als Endziel jeder Tuberkulosebehandlung muß uns die Dauerheilung noch heilungsfähiger Kranker und möglichste Erhaltung der Erwerbsfähigkeit bei Kranken mit zwar vorgeschrittener, aber relativ gutartiger, chronisch verlaufender Organtuberkulose vorschweben.

Die Behandlungsmethoden, die uns dabei zur Verfügung stehen, lassen sich nach ihren nächstliegenden Auswirkungen etwa folgendermaßen charakterisieren:

1. Behandlungsmethoden, welche die allgemeine Widerstandskraft und die spezifische Abwehrleistung des Gesamtorganismus zu erhöhen bestrebt sind (biologische Behandlungsmethoden):

> hygienisch-diätetische Allgemeinbehandlung,
> Reaktionsbehandlung
>> mit unspezifischen Reizen,
>> mit spezifischen Reizen.

2. Bestrebungen zur Vernichtung des Erregers oder doch zur Virulenzhemmung desselben im erkrankten Körper:

> Chemotherapie,
> Organotherapie,
> passive Immunisierung.

3. Behandlungsmethoden, welche zerstörtes Körpergewebe beseitigen oder für Gewebsschädigungen und -Zerstörungen günstigere Ausheilungsbedingungen zu schaffen trachten (mechanische Behandlungsmethoden):

> radikale operative Methoden;
> Ruhigstellung: darunter künstlicher Pneumothorax;
> konservative chirurgische Methoden;
> Bewegungstherapie gegen die Folgeerscheinungen ausgedehnter, funktionsstörender Narbenbildungen: darunter Atmungsgymnastik.

4. Behandlungsmethoden, welche spontan gegebene Reaktionsvorgänge, die den kranken Organismus, ungünstig beeinflussen, zu beseitigen oder doch zu mildern trachten (symptomatische Behandlung).

Doch auch hier bei dieser Trennung nach den hauptsächlichsten und nächstliegenden Zielen bestehen in Wirklichkeit keine scharf feststellbaren Grenzen, sondern die Wirkungsbereiche und Wirkungsmöglichkeiten greifen vielfach untrennbar ineinander über. Auch hier stellen Erregerwirkung und Abwehrleistung des kranken Körpers, sowie pathologisch-biologische Vorgänge, pathologisch-anatomische Zustandsänderungen und sekundäre Reaktionsvorgänge ein untrennbares Ganzes dar.

Dieser Zusammenhang drohte nur durch mißverständliche Deutungen und einseitige Betrachtungsweisen vielfach verloren zu gehen.

1. Biologische Behandlung.

Hygienisch-diätetische Allgemeinbehandlung.

Die äußeren hygienisch-diätetischen Lebensbedingungen sind für die Lebenstüchtigkeit des gesunden und kranken Körpers von weittragender Bedeutung. Es müssen auch spezifische Abwehrleistungen, zu denen. ein Organismus gegen bestimmte Krankheitserreger befähigt ist, bis zu einem gewissen Grade von der allgemeinen Lebenstüchtigkeit und somit indirekt auch bis zu einem gewissen Grade von den äußeren Lebensbedingungen abhängig sein.

Diese Erkenntnis bedarf keiner weiteren Beweisführung, denn sie ist durch logische Notwendigkeit und tausendfache praktische Erfahrung als selbstverständliche Tatsache allgemein anerkannt und hat darüber hinaus sogar durch die Macht gewohnheitsmäßiger Übung eine in vieler Hinsicht übermäßige Betonung erhalten.

Die äußeren hygienisch-diätetischen Lebensverhältnisse sind unstreitig auch für die Krankheitsentwicklung und den Krankheitsverlauf bei der Tuberkulose bedeutsam. Und zwar in so hohem Maße, daß sie bis zu einem gewissen Grade sogar die Epidemiologie der Tuberkulose bestimmen. Zahlreiche Statistiken haben einwandfrei bewiesen, daß hoher Wohlstand einer Bevölkerung oder Bevölkerungsgruppe, der uns ja als Ausdruck guter hygienisch-diätetischer Lebensbedingungen gelten kann, zur Tuberkulosesterblichkeit und damit auch zur Zahl schwerer tuberkulöser Erkrankungen in einem umgekehrten Verhältnis steht.

Aber diese Gesetzmäßigkeiten sind durchaus nicht erschöpfend. Wir können vielmehr in Hunderten und Tausenden von Fällen beobachten, daß sich trotz guter hygienisch-diätetischer Lebensverhältnisse eine schwere tuberkulöse Erkrankung entwickelt. Und wir können umgekehrt wieder zahlreiche Fälle sehen, wo Nachkommen tuberkulöser Eltern unter schlechten Wohnungsverhältnissen, also unter Verhältnissen, unter denen mit Sicherheit wiederholte Infektionen angenommen werden müssen, auch später trotz anhaltend schlechter Lebensbedingungen nicht an schweren Formen der Tuberkulose oder überhaupt nicht an Tuberkulose erkranken. Wer viele arme Tuberkulöse ärztlich zu versorgen hat, der erkennt, daß der Krankheitsverlauf bei den Armen vielfach durchaus nicht ungünstiger ist als bei den Bemittelten, die unter guten Lebensbedingungen stehen. Besonders unter den für Unbemittelte so elenden Lebensverhältnissen der letzten Jahre war das auffallend. Es war doch nicht jenes Massensterben, das hätte kommen müssen, wenn die äußeren Lebensbedingungen wirklich immer ausschlaggebend wären. Es ist sehr wahrscheinlich, daß wir diese äußeren Lebensverhältnisse — natürlich jenseits eines gewissen Mindestmaßes — heute noch allzusehr überschätzen.

Diese Überschätzung hat zu einem fast allzu eifrigen Ausbau der hygienisch-diätetischen Allgemeinbehandlung geführt. Allzu eifrig insoferne, als die gewiß nötige und wichtige Allgemeinbehandlung durch allzu pedantische und kleinliche Vorschriften, die jeder tieferen Bedeutung entbehren, vielfach zu recht kritiklosen und durchaus unrichtig schematisierenden Behandlungssystemen ausgebaut wurden, die der Sache eher schädlich als nützlich sind.

Jeder Tuberkulöse braucht zweckentsprechende, kurze und klare ärztliche Ratschläge, wie er sich im allgemeinen zu verhalten hat. Manche Tuberkulöse treffen z. B. das für sie richtige Mittel zwischen Ruhe und sorgfältiger Schonung einerseits und einer Abhärtung und systematischen Erhöhung ihrer körperlichen Leistungsfähigkeit andererseits in ganz ausgezeichneter Weise. Aber nicht alle. Der Durchschnittskranke braucht gewiß in dieser Richtung eine ärztliche Leitung. Mehr braucht aber auch der Tuberkulöse nicht. Alle übertrieben peinlichen Vorschriften sind ein leider auch heute noch viel geübtes Unding, das wir nicht scharf genug bekämpfen können. Erstens entbehren solche Vorschriften jedes reellen Wertes und zweitens sind sie bei einer jahrelang dauernden Krankheit, wie es die Tuberkulose ist, ein psychologischer Fehler. Patienten mit gesundem Menschenverstand befolgen derartige Vorschriften doch nicht. Und arme Neurastheniker bekommen zu ihrer Tuberkulose noch eine schwere Hypochondrie. Und daß es auch ohne dem geht, zeigen uns die Hunderttausende ohne solche Übertriebenheiten erzielten Heilungen. Seitdem unsere Erkenntnisse über die verschiedenen Entwicklungsformen tuberkulöser Erkrankungen wesentliche Fortschritte machten und damit der Boden für differenzierte Diagnosen- und Indikationsstellungen vorbereitet war, ist es in dieser Richtung um vieles besser geworden. Aber auch heute sind derartige übereifrige Gepflogenheiten in der allgemeinen Praxis und namentlich in der Sanatoriumsbehandlung nach meinen Beobachtungen noch lange nicht vollkommen überwunden.

Das klassische Beispiel derartiger Auswüchse ist die schematische Liegekur, die bei erhöhten Körpertemperaturen bis zur „Kadaverruhe" (Schröder) betrieben werden muß. Wir werden bei verschiedenen Gelegenheiten noch darauf zurückkommen, daß diese Liegekur auch bei erhöhten Temperaturen direkt kontraindiziert sein kann. Aber selbst, wo sie prinzipiell indiziert ist, muß ihre übertriebene Handhabung abgelehnt werden, weil dadurch die Patienten in vielen anderen wichtigen Momenten (Stimmung, Schlaf, Appetit usw.) nur ungünstig beeinflußt werden. Auf der Basis gewagter Theorien, die wir heute vielfach als ganz haltlos erkennen müssen, ist die Liegekur zu einem starren Schema ausgearbeitet worden, das sie vielfach zu einer wahren Qual für die Patienten macht.

Man hat von einer Hyperämisierung der Lungenspitzen durch das Liegen gesprochen und deshalb das Liegen mit ganz horizontal gelagertem Oberkörper gefordert. Jacoby hat sogar, um diese angebliche Hyperämisierung der Lungenspitzen zu fördern, versucht, die sogenannte „Autotransfusionsstellung" in die Liegekur einzuführen: Die Patienten sollen stundenlang mit erhöhten Becken und Füßen liegen — Oberkörper und Kopf nach abwärts gerichtet! Ich kann mir beim besten Willen nicht vorstellen, wie durch eine solche Lage eine nur einigermaßen ausgiebige passive Hyperämie der Lungenspitzen zustande kommen soll; wir müßten denn die armen Kranken auf einer bedenklich schiefen Ebene stundenlang mit dem Kopf nach abwärts anbinden! Viel eher kommt mir da das Bedenken, daß durch diese unnatürliche Lage Expektoration und die Ventilation der Lungenspitzen erheblich erschwert werden müssen. Für das Bestreben, den Krankheitsherd zu hyperämisieren, scheint mir doch die aktive Hyperämie, wie wir sie bei den Herdreaktionen der spezifischen, biochemischen und physikalischen Behandlungsmethoden oder durch entsprechende körperliche Leistungen am Krankheitsherd erhalten, objektiv einwandfreier und subjektiv angenehmer zu sein.

Hart (110), wohl ein ausgezeichneter Kenner der anatomischen Pathologie tuberkulöser Erkrankungen, hat sich zur Liegekur, wie sie auch heute noch vielfach schematisch betrieben wird, speziell auf Grund der Lungenspitzenbefunde, wie er sie bei zahlreichen tuberkulösen Leichen vorgefunden hat, folgendermaßen geäußert: „Vor allem bin ich so ketze-

risch, an dem ‚zweifellosen‘ Erfolge der Liegekur zu zweifeln.“ Hart
warnt direkt bei Anfangsstadien der Tuberkulose vor schematisch durchgeführten Liegekuren, weil sie durch mangelhafte Ventilation der Lungenspitzen die Gefahr der Sekretstauung und Atelektasenbildung begünstigen.
Wo bei vorgeschrittenen Fällen tatsächlich eine Ruhigstellung der erkrankten Lungenpartien angezeigt erscheint, können wir diese Ruhigstellung nach meiner Ansicht in befriedigender Weise doch nur durch
den künstlichen Pneumothorax erzielen. Ein großer Teil der Patienten
aber, welche mit schematischen Liegekuren behandelt werden, gehört sicher
nicht einem solchen Krankheitsstadium an. Wenn man auf der einen
Seite die schlechte Ventilation der Lungenspitzen als eine Ursache dafür
annimmt, daß die Lungenspitzen so häufig der Sitz des zuerst nachweisbaren Krankheitsherdes werden, so finde ich es unlogisch, wenn man
diese schlecht ventilierten Lungenspitzen noch besonders ruhigstellen
will zu einer Zeit, da häufig sicher noch nicht mehr vorhanden ist als ein
sekundärer Katarrh, dessen Sekrete doch möglichst entfernt werden sollen.

Die „wissenschaftlichen“ Begründungsversuche, die man aber auch
heute noch in der maßgebenden Literatur für die „heilende“ Wirkung
der Liegekur zu lesen bekommt, nehmen sich in unserer Zeit des „Strebens
nach exakten Erkenntnissen“ wirklich ganz merkwürdig aus. Und es
ist auch hier psychologisch sehr interessant, daß da die Kritik zu schweigen
pflegt. So finden wir bei Schröder (305) folgenden Erklärungsversuch
der Liegekur zitiert, der von Tendeloo stammt: „Kommt das tuberkulöse
Lungengewebe zur vollkommenen Ruhe (!) (nämlich durch die Liegekur),
so sinkt die Lymphdurchströmung des Tuberkuloseherdes bis auf Null
oder fast auf Null (??). Das bedeutet: keine Zufuhr von Ernährungs-
stoffen mehr in den Herd (also Aushungerungskrieg auch gegen die Tuberkulose!) und Ansammlung von tuberkulösen Gift- und Dissimilisations-
produkten (?!) in demselben, bis schließlich das Wachstum der Bacillen
und die Giftbildung aufhören (!)“.

Wir sehen also, wie einfach das Tuberkuloseproblem ist. Der tuberkulöse Herd wird ausgehungert, und der menschliche Körper hat sich
im Kampf gegen die Tuberkulose einfach möglichst tot zu stellen, bis
die Tuberkelbacillen glauben, daß es sich wirklich nur mehr um einen
Kadaver handelt und dann auch nicht mehr mittun.

Es ist da wirklich schwer, keine Satire zu schreiben. Und wie schlimm
die Auswirkungen derartiger wohl nicht sehr tief durchdachter Spekulationen in der allgemeinen Praxis werden können, dafür sei als Beispiel
die Behandlungsmethode in einem, allerdings nicht fachärztlich geleiteten
Sanatorium angeführt, wo bei „Lungenspitzenkatarrh“ systematisch
strenge Liegekur abwechselnd mit Atmungsgymnastik betrieben
wurde (!!).

Es ist übrigens ganz unrichtig, wenn mir mehrfach vorgeworfen wurde,
ich verfalle in den gegenteiligen Fehler des Schematisierens und ließe

prinzipiell keine Liegekur machen. Darum sei auch hier ausdrücklich erwähnt, daß ich bei entsprechenden Indikationen entsprechend ausgedehnte Liegekuren vorschreibe, nach Tunlichkeit und Möglichkeit Freiluftliegekuren. Allerdings leiten mich dabei keine tieferen „wissenschaftlichen Theorien" als die einfache Erwägung, daß derartige Kranke erstens sehr ruhe- und schonungsbedürftig sind, und daß sie zweitens nach Möglichkeit und Zweckmäßigkeit zur Hebung aller physiologischen und abwehrleistenden Körperfunktionen der günstigen physikalischen und biologischen Wirkungen frischer Luft und anderer klimatischer und meteorologischer Faktoren teilhaftig werden sollen.

Auch der klimatischen Therapie der Tuberkulose möchte ich ein paar kritische Worte widmen. Besonders seit den guten Erfolgen der von Rollier (279) ausgebauten Heliotherapie bei chirurgischer Tuberkulose ist man geneigt, den klimatischen Faktoren auch bei der chronischen Lungentuberkulose eine allzu stark betonte Bedeutung beizumessen. Man vergißt dabei gerne, daß die direkte Anwendbarkeit physikalisch-meteorologischer Feststellungen für die Medizin außerordentlich schwierig ist. Es handelt sich ja hier um physikalische Energien, deren biologische Wirkungen und deren Beziehungen zu bestimmten Krankheitsvorgängen in vielem noch recht ungeklärt sind. Vielfach geht man fast so weit, die Lungentuberkulose gewissermaßen als „klimatisches Problem" aufzufassen. Die Tuberkulose ist aber kein klimatisches Problem.

Dagegen sprechen alle Erfahrungstatsachen. Es bessern sich schwer Tuberkulöse und es heilen Tuberkulöse im rußigen Dunst der Großstädte mit allen Schädlichkeiten eines kontinentalen Tieflandklimas. Und es verschlechtern sich und sterben chronisch Tuberkulöse — sofern sie nicht rechtzeitig „abgeschoben werden" — trotz hervorragender ärztlicher Pflege in den weltberühmten Kurorten des Schweizer Hochgebirges und der sonnigen Riviera. Und Tirol, auch ein Land der wundertätigen Höhensonne und guten Gebirgsluft zeigt, wie wir schon erwähnten, in seiner Bevölkerung eine der höchsten Tuberkulosezahlen Europas. Und auch hier hat das mildere Südtirol höhere Sterblichkeitszahlen an Tuberkulose aufzuweisen als das rauhere Nordtirol [1]). England mit seinem berüchtigten Winternebel hingegen und die rheinländischen Industriegebiete mit ihrem naßkalten Winter sind diejenigen Kulturländer, welche die geringste Tuberkulosesterblichkeit erreicht haben.

Gewiß ist ein mildes Klima mit guten meteorologischen Verhältnissen und reiner, staubfreier Luft für den chronisch Tuberkulösen ein bedeutungsvoller Faktor. Die sekundären katarrhalischen Erscheinungen

---

[1]) Es starben nach v. Kutschera im Jahre 1911 unter 10 000 Einwohnern an Tuberkulose: in Nord-Tirol 27,5, in Süd-Tirol 31,0.

werden durch gute klimatische Verhältnisse entschieden in günstigem Sinne beeinflußt werden können. Aber über die Bedeutung eines sekundären Faktors kommt das Klima nicht hinaus.

Wenn wir eine neue Lungenheilstätte bauen, so werden wir gewiß nach Möglichkeit einen Platz wählen, der gute klimatische und meteorologische Verhältnisse zeigt. In der allgemeinen ärztlichen Praxis aber wird die klimatische Frage, meist um den Mangel einer zweckentsprechenden Behandlung zu verdecken, in ganz ungerechtfertigtem Maße in den Vordergrund gezogen. Die viel geübte Sitte, auch wirtschaftlich ungünstig gestellte Kranke unter schwerer finanzieller Belastung der ganzen Familie für kurze Zeit an klimatisch günstigere Orte zu verschicken und ihnen vorzureden, daß ihnen dort die „gute Luft" Heilung bringen wird, halte ich für einen sehr bedauerlichen Fehler. Derartige klimatische Kuren sind nur dann von Wert, wenn sie lange Zeit hindurch — unter Umständen jahrelang — durchgeführt werden können. Sonst überwiegt der Schaden, dem der Kranke bei seiner Rückkehr ins ungünstigere Klima ausgesetzt ist, leider nur zu oft den etwa anfangs erzielten Nutzen. Ich für meine Person rate jedem minderbemittelten Kranken, sein Geld in erster Linie für gute Nahrung sowie für erhöhte Reinlichkeit und Bequemlichkeit der Wohnung auszugeben.

Einst war es eine wahre Völkerwanderung Tuberkulöser nach klimatisch bevorzugten Orten. Und zum Teil ist es noch heute so. Die einzig feststellbare Folge ist die schwere Verseuchung schöner Landgebiete. Dabei ist oft ein ganz kritikloser gegenseitiger Austausch festzustellen. Jährlich habe ich eine ganze Reihe auswärtiger Patienten aus allen möglichen Ländern, die zu klimatischen Kuren nach Nordtirol verschickt werden, während die Nordtiroler Ärzte in der Verschickung ihrer Tuberkulösen — oft nach klimatisch ganz ähnlichen Gegenden — nicht minder eifrig sind.

Ich möchte das „klimatische Problem" bei der Tuberkulose, abgesehen von dem Einfluß auf die sekundären katarrhalischen Erscheinungen, im Wesen auf folgende Tatsachen zurückführen.

Die Bedeutung einer guten Funktionsfähigkeit der Haut für den allgemeinen Gesundheitszustand ist praktisch sichergestellt und theoretisch gut begründet. Bei der Tuberkulose aber kommt der Haut, wie wir noch sehen werden, ganz besondere Bedeutung im biologischen Abwehrkampf zu.

Mit Schade (293), Aufrecht (8) u. a. können wir uns das Wesen der Erkältung etwa folgendermaßen vorstellen. Es kommt zu einer Änderung des Kolloidzustandes der Gewebe und zu einer Fibringerinnung in den feinen Lungengefäßen unter gleichzeitiger Schädigung der Leukocyten. Es liegt auf der Hand, daß ein derartig geschädigtes Lungengewebe ausgezeichnete Entwicklungsbedingungen für die Tuberkelbacillen und damit für das Weiterschreiten tuberkulöser Prozesse bietet. Wir sehen

ja nicht selten nach derartigen Erkältungen rasch pneumonische Herderscheinungen auftreten. Die schädliche Wirkung des Kältereizes wird
aber um so geringer bleiben, je besser die periphere Wärmeregulierung
von den Hautgefäßen besorgt wird.

Für den Tuberkulösen stellt also die Funktionstüchtigkeit der Hautgefäße auch einen der vielen Faktoren dar, die in das Gebiet der allgemeinen hygienischen und physikalischen Therapie gehören. Die physikalische Therapie legt mit Berechtigung großen Wert darauf, die Funktionstüchtigkeit der Haut nach Möglichkeit zu heben. Strahlentherapie, Luftkur, Wasserkur müssen wir in erster Linie von diesem Standpunkt aus
betrachten. Der Mensch, der in seiner Kinderstube eine gute hygienische
Erziehung mit auf den Lebensweg bekommen hat, übt diese „physikalische Therapie" zeitlebens unbewußt als tägliche Gewohnheit. Er
ist durch tägliche kalte Waschungen „abgehärtet"; schwimmt, nimmt
Luft- und Sonnenbäder; „müllert" in der Frühe bei offenem Fenster
und dergleichen mehr. Es ist nun ohne weiteres klar, daß alle diese gesunden Betätigungen in einem guten sonnigen Klima besser und williger
geübt werden, als wenn der Mensch in einem Klima lebt, in dem er eine
warme geheizte Stube als wohltätige Abwechslung gegen naßkalten Nebel
und eisigen Wind draußen im Freien empfindet. Und namentlich der
Tuberkulöse mit seinem geschwächten Körperzustand und der häufigen
toxischen Schädigung des nervösen Apparates wird gegenüber diesen
äußeren Einflüssen besonders empfindlich sein. Es gibt Lungenkranke,
bei denen das „Abhärten" wirklich nur schwer, vielfach überhaupt nicht
gelingt. Gerade beim anämischen Tuberkulösen mit seinen herabgesetzten
Oxydationsvorgängen gelingt die Kälteanwendung im Sinne einer Übung
zur besseren reaktiven Abwehr von Kältereizen oft nicht. Immer muß
man auf das große Wärmebedürfnis abgemagerter Tuberkulöser Rücksicht nehmen, und jeder Kältereiz ist vorsichtig und individuell abzustufen. Der Patient muß sich bei allen derartigen Abhärtungsprozeduren
wohl fühlen und darf nicht frösteln. Auch die „Abhärtung" ist ja zu einem
berüchtigten Schlagwort geworden, mit dem Übereifer an falscher Stelle
manchen Schaden angerichtet hat. So wird das Klima auf die hygienische
Körper- und Hautpflege besonders bei Tuberkulösen nicht ohne Einfluß
bleiben. Daß aber ursprünglich nicht das Klima, sondern die hygienische
Körperpflege das Maßgebende ist, das zeigt uns wieder am besten England
mit seinem undurchdringlichen Winternebel — und seinen niedrigsten
Tuberkulosezahlen unter allen Kulturländern.

Ich finde es aber ein müßiges Beginnen, darüber zu streiten, ob das
Sonnenlicht, die Luft oder das Wasser bei diesen Bestrebungen der „wich-
tigste" Faktor ist. Das Wesentliche bleibt die Funktionstüchtigkeit der
Haut. Und ich glaube, wir sollen die genannten Faktoren als Mittel zum
Zweck so viel und so gut verwenden, als es eben im Einzelfall möglich
und angezeigt ist.

Einmal hatte ich Gelegenheit, von einem Kollegen zu hören, der die „Theorie" vertritt, daß bei den Sonnenbädern nicht die Sonne, sondern die Luft das Maßgebende sei. Ich kann dieser „Theorie" kein allzu großes Interesse entgegenbringen. Ich beabsichtige bei meinen Patienten nach wie vor beide Faktoren zu verwenden. Wo möglich und wo angezeigt, Luft mit Sonne. Wo die Sonnenbestrahlung nicht angezeigt ist, oder wo es nicht anders geht, Luft ohne Sonne. — Die dritte Möglichkeit, Sonne ohne Luft, hat die „wissenschaftliche physikalische Therapie" bis heute glücklicherweise noch nicht in ihren Gesichtskreis gezogen.

Damit soll aber nicht etwa gegen die Notwendigkeit und das Verdienst physikalisch-biologischer Forschungen gesprochen werden, sondern nur gegen den Unfug „therapeutische Systeme" zu schaffen und mit „genauen Vorschriften" auszustatten, die jeder ernsten Grundlage entbehren.

Auf die Frage der Strahlentherapie wird an anderer Stelle (S. 165) noch genauer eingegangen werden.

Auch die diätetische Therapie der Tuberkulose wird vielfach etwas übertrieben. „Wissenschaftliche" Kostmasse mit Berechnung von Eiweiß-, Fett- und Kohlehydratgehalt der Speisen und ähnliches mehr wirken etwas eigentümlich, wenn wir daran denken, daß Hunderttausende Tuberkulöse — kurz gesagt — einfach zu wenig zu essen haben. Wenn Ärzte in Sanatorien mit verwöhnten Kranken aus den begüterten Klassen aus Geschäftsrücksichten gezwungen sind, die Geschmackslaunen ihrer Patienten mit „wissenschaftlicher Diätetik" zu behandeln, so gehört dies nicht hierher. Es ist auch nicht jedermanns Sache, sich für derlei Dinge herzugeben.

Die diätetische Therapie wird von dem Gedanken geleitet, mit möglichst geringer Verdauungsleistung möglichst viel Calorien zuzuführen. Denn ein großer Reichtum der Gewebe an Oxydasen scheint von Wichtigkeit, weil bei der Zerstörung der Tuberkelbacillen oxydative Prozesse von Bedeutung sein dürften. Konnte doch Tutsch (345) nachweisen, daß Tiergattungen gegen Tuberkulose um so resistenter sind, je größer das relative Gewicht von Leber, Milz und Herz ist und je mehr Oxyhämoglobin daher den Milz- und Leberzellen in der Zeiteinheit zugeführt wird.

Auch die praktisch bewährte fettreiche Nahrung hat heute neben ihrem hohen kalorimetrischen Nutzwert ihre besondere spezifische Begründung erhalten, seitdem wir wissen, daß Lipoide — und damit auch die resistente Lipoidhülle der Tuberkelbacillen — am besten wieder durch Lipoide gelöst werden. Der altbewährte Lebertran ist ja ein Produkt der Leberautolyse. Und welch wichtige und vielseitige biologische Bedeutung den Lipoiden im Haushalt des gesunden und kranken Körpers zukommt, darüber hat die moderne Lipoidforschung (Much-Schmidt [299] u. a.) schon ein umfangreiches, wertvolles Material gesammelt.

Auch die gesteigerte Zufuhr von Kieselsäure und Calcium mag für den Mineralstoffwechsel der Tuberkulösen und für die Erhöhung der histologischen Widerstandskraft der Gewebe eine gewisse Bedeutung haben.

Besonders Kühn (168) hat die Kieselsäurezufuhr aus diesem Grunde warm empfohlen. Nach den Untersuchungen Koberts (153) zeigt das tuberkulöse Lungengewebe starke Verarmung an Mineralstoffen, namentlich an Kieselsäure. Damit geht auch eine Schwächung der histologischen Resistenz des Lungengewebes einher. Experimentell konnte festgestellt werden, daß starke Kieselsäurezufuhr bei tuberkulösen Tieren eine abnorme Bildung jungen Bindegewebes anregt. Somit ist die langdauernde Zuführung stark kieselsäurehaltiger Nahrungsmittel (Hirse, Gerste), ferner von Glashäger Mineralquelle und von kieselsäurehaltigen Teesorten (Equisetum, Polygonum, Galeopsis usw.) bei Lungentuberkulose theoretisch begründet. Sie ist auch praktisch zu empfehlen, sofern nicht durch die schlecht schmeckenden Teesorten der Appetit leidet.

Wenig erfreulich sind jedoch auch hier die — selbst von klinischer Seite — sehr unkritisch gehaltenen Berichte über die „glänzenden" Erfolge derartiger Tee-Trinkkuren. Ich selbst habe diese überraschenden Erfolge leider nie zu sehen bekommen, obwohl ich bei chronischen Phthisikern die Kieselsäuretherapie sehr häufig anwende. Ein „propter hoc" läßt sich hier wohl ganz besonders schwer feststellen.

Um eine bessere Beurteilung der Kieselsäurewirkung zu ermöglichen, habe ich Patienten, die lange Zeit an häufig wiederkehrenden leichteren Blutungen litten, längere Zeit hindurch subcutan mit kolloidalen Kieselsäurelösungen (chemische Fabrik v. Heyden) behandelt. Erstens muß so die Resorption der Kieselsäure viel besser gelingen. Und zweitens wäre das Aufhören der häufig auftretenden Blutungen ein erwünschter Indikator für den Erfolg der Kieselsäurezufuhr. Die bisherigen Ergebnisse waren nicht gerade überzeugend, aber doch zu weiteren Versuchen ermutigend. Leider gelingt es nicht leicht, auf diese Weise größere Kieselsäuremengen in den Körper zu bringen, denn die Injektionen sind nicht ganz schmerzlos und machen häufig leichte Infiltrate, die allerdings rasch wieder verschwinden.

Die kolloidalen Kieselsäurepräparate haben aber auch für die interne Eingabe entschieden Anspruch auf größeres Interesse. Nach den Versuchen Gonnermanns (86) werden bei der Anwendung kolloidaler Kieselsäure ungleich größere Mengen resorbiert, als wenn man die mineralische Pflanzenkieselsäure zuführt. Diese wird ja zum größten Teil wieder unausgenützt durch den Darm ausgeschieden.

Auch das Calcium, das heute von verschiedenen Seiten namentlich gegen die Reizzustände des sympathischen Nervensystems, sowie bei

Lungenblutungen empfohlen wird, dürfte für die Mineralverarmung des tuberkulösen Lungengewebes von ähnlicher Bedeutung sein wie die Kieselsäure. Mandl (186) weist auch darauf hin, daß das Calcium mit Fettsäuren unlösliche Seifen bildet und so die lipoiden Bestandteile der Körpergewebe abdichtet und vor lipolytischen Wirkungen schützt. Natürlich sollen diese theoretischen Erwägungen und manche beobachteten günstigen Erfahrungen wieder nicht zu einer übertriebenen, schematischen Calciumüberfütterung Tuberkulöser führen, wozu nach meinen Beobachtungen heute schon Ansätze vorhanden zu sein scheinen.

Das diätetische Problem der Tuberkulosebehandlung läßt sich grundsätzlich sehr kurz fassen.

Der Tuberkulöse braucht eine gesunde, leicht verdauliche, hochwertige Nahrung. Den Geschmackslaunen des Kranken wird man ja gerne nachgeben, solange sich dieselben in vernünftigen Grenzen halten. Kommt aber einmal beim Tuberkulösen mit Überempfindlichkeitserscheinungen gegen die Tuberkulosegifte auch die Appetitlosigkeit, dann nützt keine diätetische Therapie mehr. Der einzig zielsichere Weg ist dann das Bestreben, die spontanen Überempfindlichkeitserscheinungen durch eine entsprechende Reaktionsbehandlung möglichst rasch zu beseitigen.

Die früher zu eifrig betriebene Eiweißüberfütterung und ungesunde Mästung hat heute bereits stark an Anhängerschaft verloren. Und es ist sehr erfreulich, daß gegen diese Auswüchse kritiklosen Übereifers und gegen die vielen gekünstelten „Diätsysteme" von endloser Gedankenarmut in neuen zusammenfassenden Arbeiten scharf Stellung genommen wird (Ichok [135], Thomas [339] u. a.). Es wächst die Erkenntnis, daß die Gewichtszunahme — so wünschenswert sie in den meisten Fällen ist — bei der Heilung nicht immer das Ausschlaggebende bleibt. Und es wächst die gesunde Kritik gegen alle die zahllosen unbegründeten Diätvorschriften, die meist nur dem Zweck dienen, den Kranken über ärztliche Unzulänglichkeiten hinwegzutäuschen.

Bei vorgeschrittener Tuberkulose kann man wohl auch nicht mehr von einer diätetischen „Therapie" sprechen. Die diätetische Kunst wird sich hier mit der Verabreichung einer leichten Fieberdiät begnügen müssen. Bei der Darmtuberkulose müssen wir für eine reizlose, breiige Nahrung sorgen, um die Reizung tuberkulöser Darmgeschwüre nach Möglichkeit auszuschalten und um bei Strikturen die Stenosierungserscheinungen zu vermindern.

Alle mathematisch berechneten Kostmaße — mögen sie sich auf Calorien oder Nem-Einheiten gründen — haben gewiß volkswirtschaftliche Bedeutung. Und dies ganz besonders für uns in der Zeit, da der Vernichtungskrieg gegen das deutsche Volk durch die „Waffe" der Aushungerung entschieden wurde und da nach dem Zusammenbruch des alten Wirtschaftslebens und der staatlichen Ordnung die wichtigsten Lebensbedürfnisse in erster Linie der Gewinnsucht volksausbeutender

Wucherer dienstbar gemacht wurden. Vom ärztlichen Standpunkt aus aber haben wir allen Grund, diesen verschiedenen mathematischen Ernährungssystemen sehr kritisch gegenüberzustehen. Sicher bieten sie nicht die Möglichkeit, den menschlichen Körper so zweckmäßig zu ernähren, als es uns jahrhundertelange Erfahrung gelehrt hat. Wichtige biologische Momente, von denen uns viele wohl noch gar nicht genau faßbar sind, bleiben bei diesen Systemen unberücksichtigt. Ich erinnere nur an jene labilen Eiweißstoffe der Tier- und Pflanzenkörper, die wir als Vitamine bezeichnen. Wir wissen heute nur von ihnen, daß sie für eine gesunde Ernährung wichtig sind und daß sie bei den verschiedenen Konservierungsmethoden zugrunde gehen. So können wohl unter anderem auch die milden Almosen an Kondensmilch für die hungernden deutschen Kinder den im „Friedensvertrag" festgesetzten zielbewußten Raub der Milchkühe nicht wieder gutmachen.

Reaktionsbehandlung.

Jedes Mißverhältnis zwischen Reiz und Reaktion führt zu Störungen des normalen Lebens, der Funktionen und zu pathologischen Veränderungen (Bittler [35]).

Die Aufgabe jeder Reaktionsbehandlung ist, derartige Mißverhältnisse zwischen Reiz und Reaktion zu bessern, den „günstigen Reizzustand zu heben, den ungünstigen zu beheben" (Much [211]). Es gilt, die Abwehrleistungen des Körpers zu trainieren und zu einer möglichst hohen und anhaltenden Energieentfaltung zu bringen.

Zum Teil handelt es sich dabei um bereits scharf differenzierbare biologische Vorgänge (Stoffwechselvorgänge, Leukocytose, Gefäßreaktionen, innere Sekretion, Antikörperbildung usw.), zum Teil um Vorgänge, die heute noch nicht scharf differenzierbar sind, und die wir unter allgemeinen Begriffsbildungen, z. B. Protoplasmaaktivierung (Weichardt [357]) zusammenfassen.

Dieses Trainieren zu einer überkompensierenden Abwehrleistung (v. Hayek) gelingt aber in allen Fällen nur dann, wenn der gesetzte Reiz richtig indiziert und bezüglich seiner Häufigkeit und Stärke richtig dosiert ist.

Zwischen Reizstärke und Reizhäufigkeit einerseits und Erregungszustand und Abwehrfähigkeit der reizempfindlichen Organgewebe andererseits muß das richtige Kräfteverhältnis getroffen werden.

Das gelingt nahezu bei allen Reaktionsbehandlungen nur auf dem Wege praktischer Erfahrung. Alle Reaktionsbehandlungen, die mit stark wirksamen Reizen arbeiten, sind daher durchwegs technisch schwierig, und sie stellen daher nahezu alle ein umstrittenes Gebiet dar. Sie gelingen dort in gesetzmäßiger Weise, wo die nötige Übung und Erfahrung in der Beobachtung der Reaktionswirkungen gegeben ist, und sie mißlingen dort, wo diese Bedingungen nicht gegeben sind, und die betreffende Behandlung nach irgendwelchen schematischen Vorschriften versucht wird. Es kommen dann die unwahrscheinlichsten „Erfolge" und widersprechendsten „Mißerfolge".

Wir können diese paradoxen Wirkungen nach dem Stande unserer heutigen Erkenntnis etwa in folgender Übersicht zusammenfassen:

Ständig zu schwach bleibende und zu oft wiederholte Reize sensibilisieren den Körper gegen die betreffende Reizqualität, d. h. sie erschöpfen die Abwehrkräfte, ohne daß eine überkompensierende Abwehrleistung erzielt wird. Es kommt zu asthenischen Überreaktionen (Bittler), zu Überempfindlichkeitserscheinungen.

Entsprechend gesteigerte (adäquate) Reize stellen dann den Gleichgewichtszustand wieder her, entsprechende Leistungsfähigkeit des Organismus vorausgesetzt.

Zu starke Reize bewirken zunächst eine adäquate Überreaktion und bei weiterer Steigerung schließlich eine ausgesprochene Leistungshemmung. Hier gilt es zur Wiederherstellung des Gleichgewichtes die gleichen Reizqualitäten nach Möglichkeit vollkommen auszuschalten.

Beispiel: Fortgesetzt einwirkende, schwache Kältereize bewirken nicht eine überkompensierende Abwehrleistung (Abhärtung), sondern das Gegenteil, eine Überempfindlichkeit gegen Kälte, Frösteln mit den Begleit- und Folgeerscheinungen einer „Verkühlung". Zu starke Kältereizung bewirkt eine ausgesprochene Leistungshemmung, es kommt zur „Erfrierung". Die „Abhärtung" (die überkompensierende Abwehrleistung) gelingt nur bei Kältereizen, die an Häufigkeit und Stärke richtig dosiert sind.

Wir finden diese Gesetzmäßigkeiten immer wieder, ob wir nun physikalische oder chemische Reize, oder bei den Infektionskrankheiten spezifische Erregerstoffe zur Reaktionsbehandlung verwenden.

Das Arndt-Schulzesche Gesetz, wonach große Reizdosen lähmen, kleine anregen, hat in seiner Auslegung sehr böse Mißverständnisse gezeitigt. Wir dürfen nie darauf vergessen, daß die Begriffe „große und kleine Reizdosen" in der Biologie etwas durchaus sehr Relatives darstellen. Die Begriffe „groß und klein" hängen hier in weiten Grenzen durchaus vom Erregungszustand und der Abwehrfähigkeit der getroffenen Körpergewebe ab.

Eine Art der physikalischen Reaktionsbehandlung trat in den letzten Jahren bei der Tuberkulose besonders stark in den Vordergrund und erfreut sich heute einer sehr intensiven theoretischen und praktischen Bearbeitung:

Die Strahlenbehandlung.

Und schon heute droht diese moderne Strahlentherapie in ihren ersten verheißungsvollen Ansätzen auch wieder ein kritiklos verwertetes Modeschema zu werden und vielfach in einen künstlich konstruierten Gegensatz zum Immunitätsproblem zu geraten.

Keiner von uns kann sich bei seiner Arbeit von subjektiven Einflüssen ganz unabhängig machen, mag er noch so sehr nach objektivem Denken streben. So möchte ich hier meine diesbezüglichen subjektiven Momente im voraus klarlegen, um die Bedenken zu zerstreuen, daß ich mich bei den nachfolgenden kritischen Betrachtungen etwa von derartigen subjektiven Abneigungen gegen die Kraft und Gesundheit spendende biologische Macht des Lichtes leiten lasse.

Zu den schönsten Tagen meines Lebens gehört es, wenn ich fernab von allen Unerfreulichkeiten menschlichen Getriebes auf Skiern im winterlichen Hochgebirge mir die Haut von den ultravioletten Strahlen der natürlichen Höhensonne pigmentieren lasse und die wohltuenden Wirkungen des Lichtes auf mein Allgemeinbefinden genieße. Wenn aber unter anderen Schrötter (309) die Hoffnung ausspricht, daß wir mit der Losung „mehr Sonne und Licht" gegen die Volksseuche Tuberkulose einen durchschlagenden Erfolg erringen werden, so kann ich diese Hoffnungen nicht teilen, weil alle historischen Tatsachen dagegen sprechen.

Die Veden lehren uns, daß schon 4000 Jahre vor Christus das arische Urhirtenvolk auf dem Pamirplateau, dessen klare Luft sicher reich an ultravioletten Strahlen war, von der Schwindsucht bedroht wurde. Die Schriften des Hippokrates zeigen uns die bedenkliche Verbreitung der Lungenschwindsucht unter den alten Griechen, deren hochstehende Körperkultur die gymnastischen Übungen im sonnigen Mittelmeerklima Griechenlands zu einem Hauptbestandteil ihrer Jugenderziehung und ihres nationalen Lebens gemacht hatte. Und auch Tuberkulosestatistiken der Gegenwart (vgl. S. 158) regen uns zur kritischen Einkehr an, die Bedeutung klimatischer Faktoren in ihrem antituberkulösen Einfluß nicht zu überschätzen. Wenn wir ferner die Kranken nach ihrem Einzelschicksal betrachten, dann sehen wir, daß so mancher Proletarier im rußigen Dunst der Großstadt unter schlechten Lebensverhältnissen sich jahrzehntelang seiner Tuberkulose erfolgreich erwehrt, und wie so mancher tuberkulöse Millionär trotz jahrelanger Sonnenkuren im Schweizer Hochgebirge bei bester ärztlicher Pflege rettungslos dahinsiecht.

Mein Tuberkulosespital, das ich während des Krieges geleitet habe, hatte, als ein unter dem Drange der Verhältnisse gewähltes, mangelhaftes Kriegsprovisorium, während der Wintermonate unter einem geradezu melancholischen Mangel an Sonnenbelichtung zu leiden. Die Sommermonate boten hingegen in jeder Beziehung gute klimatische Verhältnisse, und es wurde in einem großen Sonnenbad auch fleißig Heliotherapie geübt. Ich habe mich unter solchen Verhältnissen für den naheliegenden Unterschied zwischen den Heilerfolgen während der Winters- und Sommerszeit eingehend interessiert, habe aber, trotzdem ich darüber eine eigene Statistik führte, im Verlauf von vier Jahren und bei einem Krankenmaterial von mehr als 2000 Patienten keine wesentlichen Unterschiede feststellen können.

Wir müssen uns hüten, das psychologische Moment, das Sonnenlicht und blauer, lichtstrahlender Himmel auf uns ausübt, nicht allzu sehr zu überschätzen. Religionen haben sich auf der Lichtanbetung begründet, dazu wäre ich eher bereit. In der Medizin müssen wir uns aber möglichst auf objektive Tatsachen beschränken.

Daß die Sonne das komplizierte biologische System des menschlichen Körpers mit einer nie versiegenden Quelle biologischer Energie versorgt, werden wir ohne weiteres gelten lassen können. Die Frage aber, wie die Lichtstrahlen reaktiv auf spezielle Krankheitsprozesse wirken, ob diese Wirkung wirklich immer und unter allen Umständen zum Nutzen des menschlichen Körpers ausschlägt, ist ein Gegenstand, der strengste kritische Objektivität erfordert.

Heute halten viele von uns die Bestrebungen der spezifischen Tuberkulosetherapie für hoffnungslos ausgetreten, weil uns hier theoretische Unklarheiten entgegenstehen, die den weiteren praktischen Ausbau so schwer hemmen. Sind aber die theoretischen Unklarheiten und praktischen Schwierigkeiten bei der Strahlentherapie etwa geringer? Nach meiner Ansicht beginnen sie hier viel früher.

Von der Lichtwirkung können wir heute folgendes als sichergestellt bezeichnen: das Licht stellt einen außerordentlich bedeutungsvollen biologischen Energiereiz für Tiere und Pflanzen dar. Durch gleichzeitige Anwesenheit gewisser Substanzen im Organismus, die wir Sensibilisatoren und Katalysatoren nennen, kann dieser Energiereiz erheblich gesteigert werden.

Bezüglich der Wirkung des Lichtes auf pathologische Prozesse infektiösen Ursprunges sind wir heute wohl zu folgendem Standpunkt berechtigt: in dünnen, anämisierten Gewebsschichten können wir nach Finsen eine direkte bactericide Wirkung des Lichtes annehmen. Eine erhebliche bactericide Tiefenwirkung aber ist sowohl für die langwelligen roten Strahlen als auch für die kurzwelligen violetten und ultravioletten Strahlen mit Sicherheit auszuschließen.

Wir müssen uns vielmehr vorstellen, daß die therapeutische Lichtwirkung auf tiefer gelegene Krankheitsherde durch biochemische Prozesse und durch die dabei entstehenden Stoffwechselprodukte zustande kommt. Das Wesen dieser Vorgänge aber und vor allem die Gesetzmäßigkeiten, die uns anzeigen, unter welchen Umständen diese Vorgänge wirklich zu Heilungsprozessen und nicht etwa zu einem Schaden für das Körpergewebe führen, sind uns bis heute nahezu in allen wesentlichen Punkten unbekannt.

Bei der Strahlentherapie beginnen heute die Meinungsverschiedenheiten und praktischen Unsicherheiten von grundlegender Bedeutung schon bei den ersten sinnfälligen Erscheinungen der Lichtwirkung und alle weiteren Vorgänge sind in tiefes hypothetisches Dunkel gehüllt.

Wir beobachten zunächst als erste sinnfällige Wirkung der Strahlen eine aktive Hyperämie in den oberflächlichen Gewebsschichten und

können damit eine durch kollaterale Hyperämie zustande kommende
Wirkung auf oberflächlich gelegene Krankheitsherde im Körperinneren
annehmen. Aber schon hier bei dieser einfachsten und direkten Wirkung
der Strahlen werden wir gut tun, nicht darauf zu vergessen, daß diese
Hyperämisierung oberflächlich gelegener tuberkulöser Lungenherde durchaus nicht in allen Fällen zu einem therapeutischen Nutzen führt, sondern
direkt kontraindiziert sein kann, also einer richtigen Indikationsstellung
bedarf.

Die biologische Rolle des melanotischen Pigmentes aber — der nächst-
folgenden sinnfälligen Erscheinung der Strahlenwirkung — führt uns
bereits auf das Gebiet unbewiesener Hypothesen. Wir können heute
nach den Arbeiten von Strauß (326), Schrötter (309) u. a. mit Sicherheit annehmen, daß das Pigment nicht im Blut, sondern in den Kernen
der ektodermalen Keimzellenschicht der Haut gebildet wird, die als Licht-
kollektor wirkt. Wir sind heute auch im wesentlichen über die biochemischen Prozesse orientiert, die zur Pigmentbildung führen. Es werden
zunächst farblose Stoffe gebildet, die vorwiegend der Tyrosingruppe
(p-Oxyphenyl-amidopropionsäure) angehören, und diese werden durch
fermentative Prozesse zu Melanin oxydiert, von dem wir aber heute noch
nicht wissen, ob es sich um eine chemisch einheitliche Substanz oder
um verschiedene Verbindungsgruppen handelt. Die Bausteine zu diesen
Leukoprodukten — vorwiegend Aminosäuren — werden wahrscheinlich
den Basalzellen der Haut vom Blute zugeführt. Beim Abbrennen der
Haut erfolgt ferner eine Bindung von Hydroxylgruppen an die Phenyl-
alanine (Amidosäuren).

Über die biologische Rolle des Pigmentes bei den Heilungsvorgängen
sind wir aber heute noch recht im unklaren und begegnen hier recht scharfen
Meinungsgegensätzen derjenigen, die sich mit dieser Frage eingehender
befaßt haben.

Jesionek (139) glaubt an eine direkte aktive Wirkung des Pigmentes
bei den Heilungsvorgängen. Seine Versuche aber, in denen er zeigte,
daß Lupus auch durch Bestrahlung entfernter Hautstellen zur Heilung
gebracht werden kann, sind unter anderem wohl nur ein Beweis dafür,
daß die Strahlen imstande sind, im Organismus eine Fernwirkung durch
radiokatalytische Prozesse auszuüben. Der Nachweis, daß diese Fernwirkung aber tatsächlich an das Pigment gebunden ist, wurde meines
Wissens nicht erbracht. Und Reyn (256) berichtet im Gegenteil, daß er
gerade bei Lupus bessere Heilerfolge durch Strahlenwirkung bei schwach
pigmentierten als bei stark pigmentierten Patienten gesehen habe. Wir
sehen ferner eine erhöhte Hautpigmentierung als Folgeerscheinung mannigfacher pathologischer Prozesse auftreten. Bloch und Schrötter (309)
nehmen an, daß die erhöhte Hautpigmentierung beim Morbus Addisonii
durch eine erhöhte Abgabe melanogener Substanzen an die Haut zustande
kommt. Wir sehen ferner eine Pigmentierung durch thermische und

mechanische Reize, die längere Zeit die Haut treffen, auftreten; so z. B. durch heiße Kataplasmen oder durch den Druck eines Bruchbandes.

Schrötter nimmt eine Mittelstellung ein. Er geht nicht soweit, das Melanin direkt als einen Heilfaktor anzusehen, glaubt aber doch, daß die Verbindungen der Melaningruppe zu den lokalen Heileffekten in einer kausalen Beziehung stehen. Er begründet diese Anschauung mit der Tatsache, daß das Pigment wieder verschwindet und daher Abbauprodukte des Pigmentes in den Kreislauf gelangen müssen.

Die Mehrzahl der Forscher sprechen sich aber gegen eine aktive therapeutische Rolle des Pigmentes aus. Und der starke Reiz der Strahlenwirkung auf die schwach pigmentierte Haut legen uns wohl auch in erster Linie eine schützende Funktion des Pigments gegen die Strahlenwirkung nahe.

Aber lassen wir zunächst alle diese grundlegenden Meinungsverschiedenheiten beiseite und stellen wir uns ganz auf den Standpunkt Schrötters, den er etwa folgendermaßen zusammenfaßt: „Das Pigment stellt einen Kollektor für strahlende Energie, einen Regulator für Wärme und Licht dar, wodurch die katalytischen Vorgänge in der Haut gefördert, die Reaktionsgeschwindigkeit vergrößert und die Wärmetönung beeinflußt wird. Die Tiefenwirkung der Strahlung erfährt auf dem Wege des erhöhten Chemismus eine Steigerung.“

Aber auch dieser Standpunkt gibt uns keine Gesetzmäßigkeiten, nach welchen tuberkulöse Herde, die nicht direkt von den Strahlen getroffen werden, auf die Strahlenwirkung reagieren. Und auf diese Gesetzmäßigkeiten kommt es doch bei der praktischen Verwertung der Strahlentherapie für die Lungentuberkulose in allererster Linie an.

Auch die sonstigen Erklärungsversuche, die ich in der Literatur finden konnte, bieten nur recht wenig sagende Hypothesen, aber keine praktisch verwertbaren Grundlagen, die geeignet wären, die Strahlentherapie der Lungentuberkulose exakter zu gestalten, als es in der Praxis bisher üblich war.

Nach Diesing (57) wird das Pigment „gewissermaßen mit Sonnenlichtenergie befrachtet, in den Körper befördert und kann hier an den tuberkulösen Herden seine Wirkung ausüben“.

Wir fragen aber eben, worin diese Wirkung besteht.

Heubner (125) meint, daß es sich dabei im wesentlichen um eine „Umstimmung der Körpersäfte durch gesteigerte Oxydationsvorgänge“ handelt. Und wenn wieder Schrötter „eine Veränderung des tuberkulös erkrankten Terrains“ in dem Sinne annimmt, daß die Vitalität der normalen Zellen gesteigert wird, die minderwertigen Elemente aber durch die radiokatalytischen Stoffwechselprodukte zerstört werden, so kommen wir damit zu einer grundlegenden kritischen Frage.

Ist dieser theoretische Optimismus nach unseren praktischen Erfahrungen, die nun doch auf viele Jahrzehnte zurückreichen, auch wirklich berechtigt? Führt die Verstärkung der fermentativen Oxydationsprozesse und die sonstige biochemische Lichtwirkung wirklich immer und in allen Fällen zu einem Nutzen der Zellabwehr gegen die Tuberkelbacillen und deren Gifte? Kann nicht unter gewissen Umständen die Steigerung dieser biologischen Vorgänge auch zum Schaden der Körpergewebe und zum Nutzen der Tuberkulose ausschlagen?

Wir sollten nie darauf vergessen, daß es in der ganzen Medizin keine biologischen Reize gibt, die an sich immer und unter allen Umständen für den erkrankten Körper nützlich sind, sondern daß ihre Nützlichkeit nicht nur von ihrer Intensität, sondern auch von mannigfachen biologischen Bedingungen abhängt, unter denen sie in einen Krankheitsprozeß eingreifen.

Jeder, der an seinem eigenen Körper praktische Erfahrungen über die Strahlenwirkung gesammelt hat, weiß, daß auch für den Gesunden der Sonnenbrand oder eine zu stark dosierte Bestrahlung mit künstlichen Lichtquellen höchst unangenehme Entzündungserscheinungen in der Haut hervorruft, wenn diese an den Strahlenreiz nicht langsam gewöhnt wird. Und jeder, der gewohnt ist, Sonnenbäder zu gebrauchen, weiß, daß ein für die individuellen Verhältnisse zeitlich zu lange ausgedehntes Sonnenbad durchaus keine angenehme Allgemeinwirkung hinterläßt. Es gilt also schon für den Gesunden, den mächtigen biologischen Reiz der Strahlenwirkung mit einiger Vorsicht zu dosieren. Und dies gilt für den tuberkulösen Lungenkranken, namentlich für den stark allergischen, der unter der Wirkung eines heftigen biologischen Kampfes steht, noch viel mehr. Dies lehrt uns ja unsere tägliche Erfahrung bei unseren Lungentuberkulösen, von denen ein großer Teil eine intensive direkte Besonnung nur schlecht verträgt und erst einer systematischen Gewöhnung an den Strahlenreiz bedarf. Diese Gewöhnung gelingt aber nun bei Kranken mit schweren progredienten Lungenprozessen durchaus nicht immer.

Wir können dies für die allgemeine Praxis der Heliotherapie bei der Lungentuberkulose nicht oft genug betonen. Die glänzenden Erfolge, die Rollier (279) mit der Heliotherapie bei chirurgischer Tuberkulose erzielen konnte, haben ja mit Recht dazu angeeifert, die mächtige Heilkraft der Sonne nach Möglichkeit auch bei der Lungentuberkulose anzuwenden. Nur wird leider immer wieder darauf vergessen, daß wir es hier mit ganz anderen Verhältnissen zu tun haben. Schon rein pathologisch-anatomisch lassen sich tuberkulöse Drüsen-, Knochen- und Gelenksherde bezüglich der Gefahren, die durch unerwünscht starke Herdreaktionen gegeben sind, nicht mit den Verhältnissen in dem von feinsten Lymph- und Blutbahnen dicht durchzogenen Lungengewebe vergleichen, die eine Progredienz tuberkulöser Prozesse in der Lunge so sehr begünstigen. Außerdem dürften auch nach allen Erfahrungen die immunbiologischen Resistenzverhältnisse bei den Drüsen-, Knochen- und Gelenksgeweben günstiger liegen wie im Lungengewebe. So ist die Wirkung einer stärkeren Herdreaktion, die an der Peripherie des Herdes zu entzündlichen Prozessen führt, in der Praxis bei chirurgischer Tuberkulose und bei Lungentuberkulose ganz anders zu werten. Bei der chirurgischen Tuberkulose haben wir ferner die Möglichkeit, unter genauer Kontrolle der sichtbaren Herdreaktionen die Strahlenwirkung entsprechend genau zu dosieren. Bei der Lungentuberkulose aber, bei der die Festlegung aller nötigen therapeutisch-technischen Gesetzmäßigkeiten ungleich schwieriger ist, lehrt uns meist erst der im Anschluß an eine unerwünscht starke Herdreaktion entstandene Schaden, daß die Strahlentherapie falsch indiziert oder unrichtig dosiert war.

Das wird uns noch leichter verständlich, wenn wir uns an jene katalysierenden und sensibilisierenden Faktoren erinnern, welche imstande sind, die biochemischen Lichtwirkungen erheblich zu verstärken. Schanz (294) glaubt z. B. an eine katalytische Wirkung von Bade- und Trinkkuren. Thedering (336) will eine derartige katalytische Wirkung durch gleichzeitige Kupferdarreichung erzielen. Kirch (147) brachte gegen Sonnenstrahlenwirkung sehr indifferente Knochen- und Gelenksherde durch Bepinselung mit Eosin zu starken Reaktionen.

Nachdem uns alle diese Faktoren, welche die biologische Wirkung des Strahlenreizes erheblich verstärken, heute sicher zum großen Teil noch unbekannt sind, liegt doch der Gedanke nahe, daß bei stark allergischen Tuberkulösen, welche schon auf geringe Strahlenreize mit ihrem Allgemeinbefinden ausgesprochen schlecht reagieren, auch derartige sensibilisierende und katalysierende Faktoren maßgebend sein könnten. Und die mit Eosin gefütterten Mäuse von Schanz, die nach einem vierzehntägigen Dunkelarrest durch eine halbstündige Sonnenbestrahlung zugrunde gingen, mahnen uns, den möglichen Schaden durch eine derartig gesteigerte Strahlenwirkung nicht zu unterschätzen.

Es ist gewiß durchaus glaubwürdig, wenn Rollier versichert, auch bei vorgeschrittener Lungentuberkulose von der Heliotherapie nie einen Schaden gesehen zu haben. Dies ist bei der systematischen Vorsicht, mit der Rollier die Heliotherapie ausführen läßt und die erst am fünften Tage eine nur fünf Minuten während Bestrahlung der Brust vorsieht, auch durchaus leicht verständlich. Bei einer derartig vorsichtigen Durchführung werden sich eventuelle ungünstige Wirkungen so allmählich einstellen, daß die Heliotherapie immer rechtzeitig abgebrochen werden kann, bevor noch ein Schaden zustande kommt. Sehr interessant ist auch die Anschauung Rolliers, der diese günstigen Ergebnisse zum Teil darauf zurückführt, daß seine lungenkranken Patienten, die gleichzeitig auch an Knochen- und Gelenkstuberkulose litten, günstigere Immunitätsverhältnisse bieten als Kranke mit schwereren Lungenprozessen allein. Daß aber durch eine unrichtig indizierte und unvorsichtig angewendete Heliotherapie bei progredienter Lungentuberkulose schwerer Schaden angerichtet werden kann, steht wohl trotz mancher gegenteiliger Versicherung außer Zweifel und mir selbst sind eine ganze Reihe derartiger Fälle bekannt geworden. Und auch nach den Erfahrungen an meinen eigenen Patienten, die sich auf ein Material von mehr als 1000 mit Heliotherapie unter guter Anstaltskontrolle behandelter Fälle gründen, muß ich mich den Anschauungen von Bacmeister, Liebe, Grawitz u. a. überzeugt anschließen, die eindringlich vor einer schematisierenden Anwendung der Heliotherapie bei Lungentuberkulose ohne genaue Indikationsstellung und entsprechende Dosierung warnen.

Noch viel vorsichtiger werden wir bei der Behandlung der Lungentuberkulose durch Röntgentiefenbestrahlung vorzugehen haben. Meine eigenen Erfahrungen beschränken sich hier allerdings nur auf einige wenige Versuche, die bereits auf das Jahr vor dem Kriege zurückreichen und die mich keineswegs befähigen, irgendwelche positive Beiträge zu dieser Behandlungsmethode zu liefern. Ich möchte jedoch einige prinzipielle Bemerkungen über die Röntgentiefenbestrahlung anschließen, weil heute scheinbar schon vielfach Bestrebungen bestehen, diese „neue" Behandlungsmethode möglichst zu verallgemeinern und auch dort einzuführen, wo alle Vorbedingungen für ein einwandfreies Arbeiten fehlen. Solche Bestrebungen würden nach meiner Überzeugung, wenn sie an Boden gewinnen, in kurzer Zeit zu einem sehr bedauerlichen Zusammenbruch dieser interessanten Behandlungsmethode führen, aus dem uns wieder eine mühevolle Sichtungsarbeit alles Wertvolle für die Zukunft hinüberretten müßte. Auch Bacmeister (10) und Küpferle (170), die sich besonders eingehend mit dem praktischen Ausbau der schwierigen Technik dieses Verfahrens befassen, warnen trotz ihrer beachtenswerten Erfolge vor einer zu frühzeitigen Verallgemeinerung der Röntgentiefenbestrahlung bei Lungentuberkulose.

Die Röntgentiefenbestrahlung ist bereits heute bei gewissen Formen tuberkulöser Lymphome, der Peritonealtuberkulose, sowie der Knochen- und Gelenkstuberkulose als Verfahren von hervorragender praktischer Bedeutung zu bezeichnen; überall dort, wo die Gefahr ausgeschlossen erscheint, daß die Zerstörung des tuberkulösen Granulationsgewebes unter starken Herdreaktionen zu einer schweren Progredienz des tuberkulösen Prozesses in das umliegende Gewebe Anlaß geben kann. Bei der Lungentuberkulose ist aber wegen der Gefahr solcher gefährlicher Herdreaktionen eine besonders exakte Indikationsstellung und Dosierungstechnik unbedingt nötig. Und wie schwer diese Indikationsstellung bei der Lungentuberkulose ist, und wie wechselvoll die Reaktionsverhältnisse hier sind, das lehren uns unter anderem die Mißerfolge, die so erfahrene Therapeuten wie Röpke, Meißen u. a. mit der Tiefenbestrahlung hatten. Und dies lehrt uns weiter die Tatsache, daß auch tuberkulöse Lymphome (W. Müller [218]) und die verschiedenen Lupusformen (Schönfeld [301]) je nach ihrem histologischen Bau auf die Wirkung der Röntgenstrahlen so verschieden günstig reagieren. Und daß auch die durch die Röntgenstrahlen hervorgerufenen biochemischen Reaktionen durchaus nicht immer zugunsten des tuberkulös bedrohten Körpergewebes ausschlagen, zeigen uns die Versuche von Grath (90). Grath fand, daß die Peritonealtuberkulose beim Meerschweinchen nach vorausgegangener Röntgenbestrahlung schneller tödlich verläuft als ohne Bestrahlung. Er führt dies auf eine Schädigung der lymphatischen Gewebe und auf eine Zerstörung von Lymphocyten zurück.

Auch hier läßt sich das Grundproblem auf eine Leistungssteigerung und Leistungshemmung durch die Wirkung des Strahlenreizes zurückführen, die für die verschiedenen Gewebsqualitäten durchaus verschieden liegen und die auch nach Strahlenqualität und Strahlendosis wesentliche Verschiedenheiten zeigen. Also dreierlei variable Größen.

Wenn auch das Prinzip heute klar liegt: elektiv zerstörende Wirkung auf das tuberkulöse Granulationsgewebe, leistungssteigernde Wirkung auf die Bindegewebsbildung, so bleibt die technische Lösung dieser Aufgabe doch außerordentlich schwierig.

Diese Schwierigkeiten treten mehr oder minder deutlich in den Ausführungen jener Autoren immer wieder hervor, die sich mit dem technischen Ausbau der Röntgentiefenbestrahlung eingehender befassen. Alle betonen einmütig die Notwendigkeit sorgfältigster Indikationsstellung und genauester Technik. Bacmeister (10) lehnt die ambulante Röntgenbehandlung der Lungentuberkulose ohne ständige Anstaltsüberwachung des Patienten unbedingt ab.

Im Prinzip wird sich die Röntgentiefenbestrahlung nur auf jene Lungenherde beschränken müssen, in denen sich bereits ein Übergewicht der cellulären Abwehrleistung oder doch wenigstens ein Gleichgewichtszustand in dieser Richtung angebahnt hat. Und so wird die destruktive Wirkung der Röntgenstrahlen auf das tuberkulöse Granulationsgewebe — genau so wie die direkte Tuberkulin-Herdreaktion — nur bei vorwiegend cirrhotischen Prozessen ausnutzbar sein. Sie bleibt streng kontraindiziert bei allen exsudativen Lungenprozessen.

Und nun noch eine kurze Bemerkung über die Strahlentherapie mit künstlichen Lichtquellen, die besonders reich an ultravioletten Strahlen sind. Auf die besondere biologische Bedeutung der ultravioletten Strahlen brauche ich an dieser Stelle nicht näher einzugehen. Wir wollen hier auch nicht die Frage aufwerfen, ob das an ultravioletten Strahlen reichere Höhenlicht vor dem Lichte des Tieflandes so große therapeutische Vorzüge bietet, als wir heute im allgemeinen anzunehmen gewöhnt sind. Diese Frage ist u. a. von Brecke (40), Thedering (336), Schanz (294) kritisch beleuchtet worden. Wir wollen hier nur mit Schrötter (309) und Volk (349) nochmals feststellen, daß die Wirkung des ultravioletten Lichtes zwischen jener der Sonnen- und X-Strahlen liegt, und daß das von Finsen und Reyn verwendete Kohlenbogenlicht nach den Ergebnissen der Spektralanalyse als vollwertigster Ersatz des Sonnenlichtes bezeichnet werden muß. Erst rein technische Momente bezüglich Einfachheit der Anwendungsweise und Billigkeit der Betriebskosten haben zur Herstellung der Kromayer-Quecksilberdampflampe und der Bachschen sog. künstlichen Höhensonne geführt. Dieser Name ist nun keineswegs berechtigt, denn gerade die Wellenlänge der äußeren ultravioletten Strahlen, die von der Quarzlampe vorwiegend entsendet werden, kommt im natürlichen Höhenlicht überhaupt nicht vor. Und nach Schanz sind es gerade diese äußeren ultravioletten Strahlen, welche die vielfach unerwünscht starken Reizerscheinungen in der Haut hervorrufen.

Die kritiklose Anwendung der Quarzlampe z. B. hat bereits so häufig von berufener Seite eine berechtigte Ablehnung gefunden, daß ich dem nichts weiter zuzufügen habe.

Nach meinen mehrjährigen Erfahrungen ist die Quarzlampe überall dort indiziert, wo wir eine direkte oder kollaterale Hyperämie oberflächlich gelegener Krankheitsherde oder eine Dekongestion tiefer gelegener Organpartien erzielen wollen: also bei chronischen, aber nicht zu alten Pleuritiden, hartnäckigen Bronchitiden, Peritonealtuberkulose und bei manchen Formen der Drüsen-, Gelenks- und Knochentuberkulose. So kombiniert auch Bacmeister neuerdings die Röntgentiefenbestrahlung mit einer Quarzlampenbelichtung, um bei der Zerstörung des tuberkulösen Granulationsgewebes gleichzeitig auch eine dekongestive Wirkung auf die Lunge zu erhalten und so den gesetzten Herdreaktionen entgegenzuwirken.

Auch bei der Quarzlampe bedarf es aber nach meinen Erfahrungen einer mehrmonatigen intensiven Behandlung, um einigermaßen überzeugende Erfolge zu sehen. Den weit verbreiteten Optimismus, durch einige Bestrahlungen so intensive Wirkungen zu erhalten, daß diese auf den langwierigen Heilungsprozeß einer Lungentuberkulose von nennenswertem Einfluß werden, halte ich nach meinen Erfahrungen aber für durchaus unberechtigt.

Nach diesem kurzen Überblick über die gebräuchlichsten Methoden der Strahlentherapie müssen wir nun wieder auf die grundlegende Frage zurückkommen, worin das Wesen der Strahlenwirkung auf tuberkulöse Krankheitsprozesse eigentlich besteht.

Die Strahlenwirkung ist ein biologischer Reiz, der in den Kampf zwischen Tuberkuloseangriff und Zellabwehr eingreift und, wie die Erfahrung lehrt, sowohl zum Nutzen des tuberkulosebedrohten Körpers als auch zum Nutzen der Tuberkulose ausschlagen kann.

Ein Nutzen für den menschlichen Körper wird dann kommen, wenn der biologische Strahlenreiz die Angriffskraft der Tuberkelbacillen vermindert und die Abwehrleistung des Körpergewebes erhöht. Und ein Nutzen für die Tuberkulose wird kommen, wenn ein übermächtiger Tuberkuloseangriff die an sich eventuell nützlichen Folgen des Strahlenreizes überwindet. Dann muß jede Steigerung biologischer Reaktionsprozesse durch den Strahlenreiz nur der weiteren Verstärkung des Tuberkuloseangriffes zugute kommen.

Und damit stehen wir schon wieder fest auf dem Boden des Immunitätsproblems. An schüchternen Hinweisen auf diese Tatsache hat es nicht gefehlt. Auch Schrötter meint, daß die Reaktionserscheinungen auf die Strahlenwirkung ähnlich der Tuberkulinwirkung sind, und daß sich die Lichtwirkungen mit den spezifischen Antigenwirkungen in eine Parallele stellen lassen. Und Heusner (126) meint, daß beim Pigmentzerfall Antigene entstehen. W. Müller (215) versucht, den therapeutischen Effekt der Strahlenwirkung durch die Intracutanreaktion mit den Partialantigenen nach Deycke-Much immunbiologisch zu kontrollieren. Weiter reichen die tastenden Versuche, einen gemeinsamen Boden für die Biologie der Strahlentherapie und der spezifischen Behandlungsmethoden zu gewinnen, bis heute noch nicht. Im Gegenteil, vielfach ist man sogar bestrebt, die Strahlentherapie schon in den ersten verheißungsvollen Anfängen theoretischer Erforschung in einen möglichst schroffen Gegensatz zur spezifischen Reaktionsbehandlung zu bringen. So stellt z. B. Schrötter die Behauptung auf, daß bei der Tuberkuloseheilung durch Strahlenwirkung „infolge der aufgespeicherten Sonnenenergie" eine bessere Nachkommenschaft zustande kommen soll, als wenn die Heilung durch eine spezifische Reaktionsbehandlung erfolgt. Und er meint ferner, daß die Strahlentherapie mit einer positiven energetischen Bilanz abschließt, während die spezifische Reaktionsbehandlung mit einer Verminderung der disponiblen Energetik arbeitet.

Nun — wir sind jetzt leider seit zwei Jahrzehnten daran gewöhnt, daß die spezifische Reaktionsbehandlung in einen künstlichen Gegensatz zu allen physikalischen und hygienisch-diätetischen Behandlungsmethoden gedrängt wurde, obwohl ein solcher in Wirklichkeit gar nicht bestehen kann. Es wäre aber sehr bedauerlich, wenn jetzt, da die Strahlentherapie so sehr an allgemeinem Interesse gewinnt, auch hier wieder ein derartiger künstlich konstruierter, aber gänzlich unhaltbarer Gegensatz zu einem allgemeinen Schlagwort werden würde. Und so möchte ich auf die Anschauungen Schrötters kritisch folgendes entgegnen.

Nachdem auch die eifrigsten Anhänger der spezifischen Therapie nicht gewohnt sind, ihre Patienten in lichtlosen Räumen zu halten, sondern die biologische Bedeutung des Sonnenlichtes speziell für den Tuberkulösen seit jeher erkannt und in mehr oder minder guter Weise ausgenützt wurde, stehen ja auch die spezifisch Behandelten unter dem allgemeinen Einfluß der positiven Bilanz der Strahlenenergie, wie sich Schrötter ausdrückt. Daß aber die von Schrötter als „künstlich" bezeichneten Immunisierungsprozesse im Vergleich zur Strahlentherapie mit einer Verminderung der disponiblen Energetik arbeiten sollen, ist ein Trugschluß. In dem Augenblick, in dem wir die Strahlenenergie in einer Weise verwenden, daß der durch die Strahlen gesetzte biologische Reiz zu irgendwelchen Reaktionen im tuberkulös erkrankten Gewebe führt — was ja bei allen Methoden der Strahlenbehandlung auch wirklich meist der Fall ist — kann der therapeutische Effekt auch nur wieder durch reaktive Vorgänge zustande kommen. Also auch hier werden die Körperzellen Arbeit leisten müssen, zu der ein Teil ihrer vorhandenen biologischen Energie aufgewendet werden muß.

Wenn wir einen hoffnungslosen Schwerkranken mit ausgesprochener negativer Anergie vor uns haben, bei dem die Körperzellen bereits die Fähigkeit zu einer Abwehrleistung verloren haben, so glaube ich, wird auch Schrötter nicht erwarten, daß wir einem derartigen Kranken durch noch so intensive Bestrahlung irgendeinen Nutzen erweisen könnten. Im Gegenteil, wie die praktische Erfahrung lehrt, schlägt hier eine Strahlentherapie nur zu einem Schaden für den Kranken aus, weil jede Steigerung biologischer Prozesse nur dem übermächtigen Tuberkuloseangriff zugute kommt.

Und wenn Schrötter glaubt, daß eine durch Strahlentherapie geheilte Tuberkulose infolge der aufgespeicherten Sonnenenergie für die Nachkommenschaft günstiger ist, als wenn die Heilung durch eine spezifische Behandlung erzielt oder unterstützt wurde, so ist dies wohl nur ein subjektiver Glaube, der aber nach den gegebenen Tatsachen kaum aufrecht erhalten werden kann. Statistiken von Carthy (49), Smith (318) u. a. zeigen, wie furchtbar die Tuberkulose unter den Negern in den amerikanischen Städten wütet, und dies lehrt uns, wie wenig eine selbst bis zur Rassenpigmentierung gesteigerte Aufspeicherung von Sonnenenergie gegen die Tuberkulose schützt.

Und ebenso läßt sich auch die Schröttersche Hypothese, daß der wenig pigmentierte blonde Menschentypus besonders zur Tuberkulose disponiert sei, nicht aufrecht erhalten. Alle großen Statistiken über Tuberkuloseverbreitung und Tuberkulosemortalität unter den verschiedenen Völkerrassen sprechen gegen diese Hypothese. Und auch ich konnte in meinem Krankenmaterial, das bisher etwa 5000 gut beobachtete Tuberkulöse umfaßt, nie ein auffallend häufiges Auftreten besonders bösartig verlaufender tuberkulöser Erkrankungen bei schwach pigmentierten Menschen beobachten.

Wenn die Vorkämpfer der Strahlentherapie verlangen, daß unsere ganze Lebensweise und namentlich die Körpererziehung der Jugend sich aus dumpfen Häusermauern wieder mehr dem freien Sonnenlicht zuwenden soll, daß bei allen Neugründungen von Heilstätten und Tuberkulosespitälern in der Auswahl des Platzes die Sonnenbelichtung in erster Linie zu berücksichtigen ist, so werden wir diesen Forderungen ohne weiteres beistimmen. Wenn für die Anstalten auch die Einrichtung aller Behelfe zur künstlichen Strahlentherapie verlangt werden, so müssen wir dies, schon im Interesse der weiteren Forschung, wärmstens unterstützen.

Wenn aber manche den Kampf gegen die Volksseuche Tuberkulose heute in erster Linie wieder mit Sonnen- und Strahlensanatorien geführt wissen wollen, dann müssen wir an diese Forderung eine Kritik vom volkswirtschaftlichen Standpunkt anschließen. Bei der ungeheuren Verbreitung der Tuberkulose, bei der Länge der Heilungsdauer, wenn es einmal in lebenswichtigen Organen zu schwereren Gewebszerstörungen gekommen ist, könnte selbst das reichste Volk der Welt nicht die Mittel aufbringen, um die Tuberkulose durch Strahlensanatorien zu bekämpfen. Wir Deutschen sind aber heute das ärmste Volk unter allen Nationen geworden. Wir werden unsere Tagesstunden noch mehr als früher in den Werkstätten der Arbeit zubringen müssen und für so manchen wird auch ein einstündiges Sonnenbad während der Arbeitswoche ein unerreichtes Ideal bleiben. So werden wir unseren Kampf gegen die Volksseuche Tuberkulose anders einrichten müssen. Und wir können dies um so eher tun, als die früher erwähnten historischen Tatsachen uns zeigen, daß auch ein bis zum Sonnenkult gesteigertes Sonnenleben vor der Tuberkulose nicht schützt.

Wenn ich der besseren Übersichtlichkeit halber die biologischen Behandlungsmethoden in die hygienisch-diätetische Allgemeinbehandlung und in eine Reaktionsbehandlung mit unspezifischen und spezifischen Reizen geteilt habe, so geschieht dies nur, um dem heute üblichen Standpunkt der praktischen Forschung Genüge zu leisten.

In Wirklichkeit gibt es auch hier keine scharfe Abgrenzung. Diese ist nur eine Folge subjektiver Forschungsmethoden, bei denen die notwendige konzentrierte Einstellung nach einer bestimmten Richtung zu einer gewissen augenblicklichen Einseitigkeit führt. Das wird sich nie ändern lassen, nur müssen wir uns dessen bewußt bleiben. Die bedenkliche Einseitigkeit beginnt erst dort, wo die Zusammenhänge biologischer Reaktionsvorgänge durch allzu enge Klassifizierungsversuche verloren gehen.

Der wirklich umfassende Begriff der biologischen Reaktionsbehandlung ist die Gesamtheit der Lebensvorgänge. Das ganze Leben ist eine „biologische Reaktionsbehandlung". „Krankheit" ist aber nur eine oft recht willkürlich abgegrenzte Erscheinungsform des Abwehrkampfes gegen Schädlichkeiten. Und der Abwehrkampf des Körpers gegen Krankheitserreger verläuft sicher viel häufiger ohne Krankheitserscheinungen im klinischen Sinne als mit solchen.

Much (211) bezeichnet es als ein Verhängnis, daß die spezifischen Krankheitserscheinungen, d. h. jene Abwehrreaktionen, die ganz speziell auf eine bestimmtartige Krankheitsursache abgestimmt sind, zuerst entdeckt wurden und von diesen wieder bei den Infektionskrankheiten nur Teilerscheinungen, die sich im Blute abspielen (humorale Immunitätsreaktionen). Und Much prägt hier, um die nötige Klarheit zu schaffen, den Begriff der „unabgestimmten Immunität" als Ausdruck für „alle

Abwehrkräfte, die der Körper ohne Abgestimmtheit gegen jeden Krankheitsangriff benützt".

Der menschliche Körper steht ja ständig mit verschiedenen Krankheitserregern in Wechselwirkung, ohne zu erkranken. Er ist sicher auch häufiger, als wir es feststellen können, ernsten Angriffen ausgesetzt. „Überall bietet hier die unabgestimmte Immunität die erste Hilfe in der Not, ehe die abgestimmten Abwehrkräfte einsetzen", von denen wir wissen, daß sie durchaus nicht immer sehr rasch — gerade bei der Tuberkulose wahrscheinlich verhältnismäßig sehr langsam — in Wirkung treten.

Wie wichtig diese klärende Erkenntnis im heutigen Entwicklungsstadium der Immunitätsforschung ist, das lehrt uns der etwas seichte Meinungsstreit, der heute um den Begriff und die praktische Bedeutung der „spezifischen Abstimmung" tobt (vgl. Abschnitt IV). Die einen wollen das Problem der Heilung einer Infektionskrankheit dadurch lösen, daß sie jedem Teilangriff des Erregers die sorgfältigst biochemisch und serologisch analysierte und genau abgestimmte Teilabwehrleistung entgegenzustellen versuchen. Und die anderen leugnen überhaupt das Prinzip einer spezifischen Abstimmung, weil sicher nicht abgestimmte Reize zu ähnlichen Reaktionserscheinungen führen.

Auch da fehlte der zusammenfassende Grundgedanke, weil man auf der Grundlage äußerer Reaktionserscheinungen die so wichtige Frage der Reaktionsempfindlichkeit zu sehr aus dem Auge verlor.

Weichardt hat uns als Arbeitstheorie für die Wirkung unspezifischer Proteinkörper den Begriff der „Protoplasmaaktivierung" gegeben. Auch hier mag man von einem „Schlagwort" reden und doch ist auch die „Protoplasmaaktivierung" eine nötige umfassende Begriffsbildung für die Tatsache unabgestimmter gesteigerter Abwehrleistungen, die weit über die Teilfrage unabgestimmter Proteinkörperwirkungen hinausreicht. Sie ist auf Infektionskrankheiten bezogen nichts anderes als die „unabgestimmte Immunität".

Und wie verhält es sich nun bezüglich der unspezifischen Proteinkörperwirkung speziell bei der Tuberkulosebehandlung? Wenn Rud. Schmidt (300) meint, daß die unspezifische Proteinkörperwirkung, speziell bei der Tuberkulose, das gleiche leistet wie die spezifischen Behandlungsmethoden, so ist dies nach meiner Ansicht nur eine Folge seines vielleicht zu früh eingenommenen „kühlen Standpunktes", der ihn, wie auch viele andere, zu sehr daran gehindert hat, genügend eingehend nach den biologischen Gesetzmäßigkeiten zu forschen, deren Kenntnis uns erst in die Lage versetzt, im Einzelfall Indikationsstellung und Behandlungstechnik genügend zu differenzieren. Erst so können wir bei der hohen Reaktionsempfindlichkeit spezifischer Reize die geringe Breite nützlicher Reaktionen in einem großen Prozentsatz der behandelten Fälle treffen lernen.

Für mich besteht heute nach den bisherigen eigenen Erfahrungen, die sich durchaus mit denen anderer decken, kein Zweifel, daß die Reaktionsqualitäten, die durch unspezifische Proteinkörper bei Tuberkulösen hervorgerufen werden, ganz wesentliche Verschiedenheiten gegenüber den reaktiven Vorgängen bei der Einverleibung spezifischer Bacillenpräparate zeigen (vgl. S. 54).

Ein Moment von grundlegender Bedeutung fehlt ferner dem unspezifischen Proteinreiz: die Möglichkeit einer zielbewußten Erhöhung der spezifischen Abwehrkräfte gegen den betreffenden Erreger.

Es handelt sich bei den unspezifischen Proteinkörpern um einen biologischen Reiz, der unter Umständen therapeutisch verwertbar ist und der sekundär, wie z. B. auch die Wirkungen der Strahlenenergie und die katalytische Wirkung kolloidaler Metalle, die spezifischen Reaktionsvorgänge günstig beeinflussen kann. Es ist aber kaum anzunehmen, daß die spezifische Abwehrleistung der Körperzellen gegen einen bestimmten Krankheitserreger in gesetzmäßiger Weise erhöht werden kann, wie dies bei spezifischen Behandlungsmethoden möglich ist.

Die praktische Bedeutung des Proteinreizes soll damit keineswegs herabgesetzt werden, wie auch die aller übrigen mit Erfolg in der Therapie verwerteten Energieformen nicht. Nur sollen wir uns derartiger wesentlicher biologischer Unterschiede stets bewußt bleiben.

Und nun noch eine kurze Betrachtung über die praktisch wichtige Frage eines möglichen Schadens. Sie bleibt, wie wir heute wissen, wenn auch im geringeren Maße, auch für die nicht abgestimmten Reize geringerer Reaktionsintensität aufrecht. Denn eine Behandlungsmethode, die wirklich effektive nützliche Reaktionen auszulösen imstande ist, ohne daß bei unrichtiger Indikationsstellung und falscher Anwendungstechnik die Möglichkeit schädlicher Reaktionen vorhanden wäre, gibt es in der ganzen Medizin nicht.

Mehr von theoretischem Interesse als von praktischer Bedeutung mag die Gefahr der „proteogenen Kachexie“ sein, die von Schittenhelm und Weichardt (357) an Tieren beobachtet wurde, denen artfremdes Eiweiß in großen Dosen parenteral einverleibt worden war. Von Lindig (181) wird diese proteogene Kachexie auf einen starken Zerfall von Gewebselementen zurückgeführt, der durch die Überproduktion proteolytischer Fermente zustande kommt. Bei der Milchtherapie ist über Nebenwirkungen, die etwa in einem solchen Sinne gedeutet werden könnten, noch nicht berichtet worden. Sicher liegt aber die Gefahr derartiger Schädigungen bei der Einverleibung nicht spezifischer Proteinkörper theoretisch näher als bei spezifischen Präparaten. Die große Reaktionsbreite unspezifischer Proteinsubstanzen und namentlich ihre geringe Reaktivität bei niedriger Dosierung drängt praktisch zur Verwendung hoher Dosen, die sich bei den spezifischen Präparaten infolge der um ein Vielfaches höheren Reaktionsempfindlichkeit von selbst ausschließen.

Wenn wir ferner die Wirkung der Proteinkörpertherapie im Sinne der Weichardtschen Protoplasmaaktivierung als biologische Leistungssteigerung auffassen, so fragt es sich auch hier, ob diese Leistungssteigerung biologischer Reaktionen in den Zellen unter allen Umständen zu einem Nutzen für den erkrankten Körper führt. Die praktische Erfahrung hat uns doch gelehrt, in kritischen Stadien von Infektionskrankheiten alle jene intensiveren physikalischen, mechanischen und chemischen Reize zu vermeiden, welche eine wesentliche Steigerung biologischer Reaktionen hervorrufen. Geradeso wie der spezifische Antigenreiz nur dann einen Nutzen bringt, wenn er zu einer überkompensierenden Abwehrleistung der Zellen führt, so kann auch jede auf unspezifischem Wege zustande gekommene Leistungssteigerung allgemeiner Natur einen Schaden hervorrufen, wenn die Steigerung biologischer Reaktionen mehr dem vorwärtsschreitenden Krankheitsprozeß als der Abwehrleistung des Körpers zugute kommt. Es kann unter Umständen die letzte verfügbare Energiereserve an Abwehrkräften zu einem ungünstigen Zeitpunkt und in ungünstiger Kräfteverteilung zu rasch erschöpft werden. Diese Annahme stimmt auch mit den bisher vorliegenden Erfahrungen, und R. Schmidt warnt nicht umsonst vor der Anwendung der Milchinjektionen bei schweren progredienten Phthisen.

Es handelt sich eben bei jeder biologischen Behandlungsmethode immer wieder darum, die Gesetzmäßigkeiten zu erkennen, die uns zeigen, wann wir einen bestimmten Reiz setzen sollen, wie wir den gesetzten Reiz am besten zugunsten des kranken Körpers verwerten können und wie stark wir ihn dosieren müssen, um ohne Schädigung die Höchstleistung zu erzielen.

Auch die Gefahr bedenklicher Überempfindlichkeitserscheinungen ist, besonders bei wiederholter intravenöser Injektion unspezifischer Proteinkörper gegeben. Es wird daher empfohlen, intravenöse Injektionen nicht öfter zu wiederholen und mit dem Präparat zu wechseln, wobei aber in Betracht zu ziehen ist, daß die gebräuchlichsten Präparate (Caseosan, Aolan) aus dem gleichen Grundstoff, dem Milcheiweiß, hergestellt werden. Ich selbst habe bei subcutaner Caseosananwendung nie bedenklich starke Überempfindlichkeitserscheinungen zu sehen bekommen.

Nach meinen bisherigen dreijährigen Erfahrungen habe ich die persönliche Überzeugung gewonnen, daß die unspezifische Proteinkörperbehandlung bei der Tuberkulose im allgemeinen auch nicht annähernd so leistungsfähig ist, wie die richtig indizierten, richtig differenzierten und richtig durchgeführten spezifischen Behandlungsmethoden.

Nur als Aushilfe benutze ich heute noch die unspezifische Proteinkörperbehandlung (Caseosan) in solchen Fällen, wo die biologischen Krankheitsverhältnisse so unklar liegen, eine Abgrenzung der bestehenden Krankheitserscheinungen als spezifische und unspezifische so schwierig ist, daß ich zu keiner exakten Indikationsstellung für eine spezifische Behandlungsmethode kommen kann. Ich benütze dann die geringere Reaktionsempfindlichkeit und größere Breite nützlicher Reaktionen des unspezifischen Reizes, um mit größerer Sicherheit schädliche Reaktionen zu vermeiden. Der therapeutische Effekt aber bleibt meist sehr schwer zu analysieren. Dieses Indikationsgebiet erscheint mir aber insoferne von praktischer Wichtigkeit, als es von jedem Therapeuten um so weiter gezogen werden sollte, je geringer die Erfahrung in der richtigen Indikationsstellung für spezifische Behandlungsmethoden und die Übung in der Beobachtung und richtigen Auslegung der sinnfälligen Reaktionserscheinungen ist.

Much (211) weist darauf hin, daß bei den akuten Infektionskrankheiten die unspezifischen, bei den chronischen Infektionskrankheiten die spezifischen Abwehrvorgänge im Vordergrunde stehen. Er faßt dabei das therapeutische Problem in folgender Weise: „Die biologische Zukunftsbehandlung wird eine unabgestimmte Vollvaccine als Aktivator jeder abgestimmten Immunität benützen, worauf dann jede abgestimmte Vaccine aufgepflanzt werden kann.“

Auf der Grundlage seiner Partialantigengesetze, die zweifellos den richtigen Grundgedanken enthalten, daß die Erregerwirkung biochemisch nicht einheitlich, sondern differenzierbar ist, hat Much neuerdings eine unspezifische „Immunvollvaccine“ („Omnadin“) in die Therapie der akuten Infektionskrankheiten eingeführt. Sie besteht aus einem Gemisch reaktiver Eiweißkörper (aus verschiedenen apathogenen Spaltpilzen gewonnen), einem Lipoidstoffgemisch aus Galle und einem animalischen Fettstoffgemisch.

Zusammenfassend möchte ich heute vom praktisch-therapeutischen Standpunkt sagen: Die große Reaktionsbreite und geringere Reaktionsempfindlichkeit des unspezifischen Proteinreizes bietet für den heutigen Stand unserer Erkenntnisse manchen Vorteil. Der weitere Ausbau der unspezifischen Proteinkörpertherapie ist daher voll berechtigt. Die aufsteigende Entwicklung zu größerer Vollkommenheit führt aber überall zu möglichst genauen Differenzierungen: in der Immunbiologie und -therapie zu einer möglichst exakten Verwertung fein abgestimmter, das ist spezifischer Reize.

Bei der Tuberkulose hat die Fähigkeit zu spezifischen Abwehrleistungen — durch jahrtausendlange Berührung mit dem Tuberkelbacillus geweckt, durch zahllose Generationen hochgezüchtet — den ganzen Charakter der Krankheit geändert. Bei uns Kulturmenschen ist sie nicht mehr die akute Seuche, die sie heute noch ist, wo sie in bisher unberührte Volksstämme einbricht, denen nur die unabgestimmte Immunität zur Verfügung steht, sondern sie ist ein ungemein häufiger, aber relativ harmloser Parasit geworden.

Bei allen Behandlungsmethoden, welche bestrebt sind, die unspezifischen Abwehrkräfte zu heben, bleibt es immer die grundlegende, aber heute noch lange nicht klar erfaßte Frage, ob es damit auch gelingt, die spezifische Abwehrleistung zu verstärken.

Und damit treten die Bestrebungen der spezifischen Tuberkulosebehandlung besonders bedeutungsvoll in den Mittelpunkt des Interesses.

Welch harter enttäuschungsreicher Arbeitsweg auf diesem Gebiete hinter uns liegt. wissen wir alle. Wieviel Arbeit noch vor uns liegt, bis wir auf diesem schwierigen Arbeitsgebiet durchschlagende, allgemein überzeugende und allgemein zugängliche Erfolge erarbeitet haben werden, ist schwer vorauszusagen. Eine einigermaßen erschöpfende Darstellung dieses Problems bedarf aber einer zusammenhängenden Erörterung von Entwicklung, Gegenwarts- und Zukunftsaufgaben, die in den folgenden Abschnitten gegeben werden soll.

2. Bestrebungen zur Abschwächung der Erregerwirkung.

Chemotherapie:

Die älteren Versuche, die sich auf der primitiven Vorstellung aufbauten, die Tuberkelbacillen durch innerlich verabreichte Mittel von antiseptischer Wirkung abzutöten, haben heute keinen Anspruch auf allzu großes Interesse mehr. Und das Guajacol, dem ja ursprünglich der gleiche Gedanke zugrunde lag, hält sich dauernd nur noch als symptomatisches Mittel, das Appetit und Expektoration anregt. Die eifrige Propaganda, welche die Guajacolsirupe in allen Tageszeitungen als „spezifisches" Heilmittel gegen „Erkrankungen der Atmungsorgane" anpreist, kann nur mehr auf glänzende — „kaufmännische Erfolge" hinweisen.

Arsen, Quecksilber, Jod, Ichthyol usw., die auf Grund ähnlicher Vorstellungen als „Spezifica" gegen Tuberkulose verwendet wurden, haben als solche nur ein Eintagsleben geführt.

Die Versuche Landerers (175), eine Tuberkulosetherapie auf intravenösen Injektionen von Hetol (zimtsaurem Natron) zu gründen, beruhten auf einer Anregung von Leukocytose. Sie gaben im Tierexperiment gute Ergebnisse, haben aber am tuberkulösen Menschen versagt, so daß sie heute bereits der Geschichte angehören.

Die modernen chemotherapeutischen Methoden beruhen auf dem Prinzip, dem Kranken chemische Substanzen einzuverleiben, welche für den Erreger stark giftig sind, ohne die Körperzellen zu schädigen. Bei den Protozoenkrankheiten (Malaria, Syphilis, Rückfallfieber, Trypanosomiasis) hat die Chemotherapie auch tatsächlich auf große Erfolge hinzuweisen. Bei den bakteriellen Infektionskrankheiten sind überzeugende Ergebnisse bisher ausgeblieben. Und so auch bei der Tuberkulose.

Die Beziehung dieser chemotherapeutischen Methoden zu den Immunitätsvorgängen sind durch drei Momente gegeben:

Durch Erhöhung der allgemeinen zellulären Leistungsfähigkeit im hochentwickelten Organismus (Arsen, Kupfer), also durch günstige Beeinflussung der „unspezifischen Immunität“, denn eine scharfe Grenze zwischen Wirkung auf den Erreger und den befallenen Organismus läßt sich bei immunbiologischen Vorgängen nirgends ziehen.

Dann aber vor allem durch Wachstumshemmung und Vernichtung des Erregers.

Durch die Möglichkeit, daß beim Zugrundegehen des Erregers spezifische Antigenreize gesetzt werden (Endotoxine), die ihrerseits wieder eine gesteigerte Abwehrleistung der Körperzellen zur Folge haben.

Das zuletzt genannte Moment wird in der Praxis nur schwer zu verwerten sein, denn eine einigermaßen genaue Dosierung dieser Antigenreize liegt kaum im Bereich technischer Möglichkeiten. Die richtige Dosierung des Antigenreizes ist aber speziell bei der Tuberkulose eine der grundlegendsten Bedingungen für den therapeutischen Erfolg. Die chemotherapeutischen Methoden werden daher nach meiner Ansicht schon aus diesem Grunde mit der spezifischen Reaktionsbehandlung bei der Tuberkulose niemals mit Erfolg konkurrieren können.

Ihre Anwendung beschränkt sich vor allem auf den Versuch einer langsamen Wachstumshemmung der Tuberkelbacillen bei progredienten Prozessen. Weiter werden wir auch hier mit der Indikationsstellung nicht gehen dürfen.

Wenn wir auch wirklich einen Stoff finden sollten, der imstande wäre, die Tuberkelbacillen in großen Mengen abzutöten, ohne die Körperzellen zu schädigen, so wäre eine tödliche oder doch gefährliche anaphylaktische oder Endotoxinvergiftung die unabwendbare Folge. Denn wie und woher sollte der Körper plötzlich die nötigen Antikörpermengen hervorzaubern, um die dann massenhaft produzierten Endotoxine rasch und vollkommen abzubauen?

Bisher wurden für die Chemotherapie der Tuberkulose in erster Linie Jodmethylenblau und Kupfersalze (Finkler, v. Linden [180], Meißen [196], Strauß [327] u. a.), sowie Goldsalze (Bruck und Glück [43], Feldt [62]) verwendet. Obwohl diese Autoren zum Teil über gute Erfolge zu berichten wissen, glaube ich aus den angeführten Gründen der Chemotherapie, speziell bei der Lungentuberkulose, keine allzu große Zukunft voraussagen zu können.

Neuerdings wird von verschiedenen Seiten namentlich bei Kehlkopftuberkulose über gute Erfolge mit einem Goldpräparat Krysolgan (p-amino-o-aurophenolcarbonsaures Na) berichtet. Auch hier bleibt die biochemisch hervorgerufene Herdreaktion das Grundprinzip der Therapie. Eine Arbeit von Rickmann (260), welche über Schädigungen nach Krysolganinjektionen berichtet, hebt diese Herdwirkung scharf hervor. „Die erste und wichtigste Phase der Goldwirkung ist die Herdreaktion.“

Angesichts des großen Interesses, das sich die Kolloidchemie im Rahmen biologischer Vorgänge errungen hat, habe ich therapeutische Versuche mit kolloidalem Kupfer und Silber gemacht (119). Ich erzielte durch intravenöse Kollargolinjektionen bei bestimmten Indikationen, namentlich bei hochfebrilen Mischinfektionen, zum Teil recht gute Entlastungsreaktionen, die in einigen Fällen auch von dauernder guter Wirkung blieben.

Ebenso lassen sich solche Fälle manchmal durch eine längere interne Kollargolverabreichung günstig beeinflussen. Weiter reicht nach meinen bisherigen Erfahrungen auch die Bedeutung kolloidaler Metalle für die Tuberkulosebehandlung nicht. Experimentell konnte von Schwarz (312) nachgewiesen werden, daß durch Kollargolverabreichung die Phagocytose beschleunigt wird, und daß tuberkulös infizierte Kollargoltiere unter gleichen Versuchsbedingungen die Kontrolltiere überleben.

Organotherapeutische Bestrebungen, wie die Versuche von Schrö-der-Kaufmann und Kögel (308) u. a. mit dem Organbrei von Tieren, die mit menschlichen Tuberkelbacillen vorbehandelt wurden, sind für die klinische Verwendung kaum noch spruchreif. Auch ihnen stehen ähnliche prinzipielle Schwierigkeiten entgegen. Der Gedanke, fremde Zellimmunität zu verwenden, ist gewiß theoretisch sehr interessant. Es ist nur recht fraglich, ob in diesen Organbreien wirklich so starke Immunkräfte vorhanden sind und ob sie sich auch wirklich ohne weiteres passiv übertragen lassen.

Es ist nicht Aufgabe dieser Erörterungen, die zahllosen, mehr oder minder theoretisch berechtigten Versuche, tuberkulöse Krankheitsprozesse auf biochemischem Wege zu beeinflussen, aufzuzählen. Als Beispiel aber, wie auch heute noch vielfach „Tuberkulosebehandlung" betrieben wird, sei die Zuckerbehandlung nach La Monaco (Rom) angeführt, die vor einigen Jahren in Italien und Frankreich großes „Aufsehen" erregte.

Monaco „heilt" Tuberkulose „mit glänzenden Erfolgen" durch subcutane Zuckerinjektionen. Die Berichte über diese neue Zuckertherapie sind aber zum Teil wirklich sehr „ermutigend". Ein gewisser Dr. Mestre (zitiert nach Ars Medici VIII, 1918) schreibt z. B.: „Seit 11 Tagen (!) habe ich drei (!) Patienten in Behandlung. Die Ergebnisse der Methode Lo Monacos sind wunderbar. Bei diesen drei Leuten ist vom vierten Tage an das Fieber verschwunden, der Husten hat so gut wie aufgehört und der Auswurf hat sich um Dreiviertel vermindert."

Ich glaube, solche Dinge genügen zur richtigen Einschätzung dieser „neuen Methode". Neuere Nachprüfungen haben diese Zuckertherapie ziemlich einstimmig abgelehnt.

Eine erhöhte Zuckerzufuhr mag beim Tuberkulösen wohl seine Berechtigung zum Ausgleich für den toxisch erhöhten Zuckerverbrauch haben, um so den Haushalt mit dieser wichtigen Energiequelle der Muskelarbeit (Herz!) im Gleichgewicht zu halten. Das läßt sich aber wohl durch erhöhte Zuckerzufuhr in der Nahrung angenehmer erzielen als durch die schmerzhaften subcutanen Zuckerinjektionen. Für intravenöse „Nährinjektionen" ist aber der langsame Verlauf der chronischen Phthise schon an sich kein entsprechendes Indikationsgebiet.

Versuche mit passiver Immunisierung: Obwohl diese Versuche prinzipiell eigentlich dem Gebiet der spezifischen Behandlung zuzurechnen sind, scheint es mir aus praktischen Gründen gut, diese Versuche an dieser Stelle anzuführen, weil sie manche prinzipielle Ähnlichkeit der immunbiologischen Verhältnisse mit den chemotherapeutischen Methoden zeigen.

Die passive Immunisierung trachtet danach, den tuberkulösen Körper durch Einverleibung von fertigen Antikörpern in seinem Kampfe gegen die Tuberkulose zu unterstützen. Grundsätzlich müssen wir diesem Bestreben eine ganz gewaltige Bedeutung beimessen. Es wäre ja dies in allen Fällen absolut das Verfahren der Wahl, wo bereits negative Anergie droht. Mit dem Versuch, durch schwache und schwächste Antigenreize den Zusammenbruch des Durchseuchungswiderstandes aufzuhalten, kommen wir einer vorgeschrittenen progredienten Tuberkulose gegenüber fast immer zu spät, selbst wenn die Versuche an sich erfolgreich sind. Stärkere Antigenreize sind aber in allen diesen Fällen wegen der drohenden gefährlichen Herdreaktionen streng zu vermeiden.

Eine energische Zufuhr fertiger Antikörper wäre hier theoretisch noch die einzige Rettung. Die praktische Durchführung einer derartigen „passiven Immunisierung‟ muß aber bei der Tuberkulose aussichtslos genannt werden, wenn wir uns die vorliegenden Immunitätsverhältnisse vor Augen halten.

Bei der spezifischen Reaktionsbehandlung haben wir den Antigenreiz der an irgendeiner Stelle des immunbiologischen Kräfteverhältnisses zu einer Erhöhung der cellulären Abwehrleistung führt, als das grundlegende Prinzip aller Erfolge erkannt. Alle Erfahrungstatsachen weisen darauf hin, daß hier eine genaue Abstimmung dieser Reize für den praktischen Erfolg nicht nötig ist.

Anders bei der passiven Immunisierung.

Das entscheidende Moment — die zur Erhöhung der cellulären Abwehrleistung führenden Antigenreize — fällt hier aus. Fertige Antikörper können nicht mehr leisten als humorale Immunitätsreaktionen. Und diese humoralen Immunitätsreaktionen werden nur dann eintreten können, wenn die zugeführten fertigen Antikörper wirklich ganz genau auf diejenigen natürlichen Antigene abgestimmt sind, welche zur Zeit die spontanen humoralen Allgemeinerscheinungen hervorrufen. Und selbst wenn dies wirklich gelingt, so bleibt der Erfolg doch nur auf die wechselnden Teilerscheinungen der humoralen Immunität beschränkt. Das entscheidende Moment, eine erhöhte Abwehrleistung der Körperzellen anzuregen, kann wieder nur auf indirektem Wege erzielt werden. Auf dem langen Umwege einer immer und immer wieder gelungenen Kompensierung des Überschusses an Tuberkulosegiften, der die Luxusproduktion von Antikörpern hindert. Ein Umweg, der so lange ist, daß auch hier die Hilfe meist zu spät kommen wird.

Und so sehen wir auch bei anderen Infektionskrankheiten, daß sich die passive Immunisierung nur dort mit Erfolg durchführen läßt, wo es sich um die einfachste Grundform der Immunität, um die Absättigung flüchtiger Toxinwellen bei akuten Infektionskrankheiten (Diphtherie, Tetanus) handelt. Aber schon bei der bakteriolytischen Immunität sehen wir das Versagen der passiven Immunisierung. Das cholerainfizierte Meerschweinchen endet an akuter Endotoxinvergiftung, wenn man es mit einem starken bakteriolytischen Immunserum behandelt. Und auch der Schwertuberkulöse würde an akuter Endotoxinvergiftung sterben, wenn man ihn mit einem starken bakteriolytischen Serum behandeln würde, denn er ist ja nur mehr imstande, geringe Mengen von Antikörpern zu bilden, welche die freiwerdenden Endotoxine abbauen. Und wenn noch größere Mengen derartiger Antikörper vorhanden wären, dann würde der so Behandelte durch den unvollkommenen Abbau des massenhaft freiwerdenden Endotoxins an einem tödlichen anaphylatoxischen Chok zugrunde gehen.

So müssen wir die Schwierigkeiten einer passiven Immunisierung bei der Tuberkulose als schier unüberwindlich bezeichnen.

Die bisherigen praktischen Erfahrungen haben dies auch bestätigt. Man hört ja vielfach günstige Berichte über die Wirkung verschiedener Immunsera, aber sie können objektiv nicht überzeugen. Mich stimmen diese günstigen Berichte besonders deshalb kritisch, weil die Mehrzahl der Autoren, die über solche gute Erfolge der passiven Immunisierung zu berichten wissen, das klar gegebene Indikationsgebiet — drohende negative Anergie — gar nicht erfaßt zu haben scheinen.

Worin besteht bei den leichten Fällen die Kontrolle, daß es sich bei den beobachteten Erfolgen tatsächlich um ein propter hoc handelt? Es fehlen ja hier die sinnfälligen Reaktionsvorgänge, mit denen wir Schritt für Schritt die Schädlichkeit und Nützlichkeit der zugeführten Antistoffe verfolgen können. Theoretisch ist es vollkommen unklar, wie bei leichten Fällen fertige Antikörper im Serum nützen sollen, da doch hier selten spontane humorale Antikörperreaktionen von längerer Dauer vor sich gehen. Die in den Kreislauf gelangenden natürlichen Antigene werden hier rasch — höchstens unter vorübergehenden anaphylatoxischen Erscheinungen — von den natürlichen Antikörpern abgebaut. Sonst hätten wir ja eine progrediente Tuberkulose mit drohender negativer Anergie vor uns. Künstlich zugeführte fertige Antikörper werden also, selbst wenn sie wirklich für die betreffenden natürlichen Antigene abgestimmt sind, überhaupt nur dann in Wirkung treten können, wenn gerade wieder ein neuer Schub natürlicher Antigene in den Kreislauf gelangt.

Es bleibt uns also, solange nicht schwerere anaphylatoxische Allgemeinerscheinungen bestehen, mangels sinnfälliger Reaktionen jeder Einblick in die immunbiologischen Vorgänge bei der passiven Immunisierung versagt, wenn wir nicht komplizierte Reagensglasversuche ausführen, um die humoralen Reaktionen zu verfolgen. Erst in Fällen mit schwereren Allgemeinerscheinungen wird eine klinische Beobachtung der immunbiologischen Vorgänge durch eventuelle Entlastungsreaktionen im direkten Anschluß an die Injektionen möglich. Erst hier kann sich eine vorübergehende Entlastung von der Wirkung der Tuberkulosegifte sinnfällig (Absinken des Fiebers usw.) äußern.

So müssen wir leider bei derartigen Berichten über gute Erfolge bei der passiven Immunisierung den gleichen skeptischen Maßstab bezüglich des propter hoc anlegen wie bei irgendeinem anderen der vielen Heilverfahren, die uns keinen Einblick in den Reaktionsablauf ermöglichen. Das propter hoc und post hoc der beobachteten klinischen Erfolge bleibt hier wirklich ganz dem „subjektiven Glauben" freigestellt. Derselbe soll ja gar nicht angefeindet werden, solange es sich um einigermaßen ernste und reelle Bestrebungen handelt und solange er nicht zu laut seine Stimme erhebt. Für den Fortschritt der Tuberkulosebehandlung werden wir allerdings von solchen rein subjektiven Überzeugungen keinen wesentlichen Nutzen erwarten können.

Ich selbst besitze größere Erfahrung mit den Immunkörpern C. Spenglers (321), die ich in solchen Fällen verwende, wo mir ein Versuch aktiver Reaktionsbehandlung bei drohender negativer Anergie aussichtslos erscheint. Also allerdings ein sehr ungünstiges Indikationsgebiet. Ich habe unter möglichst verständnisvollem Eingehen auf die Spenglerschen Vorschriften etwa 160 Fälle mit den Immunkörpern behandelt. Ich gebe gerne zu, daß es schwierig ist, den gewagten Spenglerschen Theorien vertrauensvoll zu folgen. Ich kann Much verstehen, daß er diese Theorien „logische Kopfsprünge" nennt, und finde es begreiflich, daß Bandelier und Röpke (13) schließlich zu einem absolut ablehnenden Urteil kamen. Und doch habe ich einige ganz merkwürdige Fälle zu sehen bekommen, bei welchen aus dem ganzen Krankheitsverlauf das propter hoc wirklich anzunehmen war.

Außerdem habe ich (117) klinische Versuche darüber angestellt, ob es mit den Immunkörpern gelingt, bei febrilen Kranken in gesetzmäßiger Weise vorübergehende Entlastungsreaktionen im direkten Anschluß an die Injektionen zu erzielen. Diese Versuche sind nicht ungünstig ausgefallen, und dies veranlaßte mich, gegenüber Bandelier und Röpke grundsätzlich an der spezifischen Wirkung der Immunkörper festzuhalten. Denn ich konnte die beobachteten Reaktionen trotz aller Fehlerquellen und trotz allen kritischen Zweifels doch nicht auf Zufälligkeiten zurückführen.

So sehen wir den bei allen Tuberkulosefragen üblichen Meinungsstreit hier schon innerhalb der allerersten Grundlage jeder spezifischen Behandlung, der spezifischen Abstimmung, einsetzen. Eine Einigung über das propter hoc oder post hoc der gesehenen Erfolge wird damit doppelt aussichtslos.

Auch bei den Spenglerschen Immunkörpern ist es nicht möglich, irgend eine faßbare Gesetzmäßigkeit in der Wirkung und im Reaktionsablauf zu erkennen. Und trotzdem ich, wie schon erwähnt, bei einigen Fällen, die sich bei langer Behandlung ganz hervorragend besserten, an ein propter hoc glaube, so habe ich leider keine objektive Beweisführung für diesen meinen subjektiven Glauben finden können. Meine Überzeugung, daß auch die Spenglerschen Immunkörper, die sich ja auf einer reichen und ernsten Lebensarbeit aufbauen, auch kein vollkommener Fehlschlag sind, wie es so vielfach angenommen wird, und daß auch in den Spenglerschen Immunkörpern etwas Brauchbares steckt, hebt sich nicht über die Bedeutung einer subjektiven Meinung empor. Sicher hat aber auch hier die eifrige persönliche Anhängerschaft C. Spenglers durch ihre bekannte kritiklose Propagandaarbeit der großen anerkennenswerten Lebensarbeit Spenglers den denkbarst schlechtesten Dienst erwiesen.

So ist es in der Tuberkuloseliteratur, wenn wir von einigen unentwegten Anhängern absehen, über die Spenglerschen Immunkörper sehr stille geworden.

Ein ähnliches Schicksal haben auch die anderen bisher dargestellten Tuberkulose-Immunsera aufzuweisen. Auch das Heilserum von Maragliano (187) und das Antituberkuloseserum von Marmorek (189), die größere Beachtung gefunden hatten, lassen die gesteigerten prinzipiellen Schwierigkeiten, denen die Antikörpersera gegenüber den Antigenpräparaten unterworfen sind, deutlich erkennen. Mögen auch einzelne über gute Erfolge berichten, auch bei diesen Präparaten beginnt der Meinungsstreit schon bei der Wirkung an sich und nicht, wie bei den Antigenpräparaten, beim therapeutischen Effekt und bei den Gefahren der Therapie, womit die Reaktivität bereits anerkannt ist. Das Urteil „völlig indifferent“ wird bei den Antigenpräparaten heute wohl niemand mehr fällen.

Das Serumvaccin von Bruschettini (45) und das Tuberkuloseserum „Höchst“ (Ruppel und Rickmann [286]) hingegen gehören eigentlich nicht mehr in das Gebiet der passiv wirkenden Immunsera, nachdem sie auch Substanzen von Antigenwirkung enthalten.

Andere derartige Bestrebungen haben keine so große Beachtung gefunden, daß sie im Rahmen dieser kurzen Betrachtung anzuführen wären.

3. Chirurgische und mechanische Behandlung.

Die radikale chirurgische Entfernung tuberkulöser Herde ist heute stark eingeschränkt worden, seitdem die üblen Erfahrungen mit unrichtig indizierten, radikalen operativen Eingriffen (neue Metastasen, Miliartuberkulose) auch dem Chirurgen, der ja naturgemäß stark auf den lokalen Krankheitsprozeß eingestellt bleibt, mit allem Nachdruck gezeigt haben, daß die Tuberkulose eine Erkrankung des Gesamtorganismus ist, bei der nicht nur der eine oder andere tuberkulöse Krankheitsherd berücksichtigt werden darf. So sind heute radikale chirurgische Eingriffe mit

Recht auf jene Fälle beschränkt worden, wo gut isolierte, schwere lokale Zerstörungsprozesse (Drüsen, Gelenke, Knochen, Niere) einen sonst noch gut abwehrfähigen Organismus biologisch oder durch die gegebenen Funktionsstörungen des erkrankten Organes ungünstig beeinflussen.

Und ebenso ist die Erkenntnis heute ziemlich allgemein geworden, daß alle diese Indikationen nicht nach schematischen Regeln und nicht allein nach den pathologisch-anatomischen Verhältnissen der lokalen Krankheitsherde zu stellen sind, sondern daß die richtige Beurteilung des lokalen Krankheitsprozesses in seinem Verhältnis zum gegebenen Gesamtorganismus erforderlich ist.

Immer ist eine Radikaloperation indiziert, sobald die Gefahr einer lebensbedrohlichen Verschlechterung des lokalen Prozesses oder des Allgemeinbefindens bei weiterem Zuwarten gegeben erscheint. Die gegebenen Gefahren des chirurgischen Eingriffes (miliare Aussaat usw.) müssen dann eben mit in Kauf genommen werden.

Ein Kunstfehler ist es aber, leicht zugängliche Herde mit Heilungstendenz radikal zu entfernen, während ein nicht operabler vorgeschrittener progredienter Herd bestehen bleibt. Die ungünstigen Erfahrungen, die übereifrige Chirurgen in derartigen Fällen machen mußten, sind immunbiologisch zu erklären. Derartige Fälle sind nichts anderes als eine Parallele zu den Tierversuchen Klemperers (vgl. S. 103).

Wird ein Herd mit Heilungstendenz radikal entfernt, so verliert damit der Körper ein Kraftzentrum immunbiologischer Abwehr. Bleiben dann progrediente Herde weiter bestehen, so haben wir dem Kranken durch Entfernung eines heilenden Herdes den besten Schutz gegen das drohende Übergewicht der Tuberkulose genommen. Ein solcher Kranker erliegt nun leichter der Toxinüberlastung durch die progredienten Herde. Genau so wie die Kaninchen Klemperers der neuen Infektion erlagen, nachdem ihnen der tuberkulöse Herd exstirpiert wurde.

Von größter Bedeutung sind aber alle jene konservativen chirurgischen Methoden, die einem tuberkulösen Herde mechanisch günstigere Heilungsbedingungen schaffen. Gerade vom immunbiologischen Standpunkt können wir für solche brauchbare Methoden nicht genug dankbar sein.

Ein besonders beachtenswertes Beispiel scheint mir die Albeesche Operation zu sein. Hier wird bei der Wirbelsäulentuberkulose die erwünschte Ruhigstellung und die Verhinderung der so gefürchteten Kompressionserscheinungen dadurch erzielt, daß die Dornfortsätze der erkrankten Wirbel durch eine Knochenspange aus der Tibia versteift werden. Wenn wir uns vor Augen halten, wie sehr und wie vielartig das jahrelange Tragen von Stützkorsetten den kranken Körper ungünstig beeinflußt, wie besonders dadurch die Funktionstüchtigkeit der Haut an großen Körperpartien leidet, dann müssen wir diese chirurgische Behandlungsmethode der Wirbelsäulentuberkulose gerade vom immunbiologischen Standpunkt ganz besonders hochschätzen. Und es ist sehr erfreulich, daß auch die klinischen Berichte über die Ergebnisse der Albeeschen Operation durchwegs günstig lauten.

Bei allen konservativ chirurgischen und bei allen mechanischen Behandlungsmethoden ist die klar vorgezeichnete Aufgabe die, den vorgeschrittenen Gewebsschädigungen und Gewebszerstörungen des lokalen Krankheitsprozesses günstigere Heilungsbedingungen zu schaffen.

Die einfachste Methode ist die Ruhigstellung, die der chronischen Entzündung sowie dem Weiterschreiten derselben auf dem Lymphwege entgegenarbeiten soll.

Die konservativ chirurgischen Methoden haben in erster Linie für Verminderung der Gewebsspannung und für Reinigung der Wundflächen zu sorgen, um so eine bessere Annäherung derselben aneinander sowie die Bildung reiner Granulationen und die endliche Vernarbung zu fördern.

Auch hier sind die Beziehungen dieser mechanischen und pathologisch-anatomischen Verhältnisse zu den pathologisch-biologischen Reaktionsvorgängen und damit zum Gesamtorganismus untrennbar gegeben.

Je größer die Ausdehnung des lokalen tuberkulösen Zerstörungsprozesses, je lebenswichtiger das Organ, das den schweren Lokalprozeß beherbergt, je größer die Störungen, die lebenswichtige Funktionen durch den Lokalprozeß erleiden, um so größer, um so sinnfälliger ist der Erfolg, wenn es gelingt, die lokalen histologischen Heilungsbedingungen rasch zu bessern.

Der monatelang fiebernde Phthisiker entfiebert rasch, zeigt wesentliche Besserung des Allgemeinbefindens, wenn es gelingt, durch einen Pneumothorax in kavernösen, noch schwer progredienten Lungenprozessen die lokalen Wundverhältnisse durch Gewebsentspannung zu bessern. Das Kind mit vernachlässigten schweren Gelenks- und Knochenprozessen blüht auf, wenn die Heilungsbedingungen der lokalen Krankheitsherde durch fachgemäße mechanische oder chirurgische Behandlung wesentlich gebessert werden.

Aber auch die umgekehrten Beziehungen sind klar gegeben. Eine Besserung der mechanisch-histologischen Heilungsbedingungen kann nur dann von effektivem Nutzen sein, wenn das immunbiologische Kräfteverhältnis für den Gesamtorganismus günstig steht.

Diese Verhältnisse treten uns bei akuten Prozessen, z. B. bei der Infektion mit Eitererregern viel klarer vor Augen. Die Abgrenzung des lokalen Infektionsprozesses wird ja hier auch bei der Behandlung durch mechanische Momente (Ruhigstellung, Hochlagerung) unterstützt. Wenn eitrige Gewebseinschmelzung eingetreten ist, wird durch rechtzeitig gesetzte Incisionen für Gewebsentspannung und Abfluß des Eiters gesorgt. Neigt hier das immunbiologische Kräfteverhältnis ausgesprochen zugunsten der Abwehrleistung des Körpergewebes, so heilt der lokale Prozeß ab, auch wenn die unterstützende mechanische Behandlung nicht durchgeführt wurde, wie wir das ja in der Praxis bei unachtsamen Patienten oft und oft sehen. Besteht ein Übergewicht der Erregerkraft, so kommt es trotz aller fleißig geübten mechanischen und chirurgischen Behandlung zu einem Weiterschreiten des infektiösen Prozesses, zur Lymphangitis, Vereiterung der regionären Drüsen, zu toxischen Allgemeinerscheinungen — zur allgemeinen Sepsis.

Auch bei allen mechanischen und chirurgischen Behandlungsmethoden müssen die Indikationen um so differenzierter und exakter gestellt werden, je eingreifender das gewählte Verfahren ist und je komplizierter sich das Verhältnis des tuberkulösen Krankheitsherdes, der angegangen werden soll, zum Gesamtorganismus gestaltet.

Verhältnismäßig einfach liegen die Verhältnisse bei isolierten tuberkulösen Erkrankungen der Drüsen, Knochen und Gelenke, einerseits weil es sich hier um an sich nicht lebenswichtige Organe und resistente Gewebsqualitäten handelt, andererseits weil die Verhältnisse der lokalen Krankheitsherde mehr oder minder gut einer direkten Beobachtung zugänglich sind.

Viel schwieriger gestalten sich aber alle Indikationsstellungen und deren exakte Durchführung bei tuberkulösen Lungenprozessen, wo die Verhältnisse nach beiden Richtungen hin viel ungünstiger und komplizierter liegen.

Hier währte es lange, bis endlich die grundlegenden Erkenntnisse für eine verwertbare Indikationsstellung erarbeitet waren. Sie sind auch heute noch nicht Allgemeingut der Ärzteschaft geworden und in Einzelheiten werden noch lange gegensätzliche Auffassungen der Einigung auf einer mittleren Linie entgegenstehen.

Ich erinnere nur an den wechselvollen Werdegang der „Bewegungs- und Ruhekur", der nach den schweren Irrtümern der prinzipiellen Bewegungskur Brehmers in das starre Liegeschema der Dettweilerschen Schule umschwenkte. Ich erinnere an die in der ärztlichen Praxis heute noch recht kritiklos geübte Heliotherapie. Hier geben sich viele keine Rechenschaft darüber, welch starke Herdreaktionen ein derartiges „Sonnenbad" durch die kollaterale Hyperämie hervorrufen kann. Und ein weiteres lehrreiches Beispiel bietet der leidenschaftliche Streit, der in neuester Zeit in den Wiener medizinischen Fachblättern über die Bayersche Vibroinhalation geführt wurde.

Dieses Verfahren beruht auf dem Grundgedanken, die Lunge durch den mechanischen Reiz und Überdruck einer bewegten Luftsäule zu trainieren und die Expektoration anzuregen. Wie wurde es da möglich, daß ein Teil der Ärzte „glänzende" Erfolge sieht, während andere die Vibroinhalation als „gefährlich" verwerfen? Wie ist es möglich, daß da die einen Entfieberung der Patienten, die anderen Fiebersteigerungen und Hämoptoe beobachtet haben? Mir ist es unverständlich, wie bei diesem Verfahren, dessen Indikationen und Kontraindikationen doch klar gegeben sind, derartige erregte Meinungsverschiedenheiten möglich werden konnten. Jeder gut vernarbte indurierende Prozeß, der zur atalektatischen Verkümmerung von funktionsfähigem Lungengewebe und zu Stauungskatarrhen neigt, wird durch ein derartiges mechanisches Verfahren günstig beeinflußt werden können. Besteht bei solchen Prozessen Überempfindlichkeitsfieber, so wird, wie wir in den folgenden Abschnitten noch genauer sehen werden, durch „Autotuberkulinisation" nach mechanischer Reizung eines Herdes Entfieberung möglich sein. Jeder progrediente tuberkulöse Herd in der Lunge aber, der zu akuten oder subakuten Entzündungserscheinungen neigt, kann durch eine derartige mechanische Reizung zu unerwünscht starken Reaktionen gebracht werden. Die Gefahr einer klinischen Verschlechterung unter Fiebersteigerung, Hämoptoe usw. ist damit gegeben. Jedenfalls ist dieses Verfahren durchaus kein „ungefährliches". Es eignet sich gewiß nicht für einen ambulatorischen Massenbetrieb ohne genaue Untersuchung der Patienten, wie dies in Wien unter etwas eigentümlicher Reklame von seiten der Tagespresse versucht worden ist. Und ganz ähnliche Indikationsverhältnisse gelten auch für die Behandlung mit Saugmasken, Atmungsgymnastik, pneumatischen Kammern usw.

Wir sehen also, daß selbst therapeutische Verfahren, die auf einfachen mechanisch-physikalischen Prinzipien beruhen, in ihrer Wirkung auf die tuberkulöse Lunge je nach den vorliegenden Verhältnissen ganz gewaltige Verschiedenheiten aufweisen können, und daß sie durchaus nicht immer harmlos sind.

Bei der chirurgischen Behandlung tuberkulöser Lungenprozesse stehen heute der Pneumothorax und die extrapleurale Thorakoplastik an erster Stelle.

Typische Indikationen für Pneumothorax sind schwerere einseitige progrediente Lungenprozesse bei Fehlen stärkerer Pleuraadhäsionen. Vor dem Versuch, pleurale Verwachsungen durch erhöhten Druck zu sprengen, ist dringend zu warnen.

Speziellere und weitgehendere Indikationen des künstlichen Pneumothorax, wie sie von einigen Autoren vertreten werden, gehören nicht in den Rahmen dieses Buches. Nur die zu starken Blutungen neigenden Fälle seien hier als besonderes Indikationsgebiet angeführt.

Es würde auch zu weit gehen, auf die stark angewachsene Literatur über die Pneumothoraxbehandlung einzugehen. Sie berichtet uns über die sichergestellte grundsätzliche Bedeutung dieses Verfahrens und über viele beachtenswerte Erfolge — aber auch von manchen Gefahren und Nachteilen, die wir bei der Kollapstherapie in Kauf nehmen müssen (tuberkulöse Reizexsudate, septische Exsudate usw.)

Sicher steht, daß für die Pneumothoraxbehandlung folgendes nötig ist:

1. Sehr eingehende und kritisch abwägende Indikationsstellung.

2. Gute und in jeder Hinsicht einwandfreie technische Durchführung (Druckverhältnisse!).

3. Genügend lange Aufrechterhaltung des Pneumothorax.

Persönlich habe ich den Eindruck gewonnen, daß der Pneumothorax heute noch zu oft angelegt wird und daß die Dauerresultate überschätzt werden.

Auch hier muß man manchen Therapeuten in Erinnerung bringen, daß „Lufteinblasen" noch lange nicht eine entsprechende Pneumothoraxbehandlung darstellt, ebenso wie „Tuberkulineinspritzen" noch lange keine spezifische Reaktionsbehandlung ist.

Sauerbruch (292) schätzt, daß etwa 10% aller tuberkulösen Lungenprozesse der Bedingung der relativen Einseitigkeit entsprechen, und daß von diesen etwa die Hälfte nach ihren sonstigen Indikationen für die Anlegung eines künstlichen Pneumothorax in Betracht kommen.

Die Indikationen für ausgedehnte thorakoplastische Methoden bilden jene Fälle, wo starre Pleuraadhäsionen bei indurierenden Schrumpfungsprozessen in den Heilungsstadien kavernöser Phthisen das Kollabieren und die Ausheilung größerer Kavernen unmöglich machen.

Auch hier muß in den Einzelheiten auf die Handbücher über die Chirurgie der Brustorgane (besonders Sauerbruch Bd. 1. Berlin: Julius Springer) verwiesen werden. Nur einige wesentliche Punkte der Sauerbruchschen Erfahrungen seien hier zur Orientierung des Praktikers angeführt:

Die Rippenresektion muß sich im allgemeinen von der elften bis zur ersten Rippe erstrecken. Nur bei einer Oberlappentuberkulose mit frei beweglichem Unterlappen kann die Resektion auf den Oberlappen beschränkt werden, während der Unterlappen durch einen nachfolgenden Pneumothorax einzuengen ist. Bei schlechtem Allgemeinbefinden muß der Eingriff stets mehrzeitig gemacht werden. Immer muß mit der Einengung des Unterlappens begonnen werden. Bevor dieser nicht genügend komprimiert ist, ist eine Einengung des Oberlappens zu vermeiden.

Ist die Einengung des Oberlappens ungenügend, so muß er neuerdings freigelegt und der Hohlraum fest austamponiert werden. So können auch ausgedehnte Kavernengebiete genügend eingeengt werden. Bei manchen starrwandigen Kavernen genügen aber auch diese Maßnahmen nicht. Sie enthalten oft noch jauchiges Sekret, während der spezifische tuberkulöse Prozeß schon in weitem Maße ausgeheilt ist. Solche Kavernen müssen im Anschluß an die Thorakoplastik wie ein Lungenabszeß eröffnet werden.

Die Ergebnisse Sauerbruchs sind angesichts des schweren Indikationsgebietes gut zu nennen, was sicherlich zum großen Teil durch die glänzende Operationstechnik bedingt wird. Bis zum Jahre 1922 waren unter 507 operierten Fällen zu verzeichnen: 2—4% primäre Operationsmortalität, 10% postoperative Mortalität, 13% Spättodesfälle, 27% gebessert, 33% praktisch geheilt, der Rest indifferent.

Die Phrenicusdurchschneidung zur Ruhig- und Hochstellung des Zwerchfelles ist als selbständige Operation heute allgemein verlassen. Nach Sauerbruch kommt aber der Phrenikotomie als einleitende Operation für größere Eingriffe eine zweifache Bedeutung zu. Einerseits zeigt sie, ob die „gesunde" Seite wirklich eine Mehrbelastung verträgt, und andererseits kann sie eine Besserung der Auswurfsmengen, des Fiebers usw. mit sich bringen, so daß dann die Operationsbedingungen für den Haupteingriff wesentlich gebessert werden.

Sehr verstärkt wird die Wirkung der Phrenikotomie nach Alexander (2), wenn der Hauptast des Phrenicus nicht einfach durchschnitten wird, sondern durch Herausdrehen auch die Nebenzweige durchrissen werden (Exairese des Phrenicus). Dadurch wird ein außerordentlich starker Hochstand des Zwerchfelles erzielt, und Alexander konnte so in einigen Fällen einen sehr günstigen Einfluß auf große starre Kavernen, Verziehungen des Herzens und der Trachea beobachten.

Wird auch die zahlenmäßige Bedeutung aller derartiger eingreifender chirurgischer Methoden sicher nie allzu groß werden, und werden auch die Dauererfolge trotz einer günstigen Einwirkung auf die Heilungsbedingungen des lokalen Prozesses durch die meist gegebene schwere Schädigung des Gesamtorganismus sicher oft wesentlich beeinträchtigt bleiben, im Einzelfall kann das Gelingen derartiger chirurgischer Korrekturen der lokalen Wundverhältnisse sicher zu einer ausschlaggebenden Besserung des gesamten Krankheitsbildes und damit zur Rettung des Kranken führen. Und auch im Rahmen der ganzen Tuberkulosebekämpfung müssen wir diesen chirurgischen Methoden für den Einzelfall eine hohe praktische Bedeutung beimessen, da es durch sie gelingt, in sonst unerreichbar kurzer Zeit ausgedehnte kavernöse Prozesse so weit zur Abheilung zu bringen, daß der bacillenhaltige Auswurf verschwindet, und so die Kranken verhältnismäßig rasch für ihre Umgebung ungefährlich werden.

4. Symptomatische Behandlung.

Nach dem üblichen Sprachgebrauch bezeichnen wir Behandlungsmethoden, welche bestrebt sind, grob sinnfällige und quälende Krankheitserscheinungen zu beseitigen oder doch zu lindern, als symptomatische Behandlung.

Aber gerade hier ist es besonders wichtig, den Zusammenhang dieser Krankheitssymptome mit den wesentlichen Krankheitsvorgängen nicht zu verlieren. Denn diese Krankheitssymptome, die wir zu bekämpfen suchen, sind in der Regel mehr oder minder wichtige Abwehrreaktionen des kranken Körpers.

Die symptomatische Behandlung war früher oft zu kritiklos auf die rein äußeren Erscheinungsformen eingestellt und hat vielfach darauf vergessen, daß ein allzu großer Übereifer in dieser Richtung häufig nur zu einer durchaus nicht wünschenswerten Unterdrückung wichtiger Abwehrreaktionen führt. Und tatsächlich ist damit auch mancher Schaden angerichtet worden.

Ich erinnere nur an die früher häufig geübte intensive Kältebehandlung lokaler Entzündungsprozesse, womit der wichtigen Abwehrreaktion der Hyperämie entgegengearbeitet wurde, oder an die fehlerhafte Unterdrückung eines notwendigen Auswurfhustens durch Narkotica.

Die symptomatische Behandlung ist jedoch überall dort außerordentlich wichtig und berechtigt, wo die Abwehrreaktionen übermäßig gesteigert sind, die Grenze der Nützlichkeit übersteigen und zu einem Schaden für den erkrankten Körper führen.

Auch hier handelt es sich wieder um eine Störung des Gleichgewichtes zwischen Reiz und Reaktion, um eine Überreaktion, um Überempfindlichkeitserscheinungen.

Bittler (35) hat über solche schädliche Wirkungen organischer Schutz- und Abwehrreaktionen eine treffliche Zusammenstellung gegeben. Auch hier hängt, wie überall, die Adäquatheit der Reaktion von der Stärke des Reizes und dem Reizzustand des getroffenen Gewebes ab. Jeder angenehme Geruch und Geschmack wird zur Qual, sobald der Reiz übermäßig stark wird oder eine Störung in der Reizbeantwortung eintritt, z. B. schlechter Geschmack der Speisen bei Krankheiten mit gestörter Sekretion der Speicheldrüsen und Mundschleimhaut. Die Darmkolik ist eine motorische Überreaktion auf einen Reiz. Herzklopfen und Schwitzen des Ungeübten bei körperlicher Arbeit ist eine paradoxe Gefäßreaktion, die erst durch längere Übung einer funktionell günstigeren Arbeitsweise Platz macht. Schüttelfrost bei akuten Infektionskrankheiten ist ebenfalls eine paradoxe Überreaktion, die erst allmählich in die adäquate Fieberreaktion übergeht.

Aufgabe der symptomatischen Behandlung ist es, alle schädlichen Überreaktionen zu beseitigen oder zu mildern, ohne die adäquate Schutzreaktion des Körpers auf den gegebenen pathologischen Reiz zu beeinträchtigen.

Nur nach diesem Grundsatz kann die symptomatische Behandlung ihrer Aufgabe gerecht werden.

Aber auch in der symptomatischen Therapie sind vielfach gewohnheitsmäßig geübte Behandlungsschemata üblich geworden, die diesem Grundsatz nicht entsprechen. Ich nenne nur das auch heute noch viel geübte wochenlange Verabreichen von antipyretischen Mitteln bei fiebernden Tuberkulösen, mit dem man angeblich die „phthisische Konsumption von Körpereiweiß" herabsetzen will. In Wirklichkeit ist die Sache leider umgekehrt. Nicht durch das Fieber wird Körpereiweiß zerstört, sondern neben den Tuberkulosegiften sind die giftigen Zersetzungsprodukte aus zerstörtem Körpereiweiß Ursache des Fiebers, das doch durch eine chemische Reizung der nervösen Wärmezentren zustande kommt. Durch eine fortgesetzte Zufuhr von antipyretischen Mitteln bei chronisch fiebernden Tuberkulösen erzielen wir nichts anderes, als daß wir dem geschwächten Organismus nur neue zwecklose Arbeitsleistungen zumuten. Auf jede künstlich erzwungene Wärmeabgabe folgt nur wieder die neue Temperatureinstellung auf den Reizzustand der wärmeregulierenden Zentren, ohne daß damit die Ursache des Fiebers bekämpft wird. Außerdem verändern wir damit in ganz willkürlicher Weise die Temperaturkurve, einen wichtigen

Fingerzeig für jedes therapeutische Handeln, das sich gegen den tuberkulösen Prozeß selbst richtet. Mit dieser Kritik der schematischen antipyretischen Behandlung bleiben natürlich alle berechtigten Indikationen antipyretischer Mittel unberührt. Wenn z. B. mit starken Fieberbewegungen stärkere subjektive Beschwerden verbunden sind, werden wir gewiß zur Erleichterung des Kranken fallweise eine antipyretische Behandlung einleiten. Aber gerade bei den Fieberbewegungen der chronischen Tuberkulose sind derartige Überreaktionen, die zu einer Verabreichung von antipyretischen Mitteln berechtigen würden, durchaus nicht die Regel.

Neuerdings versuchte Königer (155) den Nachweis zu erbringen, daß die chemische Antipyrese nicht nur eine symptomatische Behandlung darstellt, sondern auch imstande ist, Allgemeinreaktionen und Herdreaktionen, also immunbiologische Umwertungen hervorzurufen. So interessant auch die Ausführungen Königers sind, so scheinen sie mir doch kaum die Möglichkeit zu bieten, auf dieser Grundlage eine kausale Therapie der Tuberkulose aufzubauen. Sehr erfreulich ist es aber, daß Königer durch seine Beobachtungen gegenüber der schematischen und kontinuierlichen Verabreichung antipyretischer Mittel zu einer scharf ablehnenden Haltung kommt und in klarer Weise die offenkundigen Nachteile, die mit einer derartigen Behandlung verknüpft sind, darstellt.

Jedenfalls ist bei fiebernden Tuberkulösen zuerst unter Beseitigung eventuell gegebener anderer Schädlichkeiten (Stuhlverhaltung, starker Reizhusten usw.), sowie unter zweckmäßiger Änderung einer etwa bisher unzweckmäßigen Lebensweise längere Zeit die Fieberkurve zu beobachten, bevor man sich zur Verabreichung antipyretischer Mittel entschließt. Auch hydriatische Maßnahmen (Brustwickel, feuchte Teilpackungen und Auflagen) wirken vielfach günstiger. Sie müssen nur bei jedem Kranken individuell den Verhältnissen des Wärmehaushaltes angepaßt werden. Wenn manche Ärzte noch immer entweder für heiße oder für kalte Brustwickel eintreten, so zeigt dies nur von einem fehlerhaften Schematisieren, dem der Arzt meist seine eigenen subjektiven Empfindungen zugrunde legt. Jede hydriatische Maßnahme hat die Aufgabe, die Störungen in den reaktiven Vorgängen der Wärmeregulierung nach dieser oder jener Richtung hin zu kompensieren. Das beste Zeichen, daß dies gelingt, ist das Wohlbefinden des Patienten bei der betreffenden Prozedur. Empfindet der Kranke eine hydriatische Maßnahme unangenehm, so ist sie sogleich abzubrechen, bei Frösteln die Tätigkeit der Hautgefäße durch kräftiges Frottieren zu heben.

Nur wenn solche Wasserbehandlungen richtig durchgeführt werden, d. h. den individuellen Verhältnissen des Wärmehaushaltes in entsprechender Weise angepaßt sind, wirken sie auch in anderer Richtung wie Schmerzlinderung, Expektoration usw. günstig.

Auch bei den Nachtschweißen, die ja ebenfalls auf einer Überreaktion der Gefäßnerven auf die toxischen Reize beruhen, soll man zuerst diese

Überreaktionen durch entsprechende Hautpflege zu beseitigen trachten (Regulierung der äußeren Wärmestauung, Abreibungen mit leichten Hautreizmitteln usw.), bevor man zum sekretionsbeschränkenden Atropin usw. greift.

Auch die Regelung der Expektoration muß nach dem Prinzip erfolgen, die schädliche Überreaktion des quälenden Reizhustens zu lindern (Codein usw.), ohne die nötige Reaktion auf den Sekretreiz, dem Auswurfshusten entgegenzuarbeiten. Auch hier ist neben den schleimlösenden Ammoniumpräparaten bei zähem Sekret und den eigentlichen, den Hustenmechanismus anregenden Expektorantien, trockene und feuchte Wärmezufuhr oft das beste Ausgleichsmittel.

Nervöse Störungen, wie Schlaflosigkeit bei Leichtkranken, sind nach ihrem Ursprung sorgfältig zu beurteilen, und man hat zuerst zu versuchen, durch zweckentsprechende Änderungen der Lebensweise (z. B. Einschränkung übertriebener Liegekuren) solche Störungen günstig zu beeinflussen, bevor man die milderen Hypnotica der Harnstoffreihe (Adalin, Medinal usw.) in entsprechend vorsichtiger Dosierung und entsprechend kurzen Perioden anwendet.

Bezüglich der symptomatischen Herztherapie bei Tuberkulösen scheint mir vielfach ein nicht weit genug schauender Standpunkt eingenommen zu werden. Abgesehen von den Fällen, bei denen es sich um eine Komplikation mit einem nicht kompensierten organischen Herzfehler handelt, halte ich eine Digitalistherapie bei schlechtem Puls chronisch Tuberkulöser nicht unter allen Umständen für zweckmäßig. Man muß sich vor Augen halten, daß es sich hier nicht, wie bei einer akuten Infektionskrankheit, darum handelt, über kurzdauernde kritische Perioden einer drohenden Herzinsuffizienz hinwegzukommen. Es handelt sich vielmehr um einen lange dauernden Zustand, bei dem man mit allen Mitteln, welche eine vorübergehende Steigerung der Herzmuskelleistung anstreben, durchaus sparsam sein muß. Außerdem handelt es sich aber in der Mehrzahl dieser Fälle um ein chronisch geschädigtes Myokard, das vielfach überhaupt nicht mehr auf Digitalis in gewünschter Weise anspricht.

Namentlich bei der schweren Herzinsuffizienz und den Atembeschwerden in den extremen Stadien der chronischen Phthise scheint mir nach meinen Erfahrungen eine Anwendung von erregenden Herz- und Gefäßmitteln direkt fehlerhaft.

Durch ein derartiges Aufpeitschen der Kreislauffunktionen wird nur in der Regel der Todeskampf erschwert, ohne dabei das Leben zu verlängern. Die beste Möglichkeit, diese schweren Störungen in der Regulierung der Atmung und Herztätigkeit gut auszugleichen und den Zustand des Kranken bis zum Ende dauernd erträglich, oft sogar nahezu vollkommen beschwerdefrei zu machen, ist die richtig dosierte, nicht zu früh und nicht zu spät einsetzende Morphiumanwendung, die planmäßig und sparsam bis zum Tode gesteigert werden muß. Daß dabei nur wirklich hoffnungslose Fälle in Betracht kommen, braucht wohl nicht erst hervorgehoben zu werden.

Eine neuere Indikation der Herzmittel scheint mir jedoch empfehlenswert, ihre Anwendung bei Lungenblutungen.

In der symptomatischen Behandlung der Lungenblutungen hat man in den letzten Jahren den früheren Standpunkt allzu großer Überängstlichkeit immer mehr verlassen.

Diese Überängstlichkeit war so groß, daß sie zu ganz zwecklosen und sinnwidrigen Maßnahmen führte. Zu Maßnahmen, die nichts erreichen, als den armen, meist ohnedies durch die Blutung schon aufgeregten und geängstigten Patienten noch aufgeregter und noch ängstlicher zu machen.

Trotzdem die Versuche von Bang (14) u. a. gezeigt haben, daß durch mäßige körperliche Leistungen weder die Durchblutung noch der Blutdruck in der Lunge geändert wird, was bei den anatomischen und physiologischen Verhältnissen des Lungenkreislaufes auch verständlich ist, wird auch heute noch vielfach schon bei kleinen Blutstreifen im Sputum strengste Bettruhe verordnet. Und nicht genug damit. Die Patienten müssen hochgelagert, bewegungslos im Bette liegen und jede Beschäftigung wird ihnen verboten.

Ich erinnere mich an einige Fälle, die aus Anstalten mit derartiger Hämoptoedisziplin kamen. Man erlebt dann immer wieder die gleiche Geschichte. Bei der Visite liegt der Patient, der gestern noch fröhlich im Garten spazieren ging, hochgelagert und bewegungslos im Bett und zeigt auf die teilnehmende Frage, was denn plötzlich los sei, mit ängstlicher Gebärde die Spuckschale, in der mit dem Sputum vermischt einige Streifchen Blut zu sehen sind. Die lächelnde Aufforderung, ganz ruhig aufzustehen und sich im Garten auf einen Liegestuhl zu legen, wird mit starrem Staunen und der ängstlichen Frage beantwortet, ob das wirklich nicht gefährlich sei. Auch hier ist es oft nicht so leicht, derartige Kranke wieder langsam zu Menschen zu machen. Und wenn man die Erfahrungen seiner ambulatorischen Armenpraxis, in der leichte Blutungen vom Durchschnitt der Patienten in ihren täglichen Lebensgewohnheiten kaum berücksichtigt werden und auch tatsächlich kaum je üble Folgen haben, mit solchen Sanatoriumsgepflogenheiten vergleicht, dann erkennt man erst so recht, wie unrichtig und unzweckmäßig es ist, die Patienten bei leichten Lungenblutungen mit übertriebenen Vorschriften zu quälen.

Solche leichte Blutungen sind keineswegs Vorboten einer stärkeren Hämoptoe, sondern sie entstehen in der Regel durch venöse Stauung in umschriebenen Lungenpartien. Die Bettruhe ist daher hier direkt kontraindiziert, weil sie, namentlich bei Rückenlage des Patienten, die venöse Stauung nur begünstigt. Wir werden uns in allen diesen Fällen begnügen, eine stärkere reaktive Reizung, z. B. Sonnenbäder, sowie größere körperliche Leistungen, die grob-mechanisch schaden können, zu verbieten.

Auch Schrumpfungsprozesse und Bronchiektasien in schrumpfendem Gewebe können Anlaß zu Blutungen geben. In der Literatur sind eine ganze Anzahl durchaus gutartiger, rein cirrhotischer Fälle beschrieben, die jahrelang ohne jeden Schaden häufige Blutungen zeigen. Auch aus meiner eigenen Praxis sind mir eine Reihe derartiger Fälle bekannt.

Bei etwas stärkeren Blutungen ist natürlich auch größere Vorsicht angezeigt. Aber auch hier gehen wir aus dem gleichen Grunde immer mehr zur Außerbettbehandlung über, wobei wir die venöse Stauung durch eine Digitalistherapie zu bekämpfen suchen. Zehner (374) u. a. loben die Wirkung großer subcutaner Kampferdosen. Starken Hustenreiz müssen wir durch Codein unterdrücken, hingegen nach Aufhörung der Blutung durch Expektorantien einer Aspirationspneumonie entgegenarbeiten.

Die absolute Bettruhe mit Hochlagerung ist nur bei schwerer Hämoptoe angezeigt. Aber auch hier sind alle Übertriebenheiten zu vermeiden, weil sie den Patienten nur neuerdings aufregen, ohne die Blutung zum Stehen zu bringen. Lektüre ist mir durchaus erwünscht, weil sie den Patienten zerstreut. Denn es muß wirklich eine wahre Qual sein, bewegungslos im Bett zu liegen und als einzige Beschäftigung — zu warten bis wieder das unheimliche Blut kommt.

Als bestes Mittel bei stärkerer Hämoptoe haben sich mir die von H. Müller (214) u. a. empfohlenen intravenösen Injektionen hypertonischer Kochsalzlösungen (10 ccm einer $15^0/_0$igen Lösung) bewährt. Die Blutungen kommen unter deutlicher Erhöhung der Blutgerinnbarkeit meist rasch zum Stehen. Und auch dort, wo diese Behandlung in seltenen Fällen versagt, zeigt eine immer eintretende deutlich erkennbare erhöhte Blutgerinnung die kausale Begründung dieses Verfahrens an. In schwereren Fällen müssen die Injektionen öfter des Tages wiederholt werden. Neuerdings werden von Maendl (185) intravenöse Injektionen von $5\text{—}10^0/_0$ Calciumchloridlösungen als besonders wirkungsvoll angegeben. Auch energische interne Calciumzufuhr ist zu empfehlen.

Ich habe bisher mehr als 350 Patienten mit stärkerer Hämoptoe in meiner Behandlung gehabt, wobei die leichten gelegentlichen Blutbeimengungen im Sputum nicht mitgezählt sind. Unter diesen Patienten hatte ich sechs tödliche unstillbare Blutungen zu verzeichnen. Bei jedem dieser Fälle ist die Blutung ohne alle Vorboten aufgetreten. Das ist auch verständlich. Denn eine tödliche Hämoptoe bedeutet Ruptur eines größeren Gefäßes. Und diese erfolgt rasch und beginnt nicht etwa langsam mit kleinen Undichtigkeiten, die eine Zeitlang zuerst nur kleine Blutmengen durchlassen.

Wir wollen damit unsere Betrachtungen über die Einzelheiten symptomatischer Behandlung schließen. Es war ja nicht Zweck dieser Betrachtungen, eine möglichst vollkommene Zusammenstellung dieses Gegenstandes zu geben, die sich in den meisten Lehrbüchern in mehr oder minder trefflicher Form findet.

Es war nur Zweck unserer Betrachtungen, auch hier den notwendigen leitenden Grundgedanken festzulegen:

Beseitigung oder Milderung schädlicher Überreaktionen, ohne die nötigen Abwehrreaktionen sinnwidrig und schematisch abzuschwächen.

Um dies zu erreichen, ist allerdings auch bei der symptomatischen Behandlung biologisches Denken und Kenntnis der wesentlichen pharmakologischen Wirkungsarten nötig. Und in dieser Richtung bleibt auch heute noch in der allgemeinen Praxis manches zu bessern übrig.

Die symptomatische Behandlung ist scheinbar von pharmakologischer Wissenschaft und feinsten Differenzierungen übersättigt, steht aber in Wirklichkeit vielfach noch auf der gleichen Stufe wie im Altertum. Celsus (gestorben 40 nach Christus) war, wie er in seinem medizinischen Sammelwerk beweist, unserer heutigen symptomatischen Tuberkulosetherapie recht nahe. Er verordnet bei Fieber Ruhekur, bei fehlendem Fieber Bewegung in guter Luft. Er gibt bei Pleuritis Senf- und Essigumschläge und bindet bei Lungenblutungen die Glieder ab. Er verordnet nebst anderen Expektorantien den Spitzwegerichsaft, sowie Dekokte von Harzen mit Butter. Er kennt die Opiumalkaloide und das Arsen und hätte entschieden mit manchem eifrigen „Symptomatiker“ von heute erfolgreich konkurrieren können.

Für die achtziger Jahre des vorigen Jahrhunderts hat May (193) von der Ziemsenschen Klinik, die doch sicher auf der Höhe ihrer Zeit stand, folgendes Bild der Tuberkulosebehandlung gegeben: „Die Tuberkulösen wurden auf Saal X gelegt und dem jüngsten Assistenten übergeben. Therapie: Morphiumdekokte, Expektorantien, Antipyretica und Atropin gegen Nachtschweiß.“

Das Wesen dieser symptomatischen Therapie ist auch heute das gleiche geblieben. Nur wird heute die Sache „wissenschaftlich“ gemacht, indem man alte billige Rezepte durch alle möglichen teueren „Spezialitäten“ mit phantasievollen Namen ersetzt.

Wo wir es mit begüterten Patienten zu tun haben, mag ja auch dies angehen. Viele Kranke halten etwas auf derartige Dinge. Und warum sollen sie für ihr Geld nicht dieses unschuldige Vergnügen haben! Ein „neuer Reicher“ meiner Privatpraxis war einmal sehr ungehalten, weil ich ihm ein Präparat verschrieb, das auch den Soldaten in den Kriegsspitälern viel verschrieben wurde. Man beachte daher diese neuen „sozialen Unterschiede“! Aber es ist doch ein recht gedankenloses, aber leider ziemlich allgemeines Vorgehen, Kranken, die in schlechten finanziellen Verhältnissen leben, teuere „Spezialitäten“ zu verschreiben, die sich ebensogut durch billige Rezepte ersetzen lassen.

Gewiß müssen wir aber für jedes Mittel dankbar sein, mit dem wir die subjektiven Beschwerden der Kranken erleichtern können. Wir erzielen damit auch einen Erfolg von objektivem Wert.

Besonders bedauerlich ist die viel geübte Methode, Tuberkulösen irgendwelche symptomatische Mittel zu geben, nur aus dem Grunde, „damit etwas getan wird“. Mit dieser ärztlichen Diplomatie geht auch meist das Prinzip der Verheimlichungsdiagnosen Hand in Hand, um den Patienten nicht „psychisch zu erregen“.

Ein derartiges ärztliches Vorgehen heißt aber, den Kranken mit Gewalt dem Kurpfuschertum in die Arme treiben, das nirgends so üppig blüht und gedeiht als auf dem Gebiete der Tuberkulose.

Bevor darin nicht eine wesentliche Besserung eintritt, werden die praktischen Ärzte bei der Tuberkulosebehandlung nie erfolgreich mit diesem Kurpfuschertum konkurrieren können. Die psychologische Situation, die heute vorliegt, ist für das Kurpfuschertum zu günstig.

Tuberkulose bedeutet heute für die meisten „unheilbare Krankheit“. Der Hausarzt drückt sich um diese verhängnisvolle Diagnose solange herum, als es mit einigem Anstand eben noch geht. Jahrelang bekommt ein solcher Kranker kein anderes Wort zu hören, als daß es sich nur um einen ganz „unschuldigen Lungenspitzenkatarrh“ handelt, der natürlich mit Tuberkulose gar nichts zu tun hat. Guajacolsirup — Erholungsaufenthalt auf dem Lande — Brusttee — Kalkeisensirup. Die Sache klappt nach Wunsch — wenn die Spontanheilung glücklicherweise eintritt. Ist dies aber nicht der Fall, dann wird der Kranke durch die ständige Abnahme seiner körperlichen Leistungsfähigkeit deprimiert, und trotz aller ärztlichen Beruhigungsversuche beginnt er selbst zu ahnen, um was es sich handelt. Ist es da zu wundern, wenn er es einmal mit einem jener Wundermittel versucht, die von der Tagespresse mit marktschreiender Reklame für teures Geld angepriesen werden.

„Blutreinigender Maitrank, sicheres Mittel gegen Tuberkulose. Kalziol mit Broschüre. Antiterror, einzige Lebenshoffnung, unbedingte Rettung. Aurolgoldtropfen mit beglaubigtem Dankschreiben: „Fünf Jahre litt ich an dem Leiden. Auf ein Gläschen Auroltropfen ist es verschwunden.“

Wir wissen ja, wie die Reklame heute auf allen Gebieten des Lebens arbeitet und zu welch „glänzenden Erfolgen“ sie führt. Besonders bedauerlich ist es aber, wenn auch Ärzte derartige „Geheimmittel“ gegen Tuberkulose, die jeder Bedeutung entbehren, in einer Weise propagieren, die dem Geschäftssinn eines Kinobesitzers Ehre machen würde, und wenn medizinische Fachblätter solche Reklamen aufnehmen.

Schützen kann vor solchen unliebsamen Irrungen und Auswüchsen nur die Kenntnis des Wesentlichen, die ich mit den gegebenen Betrachtungen zu fördern suchte.

Und hier wird es vielleicht gut sein, ein Wort über den Begriff der Heilung einzufügen. In den Anfangsstadien der chronischen Tuberkulose ist der Begriff der Heilung klar. Ein Kind z. B., das im ersten Jahrzehnt seines Lebens die Symptome einer Drüsentuberkulose bot, dann die Pubertätsjahre gut überstand und heute als Erwachsener klinisch gesund und leistungsfähig seinen Platz im Leben ausfüllt — ist geheilt worden. Darüber sind wir uns einig. Aber wir sehen schon hier, wie vorsichtig wir uns ausdrücken und welche Zeitdauer wir berücksichtigen müssen, um die Berechtigung zum schönen Wort „Heilung" zu erlangen. Wer dieses Kind geheilt erklärt, sobald die klinischen Mahnzeichen der Drüsentuberkulose verschwinden, wird eine gewagte Behauptung ausgesprochen haben. Und in vielen Fällen wird das Auftreten einer tertiären Tuberkulose in der Pubertätszeit oder später zeigen, daß diese Behauptung falsch war.

Und nun erst bei der tertiären Organtuberkulose!

Stellen wir uns nur einmal pathologisch-anatomisch die Ausheilung einer kavernösen Lungenphthise vor. Erst wenn die tuberkulösen Herde durch fibröse Abkapselung sich gut von dem übrigen Lungengewebe abgeschlossen haben, wird klinisch eine deutliche Heilungstendenz nachweisbar werden. Aber auch hier droht noch immer Ausdehnung der zentralen Nekrose auf die fibröse Kapsel. Oder virulente Tuberkelbacillen können durch die Lymphspalten dringen und in die Umgebung verschleppt werden. Erst die Verkalkung der Kapsel hebt diese Gefahr endogener Reinfektionen auf.

Kavernen, die mit Bronchialästen in Verbindung stehen, bieten, solange sie virulente Käsemassen enthalten, immer die Gefahr bronchogener Metastasen. Erst wenn ihre Wände gereinigt und epithelisiert sind und sie allmählich durch Schrumpfung ihrer Wand ausheilen, hören sie auf, eine ständige Bedrohung für den Kranken zu bilden.

Die mit Recht von berufenen Seiten bereits abgelehnte These Gräffs (88) von der „Unheilbarkeit tuberkulöser Lungenkavernen" läßt sich wohl nur in dem Sinne aufrecht erhalten, daß bei einem Kranken mit kavernöser Lungenphthise in der überwiegenden Mehrzahl der Fälle der schwere Krankheitsprozeß in der Lunge — wenn auch vielleicht erst nach Jahrzehnten — die endliche Todesursache bilden wird. Hart (112) meint zu dieser Frage, daß die Ausheilung und Verödung tuberkulöser Lungenkavernen viel häufiger vorkommt als die pathologische Anatomie bisher anzunehmen geneigt war. Diese Frage ist durchaus nicht leicht zu beurteilen, da keine genaueren Untersuchungen vorliegen, in welchem Maße obsolete tuberkulöse Herde (besonders umfangreiche „kitt- und mörtelähnliche Massen inmitten schiefrigen Narbengewebes") einer bereits voll ausgebildet gewesenen Kaverne entsprechen.

Durch starke fibröse Abkapselung werden tuberkulöse Herde aus dem biologischen Kreislauf mehr oder minder vollkommen ausgeschlossen. So verstehen wir, daß die Heilungsstadien kavernöser Phthisen mit noch positivem Bacillenbefund nicht nur fieberfrei verlaufen, sondern auch einen hohen Grad von positiver Anergie, d. i. gesteigerte Fähigkeit zur Reizüberwindung, erlangen können (vgl. Fall 20, S. 96).

Aber auch, wenn bei einer vorgeschrittenen Organtuberkulose der Durchseuchungswiderstand des Kranken, entweder spontan oder durch eine zweckentsprechende Behandlung, wieder die Oberhand gewinnt, das weitere Fortschreiten der Krankheitsherde eindämmt und schließlich zu ausgesprochenen Heilungsvorgängen führt, so kann trotzdem das klinische Bild ein schweres bleiben und die Prognose eine recht trübe sein. Denn jetzt handelt es sich nicht mehr allein um einen biologischen Kampf gegen die Tuberkulosegifte, sondern es besteht ein Kreislauf von Schädlichkeiten, der nur schwer überwunden werden kann. Wir brauchen nur an die Störungen zu denken, die das Narbengewebe nach ausgedehnten Gewebszerstörungen in der Lunge für die Kranken mit sich bringt. Funktionstüchtige Lungenpartien werden von Narbengewebe eingeschlossen und in ihrer respiratorischen Ausdehnung gehemmt. Sie werden atelektatisch oder es bilden sich vikariierende Emphyseme, die dauernde dyspnoische Beschwerden verursachen. Bronchiektasien bedingen immer wieder Sekretstauungen und eitrige Katarrhe. Kavernen mit noch ungenügend starker Narbenwandung bilden durch ihren hochvirulenten Inhalt eine ständige Gefahr für die umliegenden Lungenpartien. Starre Pleuraschwarten hindern die Ausheilung dieser Kavernen. Verkäsung und eitrige Einschmelzung können durch Arrosion größerer Blutgefäße zu gefährlichen Blutungen Anlaß geben. Und selbst bei erfreulicher Heilungstendenz können sogar tödliche Lungenblutungen zu einem jähen Ende führen.

Ein derartiges Beispiel sei angeführt.

Fall 27: J. Sch., Handwerker (40 J.).

Anamnese: Februar 1916 eingerückt; 3 Monate im Feld; seit September 1916 wegen Lungenleiden im Spital; in Zivil nicht manifest lungenkrank; familiär nicht belastet.

Befund bei der Übernahme (Oktober 1916): kavernöse Phthise des linken Oberlappens; febril; TB $+++$.

Therapie: Spenglersche Immunkörper.

Januar 1917: Infiltration entschieden geringer; Fieberverhältnisse gebessert: $2^1/_2$ kg Gewichtszunahme.

3. Februar: tödliche Hämoptoe.

Obduktionsbefund: Ruptur eines aneurysmatisch erweiterten Gefäßes am Rande einer bindegewebig ausheilenden Kaverne in der linken Lungenspitze.

Und nicht genug damit. Hinzu treten noch vielfach die schweren, nahezu stets hoffnungslosen Komplikationen durch hämatogene oder lymphogene Metastasen und durch Kontaktinfektion, wie besonders die Kehlkopf- und die Darmtuberkulose. Die Fernwirkung der Tuberkulosegifte auf den gesamten Organismus aber führt bei chronischen Phthisikern zu ausgedehnten Degenerationen der parenchymatösen Organe. Wir können Fälle sehen, wo derartige chronische Phthisiker trotz ausgesprochener Heilungstendenz der Lungentuberkulose diesen sekundären Komplikationen rettungslos zum Opfer fallen.

Beispiele:

Fall 28: V. K. (Bauer, 39 J.).

Anamnese: Bei der Mobilisierung eingerückt; bis Mai 1916 im Feld; im Juni 1916 wegen Lungen- und Drüsentuberkulose ins Spital. In Zivil nicht lungenkrank; familiär nicht belastet; seit Winter 1914/15 Drüsenschwellungen.

Befund bei der Übernahme (Ende Dezember 1917): Große Drüsenpakete beiderseits supraclavicular und rechts axillar; chronische Infiltration des rechten Oberlappens; rechts paravertebral ein Herd mit mittelblasigem Rasseln; intermittierend subfebril; TB + +.

Therapie: Partialantigene nach Deycke-Much.

In den ersten zwei Monaten befriedigender Erfolg. Infiltration wird geringer, katarrhalische Erscheinungen bessern sich. Fieberverhältnisse andauernd gebessert. Leichte Gewichtszunahme.

Im Februar 1918 verstärken sich bis dahin nur leichte chronische Verdauungsbeschwerden; unregelmäßige Durchfälle, schlechte Nahrungsaufnahme. Keinerlei Erscheinungen, die eine Peritonitis, Strikturen oder Ulcerationen nahelegen würden.

Fortgesetzte Gewichtsabnahme.

Stirbt im Mai 1918, ohne daß sich der Lungenbefund wesentlich verschlechtert hätte.

Fall 29: L. M. (21 J.).

Anamnese: Mai 1915 eingerückt und mit kurzen Unterbrechungen bis April 1917 im Felde; in Zivil nicht manifest lungenkrank, familiär nicht belastet.

Befund bei der Übernahme (Ende Juni 1917): Kavernöse Phthise des rechten Oberlappens mit pneumonischer Infiltration bis zur Höhe der zweiten Rippe: chronische Induration des linken Oberlappens. Unregelmäßig febril; TB +.

Therapie: Tuberkulomucin.

Bis Dezember 1917 sehr guter klinischer Erfolg; pneumonische Infiltration vollkommen geschwunden; fieberfreie Perioden; $6^1/_2$ kg Gewichtszunahme.

Im Januar 1918 setzen allmählich Erscheinungen einer ulcerierenden Darmtuberkulose ein; allmähliche Verschlechterung des klinischen Gesamtbildes.

Gestorben August 1918.

Eine ausgesprochene Verschlechterung des Lungenbefundes wurde erst wieder im Juni 1918 nachweisbar.

So sehen wir, daß bei der tertiären Tuberkulose trotz eines lange Zeit erfolgreichen Durchseuchungswiderstandes die Prognose eine recht trübe bleiben kann. Heilung ohne siegende Durchseuchungsresistenz gibt es nicht, wohl aber Tod, trotzdem sie im biologischen Kampfe lange oder gar bis zum letzten Augenblick Siegerin geblieben war.

Wenn in den letzten Jahren immer häufiger der Begriff der „biologischen Heilung" im Gegensatz zur „klinischen Heilung" auftaucht, so ist dies nur ein Zeichen dafür, wie wenig beim jahrelang schwankenden Entwicklungsgang tuberkulöser Erkrankungen der Begriff der klinischen Heilung im zeitlich begrenzten, vom Aufhören besonders auffallender Krankheitserscheinungen gegebenen Sinne befriedigen kann. Wir nennen einen Fall klinisch geheilt, wenn nach Abklingen mehr oder minder stark betonter Krankheitsmanifestationen wieder ein zur Zeit gegebener Zustand relativer Gesundheit im Sinne des praktischen Lebens eintritt, wenn die Arbeitsfähigkeit wieder erlangt ist, wenn eine ärztliche Behandlung und Überwachung zur Zeit nicht mehr nötig ist, usw.

Wie wenig derartig günstige Perioden im wechselvollen Verlauf der chronischen Tuberkulose wirklich als Heilung anzusprechen sind, wissen wir alle.

Der Begriff der „biologischen Heilung" dringt schon tiefer in das Wesen des tuberkulösen Krankheitsverlaufes ein, indem er auch die Reaktionsänderungen des Körpers über die lokalen klinischen Krankheitserscheinungen hinaus in Erwägung zieht und für die auf und nieder schwankende Kurve des immunbiologischen Kräfteverhältnisses prognostisch verwertbare Maßstäbe zu gewinnen trachtet. Mögen darin auch heute noch große Meinungsverschiedenheiten bestehen, wieweit diese Maßstäbe wirklich praktisch verwertbar sind, sicher ist der Begriff der biologischen Heilung ein Fortschritt auf dem Wege eines tiefer begründeten Heilungsbegriffes, als dies zeitlich sehr begrenzte, rein klinisch gefaßte günstige Schwankungsperioden des langwierigen Entwicklungsganges gestatten. Daß wir dabei auf dem Boden praktisch faßbarer Tatsachen bleiben müssen und uns nicht in theoretische Spekulationen und imaginäre Begriffsbildungen verlieren dürfen, wurde bereits im V. Abschnitt S. 80 hervorgehoben. Die Begriffe „positive Anergie" (v. Hayek) und „biologische Kompensation" (Wassermann) sind Versuche auf diesem Wege.

Daß wir bei der Tuberkulose allen Grund haben, mit dem Worte „Heilung" im voraus sehr sparsam zu sein, darüber sind wir uns wohl alle einig. Als höchstes Zugeständnis möchte ich — für die Praxis — zugeben, daß wir einen Rekonvaleszenten nach einem schweren Lungenprozeß als „geheilt" erklären, wenn die Wiederherstellung (vollkommene Fieberfreiheit, Leistungsfähigkeit usw.) ein Jahr angehalten hat, ohne von Rückschlägen unterbrochen worden zu sein.

Wir werden also bei der tertiären Tuberkulose erst dann von einer Heilung sprechen können, wenn das Fehlen objektiver und subjektiver Krankheitserscheinungen bei voller Leistungsfähigkeit auch wirklich dauernd geworden ist.

Der Schwerpunkt liegt in dem Worte „dauernd". Es sagt uns in klarer Weise, daß wir mit der Diagnose „Heilung" eben warten müssen, ob der Zustand der Wiederherstellung wirklich ein dauernder war.

Und eines steht fest. Wir werden von unseren Heilbestrebungen der tertiären Tuberkulose gegenüber erst dann bessere Erfolge erwarten dürfen, wenn wir das technische Problem einer möglichst langen Behandlungsdauer einigermaßen gelöst haben werden. Dazu ist aber in erster Linie eine zielbewußte Verbindung der Anstaltsbehandlung mit der ambulatorischen Behandlung nötig. Die Anstalten müssen ausschließlich für solche Kranke vorbehalten bleiben, deren Behandlung eine tägliche ärztliche Kontrolle nötig macht oder die bettlägerig sind. Für alle übrigen sollte Gelegenheit zu einer langdauernden ambulatorischen Weiterbehandlung geschaffen werden.

Das Wesen einer Krankheit können wir nicht ändern, wir können uns nur bei unserem ärztlichen Handeln nach diesem Wesen richten. Das haben wir bei der Tuberkulose im allgemeinen bisher zu wenig getan.

Das Phantom einer sicheren Immunisierung gegen Tuberkulose ist heute auch offiziell gefallen. Das Phantom, den jahrelangen Entwicklungsprozeß der chronischen Tuberkulose durch sechswöchentliche Landaufenthalte und dreimonatige Schonungskuren zu „heilen", gedeiht offiziell noch ungestört weiter. Dieses Phantom möge als nächstes Hemmnis fallen, damit der Weg für ein folgerichtiges Eingreifen in diesen jahrelangen immunbiologischen Kampf frei wird. Dieser Weg führt allein über eine genügend differenzierte Diagnosen- und Indikationsstellung.

Dann werden die im letzten Jahrzehnt neu erarbeiteten Erkenntnisse über das Wesen tuberkulöser Erkrankungen beginnen, auch für die Tuberkulosebehandlung praktisch verwertbare Früchte zu tragen.

IX. Die spezifische Behandlung.

Die spezifische Behandlung ist eine Reaktionsbehandlung unter Anwendung spezifisch abgestimmter Reize. Das Charakteristische an ihr ist die hohe Reaktionsempfindlichkeit des tuberkulös sensibilisierten Körpers. Sie bietet die Vorteile direkter Beobachtungsmöglichkeiten spezifischer Reaktionsvorgänge und einer direkten Erhöhung der spezifischen Abwehrleistung. Sie hat in vielen Fällen den Nachteil einer zu eng begrenzten Zone nützlicher Reaktionen. Die beiden paradoxen Auswirkungen des Reizes, Nutzen und Schaden, liegen oft allzu hart nebeneinander.

Diese kurze Charakteristik gibt einen Standpunkt, auf dem sich wohl in absehbarer Zeit eine Einigung früher allzu schroff entgegengesetzter Meinungen und Werturteile erhoffen läßt.

Auf den Entwicklungsgang, der nach dreijahrzehntelanger mühevoller und enttäuschungsreicher Arbeit zu einem solchen Standpunkte führte, in allen Einzelheiten einzugehen, ist heute wohl nicht mehr nötig.

Nur wird es gut sein, einen kurzen Überblick über die Hemmungen und Unzulänglichkeiten zu gewinnen, die einer erfolgversprechenden Entwicklung spezifischer Behandlungsmethoden lange Zeit entgegengestanden sind und zum Teil auch heute noch entgegenstehen.

An erster Stelle wollen wir jene unmöglichen Hoffnungen und Erwartungen nennen, die an die spezifische Tuberkulosebehandlung gestellt wurden und noch heute gestellt werden. Diese unerfüllbaren Hoffnungen und Erwartungen entspringen einer völligen Unkenntnis des Problems, das zu lösen ist. Man verlangt vielfach, daß die Krankheitsgifte, die jahre-

und jahrzehntelang den menschlichen Körper durchseuchen und an den Körperzellen fest verankert sind, sich fortwischen lassen sollen wie Kreideschrift mit einem nassen Schwamm.

„Zwanzig Tuberkulininjektionen und noch immer keine Heilung! Die Dosis von 40 mg Alttuberkulin ist erreicht und die Tuberkulose ist noch immer da!"

Es gibt ja tatsächlich Fälle, wo es gelingt, mit spezifischen Behandlungsmethoden verhältnismäßig rasch einen derartigen Umschwung zum Besseren zu erzielen, daß dieser Umschwung auch im klinischen Bild deutlich zum Ausdruck kommt. Solche Fälle sind in der Literatur mit gleichem Eifer veröffentlicht und gesammelt worden, wie ihre Gegensätze, die „Tuberkulinschäden", die wir noch eingehend zu besprechen haben werden. Es wäre nur wünschenswert, wenn alle diese rein kasuistischen Arbeiten sich mehr bemühen würden, die immunbiologischen Gesetzmäßigkeiten zu erfassen, unter welchen Umständen diese glänzenden Erfolge und bösen Mißerfolge kommen. Das Sammeln von Krankengeschichten nützt da nur wenig. Diese Krankengeschichten kennen wir alle aus eigener Erfahrung, und sie sind nur in der Form wirklich schlagender Beispiele für einen aufgestellten Erfahrungssatz lehrreich. Wenn wir aber von Wunderdingen lesen, etwa daß es gelungen ist, mit einem Präparat bei schweren Lungenprozessen in überraschend kurzer Zeit immer wieder glänzende Erfolge zu erzielen, daß regelmäßig in kurzer Zeit das Fieber verschwindet, der Auswurf aufhört und andere fromme Wünsche mehr — dann können wir derartige Berichte ohne weiteres in die Rubriken „Selbstbetrug" oder „aufgelegter Schwindel" einreihen.

Wir können durch eine richtig geleitete spezifische Behandlung in den Abwehrkampf gegen die Tuberkulose zugunsten des befallenen Körpers eingreifen. Wir können die drohende Gefahr eines vollständigen Niederbruches der Durchseuchungsresistenz in manchen Fällen verhindern oder doch verzögern. Wir können das Übergewicht der Abwehr in den meisten Fällen stärken und die siegende Abwehrleistung in allen Fällen erfolgreich unterstützen.

Aber Wunder können wir auch mit der spezifischen Behandlung nicht wirken. Für „sensationelle" Erfolge ist die spezifische Tuberkulosetherapie im allgemeinen nicht geeignet, wie überhaupt die Tuberkulose in ihrem chronischen Verlauf keine „Sensationen" bietet. Die spezifische Tuberkulosetherapie bietet nicht mehr und nicht weniger als die Möglichkeit zu einer schrittweise verfolgbaren Besserung und Stärkung des Durchseuchungswiderstandes.

Auch ein anderes Moment von prinzipieller Wichtigkeit wird vielfach ganz außer acht gelassen. Auch bei der tertiären Tuberkulose ist die Immunität entschieden ein bestimmender Faktor. Sie ist vielfach noch der entscheidende Hauptfaktor, der uns berechtigt, auch hier den spezifischen Behandlungsmethoden eine führende Rolle einzuräumen. Aber sie ist hier doch nur mehr ein Faktor unter anderen, der das Schicksal des Kranken nicht mehr allein ausschlaggebend bestimmt.

Die Immunität beherrscht das biologische Verhältnis des Menschen zur Tuberkulose. Die pathologisch-anatomischen Veränderungen aber, welche die menschlichen Organe durch die Tuberkulose erleiden, stehen zwar auch mit der Immunität in kausaler Wechselbeziehung, sie können aber auch unabhängig von ihr das Schicksal des Kranken bestimmen. Und leider nur im ungünstigen Sinne.

Diese kausalen Beziehungen lassen sich klar überblicken. Das immunbiologische Kräfteverhältnis ist der bestimmende Hauptfaktor beim Primäraffekt und bei der generalisierenden Tuberkulose. Regel mag dies auch noch bei den Anfangsstadien der tertiären Tuberkulose sein, wo die Gewebsschädigung in den Organen noch begrenzt und geringfügig bleibt. Diese Sachlage ändert sich aber, sobald die Tuberkulose in lebenswichtigen Organen schwere Gewebszerstörungen und damit auch mehr oder minder schwere Funktionsstörungen hervorgerufen hat. Sobald ein solches Stadium erreicht ist, wird die Prognose nicht mehr allein von der Immunität, sondern auch von den pathologisch-anatomischen Veränderungen beherrscht. Eine Heilung führt nie mehr zur Wiederherstellung des zerstörten Organgewebes. Der Schaden kann nur mehr durch bindegewebige Narben ausheilen. Und es bildet sich ein Kreislauf von Schädlichkeiten, auf den bereits bei den Betrachtungen über den Begriff der Heilung (vgl. Abschnitt VIII) hingewiesen wurde.

Aber trotzdem wurden und werden auch heute noch von der spezifischen Behandlung Dinge gefordert, die von anderen Behandlungsmethoden zu fordern niemandem einfällt. Ebensowenig wie eine dreimonatige Liegekur in allen Fällen zu einem bestimmten Erfolg führt, ebensowenig kann man mit einer bestimmten Zahl von ,,Injektionen'' in allen Fällen diesen und jenen Erfolg erzielen.

Das schwerste Hemmnis in dieser Richtung unbegründeter Hoffnungen und Erwartungen war aber das Suchen nach ,,dem Präparat'', das uns die ,,Sterilisatio magna'' gegen die Tuberkulose bringen sollte. Heute wissen wir nach der Forschungsarbeit des letzten Jahrzehntes, daß es einen absoluten Immunitätsschutz gegen die Tuberkulose für den menschlichen Körper nicht gibt. Es gibt nur einen Zustand ,,positiver Anergie'' oder ,,biologischer Kompensation''. Es wird daher auch nie ein Präparat geben, mit dem man Menschen mit Sicherheit gegen Tuberkulose ,,immunisieren'' kann.

Der klare Standpunkt lautet heute:

Es gilt nicht, den tuberkulösen Körper zu ,,immunisieren''. Es gilt vielmehr, den tuberkulösen Körper in den für die jeweiligen Verhältnisse günstigsten spezifischen Reaktionszustand zu versetzen.

Wo negative Anergie droht, müssen wir die Reizempfindlichkeit zu steigern trachten.

Wo starke Allergie vorhanden ist, müssen wir sie erhalten, solange sich der klinische Verlauf nicht entschieden zum Besseren wendet.

Wo dies der Fall ist, müssen wir durch vorsichtige Belastungsversuche die Leistungsfähigkeit zur Reizüberwindung zu steigern trachten.

Bei beginnender klinischer Heilung müssen wir durch immer steigende Reizdosen diese Fähigkeit Schritt für Schritt zu einer Höchstleistung bringen.

Die Unsumme von physikalischen, chemischen und biologischen Vorgängen, die dabei eine Rolle spielen, wird uns in allen Einzelheiten kaum je vollkommen erklärlich werden — aber die wesentlichen Zusammenhänge können wir erfassen und praktisch verwerten lernen.

Warum diese wesentlichen Zusammenhänge heute von der Mehrzahl noch nicht erfaßt werden, habe ich bereits berührt. Unsere ärztliche Arbeit bei der Tuberkulosebekämpfung ist heute noch in keiner Weise auf das wesentliche Erfordernis eingestellt, dem langdauernden Verlauf der Erkrankung auch eine langdauernde einheitliche ärztliche Beobachtung und Behandlung entgegenzustellen. Der einzelne arbeitet fast stets nur in Bruchstücken.

Die Tuberkulose kann auch als Krankheit im Sinne des praktischen Lebens jahre- und jahrzehntelang dauern. Tuberkulosekranke sind in allen Berufen tätig und sind vielfach aus wirtschaftlichen Gründen bestrebt, solange als möglich in ihrem Berufe zu bleiben. Und nach einer Verschlechterung, die sie vorübergehend aufs Krankenlager zwang, trachten sie, sobald als möglich ihren Beruf wieder aufzunehmen. Spitäler und Lungenheilstätten reichen nicht annähernd aus, um alle Kranken, die aufgenommen werden wollen, aufzunehmen. Sie schieben die Kranken ab, sobald als möglich, um für neue Patienten Platz zu schaffen. Und um dies auch einigermaßen ärztlich zu begründen, muß irgendein „Behandlungsabschluß" konstruiert werden, natürlich mitten in der Tuberkulose.

Und so sehen wir meist die Kliniker sich den Anschauungen der prinzipiellen Allergie zuneigen. Unter den Heilstättenärzten ist der Umschwung zum Teil schon eingetreten, sofern sie nicht zu sehr unter dem Einflusse der genossenen Schule stehen. Am deutlichsten aber ist dieser Umschwung in der ambulatorischen Praxis zu beobachten, wo ja die meisten leichten stationären Fälle und die wirklichen Heilungsstadien nach klinischer Tuberkulose zur Behandlung kommen. Hier ist trotz aller schulmäßigen Hemmungen das Streben nach positiver Anergie allgemein üblich geworden, — weil es sich bei richtig geleiteter, genügend langer Behandlung ganz von selbst ergibt wie alles, was in der Medizin mit den natürlichen Heilungsvorgängen wirklich übereinstimmt.

Aber wir sehen auch heute noch, wie sich erfahrene Tuberkuloseärzte nach langem Suchen entweder der „anaphylaktisierenden" oder der

„immunisierenden" Behandlungsmethode anschließen. (Zwei wenig glückliche Bezeichnungen, die sich auf Grund unrichtiger Vorstellungen im Sprachgebrauch eingebürgert haben.)

Und solche Dinge sind nur deshalb möglich, weil es heute noch vielfach an den ersten Grundlagen fehlt.

Auf keinem anderen Gebiet der Medizin erleben wir heute mehr das befremdende Schauspiel, daß ein Heilverfahren von starker Reaktivität, das unter Umständen auch zu einem Schaden führen kann, ohne genaue Indikationsstellung und ohne genügend ausgebildete Technik angewendet wird. Dieser eigentümliche Vorzug ist heute in weitem Maßstab nur der spezifischen Tuberkulosetherapie vorbehalten geblieben.

Nach dieser „Schule" lautet das Rezept für jeden, der in seiner Praxis auch ein bißchen das „Tuberkulinspritzen" versuchen will, etwa folgendermaßen: „Man konstatiere zuerst nach allen Regeln der Kunst, mit Perkussion und Auskultation und Röntgendurchleuchtung, ob wirklich eine klinische Tuberkulose vorliegt. Dann lasse man sich eines der gebräuchlichsten Tuberkuline kommen und mache unter strenger Vermeidung irgendwelcher Reaktionen nach der dem Präparat beiliegenden Dosierungsvorschrift Injektionen. In geeigneten Fällen wird sich die spezifische Therapie als wertvolles Unterstützungsmittel der hygienisch-diätetischen Behandlung bewähren. Hochfiebernde Fälle mit vorgeschrittenen Lungenprozessen, schwächliche und nervöse Patienten, Fälle mit Hämoptoe müssen von der Behandlung ausgeschlossen bleiben. Die spezifischen diagnostischen Methoden sagen gar nichts. Die Tuberkulinstichreaktion und Allgemeinreaktion sagt gar nichts. Die Herdreaktion ist gefährlich und daher zu vermeiden. Aber — verwenden Sie in geeigneten Fällen klinisch festgestellter Tuberkulose die spezifische Therapie als treffliches Unterstützungsmittel unserer modernen Heilbestrebungen gegen die Tuberkulose!"

Und so sehen wir selbst in den Fortbildungskursen die verblüffende Tatsache, daß die spezifische Tuberkulosebehandlung empfohlen und in einem Atem die Möglichkeit einer spezifischen Diagnosestellung entschieden verneint wird. Das bedeutet nicht weniger als spezifische Therapie ohne Indikationsstellung, ohne immunbiologische Richtlinien. Und in diesem Stadium befinden sich heute noch alle jene, die nach schematischen Vorschriften mit der Tuberkulinspritze arbeiten.

Wir sind heute nicht so weit, daß wir jemanden die Fähigkeit, spezifische Tuberkulosetherapie zu betreiben, in wenigen Stunden einpauken können.

Wir können nicht mehr geben als die einfachsten technischen Prinzipien und weit gefaßte Richtlinien. Sonst braucht jeder, der spezifische Tuberkulosetherapie lernen will, womöglich Anschauungsunterricht an einem großen vergleichenden Krankenmaterial, aber vor allem viel eigenen Fleiß und Lust zur Vertiefung in die Sache.

Vorschriften können wir allerdings in der praktischen Medizin nirgends entbehren. Das ist richtig. Sonst könnte schließlich nur der Forscher selbst auf seinem engsten Arbeitsgebiet behandelnder Arzt sein. Aber wir dürfen uns nicht mit starren Vorschriften, die nur teilweise richtig sind, über gegebene Schwierigkeiten hinwegtäuschen wollen. Denn das ist das gefährlichste. Wären diese Vorschriften vollinhaltlich falsch, dann würde die Erkenntnis viel rascher kommen.

Auch heute noch finden wir nahezu bei allen spezifischen Tuberkulosepräparaten die berüchtigten „Gebrauchsanweisungen", die dem Anfänger die verhängnisvolle Anschauung beibringen müssen, daß die spezifische Tuberkulosebehandlung ebenso einfach ist wie etwa eine subkutane Arsentherapie. Und dazu kommen noch häufig alle möglichen und unmöglichen Versprechungen über die zu erwartenden Erfolge.

Die Gebrauchsanweisung eines spezifischen Tuberkulosepräparates sollte nicht mehr enthalten als Angaben über Haltbarkeit und spezielle Verdünnungsvorschriften. Ferner einige Erläuterungen über besondere Indikationsstellungen und praktische Erfahrungen über die spezielle Anwendungs= technik mit Literaturangaben. Sie sollen aber nicht, wie wir das heute noch allgemein finden, schematische Vorschriften geben. „Man mache in Pausen von so und soviel Tagen Injektionen mit einer bestimmten Dosensteigerung." Wie wir noch eingehend sehen werden, gibt es keine derartigen brauchbaren schematischen Vorschriften. Solche Vorschriften sind nur immer wieder Ursache unzweckmäßiger Behandlung — ja selbst schwerer Kunstfehler gewesen. Wenn sich jemand durch die Mühe, die nötigen Kenntnisse zu erwerben, abschrecken läßt, so ist es im Interesse der Sache nur zu begrüßen, wenn er seine Versuche mit der spezifischen Therapie aufgibt. Heute wird die spezifische Behandlung durch derartige Gebrauchsanweisungen als möglichst leicht hingestellt. Wenn wir unsere warnende Stimme erheben und sagen, daß die spezifische Therapie genaue Indikationsstellungen und große praktische Erfahrung fordert, dann sehen wir so manche Kollegen ein wenig spöttisch lächeln: „Eine subkutane Injektion soll schwierig sein! — lächerliche Wichtigtuerei!" Was wir aber dann zu sehen bekommen, ist vielfach sehr unerfreulich. Es kommen die bekannten Mißerfolge und die schwersten Kunstfehler. Aber die eigene Unzulänglichkeit ist natürlich nie schuld. Entweder ist das betreffende Präparat nichts wert oder die spezifische Therapie wird überhaupt abgelehnt. Von der naheliegenden Erkenntnis, daß ein Verfahren von so starker Reaktivität bei falscher Anwendung schaden muß, ist nur selten etwas zu hören.

Ich brauche mich nur an alles das zu erinnern, was während des Krieges aus Spitälern unter der Diagnose „Lungenspitzenkatarrh" an meine Anstalt eingeliefert wurde. Nun — ein Arzt, der solche Diagnosen stellt, könnte sich ja schließlich auch einmal bewogen fühlen, als „moderner" Arzt nach der „beiliegenden Vorschrift" eine Tuberkulinkur zu versuchen. Er hat ja vielleicht gehört, daß das Tuberkulin in manchen Fällen auch entfiebernd wirkt.

Das sind durchaus keine übertriebenen Befürchtungen. Folgenden unglaublich klingenden, aber wahren Fall verdanke ich einem mündlichen Bericht.

v. Kutschera hat vor mehreren Jahren die Sanierung der Nonnenklöster Tirols und Vorarlbergs durch systematische Anwendung der Percutantherapie nach Petruschky versucht. Gelegentlich einer Inspektion in einem Kloster Vorarlbergs, nahe der Schweizer Grenze, fand er zwei Patientinnen mit hohem Fieber. Nach einigen Ausflüchten wurde zugegeben, daß diese beiden Patientinnen bei einem Schweizer Arzt in Behandlung stünden. Dann rückten sie endlich mit folgendem Rezept für häusliche Subcutanbehandlung heraus. Alttuberkulin zu gleichen Teilen mit Wasser verdünnt; davon wöchentlich zweimal $^1/_2$ bis 1 ccm zu injizieren. Also 250 bis 500 mg AT!!

Beide Patientinnen bekamen Fieber bis über 40°, waren aber ganz begeistert von dieser Kur, „weil sie doch ordentlich angreife", und hatten tatsächlich (es handelte sich jedenfalls um rein cirrhotische Prozesse) keinen Schaden erlitten.

Eine derartige Tuberkulinbegeisterung scheint nach den vorliegenden Berichten noch bis vor kurzem ganz besonders in England Mode gewesen zu sein. Und es ist natürlich nur selbstverständlich und nur zu begrüßen, daß sich gegen ein derartiges Treiben eine starke kritische Gegenbewegung geltend machte. Nur arbeitet aber auch leider die englische Kritik auf keiner besseren Grundlage. Besonders in England wurde häufig der Vorschlag gemacht, die Brauchbarkeit des Tuberkulins dadurch zu prüfen, daß man Fälle mit „ähnlichem Lungenbefund" mit und ohne Tuberkulinbehandlung gegenseitig vergleichen solle.

Es ist wohl kaum je ein Vorschlag gemacht worden, der von größerer Verständnislosigkeit für das Wesen der spezifischen Tuberkulosetherapie zeugt, als dieser. Denn bei diesen „ähnlichen Lungenbefunden" handelt es sich durchaus nicht um eine exakte qualitative Differenzierung des Herdcharakters, sondern nur um eine grobe physikalische Schätzung der bestehenden Gewebsveränderungen, die kaum je einen Rückschluß auf die spezifischen Reaktionsverhältnisse zuläßt.

So wendet sich auch Sahli (289) gegen den Engländer Shaw, der seine Tuberkulinprüfung folgendermaßen einrichtet: 19 (!!) Kranke wurden durch das Los in zwei (!!) Gruppen geteilt und die eine Gruppe mit, die andere Gruppe ohne Tuberkulin behandelt. Eine solche „Indikationsstellung" für die Tuberkulinbehandlung verdient als klassisch festgehalten zu werden. Ein oberflächlicheres Vorgehen kann man sich wohl kaum mehr zusammenstellen. Die unausbleibliche Folge aber war, daß Shaw ein Tuberkulingegner geworden ist.

Auch in der neuesten Literatur tauchen immer wieder „Vorschläge" auf, die eine „Klarheit" über die therapeutische Wirkung des Tuberkulins erhalten wollen, indem man an einem großen Vergleichmaterial „ohne

Auswahl der Fälle alle Formen und Grade der Tuberkulose mit Tuberkulin behandeln soll". Also ziellose Versuche ohne jede Indikationsstellung sollen „Klarheit" bringen!

Vielleicht lernen wir auch noch wahllos ausgesuchte Herzkranke mit Digitalis behandeln! Ich habe einmal zu hören bekommen, daß ein Landarzt einem schweren Fall von Coronarsklerose mit hochgespanntem langsamem Puls nahezu 14 Tage lang große Digitalisdosen verschrieb und den Patienten noch tüchtig zankte, als dieser mit zunehmenden Beschwerden eigenmächtig mit der Medizin aussetzen wollte. Bei solchen Dingen schütteln wir wohl alle den Kopf. Niemandem fällt es aber heute dabei ein, eine „Digitaliskritik" zu konstruieren. Unsere Kritik wendet sich wohl hier gleich an die richtige Stelle.

Ganz besonders bedauerlich ist es, daß selbst an Kliniken noch immer spezifische Tuberkulosebehandlungen nach schematischen Vorschriften betrieben werden und daß man dann, wenn die unausbleiblichen Folgen kommen, die spezifische Behandlung als „gefährlich" hinstellt. Auch eine einfache Hernienoperation ist gefährlich — wenn man daneben schneidet.

Ein bemerkenswertes Beispiel sei auch hier angeführt.

Brösamlen (42) berichtet (1914) aus der medizinischen Klinik in Tübingen über folgenden lehrreichen Fall.

Eine Frau erhielt zu diagnostischen Zwecken 0,1, 0,5, 1 mg und 5 mg Alttuberkulin (leichte Reaktion), darauf nach zwei Tagen 10 mg. Nun trat starke Hämoptoe auf, Fieber bis zu 40° und starke Verschlechterung des Befundes.

Dazu ist zu bemerken: Die Steigerung der Dosis von 5 mg auf 10 mg schon nach zwei Tagen, trotzdem 5 mg bereits eine Reaktion ergeben hatten, ist absolut als technischer Fehler zu bezeichnen. Ließ der Befund auf einen progredienten Herd schließen (der Befund über der Hilusgegend ist nicht angegeben), so war dieses Vorgehen direkt ein grober Kunstfehler. Was die Hämoptoe anbelangt, so wäre sie nach meiner Ansicht auch ohne Tuberkulininjektion bei Gelegenheit irgendeiner mechanischen oder reaktiven Reizung des Herdes in nächster Zeit aufgetreten, denn es muß sich ja bereits um einen Herd mit starker Gewebseinschmelzung gehandelt haben, in dem ein größeres Gefäß schwer geschädigt war. Sonst wäre ja die starke Hämoptoe nicht möglich gewesen. Auch die Verschlechterung des Befundes muß in diesem Falle mehr als Folge der Hämoptoe und nicht als direkte Folge der Tuberkulinherdreaktion beurteilt werden.

Ich erinnere mich eines Falles (progrediente Phthise des linken Oberlappens; Pleuraschwarte; nicht spezifisch behandelt), bei dem nach einem einstündigen Sonnenbad (gegen ärztliche Vorschrift) eine schwere Hämoptoe eintrat, die zu einer rasch tödlich verlaufenden akuten pneumonischen Infiltration führte.

Es war also bei dem von Brösamlen angegebenen Fall wieder nicht das Tuberkulin schuld, sondern seine durchaus unrichtige technische Anwendung. Geradezu verblüffend ist aber die vom Verfasser kühn gezogene Schlußfolgerung, daß man bei der diagnostischen Tuberkulinverwendung die Dosis von 5 mg nicht überschreiten soll. Wenn also z. B. ein anderer Kranker bei unrichtiger Behandlung auf 0,2 mg Alttuberkulin hohes Fieber bekommt und eine zu starke Herdreaktion zeigt, an die sich eine klinische Verschlechterung anschließt, so wird vielleicht dann 0,1 mg als therapeutische Höchstdosis nominiert werden, über welcher das Tuberkulin gefährlich wird!!

Die falsche Auslegung solcher Fälle zeigt, daß es selbst an Stellen, die maßgebend sein sollten, noch an der allerersten Grundlage fehlt.

Merkwürdig berührt es auch, wenn man aus einer Lungenheilstätte einen Patienten erhält, der in seiner Krankengeschichte folgenden Vermerk zeigt:

Therapie: Sirup. sulfoguajacol.; Liegekur; 1 Monat (!) mit Alttuberkulin behandelt; dabei 14 Tage Fieber über 38,5⁰.

(Der Patient zeigte chronische Induration beider Oberlappen; rechts paravertebral ein Bezirk mit bronchovesiculärem Atmen und giemenden Rasselgeräuschen; derzeit fieberfrei.)

Also wieder ein typischer Kunstfehler: zu starke reaktive Reizung chronisch progredienter Lungenherde — jedenfalls durch schematisch gesteigerte Tuberkulindosen.

Ich führe diese Beispiele, deren Zahl sich noch beliebig vermehren ließe, nicht an, um persönliche Kritik zu üben, sondern um der Sache zu dienen. Alle diese Fälle sind Folgen einer oberflächlichen Unterschätzung der tatsächlich vorhandenen Schwierigkeiten. Sie lassen sich alle auf die gleiche Ursache zurückführen: spezifische Tuberkulosetherapie ohne Kenntnis der reaktiven Wirkungsweisen und ohne entsprechende Indikationsstellung.

Erst heute bricht sich langsam allgemein die Erkenntnis Bahn, daß die spezifische Tuberkulosebehandlung ein außerordentlich schwieriges und vielseitiges Problem darstellt, bei dem wir weder durch kritiklosen Optimismus noch durch allzu kritischen Negativismus vorwärts kommen können, sondern nur durch positive praktische Arbeit, die sich bemüht, die Gesetzmäßigkeiten zu finden, nach denen die wechselvollen Reaktionsvorgänge bei der Einverleibung spezifischer Bacillenpräparate ablaufen.

Diesen einzig möglichen Standpunkt hat auch v. Romberg (266) mit dankenswerter Schärfe und in offizieller Form in seinem Referat auf dem deutschen Tuberkulosetag 1922 vertreten.

Aber gerade in dieser Richtung läßt noch immer sowohl die positive Arbeit als auch die Kritik zu wünschen übrig. Hier wie dort finden wir noch immer die Arbeit auf das Sammeln und ziellose Anhäufen zusammenhangloser Einzelheiten eingestellt, die jeden umfassenden Gedanken vermissen lassen und nur ein Chaos entgegengesetzter Meinungen und miteinander nicht vergleichbarer Einzeltatsachen schaffen.

Auch ein anderes psychologisch interessantes Moment wollen wir an dieser Stelle festhalten. Bei der hygienisch-diätetischen Allgemeinbehandlung ist die schwierige Frage des propter hoc ganz besonders schwer zu lösen. Es handelt sich ja bei ihr nicht um eine Behandlungsmethode, bei welcher wir Schritt für Schritt an der Hand spezifischer Reaktionen die Wirkung verfolgen können. Die hygienisch-diätetische Allgemeinbehandlung besteht aus einer ganzen Summe von Maßnahmen allgemeiner Natur, die bezwecken, den Kranken unter besonders günstigen Lebensbedingungen zu halten.

Und nun erleben wir das merkwürdige Schauspiel, daß die eifrigsten Anhänger dieser hygienisch-diätetischen Allgemeinbehandlung die strengsten Kritiker der spezifischen Behandlungsmethoden zu sein pflegen. Während ihre kritische Schärfe den spezifischen Behandlungsmethoden gegenüber wahrhaft unermüdliche Arbeit leistet, gibt es für sie bei den „Erfolgen" der hygienisch-diätetischen Behandlung keine derartigen Zweifel. Gegenüber den Lehren der Immunbiologie wird strengste Beweisführung gefordert und jeder scheinbar widersprechende Tierversuch als schlagender Gegenbeweis angeführt. Bei den spezifischen Behandlungsmethoden wird das propter hoc, mögen wir es noch so genau an der Hand des Reaktionsablaufes Schritt für Schritt verfolgen können, mit schärfster Kritik gesichtet und gesiebt. Bei der hygienisch-diätetischen Behandlung gibt es für die Kritiker der spezifischen Therapie keine derartige Bedenklichkeit. Willig wird jede beobachtete Besserung als einwandfreies propter hoc auf die Liegekur, auf die Luftkur oder dieses und jenes „diätetische System" gebucht. Von allen sonst so kritischen Bedenken ist nichts zu hören.

So sehen wir in der Tuberkulosebehandlung zwei höchst bemerkenswerte Gegensätze. Die hygienisch-diätetische Therapie, die jeder gesunde Menschenverstand mit kurzer ärztlicher Anleitung und Indikationsstellung selbst ausführen kann, „wissenschaftlich" bis in die kleinsten Kleinlichkeiten ausgebaut. Die einfachsten, selbstverständlichsten Maßnahmen mit übertriebener Pedanterie zu einem wissenschaftlichen Fach ausgestaltet. Oft Dinge, die bedenklich an regelrechte Quacksalberei grenzen. Dagegen die spezifische Therapie — vielleicht eines der schwierigsten medizinischen Probleme, das je an uns herangetreten ist — ausgeübt ohne jede genauere Indikationsstellung und nach schematischen Vorschriften, die in wenigen Stunden eingepaukt werden sollen.

Und auch der Streit ist müßige Wortspielerei, ob wir die therapeutisch verwendeten spezifischen Präparate als „Heilmittel" oder „nur als die Heilung unterstützende Mittel" bezeichnen sollen. Schließlich und endlich kommt es auf das Wort nicht an, wenn nur die Heilung wirklich unterstützt wird! Das scheint mir doch das Maßgebende zu sein.

Psychologisch interessant ist es aber, daß diese wortspaltende Kritik wieder nur bei der spezifischen Therapie ihre Stimme erhebt. Keiner dieser scharfen Kritiker hat Anstand genommen, die hygienisch-diätetische Anstaltsbehandlung als das Heilverfahren der Tuberkulose gelten zu lassen. Und doch wirkt die hygienisch-diätetische Therapie sicher nicht direkter gegen die Krankheitsursache als spezifische Behandlungsmethoden. Und ebensowenig gewährt sie eine sichere Heilung. Warum also auch nicht hier das haarscharfe Unterscheiden als „heilungsunterstützendes Verfahren"? Auch ganz anderen Dingen ist der Ehrentitel eines Heilmittels gegen die Tuberkulose unbestritten geblieben. Und wer hat sich je dagegen gewendet, z. B. die Digitalispräparate Heilmittel zu nennen. Warum nicht auch hier der „exakte" Ausdruck „ein die Folgen eines Herzfehlers kompensierendes Mittel"? Es ist doch wohl kaum je ein Herzfehler durch Digitalis „geheilt" worden.

Aber wie gesagt, auf Worte lege wenigstens ich kein großes Gewicht. Ich bin zufrieden, wenn die spezifische Therapie als ein die Heilung unterstützendes Verfahren anerkannt wird. Denn dies entspricht nach meiner Ansicht auch den Tatsachen.

Auch die Versuche, durch große Vergleichsstatistiken spezifisch und nicht spezifisch behandelter Patienten eine objektive Wertung der spezifischen Therapie zu erzielen, halte ich, wie bereits erwähnt, für vollkommen aussichtslos. Ich schätze da die günstigen Statistiken ebenso gering wie die ungünstigen ein. Es ist unmöglich, Patienten, die spezifisch behandelt wurden, mit Patienten, die nicht spezifisch behandelt wurden, zu vergleichen, weil wir von letzteren die spezifischen Reaktionsverhältnisse gar nicht kennen. Die Fehlerquellen aller dieser Statistiken sind zu groß. Und schließlich besitzt heute noch nach meiner Überzeugung die spezifische Therapie in jeder anderen Hand verschiedenen Wert.

Nur wer mit einem spezifischen Präparat unter entsprechender Beobachtung der reaktiven Vorgänge wirklich zahlreiche Fälle monatelang behandelt hat, kann imstande sein, aus der klinischen Erfahrung brauchbare Schlüsse über den therapeutischen Wert und die speziellen Indikationen eines Präparates zu ziehen. Nur solche große Erfahrung ist imstande, die bei jeder Tuberkulosetherapie so schwierige Frage des propter hoc oder post hoc zu entscheiden und altbekannte und berüchtigte Fehlerquellen auszuschließen. Ich erinnere nur an die Spontanbesserung durch die geregelte und zweckentsprechende Lebensweise in einer Anstalt bei Patienten, die früher unter dem Einfluß schädlicher und ungünstiger Lebensverhältnisse standen.

Gerade für mich war während des Krieges zu solchen Beobachtungen reichlich Gelegenheit vorhanden. Meine Anstalt erhielt als Tuberkulosespital kein ausgesuchtes Krankenmaterial, sondern Tuberkulöse aller Stadien, die oft monatelang ohne Spezialbehandlung in anderen Spitälern gelegen hatten. Wenn man hier an Hunderten von Patienten beobachten kann, wie Schritt für Schritt unter dem Einfluß richtig ausgeführter spezifischer Behandlungen der Umschwung zum Besseren eintritt, der früher trotz der hygienisch-diätetischen Spitalbehandlung mit

Liegekur usw. nicht kommen wollte, dann wird man eben trotz aller objektiven Schwierigkeiten und subjektiven Hemmungen, denen man selbst noch unterworfen sein mag, zu einem überzeugten Anhänger der spezifischen Tuberkulosebehandlung. Und diese Erfahrung hat sich noch weiter gefestigt, seitdem ich in den letzten Jahren an einem großen Material Tuberkulöser, die dauernd unter elenden Lebensverhältnissen standen, die Erfahrungen monate- und jahrelang ambulatorisch durchgeführter spezifischer Behandlungsmethoden gesammelt habe.

Der Standpunkt jedoch, bei den Obduktionsbefunden spezifisch Behandelter besondersartige anatomische Heilungsvorgänge als Beweis für die heilende Wirkung immunbiologischer Behandlungsmethoden zu fordern, entbehrt jeder Begründung. Zunächst ist ja selbstverständlich jeder spezifisch Behandelte, der zur Obduktion kommt, an sich schon ein Mißerfolg, an dem man kaum besonders erfreuliche anatomische Heilungsvorgänge erwarten kann. Aber auch die wenigen Fälle, die an interkurrenten Krankheiten sterben, sind schon aus dem gleichen Grunde nicht einwandfrei. Jede interkurrente Krankheit, auch wenn sie kurzdauernd ist, gibt in den Endstadien alle Bedingungen für eine akute Progredienz bestehender tuberkulöser Herde, sobald der allgemeine Zusammenbruch der körperlichen Widerstandskraft und damit auch der spezifischen Abwehrleistung gegen die Tuberkulose erfolgt.

Nach meiner Überzeugung können wir überhaupt keine anatomischen Verschiedenheiten in den Heilungsvorgängen bei spezifisch und nicht spezifisch Behandelten erwarten. Die spezifische Behandlung wirkt ja nicht anders als durch Erhöhung der natürlichen Abwehrvorgänge. Sie stärkt die Abwehrleistung der Körperzellen und schafft dadurch ungünstige Bedingungen für die Tuberkelbacillen — genau so wie dies auch bei der Spontanheilung der Fall sein muß. Es ist daher ganz unersichtlich, wie sich die Wirkung einer Behandlung in anatomischen Verschiedenheiten der Heilungsvorgänge äußern sollte. Wir erwarten dies bei anderen biologischen Behandlungsmethoden ja auch nicht.

Bei dem lebhaften Meinungsstreit, der heute noch immer auf dem Gebiete der spezifischen Tuberkulosebehandlung geführt wird, ist es gut, im voraus sein eigenes Glaubensbekenntnis abzulegen. So erhält man gegen andere Anschauungen freiere Hand, und es wird dadurch am besten vermieden, daß manches aus dem Zusammenhang herausgelöst und falsch gedeutet wird.

Ich halte die spezifische Tuberkulosetherapie für ein wissenschaftlich fest begründetes, praktisch bereits vielfach bewährtes, aber noch außerordentlich entwicklungsfähiges und entwicklungsbedürftiges Verfahren.

Wir können mit den spezifischen Behandlungsmethoden schon heute bei richtiger Indikationsstellung und richtiger Anwendungstechnik gute praktische Erfolge erzielen.

Ich schätze die spezifische Tuberkulosetherapie besonders
deshalb hoch, weil sie das einzige Verfahren ist, das uns zugleich Schritt für Schritt diagnostischen Aufschluß über die
immunbiologischen Kräfteverhältnisse — das Wesen tuberkulöser Erkrankungen gibt.

Ich halte die spezifische Therapie für ein schwieriges Verfahren, das eingehende Kenntnisse der theoretischen Probleme
und große praktische Übung voraussetzt und bei dem eine
entsprechende Beobachtung der Patienten nötig ist.

Ich bin ein Gegner der von Ungeübten nach schematischen
Vorschriften — namentlich in der ambulatorischen Praxis —
durchgeführten spezifischen Therapie, weil unter diesen Umständen eine Schädigung der Patienten durchaus nicht ausgeschlossen ist und weil jede Oberflächlichkeit unfehlbar zu
neuen Rückschlägen für die wertvolle Sache führen muß.

Abgesehen von der großen Wichtigkeit dieser Tatsachen
und abgesehen von der Notwendigkeit weiterer Forschung
schätze ich die spezifischen Behandlungsmethoden deshalb so
hoch, weil sie es uns ermöglichen, mit relativ einfachen und
billigen Mitteln, bei erwerbsfähigen Patienten meist ohne
Berufsstörung, wenn nötig, auch jahrelange Behandlungen
durchzuführen. Und dies ist bei der chronischen Tuberkulose
von grundlegender praktischer Bedeutung.

Dies ist mein Standpunkt, den ich mir aus eigenen Erfahrungen an
einem Material von mehr als dreitausend spezifisch behandelten Patienten
gebildet habe. Ich glaube, daß die Mehrzahl jener Kollegen, die mit der
spezifischen Tuberkulosetherapie größere Erfahrungen gesammelt haben,
diesem Standpunkt im wesentlichen beistimmen wird.

Der Ansicht und dem Wunsche vieler, daß die spezifische Tuberkulosebehandlung nicht nur dem Facharzt vorbehalten bleiben sollte, schließe
ich mich grundsätzlich gerne an. Es wäre tatsächlich außerordentlich
wünschenswert, wenn der praktische Arzt, der viele Tuberkulöse ärztlich
zu versorgen hat, sich erfolgreich spezifischer Behandlungsmethoden
bedienen könnte. Aber der Wunsch, eine wertvolle Sache der Allgemeinheit nutzbar zu machen, genügt in der Wirklichkeit des Lebens nicht.
Wir müssen auch die Möglichkeit haben, die allgemeine Anwendung für
den weniger Geübten durch leicht faßliche, klare und kurze Vorschriften
gangbar zu machen. Und daß dies bei der spezifischen Tuberkulosebehand-
ung in ausreichender Weise je gelingen wird — daran beginne ich von
Jahr zu Jahr mehr zu zweifeln. Wir können nicht die wesentlichen Eigen-
heiten einer Krankheit ändern —, die verwickelten, jahrelang schwankenden immunbiologischen Kräfteverhältnisse zwischen Tuberkelbacillen
und Körperzellen nicht einfacher gestalten.

Jeder kann die nötigen Bedingungen für die erfolgreiche Durchführung spezifischer Behandlungsmethoden erwerben. Das steht außer Zweifel. Aber leicht ist dies nicht, denn es sind tiefere Kenntnisse des ganzen Tuberkuloseproblems und große Übung nötig. Das ist ebenso unzweifelhaft. Die Frage, ob der viel beschäftigte praktische Arzt, der nach allen Seiten hin zur Hilfeleistung gerüstet sein muß, berufen ist, spezifische Tuberkulosebehandlungen durchzuführen — diese Frage kann unmöglich in Bausch und Bogen erledigt werden. Es ist eine Frage, die in jedem einzelnen Fall von Neigungen, Begabung und äußeren Verhältnissen abhängig ist und in jedem einzelnen Fall gegenüber dem eigenen Gewissen und den Forderungen praktischer Zweckmäßigkeit gesondert beantwortet werden muß.

Wir können von der Weiterentwicklung der spezifischen Tuberkulosebehandlung keine Vereinfachung erwarten, die sie dem Praktiker nach einfachen schematischen Vorschriften ganz allgemein und mühelos zugänglich machen wird — sondern eher das Gegenteil. Ein weiterer Ausbau und eine steigende Vollkommenheit der spezifischen Behandlungsmethoden wird nur auf dem Wege differenzierter Indikationsstellungen gelingen, die im nächsten Abschnitt besprochen werden sollen. Und diese wieder werden erst dadurch möglich werden, wenn wir möglichst eingehend nach den Gesetzmäßigkeiten forschen, die den wechselvollen, vielfach scheinbar paradoxen Reaktionsvorgängen bei der Einverleibung spezifischer Bacillenpräparate zugrunde liegen.

Erst die Erfassung dieser Gesetzmäßigkeiten hebt die spezifische Behandlung über den Standpunkt eines recht ziellosen Experimentierens empor. Ihre Kenntnis gründet sich in erster Linie auf die Beobachtung der sinnfälligen Reaktionserscheinungen, die uns am tuberkulösen Menschen entgegentreten. Und diese Beobachtung ist, namentlich bei der ambulatorischen Behandlung, durchaus nicht immer leicht und einfach, sondern benötigt, wie alles in der Medizin, Übung und praktische Erfahrung.

Wenn ich diese Gesetzmäßigkeiten, wie ich sie nach den eigenen und den Erfahrungen anderer erfassen konnte, in übersichtlichen Sätzen zusammenfasse, so will ich damit nicht — wie mir das von einer Seite wohl sehr mißverständlich zum Vorwurf gemacht wurde — ein neues starres Behandlungssystem schaffen. Wer sich eingehender in diesen Gegenstand vertieft, wird finden, daß diese Sätze gerade das Gegenteil eines starren Systems darstellen, indem sie zeigen, wie außerordentlich wechselvoll sich diese Reaktionserscheinungen miteinander kombinieren können, wie sie zum Teil in klar erkennbarer Abhängigkeit voneinander, zum Teil scheinbar unabhängig voneinander ablaufen können. Ich wähle deshalb die Form der Darstellung in abgegrenzten Sätzen, weil ich aus eigener Erfahrung weiß, wie außerordentlich schwer es für den Leser wird, solchen Darstellungen, die eine große Zahl von Einzelheiten umfassen, zu folgen, wenn die nötige Übersichtlichkeit fehlt.

Gesetzmäßigkeiten der Lokalreaktion.

I. Kutane und intrakutane Reaktionen sind der Ausdruck eines relativ dauernden zellulären spezifischen Reaktionszustandes.

Sie können bestehen, lange Zeit bevor klinische Krankheitserscheinungen auftreten und lange Zeit, nachdem mit fortschreitender Heilung die klinischen Krankheitserscheinungen längst wieder abgeklungen sind. Sie können daher an sich und allein keine eindeutige Diagnose einer tuberkulösen Erkrankung im klinischen Sinne („aktive" Tuberkulose) ermöglichen.

Außerdem ist die Intensität der cutanen und intracutanen Reaktionen von einer ganzen Reihe verschiedenartiger Momente abhängig.

1. Zunächst ist Art und Stärke der gesetzten Reizdosis (Wahl des Präparates und der Konzentration) sowie die angewendete Technik der Durchführung von wesentlicher Bedeutung. Intracutanreaktionen sind im allgemeinen empfindlicher als cutane. Die neuerdings an der Klinik Hamburgers mit eingedicktem Alttuberkulin durchgeführte Percutanreaktion liefert nach Stradner (325) ungefähr die gleichen Ergebnisse wie die Pirquetsche Reaktion mit gewöhnlichem konzentriertem Alttuberkulin. Die Angaben über die Leistungsfähigkeit der Percutanreaktion nach Moro widersprechen sich sehr.

R. Peters (236) hat nach einer von Petruschky angegebenen sehr sorgfältigen Technik der Pirquetschen Reaktion unter grundsätzlicher Wiederholung zweifelhafter oder negativer Reaktionen in seinem Danziger Krankenmaterial nur 16% negative Pirquetsche Reaktionen bei klinisch tuberkulosefreien Erwachsenen gefunden

Kurzum wir sehen, daß die Empfindlichkeit aller dieser Reaktionen sehr von der Technik ihrer Durchführung abhängig ist, und daß wir daher alle diese Reaktionen schon aus diesem Grunde nicht als einen „absoluten Immunitätstiter" der Haut verwerten dürfen. Die Frage, ob es praktisch wertvoll wäre, durch genaueste Ausgestaltung einer allgemeinen einheitlichen Technik einem solchen Titer näher zu kommen, möchte ich verneinen. Denn wie wir sogleich sehen werden, wird der Ausfall der Hautreaktionen auch von einer ganzen Reihe anderer Momente beeinflußt.

2. Auftreten und Stärke der Hautreaktionen ist sehr von dem physikalischen Zustand der Hautgewebe abhängig. So konnte ich während des Krieges vielfach in der schlecht ernährten trockenen Haut von Rekonvaleszenten nach chronischen Darmaffektionen bei manifester Tuberkulose und trotz guter Prognose, die auch durch den weiteren klinischen Verlauf bestätigt wurde, auffallend schwache cutane und intracutane Reaktionen feststellen. Und neuerdings machte ich in meinem Ambulatorium die gleiche Erfahrung an stark unterernährten, sicher tuberkulösen Kindern. In letzter Zeit wurden mehrfach derartige Beobachtungen veröffentlicht.

Dann hat z. B. Hcke (130) einen Fall erwähnt, bei dem die Intracutanreaktion mit Partialantigenen auf dem einen Arm, der durch Quarzlampenbestrahlung kräftig hyperämisiert worden war, nahezu negativ ausfiel, während auf dem anderen Arm starke Reaktionen auftraten. Neuere Versuche von Timm (341) zeigen, daß Strahlenreize je nach Qualität und Quantität auf den Ausfall der Intrakutanreaktion mit Partialantigenen sehr verschieden wirken.

Wir sehen also, daß auch physikalische Einflüsse, die zu einer aktiven Hyperämie führen, von Bedeutung sind. Fellner (63) hat weiterhin eine Abnahme der Hautreaktivität durch Lokalanästhesie nachgewiesen, so daß wir auch nervösen Einflüssen eine gewisse Rolle zuschreiben müssen.

3. Ob auch die Erscheinung hierher gehört, daß die Pirquetsche Reaktion wegen der Eruption eines Masernexanthems negativ ausfällt, jedoch wieder positiv wird, sobald das Exanthem abgeklungen ist, muß heute noch als zweifelhaft bezeichnet werden.

Rietschel (Kinderklinik Würzburg) z. B. ist nach einem persönlichen Meinungsaustausch geneigt, hier wirkliche negative Anergie anzunehmen, und begründet diese Anschauung in der relativ häufigen Progredienz tuberkulöser Prozesse im Anschluß an eine Erkrankung an Masern. Sicher ist diese Annahme aber nicht in allen Fällen berechtigt.

Die früher erwähnten Beobachtungen an Fällen chronischer Darmaffektionen sprechen entschieden gegen die Annahme einer negativen Anergie im Sinne eines drohenden Zusammenbruches der spezifischen Durchseuchungsresistenz. Und auch bei den erwähnten negativen Reaktionen an unterernährten Kindern, von denen die meisten nun schon seit ein bis zwei Jahren in Beobachtung sind, war die negative Reaktion nur in wenigen Fällen von schweren tuberkulösen Erkrankungen gefolgt. In diesen Fällen war allerdings die negative Anergie eindeutig.

Die ganze Frage ist überhaupt nur schwer zu entscheiden. Wir dürfen nicht vergessen, daß die Hautimmunität nur eine Teilerscheinung der Gesamtimmunität ist. Es kann in der unterernährten oder sonst geschädigten Haut eines Tuberkulösen vielleicht wirklich negative Anergie vorhanden sein. Trotzdem braucht die gesamte Durchseuchungsresistenz noch lange nicht niedergebrochen zu sein (zirrhotische Lungenherde, Drüsen usw.). Umgekehrt sehen wir ja auch nur zu oft, daß schwer progrediente Organherde durch starke Hautallergie nicht mehr einzudämmen sind.

4. Die Cutan- und Intracutanreaktionen sind nach den Versuchen Tovölgyis (343), Frehns (73) u. a. um so empfindlicher, je näher sie dem Krankheitsherd liegen. Tovölgyi fand bei klinischer Lungentuberkulose — also in einem Krankheitsstadium, in dem Allergie „der bessere" Immunitätszustand ist — die Pirquetsche Reaktion stärker auf der Brust auftreten als auf den Armen. Ebenso tritt drohende negative

Anergie zuerst in der Umgebung des Krankheitsherdes auf, denn bei schweren klinischen Fällen ist nach Tovölgyi der Pirquet auf der weniger kranken Brustseite stärker als auf der kranken. Die schlechteste Prognose geben diejenigen Fälle, bei welchen der Pirquet auf beiden Brustseiten negativ geworden ist.

Wir sehen also nach derartigen Versuchen, daß die allgemeine celluläre Immunität — ganz im Sinne der gerade vorliegenden immunbiologischen Verhältnisse — am stärksten in der nächsten Umgebung des Krankheitsherdes in Erscheinung tritt, um nach der Peripherie hin in ihrer Intensität bzw. Empfindlichkeit abzunehmen.

Alle diese Erscheinungen mahnen uns in nachdrücklicher Weise, daß wir Cutan- und Intracutanreaktionen nie als absolute, sondern nur als relative Werte auffassen dürfen. Wir dürfen aus ihnen, wie bei allen Teilerscheinungen der Tuberkuloseimmunität, nur so Schlüsse ziehen, indem wir sie in das gesamte klinische Bild entsprechend einfügen.

Die Stärke einer Hautreaktion stellt nicht mehr dar, als einen Maßstab für die sinnfällige Reaktionsempfindlichkeit der Haut gegenüber einer bestimmten Reizstärke bestimmter Qualität. Sie kann daher beim gleichen Menschen gegenüber verschiedenen (für Tuberkulose) spezifischen und unspezifischen Präparaten durchaus verschieden sein.

Außerdem kommt noch, wie die Versuche Lades (174) zeigen, auch ein unspezifischer traumatischer Faktor in Betracht, weshalb immer eine Kontrollreaktion ohne Präparat zu machen ist.

So bleibt es eigentlich mehr oder minder Geschmacksache, ob man die Empfindlichkeit der Hautreaktionen durch möglichst sorgfältige Technik steigert, um nachher ihre praktische Verwertung entsprechend einzuschränken, oder ob man sich begnügt, starke Hautallergie im Gegensatz zu schwacher oder zu negativer Hautanergie festzustellen. Und das gleiche gilt von der Verwendung besonders stark reaktiver Bacillenpräparate, z. B. Partialantigene, diagnostisches Tuberkulin nach Moro (205) usw.

Sicher geht die praktische Bedeutung der Hautreaktionen nicht über die Feststellung der Reaktionsfähigkeit in weiten Grenzen hinaus. Die genaue Messung der Ausdehnung und Intensität der Reaktionen ist ohne praktische Bedeutung. Eine Schätzung genügt. Auch alle Versuche, aus der Qualität der Reaktionen weitergehende Schlüsse zu ziehen, haben bisher zu keinen praktisch verwertbaren Ergebnissen geführt. Einen guten Überblick über die prognostische Bedeutung der Hautreaktionen gibt Kämmerer (142).

Die Erscheinung, daß eine negative Hautreaktion bei ihrer Wiederholung häufig positiv wird, ist eine Frage für sich. Zwei grundsätzlich verschiedene Möglichkeiten sind dabei gegeben:

a) Entweder beruhte das Negativbleiben der ersten Reaktion auf positiver Hautanergie gegenüber der gesetzten Reizstärke. Dann ist die zweite rasch wiederholte positive Reaktion dahin zu deuten, daß die

Reaktionsleistung der Haut gegenüber dem ersten Reiz genügte, um die Reaktion ohne jede anaphylatoxische Entzündung zu bewältigen. Bei der zweiten positiven Reaktion treten geringere oder größere Mengen anaphylatoxischer Zwischenprodukte auf, weil die Reaktionsleistung der Haut durch die erste kurz vorangegangene Reaktion bis zu einem gewissen Grade erschöpft wurde.

b) Die erste negative Reaktion beruhte auf negativer Hautanergie. Dann handelt es sich um eine prognostisch günstige Sensibilisierung. Bei der ersten Reaktion war die Reaktionsleistung überhaupt so gering, daß die anaphylatoxische Entzündung nicht sinnfällig wurde. Bei der zweiten Reaktion ist die Leistung der Haut eine bessere geworden. Die Reaktion ist sinnfällig positiv.

Das neuerliche Aufflackern alter Hautreaktionen nach späteren Injektionen spezifischer Präparate ist eindeutig als Herdreaktion aufzufassen. Hautimpfungen setzen ja im biologischen Sinne künstliche tuberkulöse Herde.

II. Diese cutanen und intracutanen Hautreaktionen, wie wir sie zur diagnostischen Feststellung einer irgendeinmal erworbenen tuberkulösen Infektion verwenden, verlaufen in der Regel ohne sinnfällige Herdreaktionen und Allgemeinreaktionen.

Erklärung: Die Einverleibung der Reaktionskörper in lokaler enger Begrenzung auf weniger resorptionsfähige Gewebsschichten führt auch nur zu lokal begrenzten Reaktionen. Und bei diesen ist zur Resorption wirksamer Mengen des unveränderten Präparates oder anaphylatoxischer Zwischenprodukte kaum Gelegenheit vorhanden. Steigern wir jedoch die Dosis sowie die Ausdehnung der zur Reaktion verwendeten Gewebsfläche, wie dies z. B. bei der kurativen Pirquetierung nach Ponndorf (251) oder bei der Percutantherapie nach Petruschky (239—241) der Fall ist, so können auch Herd- und Allgemeinreaktionen auftreten.

III. Die Stichreaktionen bei subcutaner Einverleibung von spezifischen Bacillenpräparaten verlaufen in deutlich erkennbarer Abhängigkeit von der Dosierung einerseits und den individuellen Reaktionsverhältnissen andererseits unter außerordentlich wechselvoller Intensität der Erscheinungen.

Die Stärke der Stichreaktionen kann zwischen kaum merklicher Rötung an der Einstichstelle und großen entzündlichen Schwellungen schwanken, die z. B. einen ganzen Oberarm einnehmen können.

Auch die Beziehungen der Stichreaktion zum Auftreten einer Herd- und Allgemeinreaktion sind sehr wechselvoll.

Zunächst kommen vier typische Möglichkeiten in Betracht, die sich kreuzen:

schwerer tuberkulöser Organprozeß . . . . gute Hautreaktivität,
schwerer tuberkulöser Organprozeß . . . . schlechte Hautreaktivität,
leichter tuberkulöser Organprozeß . . . . gute Hautreaktivität,
leichter tuberkulöser Organprozeß . . . . schlechte Hautreaktivität.

Die Hautreaktivität ist und bleibt eben nur eine Teilerscheinung immunbiologischer Abwehrvorgänge.

Typisch ist ferner folgendes Verhalten, worauf schon hingewiesen wurde:

In den Ausheilungsstadien der tertiären Tuberkulose — nach der positiven Anergie zu — bleibt die Empfindlichkeit der Hautreaktionen länger erhalten als die Empfindlichkeit der Herd- und Allgemeinreaktionen.

Bei ungünstigem Verlauf hingegen — also nach der negativen Anergie zu — sinkt zuerst die Empfindlichkeit der Hautreaktionen, während durchaus ungünstig verlaufende Herd- und Allgemeinreaktionen noch bis in die extremsten Krankheitsstadien mit hoher Empfindlichkeit erhalten bleiben können. Das ist sogar die Regel.

In den extremen Stadien gehen allerdings Herd- und Allgemeinreaktion in den schweren spontanen Erscheinungen, die infolge des ausgedehnten Zerfalles von Körpereiweiß jetzt das Krankheitsbild beherrschen, und in den mannigfaltigen physikalischen Erscheinungen des schweren Lungenprozesses mehr oder minder verloren. Nur Reaktionen, die schon einen ausgesprochenen Kunstfehler darstellen, werden noch subjektiv und objektiv sinnfällig. In den extremen Stadien ist die Haut des Kranken meist stark negativ anergisch geworden.

Gesetzmäßigkeiten der Herdreaktion.

IV. Das Auftreten sinnfällig wahrnehmbarer Reaktionen in tuberkulösen Herden ist äußerst wechselvoll, jedoch ist eine Abhängigkeit von drei Faktoren deutlich erkennbar: erstens vom Herdcharakter, zweitens von der speziellen Wirkungsart des verwendeten Präparates und drittens von der Dosierung.

Kranke mit äußerlich recht ähnlichem physikalischem Befund können sich der gleichen Dosis des gleichen Präparates gegenüber ganz verschieden verhalten. Ja noch mehr. Bei dem einen kann es nach einer bestimmten Dosis zu einer starken Herdreaktion kommen; bei einem anderen treten nach einer hundertfach höheren Dosis keine sinnfälligen Herdreaktionen auf.

Ein und derselbe Kranke kann bis zu einer bestimmten Dosis keine Spur einer Herdreaktion geben, bei jeder weiteren Steigerung eines und desselben Präparates aber mit deutlichen und starken Herdreaktionen antworten, während er viel höhere Dosen eines anderen Präparates reaktionslos verträgt.

V. Die klinischen Erfahrungstatsachen sprechen dafür, daß jeder Kranke mit einem chronisch-stationären Prozeß jedem Präparat gegenüber zur Zeit eine ganz bestimmte und individuelle „Herdreaktionsempfindlichkeit" hat; daß eine Grenzdosis für jedes Präparat und jeden stationär chronischen Tuberkulösen besteht, **unter** der keine Herdreaktionen auftreten, **über** der immer Herdreaktionen auftreten.

Dies ändert sich aber, sobald das immunbiologische Kräfteverhältnis in günstigem oder ungünstigem Sinne verschoben wird. Gelingt es, eine Erhöhung der Abwehrleistung zu erzielen, so wird die Grenzdosis für das Auftreten einer Herdreaktion nach oben verschoben werden. Wird die vorhandene Abwehrleistung durch das Auftreten einer überstarken spontanen Erregerwirkung (progredienter Herd) oder durch eine unrichtig indizierte „anaphylaktisierende" Behandlung schwerer belastet, ohne daß zunächst eine überkompensierte Abwehrleistung einsetzt, dann wird die Grenzdosis für das Auftreten von Herdreaktionen nach unten verschoben werden.

VI. Stärker sinnfällige Herdreaktionen sind regelmäßig von Allgemeinreaktionen begleitet, wenn der tuberkulöse Herd eine größere Ausdehnung besitzt und wenn seine anatomischen Verhältnisse eine rasche Resorption der gebildeten anaphylatoxischen Reaktionsprodukte ermöglichen.

Ist jedoch der tuberkulöse Herd sehr klein, z. B. ein Chorioidealtuberkel, so wird die Menge der gebildeten anaphylatoxischen Reaktionsprodukte zu gering sein, um eine sinnfällige Allgemeinreaktion auszulösen. Ebensowenig wird es zu einer Allgemeinreaktion kommen, wenn der tuberkulöse Herd durch gefäßarmes Narbengewebe aus dem Kreislauf stark abgeschlossen ist und so eine Resorption der anaphylatoxischen Substanzen nur sehr langsam erfolgen kann: z. B. Herdreaktion in abgekapselten Drüsen; Reaktion eines kleinen Herdes in der Lunge, der von cirrhotischem Narbengewebe vollkommen eingeschlossen ist. (Die Herdreaktion kann trotz solcher anatomischer Verhältnisse zustande kommen, weil ja der spezifische Reiz durch das energetische Prinzip der biologischen Affinität in den Herd gezogen wird. Bei der Resorption der anaphylatoxischen Substanzen fehlt aber diese unterstützende Energie.)

VII. Die Nützlichkeit und Schädlichkeit einer Herdreaktion ist der verschiedene Ausgang prinzipiell wesensgleicher Reaktionsvorgänge. Die Schädlichkeit einer Herdreaktion ist in weitgehendem Maße von den anatomischen Verhältnissen innerhalb des tuberkulösen Herdes und des ihn umgebenden Organgewebes abhängig.

Nirgends sehen wir die Tatsache so klar vor uns, daß wesensgleiche Vorgänge einmal zum Nutzen des menschlichen Körpers, einmal zum

Nutzen der Tuberkulose ausschlagen können wie hier. Es gibt absolut schädliche und äußerst nützliche Herdreaktionen. Und trotzdem bleibt die Herdreaktion immer eine Folgeerscheinung biologischer Reizwirkungen, die durch lokale Entzündungsvorgänge sinnfällig wird. Daß diese Herderscheinungen von ganz gleichem Reaktionsablauf nicht nur durch spezifische Antigenreize, sondern auch durch die verschiedenartigsten anderen Reizarten hervorgerufen werden können, wurde schon mehrfach betont.

Die nützliche Herdreaktion führt zu einem raschen Reaktionsablauf. Und die an diesen Reiz sich anschließende Steigerung der zellulären Abwehrleistung („Luxusproduktion an Antikörpern") ist der therapeutische Gewinn.

Die schädliche Herdreaktion kommt dann zustande, wenn so starke Reize an den tuberkulösen Herd gelangen, daß unter den gegebenen immunbiologischen Verhältnissen im Herd keine überkompensierende oder doch adäquate Abwehrleistung zustande kommt. Es folgt eine zu starke anaphylatoxische Herdentzündung. Die Tuberkelbazillen selbst finden im entzündeten, mit Exsudat durchtränkten Gewebe ausgezeichnete Lebensbedingungen. Mit einem Wort — eine solche Herdreaktion kann nur der Tuberkulose zugute kommen und muß für den Kranken zu einem Schaden ausschlagen.

Und hier erweisen sich nun die anatomischen Verhältnisse des tuberkulösen Herdes und seiner nächsten Umgebung vielfach von ausschlaggebender Bedeutung.

Nehmen wir nur folgende Beispiele an.

Es besteht ein kleiner ausheilender tuberkulöser Herd in der Lunge, fest von cirrhotischem gefäßarmem Narbengewebe umschlossen; also ein Herd mit zentripetaler Heilungstendenz. Im Innern ist noch ein „florider" Kern vorhanden, an dessen Peripherie es zu einer starken Herdreaktion kommt. Es tritt entzündliche Exsudation ein. Das umschließende cirrhotische Gewebe mit Heilungstendenz verhindert aber die Proliferation in die Umgebung. Außerdem bedeutet ja tuberkulöses Gewebe mit Heilungstendenz Gewebe mit starker Fähigkeit zu spezifischen Abwehrleistungen. Die Reaktion bleibt lokalisiert — und muß letzten Endes günstig ausschlagen. Der Reiz wird im cirrhotischen Gewebe zu einer Steigerung der cellulären Abwehrleistung führen, die wieder der Ausheilung des floriden Kernes zugute kommt. Diese Vorgänge müssen ganz der spontanen Ausheilung eines tuberkulösen Herdes entsprechen. Das Sichtbare an diesen Heilungsvorgängen ist für den Anatomen die fortschreitende Umschließung des floriden Kernes mit Narbengewebe, das an Stelle des zerstörten Organgewebes tritt. Solche Herde mit Heilungstendenz sind ja auch stets bei chronisch verlaufender Tuberkulose mit tödlichem Ausgang neben den Hauptherden, die zum Tode führten, vorhanden.

Und diese Verhältnisse werden noch klarer, wenn wir das Gegenstück des cirrhotisch ausheilenden tuberkulösen Herdes in der Lunge betrachten, den progredienten tuberkulösen Lungenherd. Er befindet sich in einem Zustand chronischer Entzündung mit Tendenz zum peripheren Weiterschreiten. Ständig wird das umliegende Gewebe von übermächtigen Reizen getroffen, zu deren Überwindung die Abwehrleistung der Zellen nicht mehr ausreicht. Ständig werden neue Körperzellen schwer geschädigt und zerstört, auf denen dann die Tuberkelbacillen einen guten Nährboden finden. Und das dichte feine Netz von Lymph- und Blutbahnen im Lungengewebe begünstigt das Vorwärtsschreiten des Prozesses. Giftige Reaktionsprodukte spezifischer und nicht spezifischer Natur gelangen in den Kreislauf und führen zu schweren Allgemeinerscheinungen. Nun trifft ein neuer, künstlich gesetzter Reiz den Herd. Das kann nur zu einem Schaden führen. Die schon an sich zu schwache celluläre Abwehrleistung wird nur neuerdings schwer belastet, eine adäquate oder überkompensierende Abwehrleistung wird nur noch mehr unmöglich gemacht.

Die „giftige" Wirkung zu starker spezifischer (und unspezifischer) Reize auf den progredienten tuberkulösen Herd in der Lunge ist in der Praxis durch tausendfache Erfahrung erwiesen. Das klassische Beispiel für diese „Giftwirkung" sind die Tuberkulinschäden, die einen so großen Raum in der Tuberkuloseliteratur einnehmen. Und sie finden auch leider heute noch die grundfalsche Auslegung, daß das „Gift" Tuberkulin daran schuld sei, während die wahre Schuld nur in der falschen technischen Anwendung des Tuberkulins liegt.

Jeder progrediente Herd, dessen anatomische Verhältnisse die Gefahr einer raschen Ausdehnung geben, kann nur indirekt durch allmähliche Steigerung der cellulären Immunitätsfunktionen außerhalb des progredienten Herdes Schritt für Schritt eingedämmt und zum Stillstand gebracht werden.

Der Entwicklungsgang der spezifischen Therapie hat uns da ein teueres Lehrgeld auferlegt, und trotzdem ist diese grundlegende Tatsache auch heute noch nicht allgemein anerkannt worden. Auf die schweren Kunstfehler der ersten Tuberkulinära, in der schwer progrediente tuberkulöse Herde in der Lunge mit hohen und höchsten Tuberkulindosen behandelt wurden, folgte durch Gutmann (100), Petruschky (243), Thorner (340), Goetsch (84) u. a. der Ausbau der streng „einschleichenden" Methode, die den Umschwung brachte und die praktische Brauchbarkeit des Verfahrens sicherstellte. Dann kam — wie gewöhnlich im menschlichen Leben — das entgegengesetzte Extrem. Die kleinen und kleinsten Dosen wurden „prinzipielle Vorschrift. Und das führte, wie wir sahen, gestützt durch unhaltbare theoretische Gedankengänge, zu dem Standpunkt der „prinzipiellen Allergie", die ja auch heute noch leider vielfach die führende Lehre ist, trotzdem die praktischen Erfahrungstatsachen ihre Unrichtigkeit beweisen.

Unser Standpunkt ist heute klar und sicher begründet. Wir wissen, daß wir einen progredienten tuberkulösen Herd, namentlich dort, wo die anatomischen Verhältnisse das Weiterschreiten in gefährlicher Weise begünstigen, nie mit zu starken Reizen direkt angehen dürfen. Kein ernst zu nehmender Therapeut wird heute mehr festgestellte progrediente Lungenherde mit großen Tuberkulindosen behandeln. Keiner wird eine floride Wirbelsäulen- oder Kehlkopftuberkulose durch starke Herdreaktionen zur Heilung bringen wollen, weil wir wissen, daß auch hier jede stärkere Herdreaktion, schon wegen der gegebenen anatomischen Verhältnisse, nur zu einem Schaden führen muß.

Hingegen wissen wir, daß die Herdreaktion ein Vorgang von mächtigster Heilkraft ist, in allen jenen Fällen, in denen Herde mit Heilungstendenz, also mit Zellen, die zu kräftiger Abwehrleistung fähig sind, der vollständigen Heilung näher gebracht werden sollen. Und wir werden spezielle Fälle kennen lernen, in welchen auch bei noch nicht zur Ruhe gekommenen tuberkulösen Prozessen kräftige Herdreaktionen erwünscht sind, wenn die vorliegenden anatomischen Verhältnisse die Gefahr eines gefährlichen Weitergreifens auf die Umgebung ausschließen.

Die Erklärung ist wieder in eindeutiger Weise zu geben. Bleiben wir hier bei spezifischen Reizen, die gar nicht bis zum Herd gelangen, so wählen wir den Umweg über die allmähliche Erhöhung der cellulären Abwehrleistung außerhalb des Herdes. Solange die Herdreaktion gefährlich bleibt (Diagnose im Abschnitt XIV), sind wir ja zu diesem Umweg gezwungen. Wenn aber der tuberkulöse Herd von Zellen mit der Fähigkeit zu starker Abwehrleistung umgeben und durchzogen ist, wenn durch das Narbengewebe die entzündliche Proliferation in das umgebende Organgewebe verhindert wird, dann ist die Antigenreaktion an Ort und Stelle naturgemäß das leistungsfähigere und damit das bessere Verfahren. Der tuberkulöse Herd kann durch nichts anderes geheilt werden als durch Reaktionsvorgänge im Herd selbst. Immunitätsreaktionen, die außerhalb des Herdes vor sich gehen, können ihn nicht heilen, sondern nur eindämmen, was aber hier schon geschehen ist.

Und dieses Verfahren der direkten Herdreaktion ist daher in allen diesen Fällen nicht nur das Verfahren unserer Wahl, sondern notwendigen Zwanges, wenn wir nicht auf die stärkste Waffe der spezifischen und unspezifischen Behandlungsmethoden verzichten wollen. Denn ständig zu klein bleibende Reize führen hier nur zu unerwünscht starken Überempfindlichkeitserscheinungen.

Den praktischen Beweis aber liefern die Tausende von Erfolgen, die unabhängig voneinander alle diejenigen erhalten haben, die in richtiger therapeutischer Technik allmählich zu hohen Reizdosen zu gelangen trachten, sobald es die Herdreaktionen zulassen. Und das gleiche lehren uns die nach Tausenden zählenden Mißerfolge der Allergisten, die logisch zu ihrem pessimistischen und ablehnenden Standpunkt führen.

Ritter (262) sagt mit beherzenswerter Offenheit: „Auch wir sind eine Zeitlang dazu übergegangen, auf kleinsten Gaben stehen zu bleiben und bei der Steigerung eine fast übertriebene Vorsicht walten zu lassen. Ich habe aber persönlich dabei den zweifellosen Eindruck bekommen, daß wir niemals so viele Klagen über Tuberkulinfolgen gehabt haben wie in dieser Zeit."

Cirrhotische Lungenprozesse, tuberkulöse Pleuritiden und tuberkulöse Peritonitis, tuberkulöse Lymphome von bestimmtem histologischen Charakter (vgl. Abschnitt XIV) bieten die aussichtsreichsten Indikationen für eine spezifische Behandlung. Hier haben wir kräftige Herdreaktionen nicht zu scheuen, denn hier liegen die immunbiologischen und anatomischen Verhältnisse so, daß die Gefahr einer gefährlichen Progredienz durch entzündliche Reizung nicht gegeben ist. Bei allen progredienten Lungenprozessen aber, bei Larynxtuberkulose, Nierentuberkulose, Gelenkstuberkulose mit anatomischen Verhältnissen, welche die Gefahr einer entzündlichen Proliferation in das umliegende Gewebe in sich schließen, sind wir auf den großen Umweg der allmählich „einschleichenden" Erhöhung der allgemeinen cellulären Abwehrleistung außerhalb der tuberkulösen Organherde angewiesen. Ein langer, langer Umweg, der unverwüstliche Geduld vom Arzt und vom Patienten fordert. Ein langsames vorsichtiges Kämpfen, Schritt für Schritt, ein tropfenweises Gegenmittel, während die Tuberkulose unaufhaltsam ihre Arbeit tut und eine Giftwelle nach der anderen durch den verseuchten Körper sendet.

Und so verstehen wir, warum auch die spezifischen Behandlungsmethoden in allen diesen Fällen tatsächlich nur so geringe und so langsame Hilfe bieten können.

Alle Erfahrungstatsachen beweisen uns die gewaltige Bedeutung der Herdreaktion bei den Heilungsvorgängen tuberkulöser Prozesse und bei der Wirkung spezifischer Behandlungsmethoden. Und sie weisen uns auf ein wichtiges Problem, dessen Lösung die spezifische Behandlung der tertiären Tuberkulose nach meiner Überzeugung um ein gewaltiges Stück vorwärts bringen würde.

Das Problem, auch bei unseren spezifischen Behandlungsmethoden die tuberkulösen Herde je nach Zulässigkeit kräftiger Herdreaktionen immunbiologisch **getrennt** zu beeinflussen.

Daß dieses Problem durchaus nicht so unlösbar ist, als es im ersten Augenblick den Anschein haben mag, dafür werde ich später einen recht interessanten Fingerzeig bringen (Abschnitt X).

Zunächst aber fassen wir die gegebenen Gesetzmäßigkeiten nochmals zusammen:

VIII. Der tuberkulöse Herd ist das Kraftzentrum des immunbiologischen Abwehrkampfes. Im progredienten Herd neigt sich das Kräfteverhältnis zugunsten der Tuberkulose; im bindegewebig vernarbenden Herd zugunsten der cellulären Abwehrleistung. Künstlich hervorgerufene Reaktionen in einem progredienten Herd schlagen in der Regel zugunsten der Tuberkulose, in einem cirrhotischen Herd zugunsten der cellulären Abwehrleistung aus, wobei jedoch die anatomischen Verhältnisse des Herdes und seiner Umgebung von schwerwiegender Bedeutung sind.

Und damit scheidet sich die ganze spezifische Tuberkulosebehandlung in zwei prinzipiell verschiedene Typen therapeutischer Technik.

a) Ein radikaleres Verfahren, bei welchem wir den tuberkulösen Herd direkt angehen können, weil hier die Wirkung kräftiger Herdreaktionen zugunsten der Abwehrleistung ausschlägt.

b) Ein indirektes schonendes Verfahren, bei welchem wir uns auf die Stärkung der cellulären Abwehrleistung außerhalb des tuberkulösen Herdes beschränken müssen, weil stärkere Herdreaktionen, infolge der gegebenen immunbiologischen und anatomischen Verhältnisse des Herdes, zu einer Progredienz des tuberkulösen Prozesses führen, also zugunsten der Tuberkulose ausschlagen würden.

Wir haben schon betont, daß wir mit dem indirekten Verfahren nicht mehr erzielen können als das Weiterschreiten eines progredienten Herdes einzudämmen. Es handelt sich ja bei einem derartigen progredienten Herd um den lokalen Durchbruch durch die Abwehr, also um ein lokales Übergewicht der Tuberkulosegifte, ohne daß damit für die allgemeine zelluläre Immunität außerhalb des Herdes die Gefahr eines Zusammenbruches in bedrohliche Nähe gerückt zu sein braucht. Das nächste Ziel muß es hier bleiben, dieses lokale Übergewicht der Tuberkulosegifte durch Hebung der allgemeinen cellulären Abwehrleistung allmählich wieder auszugleichen.

Und auch hier taucht wieder mit zwingender Logik der Gedanke auf, die stärkere Abwehrleistung anderer noch bestehender tuberkulöser Herde auszunützen, um gegenüber der progredienten Tuberkulose im Hauptherd ein stärkeres Gegengewicht zu schaffen. Alle vorhandenen Herde kommen dabei in Betracht, in welchen künstlich hervorgerufene Reaktionen zugunsten der lokalen Abwehrleistung ausschlagen. Nachdem jeder tuberkulöse Herd ein Kraftzentrum des immunbiologischen Kampfes darstellt, muß die Heranziehung der günstigen Reaktionen in derartigen Nebenherden zur Bekämpfung des noch progredienten Hauptherdes eine viel wirksamere Methode darstellen, als wenn wir uns nur auf die Hebung der cellulären Abwehrleistung außerhalb der Herde beschränken.

Sobald aber der Prozeß im tuberkulösen Hauptherd zum Stillstand gekommen ist und damit auch das immunbiologische Übergewicht der Tuberkulosegifte im Hauptherd wieder ausgeglichen oder schon von einem Übergewicht der spezifischen Abwehrleistung abgelöst worden ist, müssen wir uns dem radikaleren Verfahren der direkten Herdreaktion zuwenden.

Sonst legen wir die stärkste Waffe unausgenützt aus der Hand. Wer diese stärkste Waffe nicht kennt, der kennt auch nicht die aussichtsreichsten Indikationen der spezifischen Tuberkulosebehandlung.

Die Indikationsstellung, welches der beiden Verfahren wir zunächst anwenden sollen, ist nach meiner Überzeugung die wichtigste Grundlage jeder zielbewußten spezifischen Tuberkulosetherapie. Wir werden uns daher mit dieser Indikationsstellung in den folgenden Abschnitten noch eingehend zu befassen haben. Wir wollen nur schon hier im voraus betonen, daß diese Indikationsstellung durchaus nicht immer leicht ist. Besonders bei der Lungentuberkulose ist es durchaus nicht immer möglich, durch eine einmalige Zustandsdiagnose zu entscheiden, ob es sich um Herde mit Neigung zur Progredienz oder ausschließlich um Herde mit ausgesprochener Heilungstendenz handelt. Wenn wir von den beiden Extremen der rein cirrhotischen und sicher exsudativen Prozesse absehen, dann wird diese Diagnose in vielen Fällen erst durch eine entsprechende Beobachtung des Patienten möglich.

Eine weitere wertvolle und rascher arbeitende diagnostische Hilfe haben uns die in den letzten Jahren errungenen Fortschritte der Röntgendiagnostik gebracht (vgl. S. 306). Ihre Ausnützung aber erfordert großes röntgentechnisches Können, so daß sie heute für die allgemeine Praxis noch nicht zugänglich sind. Die durchschnittliche Qualität der heutigen Röntgendiagnosen, wie ich sie aus den verschiedensten Instituten verschiedener Länder zu sehen bekomme, gibt die dazu nötigen genauen Differenzierungen sicher nicht.

Die Gesetzmäßigkeiten der Allgemeinreaktion.

IX. Stärkere Allgemeinreaktionen treten sehr häufig im direkten Anschluß an stärkere Stichreaktionen und fast stets bei sinnfällig nachweisbaren Herdreaktionen auf.

Wir führen die Allgemeinreaktion auf die Resorption toxisch wirkender Substanzen zurück, die dann entstehen, wenn der Reaktionsablauf an der Injektionsstelle oder im tuberkulösen Herd nicht rasch und vollkommen vor sich geht. Der Ausdruck der lokalen Wirkung dieser toxischen Substanzen ist die (anaphylatoxische) Entzündung, die als Stichreaktion und Herdreaktion in Erscheinung tritt. Starke Stichreaktionen und sinnfällig wahrnehmbare Herdreaktionen bedeuten also die Bildung dieser anaphylatoxischen Reaktionsprodukte in größerer Menge. Es ist daher bei diesen starken Stich- und Herdreaktionen die Möglichkeit für die Resorption größerer Mengen dieser anaphylatoxischen Substanzen und damit auch die Vorbedingung für das Zustandekommen stärkerer sinnfälliger Allgemeinreaktionen gegeben.

X. Seltener treten Allgemeinreaktionen auf, ohne daß stärkere Stichreaktionen oder sinnfällige Herdreaktionen nachweisbar sind.

Für das Zustandekommen derartiger Allgemeinreaktionen sind aber doch mehrfache Möglichkeiten gegeben:

schlechte Hautreaktivität aus unspezifischen Ursachen bei generalisierender Tuberkulose ohne ausgedehntere Metastasenbildungen;

die gleichen Verhältnisse bei geringer Reaktionsempfindlichkeit ausheilender Organherde;

ungünstige Verhältnisse des Allgemeinbefindens durch interkurrente Schädlichkeiten nicht spezifischer Natur, wodurch es auch zu allgemeinen — wohl ebenfalls zum Teil unspezifischen — Überreaktionen auf spezifische Reize kommen kann.

Nicht hierher gehören die von neurasthenischen und hysterischen Patienten häufig empfundenen subjektiven Beschwerden mannigfacher Art, die angegeben werden, ohne daß eine Stich- oder Herdreaktion nachweisbar geworden wäre. Eine scharfe Trennung von psychogenen Reaktionen und spezifischen Überempfindlickeitserscheinungen allgemeiner Natur ist hier meist unmöglich. Auf ihre praktische Bedeutung für den Verlauf der Behandlung wird noch näher eingegangen werden.

Eine Allgemeinreaktion kann in drei Phasen verlaufen, die zwar nur selten deutlich zu beobachten sind, die aber manchmal in der Temperaturkurve zum Ausdruck gelangen, wenn man häufige Temperaturmessungen vornehmen läßt.

Erste Phase: Temperatursteigerung durch Resorption anaphylatoxischer Substanzen aus der Stichreaktion.

Zweite Phase: Temperatursteigerung durch humorale Reaktionen unter Bildung anaphylatoxischer Substanzen.

Dritte Phase: Temperatursteigerung durch Resorption anaphylatoxischer Substanzen aus der Herdreaktion.

Es ist natürlich nicht möglich, diese Phasen streng voneinander zu trennen. Die lokale anaphylatoxische Entzündung der Stichreaktion, die ja mehrere Tage anhalten kann, wird noch wirksam sein, während schon humorale Reaktionen einsetzen; und die anaphylatoxische Herdentzündung wird schon wirksam werden, während die beiden anderen Vorgänge noch im Ablauf begriffen sind. Immerhin findet man aber bei protrahierten Herdreaktionen manchmal ein sehr auffälliges Absinken und Wiederansteigen der Temperatur, das nach meiner Ansicht auf diese drei aufeinander folgenden und ineinander eingreifenden Phasen zurückzuführen ist.

Beispiel:

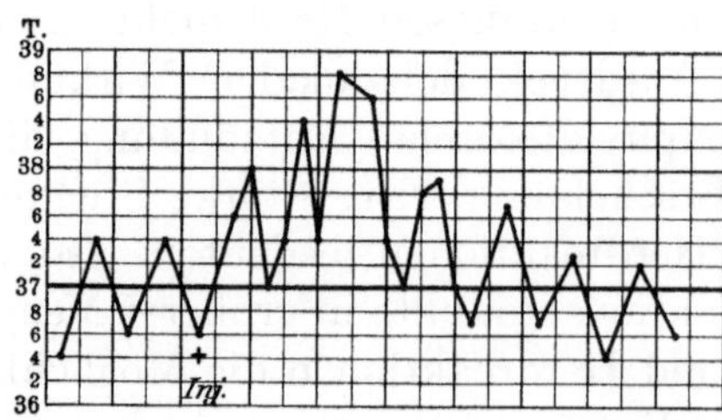

Abb. 1.

Nodöse Oberlappenphthise; subfebril. Protrahierte dreiphasige Allgemeinreaktion mit Herdreaktion auf 0,3 mg AT.

XI. Stärkere Allgemeinreaktionen verlaufen nahezu regelmäßig unter Temperaturerhöhung. Schwächere Allgemeinreaktionen können auch ohne Temperaturerhöhung, in manchen Fällen unter Temperaturerniedrigung ablaufen.

Wir finden, wie schon erwähnt (Abschnitt V), die gleichen Gesetzmäßigkeiten wieder, die Schittenhelm und Weichardt (296) für die anaphylatoxische Vergiftung nach typischer Eiweißanaphylaxie experimentell festgestellt haben.

Diese Gesetzmäßigkeiten werden durch eine Erfahrungstatsache, die von W. Müller (218) therapeutisch technisch verwertet wurde, lehrreich gestützt. Müller konnte nämlich die Beobachtung machen, daß man eine febrile Allgemeinerkrankung nach einer bestimmten Dosis vermeiden kann, wenn man diese Dosis halbiert und an verschiedenen Körperstellen injiziert.

Erklärung: Eine bestimmte Dosis, die früher von einem bestimmten Zellgebiet nicht rasch und vollkommen kompensiert wurde, wird von dem doppelt so großen Zellgebiet mit doppelt so großer Abwehrleistung nun rascher und vollkommener bewältigt. Die Reaktionsprodukte von anaphylatoxischer Wirkung gelangen nur mehr in geringerer Menge in den Kreislauf, und es kommt daher auch keine febrile Allgemeinreaktion mehr zustande. Es handelt sich also im Prinzip um die Verteilung eines Reizes auf einen größeren Teil der verfügbaren cellulären Abwehrleistung außerhalb des Krankheitsherdes.

Müller hat diese Beobachtung so ausgelegt, daß die fiebererregenden Gifte des Tuberkulins in der Haut zurückgehalten werden.

Warum macht aber dieses fiebererregende Gift in 100fach höherer Dosis bei einem anderen Kranken kein Fieber?

Auch ich habe diese geteilten Injektionen nach W. Müller öfter angewendet und gefunden, daß es in manchen Fällen tatsächlich gelingt, febrile Allgemeinreaktionen zu vermeiden. In anderen Fällen bleibt die Allgemeinreaktion überhaupt aus; und wieder in anderen Fällen treten trotz der geteilten Injektion fieberhafte Allgemeinreaktionen auf.

Das ist ja durch die wechselnden immunbiologischen Verhältnisse bei den einzelnen Kranken, namentlich durch die wechselnde Leistungsfähigkeit der allgemeinen cellulären Immunität, ohne weiteres erklärlich. Nur wenn die quantitativ verdoppelte celluläre Abwehrleistung auch wirklich rasch einen kompensierenden Reaktionsablauf bieten kann, werden die Allgemeinreaktionen ganz ausbleiben. Wenn die verdoppelte celluläre Abwehrleistung nicht ganz genügt, werden leichtere Allgemeinreaktionen — meist ohne Fieber — auftreten. Wenn auch die verdoppelte celluläre Abwehrleistung nicht genügt, werden die febrilen Allgemeinreaktionen im wesentlichen gleich bleiben.

Die Annahme einer an sich fiebererregenden Substanz ist durch nichts berechtigt. Wir wissen doch, daß das Fieber durch mannigfache chemische, toxische, mechanische und elektrische Reize (Wärmestichversuch!) auf die wärmeregulierenden nervösen Zentren zustande kommt. Wir beob-

achten ja oft an unseren Kranken, daß leichte Allgemeinreaktionen auch
ohne Fieber, schwerere Allgemeinreaktionen meist mit Fieber zu verlaufen
pflegen. Die afebrile Allgemeinreaktion nach geteilten Injektionen ist
nichts anderes als eine quantitativ abgeschwächte Allgemeinreaktion. Für
die Annahme einer qualitativen Verschiedenheit fehlt nach meiner
Ansicht jede Begründung.

Das wichtigste klinische Symptom für die Beurteilung der
Allgemeinreaktion im besonderen und des gesamten Reaktionsablaufes ist das Fieber.

Das Fieber ist bei der Tuberkulose nicht als einheitlicher Vorgang
aufzufassen, sondern wir müssen drei Entstehungsmöglichkeiten auseinanderhalten (v. Hayek [121]):

1. Fieber durch rein humorale Reaktionen (rein humoral
   anaphylatoxisches Fieber); die künstlich zugeführten oder
   natürlich gebildeten Reizintensitäten sind zu groß, um reaktionslos
   überwunden zu werden, und zu klein, um Herdreaktionen hervorzurufen. Es fehlen progrediente Herde.

Klinisches Bild: Neu auftretende oder verstärkte anaphylatoxische
Erscheinungen ohne Herdreaktionen.

Fiebertypus:

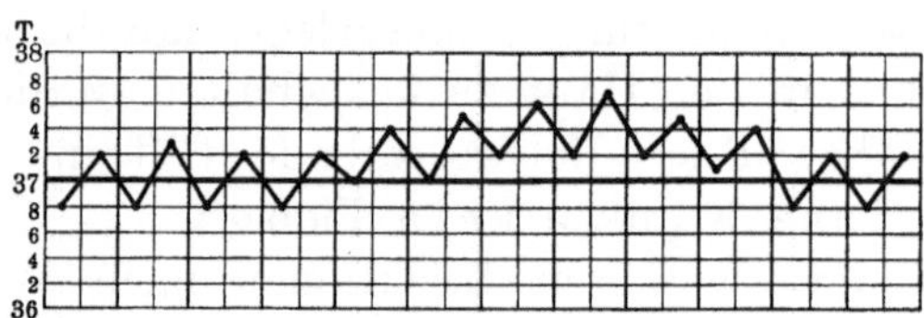

Abb. 2.

Therapie: Energische Reaktionsbehandlung, entweder durch spezifische
oder unspezifische Reize oder durch kräftige körperliche Leistungen
(„Autotuberkulinisation").

Der verstärkte Reiz wirkt entfiebernd, weil an Stelle der Überreaktion
eine adäquate Reaktion durch gesteigerte Abwehrleistung eintritt.

Reaktionstypus:

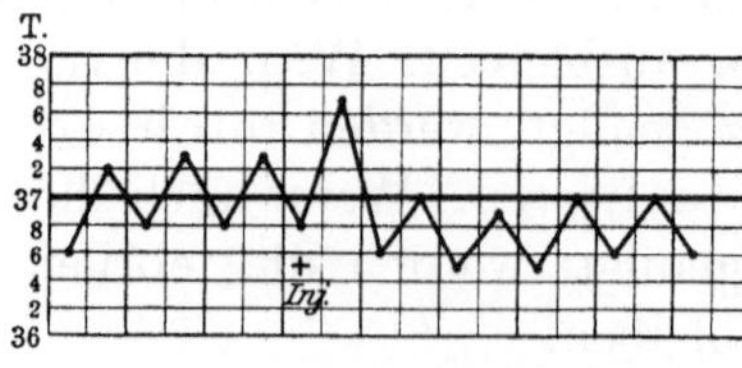

Abb. 3.

2. Herdreaktionsfieber: Bei der Entstehung desselben handelt es
   sich entweder um eine spontane Entzündung progredienter Herde

oder um die Zuführung von Reizintensitäten, die zu einer stärkeren Herdreaktion führen. In beiden Fällen ist das Herdreaktionsfieber von humoralem Fieber begleitet.

Beim künstlich hervorgerufenen Herdreaktionsfieber müssen wir folgende klinisch wichtige Möglichkeiten unterscheiden:

a) Der Herd ist stark reizüberlastet (progredienter Herd): Die ungenügende Abwehrleistung der Zellen wird durch künstliche Reize nur neuerdings schwer belastet.

Handelt es sich um chronisch progrediente Herde, so bleibt der Schaden meist gering, denn die hier noch gegebene Fähigkeit zu kräftigen Abwehrleistungen wird nach einiger Zeit das Gleichgewicht wieder herstellen. Derartige Reaktionen sind in der Praxis der spezifischen Behandlung kaum vollständig zu vermeiden. Sie mahnen uns aber, bei der weiteren Behandlung jede reaktive Reizung des progredienten Herdes strengstens zu unterlassen.

Klinisches Bild: Deutlich nachweisbare Herdreaktion mit protrahierter Allgemeinreaktion.

Reaktionstypus:

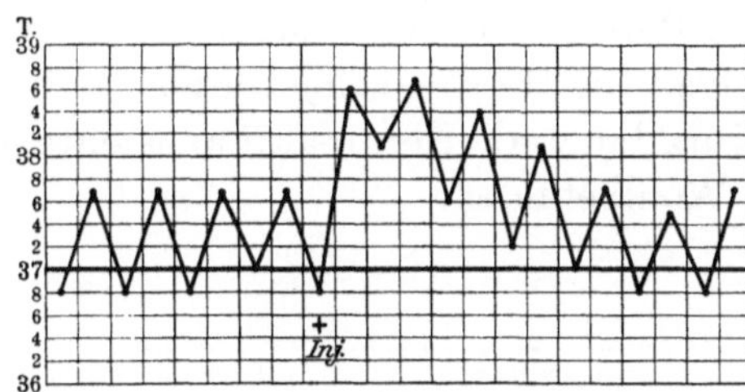

Abb. 4.

In den böseren Fällen (typischer Tuberkulinkunstfehler), die sich aber bei richtiger Indikationsstellung (vgl. Abschnitt XIV) vermeiden lassen, ist die starke Herdreaktion von einer ausgesprochenen Progredienz des Prozesses mit dauernd verstärkten Allgemeinerscheinungen und erhöhtem Fieber gefolgt.

Indizierte Therapie: Vorsichtiger Versuch, die celluläre Abwehrleistung außerhalb des Herdes zu erhöhen (z. B. Partialantigene nach Deycke-Much, Percutantherapie mit schwachen Konzentrationen).

b) Der Herd ist in immunbiologischem Gleichgewicht (stationärer Herd): der an den Herd gelangende Reiz bewirkt eine anaphylatoxische Entzündung im Herd, denn es wird nicht rasch und vollkommen genug kompensiert. So kommt es zu einer Herdreaktion und Allgemeinreaktion. Dann aber führt der Reiz zur Erhöhung der cellulären Abwehrleistung im Herd selbst, und die Herdreaktion endet mit einem ausgesprochenen Nutzen für den Heilungsprozeß im Herd.

Klinisches Bild: Herdreaktion mit rasch abklingender Allgemeinreaktion.

Reaktionstypus:

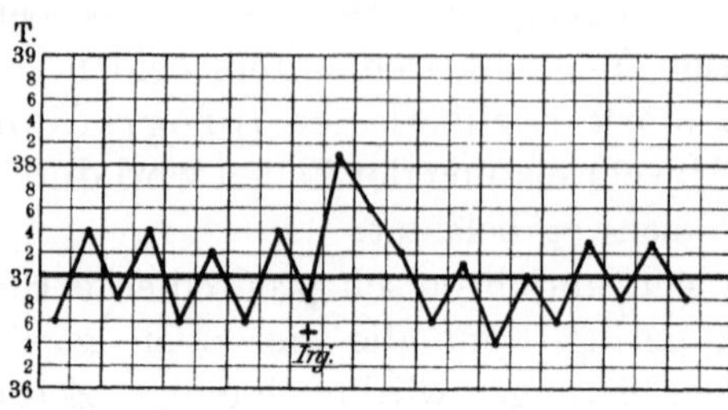

Abb. 5.

Indizierte Therapie: Weitere Reaktionsbehandlung mit sehr langsam
und vorsichtig gesteigerter Dosierung.

 c) Der Herd verfügt bereits über ein Übergewicht der cellulären Abwehrleistung (Herd mit Heilungstendenz): Der Reiz, der den Herd
  trifft, wird je nach der Dosis entweder reaktionslos kompensiert
  oder führt zu kurzdauernden leichteren Herdreaktionen. Auch hier
  hat der gesetzte Reiz eine neue Verstärkung der cellulären Abwehrleistung zur Folge. Die Herdreaktion fördert so die Heilungstendenz.

Klinisches Bild: Kurz dauernde Herdreaktion, leichte Allgemeinreaktion,
nachher subjektives Wohlbefinden.

Reaktionstypus:

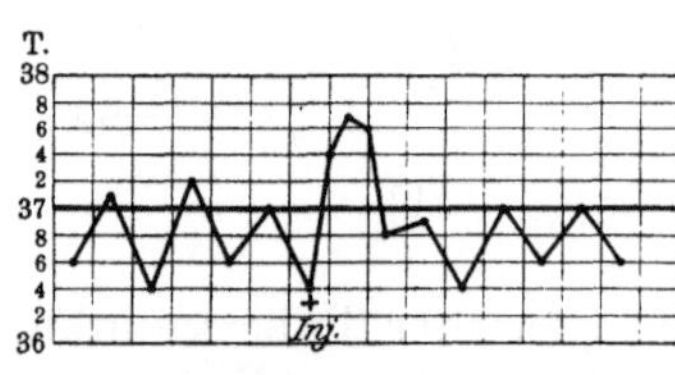

Abb. 6.

Indizierte Therapie: Energisch steigende Dosierung, solange keine zu
starken Herdreaktionen auftreten. Nicht bei zu kleinen Dosen stehen
bleiben. Diese führen mit der Zeit zu unerwünschten Überempfindlichkeitserscheinungen (typischer Fehler der prinzipiellen Allergisten).

 3. Fieber durch giftige Abbauprodukte von zerstörtem Körpereiweiß (septisches Fieber): Septisches Fieber kommt naturgemäß nur bei progredienten Herden zustande. Nur in solchen
  Herden kommt es ja zu einer ausgedehnteren Zerstörung von Körpergewebe. Bei septischem Fieber ist daher gleichzeitig auch immer
  spezifisches Herdreaktionsfieber und humorales anaphylatoxisches
  Fieber vorhanden.

Jeder künstliche Reiz, der den Herd direkt trifft, ist ein Kunstfehler.

Indizierte Therapie: Vorsichtigste Versuche zur Erhöhung der cellulären Abwehrleistung außerhalb des Herdes (Partialantigene, Percutantherapie mit schwachen Konzentrationen).

Klinisches Bild: Progrediente Tuberkulose mit ihren wechselvollen Erscheinungsformen.

Dies sind die immunbiologischen Grundtypen des Fiebers bei der Tuberkulose und bei den Reaktionen der spezifischen Behandlung. Sie zeigen aber in Wirklichkeit natürlich nicht immer den angegebenen typischen Verlauf. Wir greifen ja mit unserer Therapie nicht in einen ruhenden Zustand, sondern in den ruhelosen Fluß immunbiologischer Vorgänge ein. Während wir unsere Injektionen machen und ihre Wirkung beobachten, bleibt der natürliche Abwehrkampf gegen die Tuberkulose nicht stehen. Mit den künstlich gesetzten Reaktionen der spezifischen Behandlung kombinieren sich vielfach auch spontane Reaktionen. So wird nur zu häufig das Bild unklar. Mit steigender Übung gelingt es aber auch, aus diesen atypischen Reaktionen die richtige Deutung zu finden und damit auch Klarheit für das weitere therapeutische Handeln zu gewinnen.

Einige Beispiele seien angeführt.

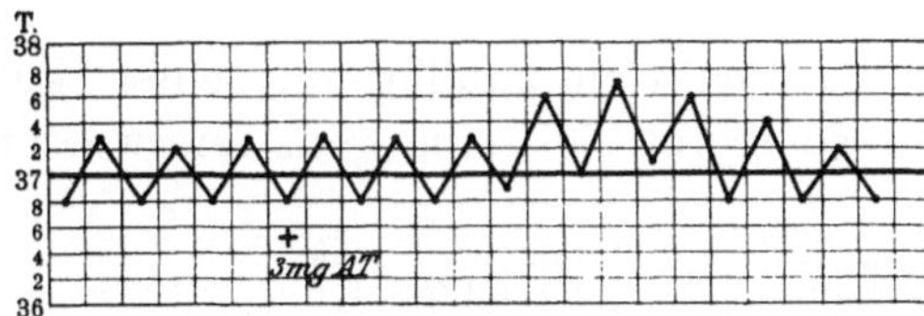

Abb. 7.

Ist nicht mehr eine künstlich hervorgerufene Reaktion, sondern eine Spontanreaktion oder ein nicht spezifischer Zwischenfall.

Weitere Therapie: Reaktion abklingen lassen, dann gleich Antigendosis wiederholen.

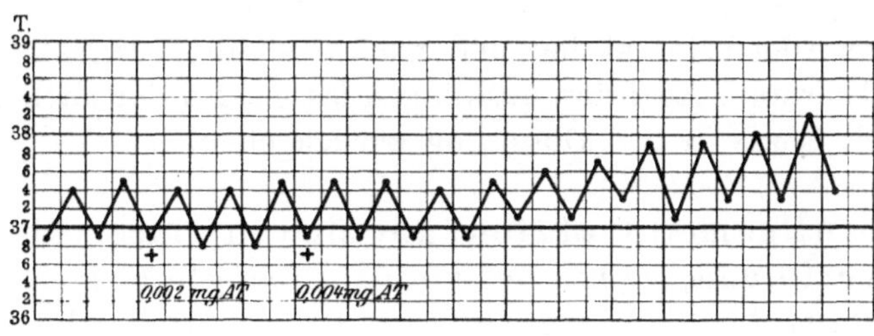

Abb. 8.

(Ausgedehnte Induration mit frischeren Herden): Ist spontane Verschlechterung.

Weitere Therapie: Die Entwicklung des Prozesses abwarten; dann eine neue Indikationsstellung nötig.

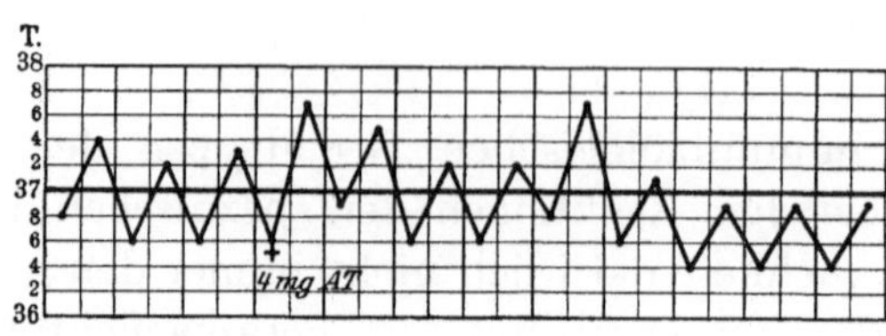

Abb. 9.

(Cirrhotisch-nodöse Phthise mit Heilungstendenz).

Ist nicht künstlich erzielte Entfieberung, sondern spontane Autotuberkulinisation (dreistündiger Spaziergang) mit nachfolgender Erhöhung der cellulären Abwehrleistung.

Weitere Therapie: Fortsetzung der Behandlung mit energischer, aber sorgfältig abwägender Dosensteigerung.

Fällt eine spontane Reaktion zufällig mit einer künstlich hervorgerufenen zusammen, so ergibt sich eine ganz unerwartete Summierung.

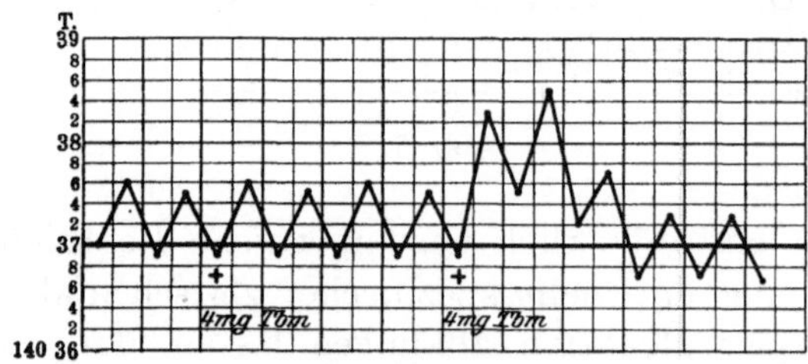

Abb. 10.

Bisher 2 mg, 3 mg, 4 mg, 4 mg Tbm mit deutlicher Stichreaktion und ohne stärkere Allgemeinreaktion und nachweisbare Herdreaktion.

Weitere Therapie: Reaktion ausklingen lassen, bei der nächsten Injektion eventuell etwas in der Dosierung zurückgehen.

XII. Die Allgemeinreaktion läßt sich in klarer Abgrenzung nur dann verfolgen, wenn bei spontanem gleichmäßigem Reaktionsverlauf durch die gesetzten Reize eine scharfe Reaktionsänderung eintritt. Bei progredienter Tuberkulose und namentlich bei Schwerkranken geht sie in den spontanen Überempfindlichkeitserscheinungen spezifischer und nicht spezifischer Natur mehr oder minder verloren, oder ist doch von diesen spontanen Krankheitserscheinungen nicht deutlich zu trennen.

Die Allgemeinreaktion nach der Einverleibung spezifischer Bazillenpräparate bietet keinerlei charakteristische Symptome, sondern verläuft unter Erscheinungen, die uns überall dort entgegentreten, wo toxische Substanzen irgendwelcher Natur in den Kreislauf gelangen. Schon wenn wir bei einem chronisch Tuberkulösen mit subfebrilen Temperaturen und leichteren spontanen Allgemeinerscheinungen eine künstlich hervorgerufene Allgemeinreaktion beobachten, sind wir nur auf die mehr oder minder deutliche Verstärkung der schon bestehenden spontanen Symptome angewiesen. Namentlich das Wiederabklingen der Allgemeinreaktion ist schon in diesen Fällen meist nur undeutlich festzustellen. In allen jenen Fällen aber, wo es sich um stärker progrediente tuberkulöse Prozesse handelt, die ja immer mit spontanen Allgemeinerscheinungen verlaufen, wird es vielfach unmöglich werden, leichtere künstlich gesetzte Allgemeinreaktionen festzustellen. Geradeso wie auch leichtere Herdreaktionen in derartigen Fällen unter den mannigfachen physikalischen Erscheinungen vorgeschrittener Lungenprozesse verloren zu gehen pflegen.

Starke Allgemeinreaktionen, die in solchen Fällen noch deutlich zum Ausdruck kommen, müssen wir aber bereits als einen Kunstfehler bezeichnen. Sie sagen uns, daß wir die Reizdosis und Reizqualität unrichtig gewählt haben. Der spezifische Reiz kann und darf in allen diesen Fällen nicht mehr anstreben als den Versuch, die celluläre Immunität außerhalb des progredienten Herdes zu erhöhter Abwehrleistung anzuregen. Diese erhöhte Abwehrleistung kommt klinisch dadurch zum Ausdruck, daß die spontanen Allgemeinreaktionen geringer werden (Entlastungsreaktion).

Verstärkte Allgemeinreaktionen bedeuten hier, daß wir die celluläre Abwehrleistung zu stark belastet haben. Die ganze Reaktion hat zu einem Nutzen für die Tuberkulose ausgeschlagen.

Wir haben bei Aufstellung des letzten Satzes betont, daß die spezifische Allgemeinreaktion bei progredienter Tuberkulose auch von nicht spezifischen Allgemeinerscheinungen verdeckt werden kann. Das Zustandekommen dieser nicht spezifischen Allgemeinerscheinungen wird ohne weiteres verständlich, wenn man sich die Vorgänge vor Augen hält, die sich bei einer progredienten Tuberkulose abspielen. Unausgesetzt gehen Körperzellen zugrunde. Bei der Verkäsung und bei der eitrigen Einschmelzung des Lungengewebes durch Mischinfektion mit Eitererregern werden ständig große Mengen von Körpereiweiß unter Bildung giftiger Abbauprodukte, deren chemischen Charakter wir ja heute kennen, zerstört. Die Mischinfektion mit Eitererregern führt also zu septischen Prozessen, die an sich nichts mehr mit den spezifischen Reaktionsvorgängen zu tun haben. Kurzum, wir haben bei der progredienten Tuberkulose, die bereits ausgedehntere Gewebszerstörungen verursacht, eine Kombination von toxischen Schädlichkeiten vor uns, die alle zu den äußerlich gleichen, nicht

charakteristischen Erscheinungen führen wie eine spezifische Allgemeinreaktion.

Wir können, wie schon erwähnt, eine spezifische Allgemeinreaktion
überhaupt nur dann mit Sicherheit feststellen, wenn sie bei einem im
wesentlichen stationären und entsprechend beobachteten klinischen Zustand
des Kranken im direkten Anschluß an die Injektion auftritt. Auch dann
müssen wir immer darauf bedacht sein, gleichzeitig auftretende Allgemeinerscheinungen, die sich auf irgendeinen zufälligen Zwischenfall nicht
tuberkulöser Natur beziehen, auszuschließen. Jede stärkere Magenver-
stimmung z. B., jeder kleine septische Prozeß (z. B. Peridontitis, chronische
Tonsillitis u. dgl.) kann eine Allgemeinreaktion vortäuschen, wenn derartige Zwischenfälle zufällig zeitlich zusammentreffen. Zu erwähnen sind
hier auch die prämenstruellen Temperatursteigerungen bei Frauen. Wir
dürfen nie darauf vergessen, daß alle Prozesse, bei welchen bakterielle
und nicht bakterielle Gifte zur Resorption gelangen, die gleichen wenig
charakteristischen Allgemeinerscheinungen hervorrufen, wie sie uns bei
der spezifischen Allgemeinreaktion entgegentreten.

Mit dieser gedrängten Darstellung der wesentlichen Gesetzmäßigkeiten
im Auftreten der drei Reaktionsgruppen haben wir jene sinnfälligen
Reaktionserscheinungen kennen gelernt, die als Grundlagen für die rationelle
Durchführung spezifischer Behandlungsmethoden nötig sind. Nur durch
Zusammenfassung dieser Einzelheiten nach immunbiologischen Richtlinien können wir die Technik der spezifischen Tuberkulosebehandlung so
beherrschen lernen, daß es möglich wird, in die laufenden Immunitätsreaktionen zugunsten des menschlichen Körpers einzugreifen. Sonst bleibt
besonders die spezifische Tuberkulosetherapie tatsächlich ein Zufallsspiel,
bei dem die zugeführten Reize nur zu oft zugunsten der Tuberkulose
ausschlagen. So setzt die spezifische Tuberkulosetherapie immer eine
entsprechende ärztliche Beobachtung des Patienten voraus. Auch dabei
ist, wie wir noch eingehend besprechen werden, Übung und Organisation,
wie überall im menschlichen Leben, eine Grundbedingung für den praktischen Erfolg. Wer diese Beobachtung gut geübt und gut organisiert
hat, für den genügt ein zusammenfassender Blick über die Einzelheiten,
um ein wesentlich richtiges Bild zu erhalten. So ist bei entsprechender
Übung auch die ambulante Durchführung der spezifischen Behandlung
in vielen Krankheitsstadien durchaus möglich und empfehlenswert. Und
angesichts der langen Zeitdauer — oft Jahre —, bis sich als biologischer
Abschluß starke positive Anergie erzielen läßt, ist gerade die ambulatorische spezifische Behandlung von ganz besonderer Bedeutung.

Bevor wir uns in den nächsten Abschnitten mit der differenzierten
Indikationsstellung spezifischer Behandlungsmethoden beschäftigen, wird
es gut sein, vorher einige praktisch wichtige Richtlinien festzustellen und

zu erläutern, welche für die Durchführung der spezifischen Behandlung von grundlegender Bedeutung sind. Auch hier wollen wir diese Richtlinien in kurzen Leitsätzen zusammenfassen.

1. **Die spezifische Tuberkulosebehandlung muß alle schädlichen Reaktionen vermeiden, aber mit der Tuberkulose stets in Fühlung bleiben.**

Reaktionsbehandlungen, die sich ständig **unter** der Reaktionsschwelle halten, sind nicht nur zwecklos, sondern führen in der Regel bei längerer Fortsetzung nur zu unerwünschten Überempfindlichkeitserscheinungen, indem sie die gegebene Abwehrleistung belasten, **ohne** einen genügend starken Reiz zu einer **überkompensierenden** Abwehrleistung zu setzen.

2. **Nützlichkeit und Schädlichkeit spezifischer Reaktionen lassen sich Schritt für Schritt verfolgen. Das wichtigste Kennzeichen ist neben warnenden Herdreaktionen ungünstigen Verlaufes das Zunehmen oder Abnehmen der Überempfindlichkeitserscheinungen.**

Dabei liegen scheinbar sich widersprechende Gegensätze hart nebeneinander. Eine Zunahme der Überempfindlichkeitserscheinungen kann bedeuten: zu starker Reiz und zu schwacher Reiz.

Auf zu starken Reiz folgt adäquate Überreaktion.

Indikation: Fernhaltung weiterer Reize.

Auf ständig zu klein bleibende Reize folgt asthenische Überreaktion.

Indikation: adäquate Reizverstärkung.

Ein klares Urteil, ob es sich um zu starke oder zu schwache Reize handelt, erhalten wir **nur** durch die entsprechende Beobachtung des Patienten, die die richtige qualitative Differentialdiagnose des histologischen Herdcharakters mit der Beobachtung der Allgemeinreaktion des Gesamtorganismus zu einem Ideenkomplex vereint.

3. **Man gebe keine neue Reizdosis, bevor nicht künstliche oder spontane Reaktionen ausgeklungen sind, oder bevor sich die neue Einstellung eines geänderten Reaktionsablaufes klar gekennzeichnet hat. Man beginne nicht mit einer spezifischen Behandlung, bevor nicht bestehende spontane Reaktionsvorgänge entsprechend beobachtet und nach Möglichkeit geklärt worden sind.**

Es sind von verschiedenen Seiten Vorschläge gemacht worden, die Wirkungen **günstiger** Reaktionen dadurch zu verstärken, daß man noch im Verlauf der entstandenen Reaktion eine neue Reizdosis zuführt. Der Gedanke scheint einigermaßen bestechend, und auch ich habe einige Zeit derartige Versuche gemacht. Ich bin aber wieder von ihnen abgekommen. Einen wesentlichen Nutzen habe ich nicht gesehen, wohl aber wachsende Unklarheiten und unerwünscht starke Reaktionen. Selbst unter günstigen

Verhältnissen, die für dieses Verfahren das beste Indikationsgebiet darstellen (Schwinden von Überempfindlichkeitserscheinungen unter energischer Dosensteigerung), kommt es zu unerwünschten Zwischenfällen. Nur zu oft stößt man plötzlich auf eine ganz unerwartete, unerwünscht starke Herdreaktion, die das wieder zunichte macht, was etwa an schnellerem Nutzen erzielt wurde.

Direkt kontraindiziert ist aber dieses Verfahren in allen jenen Fällen, wo wir schon im voraus mit stärkeren Herdreaktionen zu rechnen haben. Auch bei den absolut günstigen Herdreaktionen können wir erst nach dem Abklingen derselben wissen, wann und wieweit wir die nächste Reizdosis steigern dürfen, ohne unerwünscht starke und protrahierte Herdreaktionen und Allgemeinreaktionen hervorzurufen. Nur aus der Stärke und nach dem mehr oder minder raschen Abklingen solcher Reaktionen können wir ermessen, wie stark wir mit der nächsten Injektion die gegebene celluläre Abwehrleistung belasten dürfen.

Über die Pausen, die man zwischen den einzelnen Tuberkulininjektionen einhalten soll, kann ich nach meinen Erfahrungen eine Durchschnittsregel angeben, die sich mir in der ambulatorischen Praxis bewährt hat. Es sei aber betont, daß diese Durchschnittsregel in vielen Fällen das Optimum nicht trifft. In vielen Fällen ist es, je nach dem individuellen Krankheitsverlauf, wünschenswert, von dieser Durchschnittsregel nach dieser oder jener Richtung abzugehen.

Nicht anwendbar ist diese Durchschnittsregel bei streng ,,anaphylaktisierenden“ Behandlungsmethoden (Partialantigene, Tubar usw.), wo die Injektionen in ein- bis zweitägigen Pausen erfolgen müssen, um ein allmähliches ,,Einschleichen“ bis zur Reaktionsgrenze zu erzielen.

Sonst sieht die Durchschnittsregel folgende Pausen vor:

Bei kleineren Dosen (etwa bis zu 1 mg eines Tuberkulins): 3—4 Tage nach reaktionsloser Injektion, oder 3—4 Tage nach vollkommenem Abklingen einer Reaktion (chronische Infiltrationen im subkutanen Gewebe nach einer starken Stichreaktion gelten nicht mehr als Stichreaktion).

Bei mittleren Dosen (etwa 1—50 mg eines Tuberkulins): 5—7 Tage nach reaktionsloser Injektion oder 5—7 Tage nach dem vollkommenen Abklingen einer Reaktion.

Bei hohen Dosen (über 100 mg eines Tuberkulins): 8—10 Tage nach reaktionsloser Injektion oder 8—10 Tage nach vollkommenem Abklingen einer Reaktion. (Bei den höchsten Dosen 10—14 Tage.)

Nach meinen Beobachtungen werden bei den großen Dosen meist viel zu kurze Pausen gemacht — wohl vorwiegend aus äußeren Ursachen, um die Behandlungszeit ,,abzukürzen“. Das ist durchaus unstatthaft, denn dadurch rückt die Frage ,,antianaphylaktischer Zustände“, die von den Theoretikern immer wieder aufgeworfen wird, wirklich in den Bereich praktischer Möglichkeit (vgl. Beispiel auf S. 105).

Ich benütze diese Durchschnittsregel, um die Patienten bei der ambulatorischen Behandlung für die nächste Injektion zu bestellen. Dieses Schema ist keine unbegründete Vorschrift, sondern berücksichtigt in entsprechender Weise die etwa hervorgerufenen Reaktionen. Ich sage nicht: 3, 5 und 8 Tage nach der Injektion, sondern nach einer reaktionslosen Injektion oder nach dem Abklingen irgendwelcher subjektiv oder objektiv sinnfälliger Reaktionen. Diese Reaktionen können ja entweder nur einen Tag, in vielen Fällen aber auch zwei oder drei Tage und noch länger dauern. Wenn man aber von einem Arzt hört, daß er seine Patienten von vornherein für einen bestimmten Tag zur nächsten Injektion bestellt, so ist ein derartiges Vorgehen zu willkürlich und bietet manche Fehlerquellen, die zu einem unerwünschten Reaktionsverlauf führen können. Beim Anstaltspatienten, den wir täglich zur Verfügung haben, werden wir natürlich jederzeit von diesem Durchschnittsschema abweichen, sobald es der beobachtete Reaktionsverlauf als wünschenswert erscheinen läßt. Wenn man aber von Betrieben hört, wo an einem bestimmten Tage der Woche „Injektionen gegeben" werden, so kann man mit Sicherheit daraus schließen, daß dort nicht „spezifisch behandelt", sondern schematisch Tuberkulin eingespritzt wird.

Es gibt auch keine schematische Dosensteigerung, die immer brauchbar ist. Und es gibt keine dauernde „optimale Dosis".

Die übliche schematische Dosierungsfolge 0,1, 0,15, 0,2, 0,3, 0,5, 0,7, 1,0 usw. für die dekadischen Lösungen eines Tuberkulins stimmt nur so lange, als sie zufällig den gegebenen immunbiologischen Verhältnissen entspricht. Sonst ist sie immer falsch, wenn sie auch nicht gleich schädlich zu sein braucht. Und eine dauernde „optimale" Dosis ist ein Fehlschluß der Allergisten. Sie ist die erste Reaktion, von der wir einen Nutzen sehen. Alles, was früher war, war nicht mehr als ein Tasten unter der Reizschwelle. **Die wirkliche optimale Dosensteigerung aber beginnt erst jenseits dieser scheinbar optimalen Dosis.**

Diese Tatsache bleibt auch durch jene Fälle unberührt, die scheinbar wirklich einige Zeit hindurch eine gleichbleibende optimale Dosis zeigen, über der die Reaktionen immer zu stark werden. Es handelt sich hier um chronisch stationäre gutartige Prozesse, die aber andererseits wenig Tendenz zu einer Heilung im biologischen Sinne zeigen. Die celluläre Abwehrleistung läßt sich nur schwer über ein gewisses Maß steigern. Erst bei den ganz hohen Dosen werden diese „optimalen" Dosen häufiger. Sie bedeuten ja in diesen Heilungsstadien die Fähigkeit der cellulären Abwehr, größere Reizdosen rasch und vollkommen zu kompensieren. Wir kommen mit diesen Ausführungen zu dem grundlegenden Satz:

4. Die spezifische Tuberkulosetherapie läßt sich nicht nach schematischen Vorschriften durchführen.

Das kann nicht oft genug hervorgehoben werden. Denn auch heute
ist der Glaube, daß man die spezifische Therapie nach einem allgemein
gültigen Schema betreiben kann, vielfach noch immer nicht geschwunden.
Nahezu allen käuflichen Präparaten sind derartige „Vorschriften" bei-
gelegt. Auch heute sehen wir noch in zahlreichen Veröffentlichungen,
wie Mißerfolge, die nur auf falscher Indikationsstellung oder vielmehr
auf dem Mangel jeder Indikationsstellung und auf falscher therapeutischer Technik beruhen, dem Verfahren an sich oder den verwendeten
Präparaten zur Last gelegt werden. Wir stehen demgegenüber auf dem
Standpunkt, daß eine spezifische Behandlung nur dann richtig durchgeführt werden kann, wenn die beobachteten Reaktionen zu einer fortlaufenden immunbiologischen Entwicklungsdiagnose zusammengefaßt
werden.

Mag auch die spezifische Behandlung in vielen Fällen eine scheinbar
recht schematische Dosierungsreihe geben, jedes Schema versagt, sobald
es den gegebenen immunbiologischen Verhältnissen nicht mehr entspricht.
Das haben zahlreiche Veröffentlichungen über die spezifische Therapie,
die ohne richtige Indikationsstellung und ohne entsprechende Beobachtung
der Reaktionsvorgänge betrieben wurde, freiwillig oder unfreiwillig in
klarer Weise einbekannt.

Auch einige Bemerkungen über verschiedene rein äußere technische
Kleinigkeiten der Subkutantherapie seien angefügt. Die Herstellung der
Lösungen kann hier als bekannt vorausgesetzt werden. Diesbezügliche
Vorschriften, sowie Angaben über die Haltbarkeit der verschiedenen
Präparate finden sich in jedem Lehrbuch, das über spezifische Tuberkulosetherapie handelt. Auch über die Technik der Injektion selbst ist
wohl nichts Neues zu sagen. Es ist ganz merkwürdig, wieviel über diese
ganz selbstverständlichen Dinge, die doch zu den Grundbegriffen ärztlicher Technik gehören, heute noch geschrieben wird, während die wirklichen technischen Schwierigkeiten der spezifischen Therapie auch heute
noch vielfach gar nicht erfaßt werden.

So sehen wir z. B. auch, wie manche großen Wert darauf legen, daß
die verwendete Spritze nicht nur in $^1/_{10}$ ccm, sondern in $^1/_{20}$ ccm geteilt
ist, damit „genau dosiert" werden kann. Eine solche genaue Dosierung,
für welche die fehlende Halbierung des Zehntelstriches eine Fehlerquelle
wäre, gibt es überhaupt nicht in der spezifischen Tuberkulosebehandlung. Die Forderung nach dem $^1/_{20}$-ccm-Teilstrich wird noch immer mit
großem Eifer erhoben, dafür werden aber gerne zehn- und hundertfach
zu große oder zu kleine Dosen gegeben. Es ist ganz gleichgültig, ob wir
einem Patienten z. B. 0,1 oder 0,11 mg eines Tuberkulins injizieren, aber
es ist nicht gleichgültig, wenn wir einen Patienten, der schon längst
50 mg und mehr erhalten sollte, noch immer mit fortgesetzten, die Überempfindlichkeit steigernden Zehntelmilligrammdosen quälen, weil er immer

noch Reaktionen zeigt, die merkwürdigerweise nicht schwinden wollen. Und es ist nicht gleichgültig, wenn wir einem Patienten mit einem chronisch progredienten Herd, der nach 5 mg eine leichte Reaktion gegeben hat, nach zwei Tagen 10 mg geben und uns wundern, daß eine gefährliche Herdreaktion kommt.

Auch die Frage, ob die Injektionsstelle mit einem Pflaster verklebt werden soll, beschäftigt selbst in der Literatur noch immer viele Therapeuten. Ich selbst habe mehr als 40 000 Injektionen mit verschiedenen Präparaten gemacht und betupfe nur die Injektionsstelle mit 5%iger Jodtinktur und lasse den Patienten nach der Injektion eine halbe Minute ein Stückchen reinen Zellstoff auf die Einstichstelle drücken. Unter diesen Patienten gab es Hunderte von schmutzigen Fingernägeln und verschwitzten Hemdärmeln — eine Infektion habe ich aber noch nie zu sehen bekommen.

Das sind so einige Randbemerkungen, die vielleicht ein wenig dazu beitragen, den Schwerpunkt der spezifischen Therapie von der „Technik" der Tuberkulinspritze und der subcutanen Injektion auf die Beobachtung und Analyse des Reaktionsablaufes zu verlegen.

Vielleicht kommt dann doch endlich allgemein die Erkenntnis, daß die spezifische Tuberkulosebehandlung nur nach immunbiologischen Richtlinien möglich ist; daß sie eine fortlaufende immunbiologische Entwicklungsdiagnose darstellt; daß es bei ihr kein starres Schema gibt und nie ein solches geben wird; daß „einen Tuberkulösen richtig immunbiologisch behandeln" nicht mehr und nicht weniger heißt, als in die natürlichen Immunitätsreaktionen zugunsten des menschlichen Körpers und zu ungunsten der Tuberkulose eingreifen; und daß es daher eine Unsinnigkeit ist, von einer bestimmten Zahl von Injektionen einen bestimmten klinischen Erfolg zu erwarten, während vielleicht ein Drittel der zugeführten Injektionen fehlerhaft war und vielleicht sogar Reaktionen zugunsten der Tuberkulose gegeben hat.

Eines können wir aber nicht oft genug hervorheben. Die spezifische Tuberkulosetherapie ist ein Verfahren, das man nicht jedem Ungeübten nach schematischen Vorschriften in die Hand geben soll. Und wenn auch die Möglichkeit einer Schematisierung der Behandlung selbst mit dem weiteren Ausbau differenzierter Methoden vielleicht Fortschritte machen wird, die Indikationsstellung, wie wir spezifisch behandeln sollen, wird sich beim wechselvollen Verlauf der Tuberkulose niemals schematisieren lassen.

Die verschiedenen spezifischen Präparate sind nicht (wie etwa subcutane Arseninjektionen) chemische Substanzen von bestimmter pharmakodynamischer Wirkung, deren Intensität in gerader Proportion mit der Dosierung steigt. Sie sind immunbiologische Reaktionskörper, in deren Wirkung die beiden extremen, scheinbar widersinnigen Gegensätze, Schaden und Nutzen, vielfach hart nebeneinander liegen.

Das Arndt-Schulzsche Gesetz, daß kleine Reizdosen anregen, große lähmen, läßt sich hier, wie schon erwähnt, nicht in starrer Weise anwenden, weil sich die Begriffe „groß" und „klein" hier nie absolut fassen lassen, sondern durchaus in jedem Einzelfall von dem zur Zeit gegebenen, so außerordentlich wechselvollen spezifischen Reaktionszustand abhängig sind.

X. Die Differenzierung der spezifischen Behandlung.

Die große Zahl von Präparaten, die zur spezifischen Behandlung der Tuberkulose hergestellt wurden, wird von vielen als ein Armutszeugnis der spezifischen Tuberkulosebehandlung gedeutet. Ich erblicke hingegen in der großen Zahl dieser Präparate mehr eine naturgemäße Folge der Schwierigkeiten, die uns die Tuberkulose bietet, und der rastlosen, wenn auch nicht immer glücklichen Arbeit, die auf diesem Gebiete geleistet worden ist.

Noch vieles andere an den Methoden unserer Tuberkulosebekämpfung ist sehr unvollkommen. Und am wenigsten wird jemand von der spezifischen Tuberkulosebehandlung heute behaupten wollen, daß sie den Gipfel der Vollkommenheit erreicht hat.

Wir sehen auf allen Gebieten menschlichen Schaffens, und gerade auf solchen, auf deren Vollkommenheit wir sehr stolz sind, das eifrige Bestreben, immer Besseres zu leisten. Wir sehen, daß zum Beispiel gerade in den hochentwickelten Industriezweigen eine technische Verbesserung in rastloser Folge die andere ablöst. Es klingt also auch hier wieder deutlich die eigentümliche kritische Verneinung heraus, wenn man gerade nur wieder bei der spezifischen Tuberkulosetherapie die Herstellung zahlreicher Präparate plötzlich als „Armutszeugnis" erklärt.

Es fällt nicht in den Rahmen dieses Buches, alle spezifischen Präparate aufzuzählen und zu würdigen, die größere praktische Bedeutung erlangt haben. Es erübrigt sich dies um so mehr, als derartige Zusammenstellungen an anderen Stellen, zum Beispiel in dem bekannten Lehrbuch der spezifischen Therapie von Bandelier und Röpke, in ausgezeichneter Durchführung zu finden sind.

Wir wollen hier nur ganz kurz das Wesentliche des Entwicklungsganges festhalten, um auch für diese Seite des Problems ein zusammenfassendes Verständnis zu gewinnen.

Wir haben in den vorhergehenden Abschnitten die verwickelten, in vielen Einzelheiten noch ungeklärten Verhältnisse und Erscheinungsformen der „Tuberkuloseimmunität" kennen gelernt. Wir haben gesehen, welch große Schwierigkeiten oft zu überwinden sind, damit die durch spezifische Reize künstlich hervorgerufenen Reaktionen auch wirklich zugunsten des menschlichen Körpers ausschlagen.

Der Gedanke war da naheliegend, diese Schwierigkeiten durch Veränderung der Präparate zu vermindern. Und tatsächlich haben die praktischen Erfahrungen gelehrt, daß sich die verschiedenen Präparate zu diesen Schwierigkeiten auch verschieden verhalten. Wie wir sehen werden, sind wir heute schon in der Lage, wertvolle Gesetzmäßigkeiten in dieser Richtung zu erkennen und praktisch zu verwerten.

Und dieses Bestreben, einerseits über die gegebenen objektiven Schwierigkeiten besser hinwegzukommen, andererseits bestimmte Teilerscheinungen der spezifischen Reaktionsvorgänge besser zu verwerten, war letzten Endes das hauptsächlichste treibende Moment, immer wieder neue Präparate für die spezifische Tuberkulosebehandlung herzustellen. Und bewegten sich auch viele dieser Bestrebungen auf Bahnen, die wir heute als zwecklos und irreführend erkennen, so sind alle diese Bestrebungen doch sicher — kein Armutszeugnis —, sondern verdienstvolle Versuche, eine wertvolle Sache zu verbessern.

Ihren Ausgangspunkt nahm diese Entwicklung von den unerwünschten Eigenschaften des Alttuberkulins, die der therapeutischen Technik so große Schwierigkeiten boten und welche die schweren Schäden der ersten Tuberkulinära begünstigt hatten. Diese unerwünschten Eigenschaften des Alttuberkulins gipfeln in dem Satz: zu starke Herdreaktionen in progredienten Herden. Auch Kraemer (160), der wohl sehr reiche Erfahrungen mit dem Alttuberkulin gesammelt hat, sicherlich über eine ausgezeichnete therapeutische Technik verfügt, und grundsätzlich am Alttuberkulin festhält, empfindet diese Schwierigkeiten, wie wir aus seinen Ausführungen deutlich entnehmen können. Denn wenn wir uns damit helfen, daß wir nur kleinste AT-Dosen verwenden, um unerwünschte Herdreaktionen zu vermeiden, so liegt es auf der Hand, daß diese schwächsten Reizstärken in anderer Hinsicht gewisse Vorteile unausgenützt lassen werden (z. B. möglichst intensive Beeinflussung der Hautreaktivität).

Schon Robert Koch war, wie wir wissen, bestrebt, das Alttuberkulin zu verbessern. Die Anschauung, daß die fieberhaften Überempfindlichkeitserscheinungen durch die Albumosen des Alttuberkulins erzeugt werden, führte zur Herstellung des albumosefreien Tuberkulins. Das Bestreben, eine „Immunisierung" gegen alle Bestandteile der Tuberkelbacillen zu erzielen, gab den Anstoß zur Herstellung des Neutuberkulins. Dieses enthält die zentrifugierten Bestandteile mechanisch zertrümmerter Bacillenleiber, während das Alttuberkulin bekanntlich nur einen Extrakt aus abgetöteten Bacillen darstellt.

Die Entdeckung der humoralen Immunitätsreaktionen gaben dann Anlaß zur Herstellung neuer Präparate. In der Neutuberkulin-Bacillenemulsion sehen wir das Bestreben, die Agglutination, bei der sensibilisierten Bacillenemulsion die agglutinierende, präcipitierende und bakteriotrope Wirkung des Höchster Tuberkuloseserums zu verwerten. Landmann (176) legte Wert darauf, in seinem Tuberkulol durch fraktionierte

Extraktion der Tuberkelbacillen bei niedrigen und hohen Temperaturen alle extrahierbaren Stoffe ohne Verlust zu gewinnen. Beranek (26) wiederum wollte in seinem Tuberkulin alle immunisierenden Substanzen des Bacillenleibes vereinigen und dabei die „Giftstoffe" des Alttuberkulins ausschalten.

Dann kamen die Bestrebungen, durch kulturelle Veränderung der Tuberkelbacillen mittels eigener Züchtungsverfahren neue Tuberkuline von milderer Wirkung herzustellen. So entstanden das Tuberkulin Rosenbach (280) und das Tuberkulomucin Weleminsky (360).

Seit dem Meinungsstreit über die Art- und Virulenzverschiedenheit zwischen den Perlsuchtbacillen der Rindertuberkulose und den menschlichen Tuberkelbacillen wurde auch die große praktische Bedeutung der Tiertuberkulose und ihrer Beziehungen zur Menschentuberkulose immer mehr erkannt. Und in den letzten zwei Jahrzehnten hat auch auf diesem Gebiete eine intensive Forschungsarbeit eingesetzt.

So konnte Arloing (3) durch seine Versuche an verschiedenen Tierarten zeigen, daß menschliche Tuberkelbacillen unter wesentlichen Schwankungen ihrer Virulenz und unter Änderung ihrer biologischen Eigenschaften fähig sind, sich den wechselnden biologischen Verhältnissen in artverschiedenen Tierorganismen anzupassen. Auf dieser Grundlage entstanden die Perlsuchttuberkuline C. Spenglers (320). Die wichtige Frage blieb aber noch offen, ob diese biologischen Veränderungen durch Tierpassage für den betreffenden Tuberkelbacillenstamm einen dauernden Virulenzverlust gegenüber dem Menschen mit sich bringen oder ob ein solcher Tuberkelbacillenstamm unter Umständen fähig bleibt, seine Virulenz für den Menschen wiederzugewinnen. Neue wichtige Ergebnisse in dieser Richtung brachte die Erforschung der Kaltblütertuberkulose. Und diese Forschungsergebnisse zeigten, daß auch hier höchst wechselvolle biologische Verhältnisse vorliegen.

Bis zum Jahre 1897 wurde vielfach angenommen, daß Kaltblüter gegen Tuberkulose immun seien. Die mehrfachen Versuche französischer Forscher, Frösche und Fische mit menschlichen Tuberkelbacillen zu infizieren, hatten zu keinen sicher positiven Ergebnissen geführt.

Weitere Versuche lehrten nun, daß menschliche Tuberkelbacillen in die Bauchhöhle von Fröschen und Fischen gebracht, bereits nach 11 Tagen starke biologische Veränderungen zeigten, indem sie nur bei Temperaturen zwischen 12° und 25° kulturell gediehen und auch für Meerschweinchen nicht mehr virulent waren. Wurden aber die infizierten Fische und Frösche schon innerhalb der ersten Tage getötet, so zeigten die aus den Organen wiedergewonnenen Bacillen noch Wachstum bis zu Temperaturen von 42° und waren für Meerschweinchen stark virulent.

Die folgenden Jahre brachten weitere interessante Arbeiten auf diesem Gebiete. So konnte Moeller (203) Blindschleichen mit menschlichen Tuberkelbacillen infizieren und aus der Milz der getöteten Tiere Kulturen züchten, die am besten bei 22⁰ und über 30⁰ überhaupt nicht mehr wuchsen, und die auch nach wiederholter Warmblüterpassage keine Wiedergewöhnung an die höheren Säugetiertemperaturen mehr zeigten. Lubarsch gelang die Infektion von Fröschen mit Säugetiertuberkelbacillen. Die aus den Organen der infizierten Frösche wiedergewonnenen Bacillen erwiesen sich bis zu einer Zeit von drei Wochen für Meerschweinchen noch virulent. Wurden aber die Bacillen erst nach sechs bis acht Wochen aus dem Froschorganismus wiedergewonnen, so waren sie bereits für das Meerschweinchen unschädlich. Nach zwei Monaten wuchsen die wiedergewonnenen Bacillen am besten bei 28⁰, paßten sich aber im Gegensatz zu dem Blindschleichentuberkelbacillenstamm Moellers durch Warmblüterpassage wieder an höhere Temperaturen an und wurden für Säugetiere wieder pathogen.

Großes praktisches Interesse erlangten diese Arbeiten über die biologische Veränderung menschlicher Tuberkelbacillen durch Kaltblüterpassage, seitdem mehrere Forscher den Versuch unternahmen, nicht virulente Kaltblütertuberkelbacillenstämme zur Heil- und Schutzimpfung gegen die Tuberkulose des Menschen zu verwenden.

Unter den Bestrebungen, die Kaltblütertuberkulose zur Behandlung der menschlichen Tuberkulose zu verwenden, haben nur der erwähnte Blindschleichen-Tuberkelbacillenstamm von Moeller und die Schildkröten-Tuberkelbacillenstämme von Friedmann größere praktische Bedeutung erhalten. Der Blindschleichenstamm schien besonders deshalb empfehlenswert, weil er sich auch bei wiederholter Warmblüterpassage nicht mehr an den Säugetierorganismus anpaßt, sondern bei Temperaturen über 25⁰ abstirbt. Nach anfänglichen Erfolgen kam aber Moeller, wie er mit rühmenswerter Selbstkritik berichtet, am Tier und Menschen zu immer weniger befriedigenden Ergebnissen. Ebenso zeigt auch Klopstock (151), der die von ihm benützte Schildkrötentuberkelbacillen-Vaccine (Chelonin) mit der Friedmannschen Vaccine für identisch hält, eine sehr kritische Stellungnahme zu diesem interessanten Problem.

Um so mehr steht heute das Friedmannsche Verfahren im Mittelpunkt des Interesses — leider aber nicht nur eines wissenschaftlichen Interesses.

Schon die Art der Propaganda, die mit dem Mittel betrieben wurde, und die üblen Zufälle mit bakteriologisch verunreinigten Präparaten, die im Jahre 1912 zur polizeilichen Schließung des Friedmannschen Institutes in New York führten, gaben volle Berechtigung, sich gegenüber diesem Präparat sehr vorsichtig zu verhalten. Heute ist aber das Friedmannsche Mittel, wie die Vorgänge in der Sitzung der preußischen Landesversammlung vom 18. September 1919 gezeigt haben, sogar zu einem „Politikum" geworden.

Trotz alledem muß auch hier volle Objektivität im Interesse der Sache gewahrt bleiben. Und dies ist auch geschehen. Nachdem sich eine Zeit-

lang auch durchaus vertrauenswürdige Stimmen gemehrt hatten, die zu
einer Weiterarbeit mit dem Mittel aufforderten, haben die ablehnenden
Urteile in den letzten zwei Jahren wieder stark zugenommen. Und die
neuerdings einsetzende allzu unkritische Propaganda der „Friedmann-
Anhänger" hat der Sache sicherlich auch nicht genützt. Und trotzdem
die Herstellung des Präparates heute einwandfreier zu erfolgen scheint,
konnten Heymann und Koike (127) noch im Jahre 1921 starke Schwankungen im Gehalt an toten und lebenden Keimen sowie bedenkliche
bakterielle Verunreinigungen feststellen. Nichtsdestoweniger kann meines
Erachtens ein wirklich abschließendes Urteil über die praktische Verwertbarkeit der Grundidee heute noch nicht gegeben werden. Auf bestimmte biologische Momente, die nach meinen Anschauungen die Zukunft
des Friedmannschen Mittels nicht sehr aussichtsreich erscheinen lassen,
werde ich im XIII. Abschnitt (S. 330) noch näher eingehen.

Sicher ist die Verwendung von Kaltblüter-Tuberkelbacillen zur Behandlung der menschlichen Tuberkulose ein sehr interessantes und beachtenswertes Problem. Ebenso sicher aber noch ein ungelöstes
Problem.

Die Politik soll jedoch auf diesem Gebiete schweigen und die Wissenschaft mit allzu billigen demagogischen Methoden verschonen. Die
Methode ist aber selbst für die heutige Zeit etwas zu seicht, für ein Heilverfahren dadurch Reklame zu machen, daß man durch die Tagespresse
der Bevölkerung schwungvolle Artikel vorsetzt, daß ein sicheres, allgemein
anwendbares Heilmittel gegen die Tuberkulose gefunden worden sei, eine
rückständige Regierung aber dem Volke diese segensreiche Entdeckung
vorenthalten habe.

Es läßt sich heute noch nicht mit wissenschaftlichen Methoden entscheiden, ob uns die Schildkröten Friedmanns den großen Segen einer
wirklich durchgreifenden erfolgreichen Tuberkulosebekämpfung bieten
können. Sicher ist aber, daß sie uns auch auf dem Gebiete der Wissenschaft den Weg in einen Sumpf kulturellen Niederganges weisen, wenn
es Methode werden würde, wissenschaftliche Meinungsgegensätze nicht
mehr mit wissenschaftlichen, sondern mit politischen Machtmitteln aus-
zukämpfen.

Eine andere Richtung weisen die Versuche, den Tuberkelbacillus biochemisch zu einer leichter resorbierbaren Form aufzuschließen. Auch diese
Versuche reichen bereits auf R. Koch zurück. Das experimentell und
praktisch in dieser Richtung am besten fundierte und durchgearbeitete
Präparat sind die Partialantigene nach Deycke-Much.

Deycke und Much suchten den Tuberkelbacillus in biochemisch
differenzierte Bestandteile zu zerlegen. Es gelang ihnen durch Aufschließung der Bacillen mittels verdünnter Milchsäure unter Abscheidung
eines Filtrates (L) drei Körpergruppen darzustellen, die sich chemisch als

Eiweiß (A), Fettsäurelipoid (F) und Neutralfett (N) charakterisieren ließen. Diese Stoffe zeigten sowohl im Tierversuch als auch am tuberkulösen Menschen eine spezifische Antigenwirkung und wurden von ihren Herstellern als die Partialantigene des Tuberkelbacillus bezeichnet.

Die große Mehrzahl der Veröffentlichungen über klinische Erfahrungen mit den Partialantigenen haben sich über den therapeutischen Wert der Partialantigene bei bestimmten Indikationen günstig ausgesprochen (vgl. die Übersicht von Klare [148]). Wenn aber von Deycke-Much und ihren Schülern auch heute noch die optimistische Auffassung vertreten wird, daß die Partialantigene eine mathematische Immundiagnose und Therapie „der" Tuberkulose ermöglichen sollen, so müssen wir doch kritisch danach forschen, ob sich diese Hoffnung auf Grund der gegebenen Tatsachen auch aufrecht erhalten läßt. Sonst steht zu befürchten, daß auch den Partialantigenen das gleiche Schicksal wie allen anderen neuen Errungenschaften auf dem Gebiete der Tuberkuloseforschung beschieden sein könnte: zuerst als erschöpfende Lösung des Problems bejubelt, dann kritiklos und schematisch verwendet und schließlich unter allgemeiner Enttäuschung verworfen zu werden, bis es einer späteren Zeit vorbehalten bleibt, alles Wertvolle, das die Partialantigene bieten, wieder neu zu entdecken.

Deycke-Much und ihre Schüler heben den prinzipiellen Unterschied zwischen den Partialantigenen und den Tuberkulinen hervor. Dieser Unterschied soll in folgendem bestehen:

1. Es ist möglich, mit den Partialantigenen nicht tuberkulöse Tiere prophylaktisch zu sensibilisieren.

2. Die Partialantigene sollen allein imstande sein, alle nötigen Partialantikörper zu erzeugen, die zur Überwindung einer tuberkulösen Infektion nötig sind.

3. Sie sind frei von dem „giftigen" wasserlöslichen Rückstand, „dem reinen Tuberkulin", das der Immunität entgegenwirken soll.

Wenn wir jedoch die bisherigen Ergebnisse der Tuberkuloseforschung überblicken, so können wir diese angeblich prinzipielle Sonderstellung der Partialantigene nicht anerkennen.

Wie wir schon gesehen haben, gelingt es tatsächlich mit Tuberkulinen, welche nur dialysierbare Stoffe abgetöteter Bacillen enthalten, nicht, eine Antikörperbildung im tuberkulosefreien Organismus anzuregen. Solche Tuberkuline können nicht selbständig sensibilisieren, sondern sie sind in ihrer Wirkung an das Vorhandensein eines tuberkulösen Herdes (nicht im klinischen Sinne) gebunden. Wir können also auch mit diesen Tuberkulinen am tuberkulosefreien Tier keinen prophylaktischen Schutz gegen eine nachfolgende Infektion mit Tuberkelbacillen erzielen. Gelungen ist dies grundsätzlich jedoch nicht allein mit den Partialantigenen, sondern auch mit Präparaten, welche auch nicht dialysierbare Leibessubstanzen der Bacillen enthalten, z. B. mit Bacillenemulsionen. Ferner mit Tuberkulinen, welche aus hochvirulenten Tuberkelbacillen hergestellt werden, z. B. mit dem Landmannschen Tuberkulol. Und ebenso auch mit chemisch oder biologisch abgeschwächten Tuberkelbacillen (Di Donna [56], Noguchi [227], Selters „Vitaltuberkulin" [314] u. a.).

Auch das Bestreben, gewisse „giftige", die therapeutische Wirkung hemmende Bestandteile auszuschalten, war, wie wir schon gesehen haben, bei der Herstellung anderer Antigenpräparate eine maßgebende Richtlinie.

Deycke-Much waren gewissermaßen bestrebt, die Aufschließung, die der Tuberkelbacillus im tierischen und menschlichen Organismus erfährt, damit die verschiedenen Teilantigene zur Wirkung gelangen können, im Reagensglas nachzuahmen. Ihre Versuche haben gelehrt, daß die Herstellung der Partialantigene nur unter ganz bestimmten Versuchsbedingungen bei Anwendung verdünnter organischer Säuren gelingt, während andere Chemikalien, z. B. Cholin, Neurin usw., zu anderen Abbauprodukten oder zur vollständigen Auflösung der Bacillen führen.

Es stellt aber auch die Aufschließung mit verdünnter Milchsäure doch nur eine unter anderen Möglichkeiten dar, die Tuberkelbacillen in verschiedene Antigengruppen zu zerlegen. Und daß die Partialantigene wirklich die „allein berechtigten Antigene" der Tuberkelbacillen sein sollen, und daß sie immer den natürlichen, im tuberkulösen Körper spontan entstehenden Teilantigenen entsprechen, ist doch nicht gut anzunehmen. Der Tuberkelbacillus wird im menschlichen Körper doch kaum auf chemischem Wege durch Milchsäureaufschließung, sondern wohl in erster Linie durch bakteriolytische, fermentative und phagocytäre Vorgänge aufgeschlossen werden. Und diese Prozesse werden wohl kaum zu den gleichen konstanten Partialantigenen führen wie die künstliche Milchsäureaufschließung.

Der künstlich konstruierte prinzipielle Unterschied zwischen den Partialantigenen und den Tuberkulinen, daß die Partialantigene „die" heilenden Antigene sein sollen, während die Tuberkuline nur ein „Mischmasch" von giftigen Antigenen, verunreinigt mit heilenden Antigenen, darstellen sollen, ist doch kaum aufrecht zu erhalten. Der tuberkulöse Körper ist bei der Spontanheilung imstande, aus den Tuberkelbacillen die natürlichen „heilenden" Antigene zu ziehen. Warum soll er sich dann nicht auch die verschiedenen Tuberkuline, die doch alle Mischungen verschiedener Bacillenbestandteile darstellen, nutzbar machen können? Die praktischen Erfahrungen der spezifischen Therapie haben ja dies auch trotz der bestehenden Schwierigkeiten und Unsicherheiten wohl zur Genüge bewiesen.

Die prinzipielle therapeutische Brauchbarkeit des Tuberkulins ist heute wohl eine allgemein anerkannte Tatsache, die ich durch den nach meiner Ansicht sehr wichtigen Satz ergänze: Die Tuberkuline sind therapeutisch mit Erfolg verwendbar, solange keine aus irgendeinem Grunde unerwünschten Herdreaktionen die Verwendung erschweren oder unmöglich machen.

Im streng biochemischen Sinne mögen ja alle Tuberkulinerfolge nur „Zufallstreffer" sein. Wir wissen ja nicht, ob sie in jedem speziellen Falle die günstigste Form sind, um dem tuberkulösen Körper die gerade nötigsten Teilantigene zu bieten, und ob sie diese gerade wichtigsten Teilantigene auch wirklich enthalten. Das ist aber bei keiner biologischen Reizbehandlung anders. Auch hier nehmen die Partialantigene durchaus keine Sonderstellung ein.

Behandelt man Tuberkulöse in einem immunbiologischen Stadium, in dem sie schon oder noch nach positiver Anergie verlangen, mit den Partialantigenen, so kann man nach meinen Erfahrungen eine lange Serie von Injektionen ohne jeden reaktiven oder klinischen Erfolg verabreichen. Oder es stellen sich bei stark allergischen Tuberkulösen allmählich Zeichen einer unerwünscht starken Überempfindlichkeit (langsam steigende Temperaturen) ein, die nach den Vorschriften Deycke-Muchs zum Abbrechen der Behandlung zwingen (vgl. Beispiel Fall 34, S. 259).

Fischl (66) u. a. sind an einem großen, mit Partialantigenen behandelten Krankenmaterial ebenfalls zu diesen gleichen Erfahrungen gekommen wie ich. Bei den rein cirrhotischen Formen der Lungentuberkulose steht der therapeutische Effekt der Partialantigene hinter dem der Tuberkuline zurück.

Und diese praktischen Erfahrungen stimmen in ausgezeichneter Weise mit unseren theoretischen Anschauungen überein. Die Partialantigentherapie ist ein ausgesprochen „anaphylaktisierendes" Verfahren. Sie kann in ihrer jetzigen Form nur so lange nützen, als es für den Kranken von Nutzen ist, die Allergie zu erhöhen. Die Partialantigene lassen uns also mitten in der Tuberkulose im Stiche.

Und nun erinnern wir uns, daß Deycke-Much bei der Herstellung der Partialantigene ein wasserlösliches Filtrat (L) ausscheiden. Dieses Filtrat erwies sich am tuberkulös infizierten Meerschweinchen — genau so wie das Alttuberkulin — als „giftig". Und Deycke-Much haben die wasserlöslichen Bestandteile dieses Filtrates als das „reine Tuberkulin" bezeichnet. Sie sprechen diesem Filtrat jeden therapeutischen Wert ab und meinen, daß diese wasserlöslichen Bestandteile die „Immunisierung" durchkreuzen. Im Gegensatz zu den Partialantigenen, welche die allein berechtigten Immunkörper darstellen sollen.

Und damit kommen wir auf jene theoretischen Anschauungen, in denen ich Much keine Gefolgschaft zu leisten vermag, weil sie nicht mit den Erfahrungen am tuberkulösen Menschen in Einklang zu bringen sind, und weil sie nach meiner Ansicht wesentliche immunbiologische Zusammenhänge in ganz willkürlicher Weise auslegen.

Es ist dies die Trennung von Giftempfindlichkeit und Immunkörperempfindlichkeit.

Wenn wir diese Trennung konsequent verfolgen, dann kommen wir zunächst auf ganz unhaltbare theoretische Vorstellungen. Wenn wir „giftige" und „heilende" Antigene der Tuberkelbacillen annehmen, dann müßte sich das ganze Problem einer spontanen Tuberkuloseheilung letzten Endes auf folgendes Prinzip bringen lassen. Das entscheidende Moment könnte dann nur darin liegen, ob die Tuberkelbacillen mehr „heilende" oder mehr „giftige" Antigene produzieren. Im ersten Falle würde immer Heilung eintreten, im zweiten Falle wäre der betreffende Mensch immer rettungslos verloren. Das ganze Tuberkuloseproblem würde auf biologischen Eigentümlichkeiten der Tuberkelbacillen beruhen — so wie die Lehre von der tuberkulösen Disposition versuchte, das Tuberkuloseproblem durch Eigentümlichkeiten der menschlichen Körperbeschaffenheit zu erklären.

Die Unterscheidung zwischen „heilenden" und „giftigen" Antigenen ist aber auch nach den Erfahrungen am tuberkulösen Menschen unhaltbar. Nach dem Standpunkte Muchs müßten wir die Spontanheilung damit erklären, daß die Giftwirkung des Tuberkulins — des „giftigen" Antigens — von den Immunkörpern — den „heilenden" Antigenen — glücklich überwunden worden ist. Wie kommt es aber dann, daß nach tausendfacher klinischer Erfahrung Kranke mit einem, wie wir sehen werden, immunbiologisch recht eindeutig charakterisierbaren Krankheitsbild auf die Behandlung mit diesem schädlichen Gift so außerordentlich günstig reagieren ? Und wenn Much hier wieder sagt: nur deshalb, weil die gebräuchlichen Tuberkuline keine reinen Tuberkuline sind, sondern Beimengungen von Immunkörpern enthalten; wieso kommt es dann, daß die reinen Immunkörper, die Partialantigene, in solchen Fällen praktisch im Stiche lassen, indem sie entweder überhaupt unter der Reaktionsschwelle bleiben oder allmählich zu unerwünschten Überempfindlichkeitserscheinungen führen ?

Das Tuberkulin wirkt „giftig" am Meerschweinchen mit akut verlaufender Tuberkulose und ebenso am Menschen, der an akut fortschreitenden tuberkulösen Prozessen leidet. Es ist in der ungeheuren Dosis von 20 000 mg für den tuberkulosefreien Säugling (Engel und Bauer [59]) und in der noch gewaltigeren Dosis von 50 000 mg am tuberkulosefreien Meerschweinchen (Ruppel [283]) vollkommen indifferent. Und es wirkt nach tausendfacher Erfahrung bei bestimmten chronischen tuberkulösen Prozessen in ausgezeichneter Weise heilend. — Hoffnungslose Widersprüche! — und doch so leicht lösbar, da wir sehen, daß auch Much in den alten historischen Erbfehler aller Tuberkuloseforschung verfallen ist, eine Teilerscheinung für das Ganze zu setzen.

Die akute, künstlich hervorgerufene Tuberkulose des Meerschweinchens, für die der wasserlösliche Rückstand L, das reine Tuberkulin, giftig war; die schwerer progredienten Formen menschlicher Tuberkulose, an denen die Partialantigene als therapeutisch gut wirksam erprobt sind, diese

Krankheitsstadien und Krankheitsformen waren wieder einmal „die" Tuberkulose.

Aber wie grundverschieden, ja geradezu entgegengesetzt sind solche progrediente tuberkulöse Prozesse immunbiologisch gegenüber einer chronischen Tuberkulose mit Heilungstendenz! Bei der progredienten Tuberkulose besteht eine Unterlegenheit der Abwehrleistung, sonst wäre ja die Tuberkulose nicht progredient. Alles kommt darauf an, stärkere Allergie zu erzeugen, die Zellen zu besserer Reaktionsfähigkeit zu bringen. Hier zeigen die Partialantigene gute Erfolge. Bei der Tuberkulose von chronischem Verlauf und mit einiger Heilungstendenz besteht Allergie als Zeichen des noch unentschiedenen Kampfes, der erst dann für den Körper gewonnen ist, wenn die positive Anergie einsetzt. Hier versagen die Partialantigene in der therapeutischen Praxis und das „giftige" Tuberkulin leistet gute Dienste. Ich habe den Vorschlag gemacht, die Richtigkeit dieses Gedankenganges durch klinische Versuche zu überprüfen. Tuberkulöse, bei welchen eine positive Anergie anstrebende Behandlung indiziert ist und bei welchen kräftige Herdreaktionen nicht gescheut zu werden brauchen (Indikationen im Abschnitt XIV), müßten mit dem wasserlöslichen Rückstand L behandelt werden. Natürlich darf dabei die Dosierung keine „anaphylaktisierende" sein.

Inzwischen ist das L auch in den Handel gebracht worden. Leider aber in einer Form und mit Vorschriften, welche die Durchführung einer positive Anergie anstrebenden Behandlung ausschließen. Es soll nur „die Giftempfindlichkeit in Ausnahmefällen" durch schwache und schwächste L-Reize behoben werden. Es wundert mich nicht, durch P. Zobel aus der Klinik Deyckes zu hören, daß die L-Behandlungen auf dieser Grundlage durchwegs zu Mißerfolgen geführt haben.

Alle Antigene eines Krankheitserregers, d. h. alle Reizwirkungen, die von ihm ausgehen, sind Gifte, wenn der Angriff stärker ist als die Abwehr, und alle Antigene wirken heilend, wenn der Antigenreiz zur Erstarkung der Abwehr führt. Der Begriff „Gift" ist bei den immunbiologischen Reaktionen etwas durchaus Relatives.

Die Unterscheidung zwischen „giftigen" und „heilenden" Antigenen entspringt nur einem subjektiven, egozentrischen Standpunkt, der objektiv unhaltbar ist. Auch der Blitz zerstört menschliches Leben und Gut, während wir der Dynamomaschine viel Nützliches verdanken. Aber auch hier können wir in der Physik nicht eine „nützliche" und „schädliche" Elektrizität unterscheiden. Denn das Wesen der elektrischen Energie bleibt immer das gleiche, mag sie nun zum Nutzen oder zum Schaden des Menschen in Wirkung treten. Und auch das Wesen des immunbiologischen Abwehrkampfes bleibt immer das gleiche, mag er nun für den menschlichen Körper günstig oder ungünstig ausschlagen.

Worin besteht nun die „Giftwirkung" des Alttuberkulins bei der progredienten Tuberkulose?

Nur in seiner starken Reizwirkung, die unter gewissen Umständen günstig, unter anderen Umständen aber — und dies besonders bei der zu starken reaktiven Reizung progredienter tuberkulöser Krankheitsherde — ungünstig zur Geltung kommt.

Die Partialantigene können sensibilisieren, ohne den tuberkulösen Herd so stark wie das Alttuberkulin zu reizen. Sie können bei drohender negativer Anergie jede Möglichkeit einer erhöhten Abwehrleistung außerhalb des Herdes besser anregen. Ihre Dosierung ist so ausgearbeitet, daß von kleinsten Dosen, die unter der Reizschwelle liegen, vorsichtig einschleichend gestiegen wird, bis die ersten cellulären oder humoralen Überempfindlichkeitserscheinungen auftreten. Dann muß nach den Vorschriften die Behandlung abgebrochen werden.

Warum behandelt dann Much nicht weiter?

Weil dann seine „ungiftigen" Partialantigene auch „giftig" werden würden (vgl. Fall 34, S. 259). Nur viel langsamer als das Tuberkulin.

So fällt die trennende Kluft auch hier wieder in sich selbst zusammen. Auch die Muchsche „Giftüberempfindlichkeit" mündet schließlich in die schädlichen Überreaktionen auf unrichtig indizierte und dosierte Reize. Auch hier tritt die Reizstärke schließlich als entscheidendes Moment in den Vordergrund. Die Muchsche Giftüberempfindlichkeit ist die anaphylatoxische Vergiftung.

Die praktische Bedeutung der Partialantigene soll durch diese Einschränkung ihres Indikationsgebietes und durch die teilweise Ablehnung ihrer theoretischen Grundlagen keineswegs herabgesetzt werden.

Die Differenzierung in biochemisch verschiedene Antigengruppen, die den Partialantigenen das äußerlich Charakteristische gibt, und auf die Deycke-Much das Hauptgewicht gelegt haben, ist aber nach meiner Ansicht zwar theoretisch interessant, aber praktisch nicht sehr wichtig. Das MTbR ist eine gut verwertbare, aufgeschlossene Bazillenemulsion.

Die Deycke-Muchsche Schule hat zwar versucht, aus den verschiedenen Erscheinungsformen der Intracutanreaktion und aus gewissen histologischen Unterschieden weitgehende Schlüsse auf die biologische Bedeutung der einzelnen Partialantigene zu ziehen; sie ist aber dabei zu den widersprechendsten Ergebnissen gekommen.

Und auch der Rückschluß von der Intracutanreaktion auf die Immunitätsverhältnisse in den tuberkulösen Krankheitsherden ist nur eine theoretische Hoffnung, die sich nicht erfüllte. Die Möglichkeit dieses Rückschlusses wird heute nahezu von allen Seiten mit Recht abgelehnt.

Diese Möglichkeit könnte nur gegeben sein, wenn unveränderliche Beziehungen zwischen dem Reaktionszustand der Haut und der Krankheitsherde bestünden. Dies ist aber, wie wir im IX. Abschnitt gesehen haben, nicht der Fall. Es kann auch bei progredienten Herden lange Zeit gute Hautimmunität bestehen. Und es können umgekehrt gutartige Prozesse von schlechter Reaktionsfähigkeit der Haut begleitet sein.

Deycke-Much und ihre Schüler werden selbst unkonsequent, indem sie z. B. den therapeutischen Effekt der Strahlentherapie mit der Intracutanreaktion nachprüfen und diese Prüfung biochemisch differenziert verwerten wollen. Wie soll bei der Strahlenwirkung, die wir doch als einen ganz allgemeinen unspezifischen Reiz auffassen müssen, eine Erhöhung der Immunität zustande kommen? Doch wieder nur dadurch, daß der tuberkulöse Organismus eben fähig ist, unter der erregenden Strahlenwirkung auf die natürlichen Antigenreize kräftiger zu antworten. Er ist also auch hier wieder imstande, aus dem „Mischmasch" der vorhandenen natürlichen Antigene diejenigen nutzbar zu machen, die für eine Erhöhung der spezifischen Abwehrleistung nötig sind.

Die Beziehungen zwischen Hautreaktivität gegen die Partialantigene und dem durch die weitere Entwicklung des Organprozesses gegebenen klinischen Verlauf lassen sich in folgenden Sätzen zusammenfassen:

> I. Gelingt es, bei progredienter Tuberkulose die Allergie zu erhöhen (positive dynamische Immunität (W. Müller [217]), so kommt auch meist ein guter klinischer Erfolg zustande.

Beispiele:

Fall 30. J. B. (25 J.), Eisenbahnbediensteter.

Anamnese: Juni 1915 eingerückt; früher wegen allgemeiner Körperschwäche militärfrei; Oktober 1915 bis November 1916 im Feld; dann wegen Lungenleiden ins Spital.

Befund bei der Übernahme (Juli 1917): beiderseitige nodöse Oberlappenphthise; keine ausgesprochenen Kavernenerscheinungen; chronische trockene Pleuritis; intermittierend febril; TB + +.

Intracutanreaktion [1]):

A 1 +	A 2 +	A 3 ⊖
F 1 +	F 2 +	F 3 ⊖
N 1 +	N 2 + schw.	N 3 ⊖

Therapie: Partialantigene.

Oktober 1917: Lungenbefund wesentlich gebessert; nur mehr subfebril bis zu 37,5°; 4 kg Gewichtszunahme.

A 1 + + +	A 2 + +	A 3 +	A 4 ⊖
F 1 + + + +	F 2 + + +	F 3 +	F 4 ⊖
N 1 + + +	N 2 +	N 3 +	N 4 ⊖

Januar 1918: Über der Lunge nur Zeichen chronischer Induration; nahezu keine katarrhalischen Erscheinungen; zeitweise bacillenfrei; ständig fieberfrei; 11½ kg Gewichtszunahme.

A 1 + + + +	A 2 + +	A 3 + +	A 4 schw.
F 1 + + + +	F 2 + + +	F 3 + +	F 4 +
N 1 + + +	N 2 +	N 3 +	N 4 ⊖

Aus der Anstalt entlassen.

Fall 31. A. W. (41 J.), Zimmermann.

Anamnese: März 1917 eingerückt; Juni 1917 bis März 1918 Etappendienst; dann wegen Lungenleiden ins Spital; seit drei Jahren manifest lungenkrank; familiär nicht belastet.

---

[1]) Bezeichnungen vgl. S. 97.

Befund bei der Übernahme (Mitte April 1918): noch exsudative, kavernöse Phthise beider Oberlappen; über der linken Spitze und paravertebral akute pneumonische Infiltration mit großblasigen, klingenden Rasselgeräuschen; über linkem Unterlappen chronische Pleuritis; abgeschwächtes Atmen; starke Schallverkürzung; pleurale Reibegeräusche

Intermittierend febril; TB + +.

Intracutanreaktion:

A 1 +	A 2 schw.	A 3 Θ
F 1 +	F 2 schw.	F 3 Θ
N 1 + +	N 2 +	N 3 schw.

Therapie: Partialantigene.

Ende Juni: pneumonische Infiltration zurückgegangen; sonst Lungenbefund im wesentlichen unverändert; regelmäßig subfebril: 2 kg Gewichtszunahme; TB + +.

Intracutanreaktion:

A 1 + +	A 2 +	A 3 schw.
F 1 + +	F 2 +	F 3 schw.
N 1 + + +	N 2 + +	N 3 +

Ende Juli: Infiltration vollkommen geschwunden; katarrhalische Erscheinungen wesentlich gebessert; linker Unterlappen gut aufgehellt; entfiebert; 4 kg Gewichtszunahme; TB +.

Intracutanreaktion:

A 1 + + +	A 2 + +	A 3 +	A 4 schw.
F 1 + + +	F 2 + +	F 3 +	F 4 +
N 4 + + + +	N 2 + + +	N 3 +	N 4 +

Ende Oktober: Lungenbefund außerordentlich gebessert; seit Juli ständig fieberfrei; 12 kg Gewichtszunahme; TB +.

Beginn mit Alttuberkulinbehandlung (0,0001 mg bis 0,3 mg); dann aus Familienrücksichten aus der Anstalt entlassen.

1919—1920: Nach schriftlicher Mitteilung stationärer Zustand, meist arbeitsfähig. (Befund unbekannt.)

August 1922: Nachuntersuchung; cirrhotisch ausheilende kavernöse Phthise; nahezu ständig fieberfrei; meist arbeitsfähig.

II. Gelingt es bei progredienter Tuberkulose **nicht**, die Allergie zu erhöhen (**negative dynamische Immunität**) (W. Müller), so tritt stets klinische Verschlechterung ein.

Beispiele:

Fall 32. J. P. (29 J.), Beamter.

Anamnese: 1913 zur aktiven Dienstleistung eingerückt; Oktober 1914 verwundet in russische Gefangenschaft; unter sehr schlechten Verhältnissen bis Mai 1917; dann als Invalider ausgetauscht; in Zivil immer gesund; familiär belastet.

Befund bei der Übernahme (Januar 1918): Rechts: exsudative kavernöse Spitzentuberkulose; links: chronische Induration; subfebril; TB + +.

Intracutanreaktion:

A 1 + +	A 2 +	A 3 schw.
F 1 + + + +	F + +	F 3 +
N 1 + +	N 2 +	N 3 schw.

Therapie: Partialantigene.

Im Laufe der drei nächsten Monate starke Verschlechterung; zunehmende Infiltration über dem rechten Oberlappen; ständig febril; TB + + +; 7 kg Gewichtsabnahme.

April 1918:

A 1 +	A 2 Θ	
F 1 + +	F 2 schw.	F 3 Θ
N 1 +	N 2 Θ	

Gestorben im Juni 1918.

Fall 33. F. H. (28 J.), Schuster.

Anamnese: August 1914 bis September 1915 Hinterlandsdienst; dann bis Mai 1917 im Feld; dann wegen Lungenleiden ins Spital; schon in Zivil mehrere Jahre lungenkrank; familiär belastet.

Befund bei der Übernahme (August 1917): chronisch exsudative Phthise des linken Oberlappens; febril; TB $++$.

Intracutanreaktion:

A 1 $++$	A 2 $+$	A 3 $\ominus$
F 1 $++$	F 2 $+$	F 3 $\ominus$
N 1 $+$	N 2 schw.	N 3 $\ominus$

Therapie: Partialantigene.

Bis Februar 1918 guter klinischer Erfolg: Katarrhalische Erscheinungen geringer; nur leicht subfebril oder fieberfrei; 5 kg Gewichtszunahme.

A 1 $++$	A 2 $+$	A 3 schw.
F 1 $++$	F 2 $+$	F 3 schw.
N 1 $+$	N 2 $+$	N 3 $\ominus$

Dann akute Progredienz, ausgehend von einem frischen Herd links paravertebral; rasch zunehmende Kavernenerscheinungen; unregelmäßig intermittierend febril; rapider Kräfteverfall.

Ende März 1918:

A 1 $+$	A 2 $\ominus$	
F 1 $+$	F 2 schw.	F 3 $\ominus$
N 1 schw.	N 2 $\ominus$	

Gestorben im Mai 1918.

III. Tuberkulosekranker mit genügend starker Allergie: Es besteht derzeit das immunbiologische Optimum.

In diesen Fällen treten auch mit den Partialantigenen mehr oder minder rasch unerwünscht starke Überempfindlichkeitserscheinungen auf, die zum Abbrechen der Therapie zwingen.

Beispiel:

Fall 34. P. P. (28 J.), Schlosser.

Anamnese: August 1915 eingerückt; früher wegen Lungenleiden militärfrei; Kanzleidienst bis Januar 1916; dann bis März 1918 in Russisch-Polen; dann wegen Lungenleiden ins Spital. Seit 1911 manifest lungenkrank; familiär belastet.

Befund bei der Übernahme (April 1918): links kavernöse Oberlappenphthise exsudativen Charakters; rechts ausgedehnte chronische Verdichtung des Oberlappens mit diffusen katarrhalischen Erscheinungen. Regelmäßig subfebril; TB $++$.

Intrakutanreaktion:

A 1 $+++$	A 2 $++$	A 3 $+$	A 4 $\ominus$
F 1 $+++$	F 2 $++$	F 3 $+$	F 4 $\ominus$
N 1 $++++$	N 2 $+++$	N 3 $++$	N 4 $+$

Therapie: Partialantigeninjektionen beginnend mit 0,1 ccm der entsprechenden Antigenmischung.

Bei 0,4 ccm steigende Temperaturen; bei 0,8 ccm Therapie abgebrochen.

Gestorben August 1918.

IV. „Geheilte" nach klinischer Tuberkulose mit jahrelangem Dauererfolg, klinisch gesund: in allen diesen Fällen ist ein erheblicher Grad von positiver Anergie wiedererlangt worden. Derartige Fälle sind stets auch gegen die Intracutanreaktion mit den Partialantigenen ziemlich stark anergisch (vgl. Fall 21, 22, 22a im V. Abschnitt [S. 97]).

Für den Fall 22a müssen hier noch die Intracutanreaktionen nachgetragen werden.

Der Patient zeigte folgende Intracutanreaktionen:

Bei der Übernahme (Juli 1917):

A 1 ++	A 2 +	A 3 schw.
F 1 ++	F 2 +	F 3 +
N 1 +++	N 2 +	N 2 schw.

Ende September 1917:

A 1 +++	A 2 ++	A 3 ++
F 1 +++	F 2 ++	F 3 +
N 1 +++	N 2 ++	N 3 +

Juli 1918:

A 1 ++	A 2 +	A 3 Θ
F 1 +	F 2 schw.	F 3 schw.
N 1 +	N 2 +	N 3 schw.

Auf eine Angabe, auf die man in der Literatur nicht allzu selten trifft, möchte ich noch zurückkommen. Nämlich auf die Angabe, daß die Partialantigene in progredienten Herden starke Herdreaktionen auslösen. Das widerspricht durchaus meinen Erfahrungen. Es können natürlich auch hier derartige unerwünscht starke Herdreaktionen auftreten, wenn man die Behandlung schematisch, ohne auf warnende Zeichen zu achten und ohne genügend eingehende klinische Kontrolle des Patienten fortsetzt. Aber jedenfalls ist diese Herdreizung bei den PA unvergleichlich geringer als beim Alttuberkulin. Eine Angabe jedoch, daß eine derartige Herdreaktion nach der Intracutanreaktion auftrat, scheint mir besonders beachtenswert. Eine Intracutanreaktion setzt — wenn auch intracutan — die 100 000fache bis 1 000 000fache Dosis der schwächsten Konzentrationen! So ist es erklärlich, daß unerwünscht starke Herdreaktionen zustande kommen können, obwohl ich mich persönlich nicht an einen derartigen auffallenden Fall erinnere. Immerhin ist es nach solchen Erfahrungen durchaus zweckmäßig, bei solchen Fällen, die schwer progrediente Lungenprozesse zeigen, die Intracutanreaktion lieber ganz zu unterlassen und eventuelle therapeutische Versuche mit den schwächsten Konzentrationen des MTbR in entsprechend vorsichtiger Weise unter genauester Kontrolle des Patienten zu beginnen. Wir sind dazu um so mehr berechtigt, als die Intracutananalyse nach dem bisher Gesagten die Hoffnungen einer „mathematischen Immunitätsanalyse" doch nicht erfüllt hat, sondern nur die Reaktionsweise der Haut anzeigt.

Ähnliche Bestrebungen und Gedankengänge wie den Partialantigenen liegen auch der „Masttuberkelbacilleneinheitsvaccine Tubar" nach Strubell (329) zugrunde.

Damit sind noch lange nicht alle Wege erschöpft, die versucht wurden, und noch lange nicht alle Präparate genannt, mit welchen mehr oder minder eingehende klinische Versuche gemacht wurden. Wir sehen aber schon aus diesen Beispielen, wie mannigfach die leitenden Gedanken waren, um eine Verbesserung der therapeutischen Wirkung der Antigenpräparate zu erzielen und die vermeintliche Giftwirkung des Tuberkulins abzuschwächen.

Wir sehen auch, wie recht Much (208) damit hat, wenn er betont, daß der Begriff „Tuberkulin" und „Tuberkulinreaktion" eigentlich ein Unding ist. Denn die verschiedenen Tuberkuline bestehen aus den verschiedenartigsten Bacillen- und Bouillonbestandteilen, deren chemische Zusammensetzung und therapeutische Stellung gar nicht näher bekannt ist. Wir wissen nicht mehr, als daß alle diese Tuberkuline Substanzen von spezifischer Antigenwirkung enthalten.

Wir sprechen von entgifteten und abgeschwächten Tuberkulinen. Aber die praktische Erfahrung lehrt uns, daß auch diese „entgifteten" und „abgeschwächten" Tuberkuline äußerst „giftig" und hoch reaktiv wirken können — wenn wir nur die entsprechenden immunbiologischen Versuchsbedingungen treffen. So hebt z. B. W. Müller (218) hervor, daß das albumosefreie Tuberkulin in tuberkulösen Lymphomen von bestimmtem histologischen Bau äußerst starke Herdreaktionen hervorzurufen imstande ist. Eine Angabe, die ich aus eigener Erfahrung voll bestätigen kann. Und wir haben schon eingehend gesehen, wie sehr es von den anatomischen und immunbiologischen Verhältnissen eines tuberkulösen Herdes abhängt, ob das Alttuberkulin heilend oder „giftig" wirkt.

Die Lösung des Problems ist eben sicher in anderer Richtung zu suchen als in der, in welcher wir uns bisher bewegt haben, und die sich in der einseitigen Überschätzung humoraler Antikörperreaktionen erschöpfte.

Heute wissen wir, daß alle diese humoralen Antikörperreaktionen nur sehr wechselvolle Teilerscheinungen der spezifischen Abwehrleistung sind.

Es kann nie gelingen — worum sich so viele vergeblich bemühten —, das Problem der „Tuberkuloseimmunität" durch humorale Immunitätsreaktionen restlos zu lösen. Denn alle diese humoralen Immunitätsreaktionen sind nur Funktionen der cellulären Immunität. Funktionen, die scheinbar ganz ungesetzmäßig auftreten und wieder verschwinden. Wir haben in den vorhergehenden Abschnitten verstehen gelernt, daß diese Ungesetzmäßigkeit wirklich nur eine scheinbare ist, und daß sich die humoralen Immunitätsreaktionen als solche Schritt für Schritt aus den Vorgängen des Abwehrkampfes, den die Körperzellen gegen die Tuberkulose führen, erklären lassen. Wir haben sie als einen Stoßtrupp bezeichnet, der überall dort eingesetzt wird, wo neuerdings Tuberkulosegifte in den Kreislauf gelangen. Sie sind nach Much die Träger der Zellantwort auf die Antigenreize — die freien Seitenketten nach der Theorie von Ehrlich.

Und so können wir wohl verstehen, warum auch alle Tuberkuline als erschöpfende Lösung versagen müssen. Sie leisten nicht mehr als bestimmte Teilantigenreize. Auch sie sind nicht mehr als ein Stoßtrupp an den weitausgedehnten verwickelten Linien der Tuberkulosefront.

Und doch dürfen wir sie, wie uns die Erfahrung gelehrt hat, durchaus nicht gering einschätzen.

Wie eine gelungene Stoßtruppunternehmung an der Front durch ihren Erfolg auch auf die benachbarten Frontabschnitte günstig wirkt, wie sie in fortgesetzter Durchführung schließlich den Durchbruch der feindlichen Linien erzwingen kann, so scheint es auch bei der Tuberkulose ähnlich zu gehen.

Eine günstig verlaufende Antigenreaktion ist nach den Erfahrungstatsachen am tuberkulösen Menschen imstande, auf den gesamten Immunitätszustand günstig zu wirken. Und fortgesetzte günstige Reaktionen führen endlich zu einer dauernden Erstarkung der Abwehrleistung, die dann auch im klinischen Bilde ihren klaren, objektiv faßbaren Ausdruck findet. Dabei ist es scheinbar in ziemlich weiten Grenzen recht gleichgültig, an welchem Teil des immunbiologischen Kräfteverhältnisses diese günstigen Reaktionen einsetzen. Das Maßgebende ist es, daß diese Reaktionen fortgesetzt zu gunsten des Körpers und zu ungunsten der Tuberkulose ausschlagen, bis es endlich gelingt, ein ausgesprochenes Übergewicht der Abwehrleistung über die Tuberkulosegifte zu erzielen und dieses Übergewicht ständig immer weiter zu verstärken.

Nach allen klinischen Erfahrungen am tuberkulösen Menschen ist **nicht die biochemische Differenzierung des Antigenreizes an sich** das Maßgebende, sondern ganz allgemein die Anregung der Abwehrfunktionen in noch leistungsfähigen Körperzellen, ohne daß dabei Krankheitsherde zu stark gereizt werden, deren Progredienz für den ganzen Organismus schädlich oder gar gefährlich werden könnte.

Diese Überlegung ist als logische Notwendigkeit zu bezeichnen, denn wenn es bei den spezifischen Reaktionsvorgängen wirklich nötig wäre, daß sie vollkommen fein auf verschiedene biochemische Teilreaktionen abgestimmt sein müssen, dann wäre es ganz unmöglich, daß eine unspezifische Reaktionsbehandlung, bei der wir mit physikalischen oder chemischen Reizen eine Erhöhung der Abwehrleistung erzielen wollen, irgendwie von Nutzen sein könnte. Daß dies aber der Fall ist, hat jahrhundertelange praktische Erfahrung zur Genüge bewiesen. Und Much selbst (vgl. Abschnitt VIII S. 177) weist darauf hin, indem er zwischen spezifischer und unspezifischer Immunität unterscheidet, daß bei den Abwehrvorgängen gegen Krankheitserreger dem Prinzip der genauen gegenseitigen Abstimmung bei den Teilerscheinungen des Angriffes und der Abwehr durchaus keine entscheidende Rolle für das Endergebnis dieses Kampfes beigemessen werden kann.

Die analytische Differenzierung der Partialreize, die von einem Krankheitserreger auf den Organismus einwirken, nach serologischer und biochemischer Richtung, ist gewiß ein erstrebenswertes Forschungsziel. Ob sie bei der Tuberkulose zu praktisch verwertbaren Resultaten führen wird, möge angesichts der hier so sehr wechselnden Verhältnisse, angesichts der untrennbar ineinander greifenden cellulären und humoralen Reaktionsvorgänge, die uns der Abwehrkampf gegen die Tuberkulose bietet, dahingestellt sein. Bis heute haben alle diese Versuche, wie die Erfahrung gelehrt hat, weniger zu praktischen Erfolgen geführt als vielmehr immer wieder die Gefahr gebracht, sich viel zu einseitig auf gewisse Teilerscheinungen immunbiologischer Abwehrvorgänge einzustellen.

Die wichtigste Differenzierung für die Praxis der spezifischen Behandlung ist die Frage, ob wir in den Krankheitsherden selbst Reaktionen hervorrufen sollen, oder ob wir uns unter möglichster Vermeidung von stärkeren Herdreaktionen auf eine vorsichtige Anregung spezifischer Abwehrreaktionen im Bereich der allgemeinen cellulären Immunität beschränken müssen.

Diese Entscheidung läßt sich in der Praxis nur durch eine entsprechende Beobachtung des Kranken und durch die Kenntnis der Gesetzmäßigkeiten treffen, nach denen die Lokal-, Herd- und Allgemeinreaktionen gegenseitig in Beziehung treten, und die im vorhergehenden Abschnitt übersichtlich dargestellt wurden.

Und bei dieser Differenzierung, die für den praktischen Erfolg von grundlegender Bedeutung ist, zeigen die verschiedenen Bacillenpräparate ganz erhebliche Verschiedenheiten bezüglich ihres Hauptangriffspunktes und ihrer besonderen Wirkungsqualitäten, so daß heute bereits in dieser Richtung spezielle Indikationsmöglichkeiten zu stellen sind.

Besonders in den Reaktionsverhältnissen gegenüber Bacillenextrakten, wie sie durch das Alttuberkulin repräsentiert werden, und Bacillenemulsionen bestehen ganz erhebliche Unterschiede. Theoretisch ist dies ohne weiteres verständlich, wenn wir uns daran erinnern, daß Bacillenemulsionen auch den tuberkulosefreien Organismus selbständig sensibilisieren können, was mit dem Alttuberkulin unter gewöhnlichen Verhältnissen nicht gelingt, und daß ferner das Alttuberkulin nach allen vorliegenden Erfahrungen eine besonders starke ,,biologische Affinität'' zu progredienten tuberkulösen Herden besitzt.

Nach meinen Erfahrungen, die sich mit den Erfahrungen anderer decken, gelingt es mit Bacillenemulsionen viel eher, günstig wirkende Lokalreaktionen zu erhalten, bevor bei progredienten tuberkulösen Prozessen ungünstig verlaufende Herd- und Allgemeinreaktionen auftreten, während wir mit dem Alttuberkulin in allen Fällen, wo dies bereits indiziert ist, am besten kräftige Herdreaktionen erzielen können.

Ein sehr interessantes Präparat ist in dieser Richtung auch das Tuberkulomucin (Weleminsky). Ich habe mit diesem Präparat in meinem Kriegsspital über 800 Fälle behandelt. Dieses Präparat eignet sich nach übereinstimmenden Erfahrungen weder für eine einschleichende Behandlung, weil dann leicht unerwünschte Überempfindlichkeit eintritt, noch für die Erzielung einer stärkeren positiven Anergie. Ich habe es daher in weitgehendem Maße in solchen leichteren und mittelschweren Fällen verwendet, bei denen im voraus die Behandlungsdauer infolge äußerer Gründe auf die übliche zwei- bis dreimonatige Heilstättenkur beschränkt war. Man kann beim Tuberkulomucin gleich mit kräftig reaktiven Dosen beginnen und ist dadurch imstande, die kurz bemessene Behandlungszeit besser auszunützen.

In entsprechend vorsichtig durchgeführten Versuchen konnte ich aber dann feststellen, daß mit dem Tuberkulomucin auch bei Kranken mit schwereren progredienten Lungenprozessen deutliche klinische Zeichen verstärkter Abwehrleistung (Entfieberung, subjektive Besserung usw.) und auch dauernde klinische Erfolge zu erzielen sind, ohne daß es in den progredienten Herden zu unerwünscht starken Herdreaktionen kommt. Und dies bei einer Anfangsdosis (2—4 mg), die beim Alttuberkulin ganz undenkbar wäre.

Heute stecken wir noch in den allerersten Anfängen dieser nötigen Differenzierungen. Nahezu jeder Praktiker hat „sein Lieblingspräparat", mit dem er die besten Erfolge hat und von dem er nicht gerne abgeht. Und dies hat auch seine wirkliche und gute Begründung. Er hat eben hier deshalb die besten Erfolge, weil er mit der Zeit durch Übung die Gesetzmäßigkeiten der besonderen Reaktionsqualitäten beherrschen lernte, die dem betreffenden Präparat eigen sind. Und das ist das Wesentliche. Jeder Praktiker, der die tatsächlich gegebenen Schwierigkeiten der spezifischen Behandlung kennt, wechselt daher nicht gerne mit den Präparaten, weil er dann wieder durch geänderte Reaktionsverhältnisse und Reaktionsqualitäten vor neuen Schwierigkeiten steht.

So sehr uns auch nun die bisherigen Erfahrungstatsachen gelehrt haben, daß die richtige Dosierung der gesetzten Reize, sowohl was die Stärke des einzelnen Reizes als auch die Häufigkeit ihrer Wiederholung betrifft, von größter Bedeutung ist, ebenso zeigt auch die Erfahrung, daß die Differenzierung der Reizqualität von wesentlicher Bedeutung für den Erfolg einer spezifischen Behandlung werden kann (jedoch nicht im zu engen Sinne der früher kritisch besprochenen biochemischen Differenzierung).

Bei den meisten Präparaten sind diese Verhältnisse noch nicht genauer bearbeitet, weil der Durchschnitt der Therapeuten sich mit der Feststellung begnügt, daß dieses und jenes Präparat in manchen Fällen zu Erfolgen, in anderen Fällen wieder zu Mißerfolgen führt, ohne danach zu fragen, welche biologische Gesetzmäßigkeiten diesem Wechsel der effektiven Wirkung zugrunde liegen. Sicher steht für mich heute, daß verschiedene Tuberkelbacillenpräparate zu biologisch und pathologisch-anatomisch verschiedenen Herden einerseits und zu den Immunitätsvorgängen der allgemeinen cellulären Abwehrleistung andererseits eine verschiedene biologische Affinität besitzen, daß sie also verschiedene biologische Hauptangriffspunkte zeigen. Das ist grundlegend für den Ausbau der Indikationsstellung.

Auch die Frage der Überlegenheit an sich ist eine durchaus unglückliche Fragestellung. Die verschiedenen Tuberkelbacillenpräparate leisten verschiedene immunbiologische Teilwirkungen durchaus verschieden gut. Ist Strophanthus oder Digitalis „überlegen"? Hier ist heute als Antwort — die richtige Indikationsstellung anerkannt.

Wer die Möglichkeit einer differenzierten Indikationsstellung bei der Anwendung spezifischer Reaktionskörper leugnet, der leugnet auch, daß der Wirkung dieser Reaktionskörper biologische Gesetzmäßigkeiten zugrunde liegen.

Und auch für die etwas merkwürdige Tatsache, daß sich die einen Therapeuten der „anaphylaktisierenden" Behandlung mit kleinen Dosen, die anderen der „antitoxischen" Behandlung mit großen Dosen zuwenden, ist die Erklärung in tatsächlich gegebenen Indikationsstellungen zu suchen, die sowohl von den einen als auch von den anderen eben nur teilweise erkannt werden und deren Grundlage ausführlich im V. Abschnitt geschildert wurde. Ich für meine Person wende seit Jahren nach meinem „schwankenden Behandlungssystem" und nach Indikationen, die sich eben in der Praxis immer wieder bewähren, beide Behandlungsmethoden an.

Und an dieser Stelle möchte ich eingehender auf ein Problem hinweisen, das nach meiner Ansicht von ganz gewaltiger Bedeutung für die weitere Entwicklung der spezifischen Tuberkulosebehandlung wäre, dessen mögliche Lösung aber wohl noch in ferner Zukunft liegt.

Das Problem der getrennten Beeinflussung vorgeschrittener Krankheitsherde und solcher Herde, bei welchen eine kräftige Reaktion, die zur überkompensierenden Abwehrleistung im Herd selbst führt, nicht gescheut zu werden braucht.

Also auch hier eine Differenzierung, die aber auf der größeren oder geringeren Affinität der verschiedenen Präparate zu tuberkulösen Herden mit verschiedenen immunbiologischen Verhältnissen beruht.

Voraussetzung ist hier, daß die Immunitätsvorgänge in progredienten Herden und in Herden mit Heilungstendenz qualitativ verschieden sind.

Diese Voraussetzung ergibt sich mit zwingender Logik schon daraus, daß progrediente Herde und heilende Herde immunbiologisch die größten Gegensätze darstellen. Dabei kann es sich nicht nur um quantitative Unterschiede handeln. Wenn dies der Fall wäre, dann wären die Obduktionsbefunde unerklärlich, die bei tödlich endender chronischer Tuberkulose stets noch das Vorhandensein von Herden mit ausgesprochener

Heilungstendenz und von ausgeheilten Herden zeigen. Würde es sich bei den Immunitätsvorgängen in diesen verschiedenen Herden nur um quantitative Unterschiede im biologischen Kräfteverhältnis handeln, so wäre es bei der Fernwirkung der cellulären Immunität (Stichreaktion!) unerklärlich, daß ausheilende Herde — in denen ja ein Übergewicht der Abwehrleistung vorhanden sein muß — von ihrem Überschuß keine humoralen Stoßtruppen an die bedrohten Stellen abgeben. Nun könnten ja natürlich auch diese Überschüsse nicht genügen, um den progredienten Hauptherd einzudämmen. Aber dann müßten doch im pathologisch-anatomischen Befund wenigstens Zeichen eines Ausgleiches vorhanden sein. Es müßte eine Progredienz der Tuberkulose in allen Herden nachweisbar sein. Es wäre dann undenkbar, daß schwer progrediente Herde, die zum Tode geführt haben, neben ihren größten immunbiologischen Gegensätzen, neben Herden mit deutlicher Heilungstendenz gleichzeitig oft hart nebeneinander sein können.

Prinzipiell dürften zu gleicher Zeit in allen Teilen einer tuberkulös erkrankten Lunge die immunbiologischen Verhältnisse etwa die gleichen sein. Wir wissen aber, daß sich die Immunitätsverhältnisse im Verlaufe der Erkrankung wesentlich ändern können. Bei einer chronisch indurierenden, langsam fortschreitenden, cirrhotischen Phthise kann, durch irgendwelche Anlässe bedingt, von einem gewissen Zeitpunkte an der Körper die bis dahin gute Abwehrfähigkeit einbüßen. Sie verliert dann mehr oder weniger die Neigung zur Bindegewebsbildung, wird also mehr exsudativ. Was ist die Folge? Die sich neu bildenden Herde, die acinösen, werden exsudativ, entwickeln sich zu lobulär-käsigen Herden. Zugleich setzt die höhere Toxinwirkung bzw. geringere Abwehrleistung ebenfalls in den schon älteren Herden ein. Diese haben jedoch noch zweierlei außerordentliche Schutzmittel: erstens das aus früherer Zeit stammende Bindegewebe, das ja an sich der Einschmelzung mehr Widerstand entgegensetzt als normales Lungengewebe, zweitens müssen wir noch eine mehr oder weniger starke, ganz lokal beschränkte Gewebsimmunität annehmen. So kommt es, daß die älteren und alten Herde den neuerlich stärkeren Toxinwirkungen mehr oder weniger stark widerstehen, ja daß sie sich in ähnlicher Weise weiterentwickeln können wie bisher. Und so kommt es, daß wir das Nebeneinander von produktiven und exsudativen Prozessen in der gleichen Lunge vorfinden.

Ich erwarte mir von einer derartig differenzierten Beeinflussung der verschiedenen Krankheitsherde deshalb soviel, weil uns alle Erfahrungen am tuberkulösen Menschen darauf hinweisen, daß der tuberkulöse Herd Kraftzentrum und wichtigster Erfüllungsort des Abwehrkampfes gegen die Tuberkulose ist. Das immunbiologische Gesamtbild bei einem Kranken setzt sich erst aus den Reaktionsvorgängen in den einzelnen Herden und aus der allgemeinen cellulären Abwehrleistung zusammen. Wir können sehen, daß sich diese allgemeine celluläre Reaktivität — mit der Intracutanreaktion nach Deycke-Much kontrolliert — längere Zeit noch auf guter Höhe erhält, trotzdem schon ein ausgedehnter Herd deutliche, klinisch nachweisbare Progredienz zeigt, die dann mit der Zeit auch zum Tode führt (vgl. Fälle 32, 33, 34, S. 258).

Ich hatte einen Patienten mit inoperabler Tuberkulose der Symphysis sacro-iliaca und chronisch indurierender Lungenspitzenphthise, der bei steter Progredienz des lokalen Knochenprozesses monatelang unverändert gute Mittelwerte gegen die Partialantigene zeigte.

Wir sehen einen Kranken aufblühen, dem der tuberkulöse Hauptherd radikal chirurgisch entfernt wird, und wir kennen die Mißerfolge der radikalen chirurgischen Eingriffe, wenn ein zugänglicher Herd mit Heilungstendenz entfernt wird, während ein unzugänglicher progredienter Herd bestehen bleibt.

Alle diese Dinge lassen sich nur dadurch erklären, daß die Herde mit Heilungstendenz ein besonderes Kraftzentrum der Abwehrleistung darstellen. Und wir könnten daher wohl die Abwehrleistung stärker günstig beeinflussen, wenn es gelingen würde, eine getrennte kräftige Reaktionsbehandlung dieser Herde durchzuführen, als wenn wir uns streng auf den Umweg der cellulären Abwehrleistung außerhalb der Herde beschränken.

Hierher gehört auch die biologische Bedeutung der tuberkulösen Pleuritis und Peritonitis, die sich durch kräftige Reaktionsbehandlung in der Regel ausgezeichnet beeinflussen lassen und so zu einem hervorragenden Kraftzentrum immunbiologischer Abwehr werden (vgl. S. 363).

So scheint mir die differenzierte Herdbeeinflussung ein neuer aussichtsreicher Weg zu sein, um die Ausheilung vorgeschrittener tuberkulöser Herde nach Möglichkeit zu fördern. Eine praktische Lösung dieses Problems kann wieder nur durch fleißige Beobachtung der verschiedenen Reaktionsqualitäten erarbeitet werden, die den einzelnen Präparaten eigen sind.

Wir müssen uns noch kurz mit einigen Methoden beschäftigen, die eine wesentliche Vereinfachung der spezifischen Therapie angestrebt haben.

Praktisch wäre ja eine derartige Vereinfachung von größter Bedeutung. Entsprechend dem langwierigen Verlauf tuberkulöser Erkrankungen kann man von jeder Tuberkulosetherapie nur dann einen Dauererfolg oder gar eine Heilung erwarten, wenn die Behandlung auch genügend lange fortgesetzt wird; monatelang und in Etappen (Petruschky), in vielen Fällen jahrelang. Wir haben nun in überzeugender Weise gesehen, daß eine spezifische Tuberkulosebehandlung ohne entsprechende ärztliche Kontrolle und Beobachtung der Patienten undurchführbar ist, bzw. leicht zu einem Schaden führen kann. Das haben ja die Mißerfolge und die vielfach sogar gefährlichen Schädigungen der Patienten, die bei derartigen Versuchen immer wieder zu verzeichnen waren, nur zu deutlich bewiesen. Was es aber sowohl für den Patienten als auch für den Arzt bedeutet, monatelang und jahrelang eine Behandlung durchzuführen, bei welcher eine mehr oder minder eingehende ärztliche Kontrolle unerläßlich ist, darüber brauchen wir nicht viele Worte zu verlieren.

Diese subjektiven Schwierigkeiten gehören nach meiner Ansicht zu den Hauptgründen, warum die spezifische Therapie verhältnismäßig selten angewendet wird und so langsame Fortschritte zu verzeichnen hat.

Der Versuch, die spezifische Behandlung so zu vereinfachen, daß sie dem Patienten nur unter gelegentlicher ärztlicher Kontrolle selbst in die Hand gegeben werden kann, ist daher unleugbar von großer praktischer Bedeutung. Für die Subcutantherapie müssen wir aber alle derartigen Versuche mit aller Schärfe zurückweisen.

Eine teilweise Lösung hat dieses Problem durch die Percutantherapie nach Petruschky (239—241) gefunden. Dieser hat die zuerst von C. Spengler (1897) versuchte percutane Tuberkulinanwendung zu einem Verfahren ausgearbeitet, das nach meiner Überzeugung entschieden praktisches Interesse verdient.

Zunächst die grundlegende Frage: „Hat das Verfahren überhaupt reaktiven Wert? Gelangen wirklich durch die Einreibung genügende Antigenmengen in den biologischen Kreislauf, um einen genügend kräftigen Reiz zu setzen?“

Das ist immer und immer wieder von der Kritik bestritten worden. Mit welchem Recht, ist unergründlich. „Einreibungen“ haben allerdings in der „wissenschaftlichen“ Medizin einen recht schlechten Ruf. Wenn man mit Kollegen von den Tuberkulineinreibungen spricht, so kann man oft ein leises, ironisches Lächeln beobachten. „Einreibungen“ — so wie in der Bauernpraxis, Einreibungen gegen Rheumatismus, gegen Magenweh und Herzleiden; das Um und Auf der ärztlichen Praxis auf dem Lande — weil eben die Leute die Einreibungen haben wollen. Heute in unserer Zeit der hoch entwickelten medizinischen Technik — will ein Arzt die Tuberkulose mit Einreibungen heilen?! Besonders junge Kliniker, für welche die wissenschaftliche Medizin erst im Röntgenzimmer und im Laboratorium beginnt, können da nicht genug ironische Glossen machen. Das ist wieder nur ein recht lehrreiches Beispiel dafür, wie sehr wir geneigt sind, Dinge nach Äußerlichkeiten zu beurteilen, ohne nach ihrem inneren Sinn zu forschen. Weil die therapeutische Applikationsart der Einreibung durch eine vielfach gedankenlose Anwendung in der großen Praxis tatsächlich etwas im Ansehen gesunken erscheint, braucht man doch nicht berechtigte percutane Methoden zu verwerfen. Wir haben doch auch sonst unter den „Einreibungen“ recht wertvolle Dinge zu verzeichnen, die ja auch in der „wissenschaftlichen“ Medizin überall angewendet werden. Ich nenne nur die percutane Verwendung leicht resorbierbarer Salicylpräparate bei rheumatischen Affektionen und die altbewährte graue Salbe in der Luestherapie! Das Vorurteil, daß Tuberkulineinreibungen bei Tuberkulose einer entsprechenden wissenschaftlichen Begründung entbehren und in das Kapitel „populäre Medizin“ gehören, kann man also ruhig fallen lassen.

An dieser Stelle wird es gut sein, eine kurze Betrachtung über die Rolle der Haut als Schutzorgan gegen Infektionen einzufügen. Diese Schutzwirkung ist, wie wir heute wissen, nicht nur auf die Abwehr äußerer Schädigungen beschränkt, sondern es bestehen auch — zum großen Teil allerdings noch ungeklärte — Wechselbeziehungen zwischen den Hautfunktionen und den Funktionen innerer Organe bei der Abwehr von Infektionserregern.

Menze (199) stellt neuerdings folgende gesetzmäßige Beziehungen zwischen der Hautfunktion und den Immunitätsvorgängen bei Infektionskrankheiten auf: Infektionskrankheiten, deren filtrierbare (uns noch meist unbekannte) Erreger „obligatorischen Dermotropismus" zeigen (besonders die infektiösen Exantheme), führen zu einer mehr oder minder absoluten Immunität. Infektionskrankheiten hingegen, deren nicht filtrierbare Erreger keinen „obligatorischen Dermotropismus" zeigen, geben keine absolute Immunität.

Die Tuberkelbacillen zeigen keinen „obligatorischen Dermotropismus", und die Tuberkulose führt zu keiner absoluten Immunität. Die Bedeutung der Hautimmunität ist bei der Tuberkulose sicher nicht so groß wie bei dem erworbenen Immunitätsschutz gegen eine Neuerkrankung an akuten Exanthemen. Aber sie ist immerhin ganz gewaltig.

Das zeigen uns die Entwicklungsverhältnisse der Hauttuberkulose in klarer Weise. Much (208) äußert sich zur Frage der Lupusentstehung folgendermaßen: „Daß die Haut viel mit Tuberkelbacillen in Berührung kommt, ist selbstverständlich. Wir müßten also auf den ersten Blick recht häufig Lupus zu erwarten haben. Wir wissen aber, daß auch in das Innere des Körpers sehr viel Tuberkelbacillen frisch von außen eindringen, ohne dort zu haften. So ist es verständlich, daß auch die auf die Haut gelangten Tuberkelbacillen kraft der Hautimmunität vernichtet werden. Sehen wir nun, daß die Ansteckung innerer Organe durch frische Ansteckung von außen her zu den Ausnahmen gehört, und geben wir andererseits zu, daß die Haut viel häufiger von Tuberkelbacillen berührt wird als die inneren Organe, dann muß es zum mindesten fraglich erscheinen, ob die Hauttuberkulose durch frische Ansteckung von außen entsteht. Warum wird dann nicht eine viel größere Zahl in frühester Jugend lupuskrank? Liegt es nicht viel näher, an folgende Möglichkeiten zu denken: Ebenso wie in die inneren Organe dringen im Kindesalter auch in die Haut fast jeden Europäers Tuberkelbacillen. Auch hier kommt es mit oder ohne leichte Entzündungen zu einer Vernichtung oder Einkreisung des Gegners, wodurch gleichzeitig die Immunität gebildet und verstärkt wird. Wird der Gegner nur eingekreist, bleibt er liegen und kann nun nach geraumer Zeit durch die genau erörterten schädigenden Ursachen aufflackern. Daß das nicht häufiger geschieht, dafür ist die enorme Zellimmunität der Haut verantwortlich."

Zieler (377) faßt die Tuberkulide der Haut als bacilläre Tuberkulose wie die anerkannten Formen der Hauttuberkulose auf. Die Tuberkulide sind Überempfindlichkeitserscheinungen, die durch verschleppte Tuberkelbacillen ausgelöst werden und die in der Regel zur Vernichtung der metastasierten Tuberkelbacillen führen. Daher finden wir die Tuberkulide fast stets bei prognostisch günstigen Formen.

Sachlich zu erörtern ist aber gewiß die Frage, ob sich auch wirklich mit der percutanen Einverleibung von Bacillenpräparaten entsprechende reaktive Vorgänge erzielen lassen. Königsfeld (156) hat im Tierversuch die Durchgängigkeit der unverletzten Haut für Perlsuchtbacillen bewiesen. Die Bacillen konnten $7^1/_2$ Stunden nach der Einreibung im subcutanen Gewebe und nach vier Tagen in den regionären Lymphdrüsen nachgewiesen werden. Petruschky hat in gleicher Weise die Durchgängigkeit der unverletzten Haut für zerkleinerte Tuberkelbacillen experimentell nachgewiesen. Soll man da am Durchtritt wasserlöslicher Tuberkuline noch immer zweifeln? Allen jenen, die an der reaktiven Wirksamkeit der Percutantherapie noch immer nicht glauben, rate ich, bei einem stark allergischen Kranken mit einem „aktiven" Lungenherd eine Tuberkulineinreibung zu machen, etwa ein Tropfen der Lösung 1:5. Dann werden sie sich vielleicht doch durch die selbst beobachteten Folgeerscheinungen überzeugen lassen.

Meine Bedenken bezüglich der Reaktivität der Percutantherapie be-wegen sich gerade in entgegengesetzter Richtung. Nach meinen Erfahrungen ist die Percutantherapie bei unrichtiger Anwendungstechnik imstande, so starke Herdreaktionen und Allgemeinreaktionen zu erzeugen, daß ihre Verwendung bei vorgeschrittener tertiärer Organtuberkulose ohne genauere Indikationsstellung und ohne laufende ärztliche Kontrolle nicht ratsam erscheint.

Die kritischen Betrachtungen, die ich in der ersten Auflage dieses Buches zur Percutantherapie nach Petruschky schrieb, müssen in vielen Punkten wesentlich geändert werden.

Bei uns in Österreich wurde, da die Originalpräparate Petruschkys während des Krieges für uns nur schwer erhältlich waren, die Percutantherapie meist mit Ersatzpräparaten — vor allem Alttuberkulinglycerin — durchgeführt. Und dies in der Regel mit den starken Konzentrationen von 1:25 und 1:5.

Auch ich habe seinerzeit fast ausschließlich mit diesen Tuberkulinglycerinpräparaten gearbeitet.

Daraus ergaben sich vielfach üble Zufälle durch schematische Anwendung der Percutantherapie mit diesen starken Tuberkulinkonzentrationen.

Die von mir darauf geübte Kritik sei hier der Vollständigkeit halber nochmals wiedergegeben. Ich schrieb in der ersten Auflage:

„Wir können uns demnach wohl ohne weiteres vorstellen, daß derartige Tuberkulineinreibungen, selbst wenn nur ein kleiner Teil des Antigens wirklich in den biologischen Kreislauf gelangt, an progredienten tuberkulösen Herden schwere schädliche Herdreaktionen hervorrufen können.

Mir selbst sind derartige Fälle bekannt. So wurde z. B. an meine Anstalt ein Patient eingeliefert, aus dessen Anamnese klar ersichtlich war, daß die bestehende Phthise des rechten Oberlappens als chronischer, ziemlich stationärer Prozeß aufzufassen war. Im Vergleich zur Anamnese waren auffallend starke Herderscheinungen mit hohen Temperaturen nachzuweisen. Die Erklärung war gegeben, als Patient mitteilte, daß er vor einigen Tagen im früheren Spitale eine Tuberkulineinreibung erhalten hatte (Dosis unbekannt), auf die er mit 40° Fieber reagierte. Nach Abklingen dieser schweren, protrahierten Herdreaktion zeigte Patient regelmäßig subfebrile Temperaturen. Er wurde nach zweimonatiger entsprechend dosierter Alttuberkulinbehandlung dauernd fieberfrei und zeigte auch sonst einen sehr guten klinischen Erfolg.

In einem anderen Fall (chronisch progredienter Herd in der rechten Hilusgegend; stark allergisch; Sputum: TB 0; leicht subfebril) kam nach der dritten Einreibung von einem Tropfen des Alttuberkulin-Glycerins 1:25 eine protrahierte Herd- und Allgemeinreaktion mit Fieber über 39°.

Wir müssen nach derartigen Erfahrungen, die ich durch weitere Beispiele stützen könnte, die schematische, dem Patienten ohne entsprechende ärztliche Kontrolle selbst überlassene Perkutantherapie bei progredienten Lungenherden als kontraindiziert ablehnen."

Eine derartige unrichtige Behandlungstechnik entspricht nun durchaus nicht den Originalvorschriften und den tatsächlich geübten Arbeitsmethoden Petruschkys.

Meine oben angeführte Kritik kann somit auch gar nicht die Percutantherapie Petruschkys treffen, sondern nur die bei uns geübte, zum Teil fehlerhafte, viel zu sehr schematisierte und zu stark gewählte Anwendung der Percutantherapie.

Schon durch eigene Überlegung war ich in den letzten beiden Jahren zu dem naheliegenden Gedanken gekommen, bei floriden Prozessen die Percutanbehandlung mit bedeutend geringeren und individuell abgestuften Tuberkulinkonzentrationen durchzuführen. Seitdem sind auch die erwähnten üblen Erfahrungen ausgeblieben.

Aber auch diese verbesserte Technik der percutanen Anwendung des Tuberkulinglycerins entspricht noch lange nicht den Originalvorschriften und Arbeitsmethoden Petruschkys, denen eine reiche Lebensarbeit zugrunde liegt. Schon die neuen Originalpräparate Petruschkys (Tuberkulinlinimente mit Linimentum anticatarrhale) lassen sich mit dem Alttuberkulin biologisch gar nicht in eine Parallele stellen. Petruschky verfolgt mit seinen Präparaten den Zweck, Leibesbestandteile der Tuberkelbacillen in möglichst unveränderter Form und feiner Verteilung percutan einzuverleiben und diese spezifischen Tuberkuloseantigene mit spezifischen Antigenen gegen möglichst viele verschiedene Stämme der Erreger akuter Katarrhe zu kombinieren.

Die Arbeitsmethoden Petruschkys stellen nicht ein kritiklos schematisierendes Verfahren dar. Petruschky übt vielmehr mit Hilfe der weit abgestuften Konzentrationen und durch verschiedene Anwendungstechnik seiner Präparate differenzierte Indikationsstellungen und verschiedene Behandlungsmöglichkeiten, die den gegebenen biologischen Verhältnissen des Einzelfalles in weitgehender Weise Rechnung tragen. Eine zusammenfassende Darstellung darüber gibt die Broschüre von Großmann (93).

Der Percutantherapie liegt neben der Vereinfachung der Behandlungstechnik der sehr beachtenswerte Gedanke zugrunde, die gewaltige Bedeutung der spezifischen Hautreaktivität nach Möglichkeit auszunützen, ohne bestehende Krankheitsherde in unerwünscht starker Weise reaktiv zu beeinflussen.

Also gerade dasjenige Indikationsgebiet, das ich seinerzeit für eine kritiklos schematisierende Anwendung der Percutantherapie mit starken Konzentrationen mit Recht abgelehnt habe, gewinnt für die gut differenzierte Percutantherapie nach den Arbeitsmethoden Petruschkys an besonderer Bedeutung. Für alle diejenigen Fälle mit progredienten Organherden, bei welchen wir nur durch die Erhöhung der allgemeinen cellulären Abwehrleistung die progredienten Hauptherde mit der Zeit zum Stillstand bringen können, wird eine entsprechend differenzierte

Percutantherapie eine sehr beachtenswerte Behandlungsmöglichkeit darstellen.

Wieweit die Leistungsfähigkeit der Percutantherapie bei diesen verhältnismäßig immer schon recht ungünstigen Indikationen reicht, darüber werden wir nach meiner Überzeugung in den nächsten Jahren noch recht widersprechende Werturteile hören. Es besteht gar kein Zweifel, daß auch hier Indikationsstellung und Anwendungstechnik weitgehende Differenzierungen notwendig machen, daß also auch hier größere Erfahrung nötig ist, um die Möglichkeiten eines Erfolges in bester Weise auszunützen. So wird noch für längere Zeit die Percutantherapie in der Hand Petruschkys und seiner engeren Schüler bessere Ergebnisse bringen als in anderen Händen.

In der entgegengesetzten Richtung jedoch muß ich meine Kritik der Percutantherapie auch heute noch aufrecht erhalten.

Dort, wo es wünschenswert erscheint, starke und stärkste Reize möglichst unmittelbar auf Herde mit Heilungstendenz einwirken zu lassen, wird die Percutanbehandlung der Subcutantherapie an Leistungsfähigkeit entschieden nachstehen müssen.

Die Resorption der Präparate erfolgt percutan entschieden langsamer als bei der subcutanen Einverleibung. Außerdem bieten die verschiedenen Resorptionsverhältnisse der Haut sowie die Fehlerquellen durch verschiedene Gründlichkeit der Einreibung Anlaß zu so bedeutenden Dosierungsschwankungen, wie sie bei einer Reaktionsbehandlung mit großen Antigendosen durchaus nicht wünschenswert sind.

So starke Reize aber, wie sie z. B. einige hundert Milligramm Alttuberkulin, subcutan injiziert, darstellen, und die für eine möglichst starke spezifische Leistungssteigerung bei beginnender Dauerheilung von größter Bedeutung sind, lassen sich durch die Percutantherapie wohl überhaupt nicht erzielen.

Und daß in allen solchen Fällen eine falsch indizierte und durchgeführte Percutantherapie durchaus nichts Gleichgültiges ist, möge folgender Fall zeigen. Auch hier ist eben ein Schematisieren unmöglich.

Fall 35. A. B. (38 J.), Beamtensgattin.

Anamnese: In der Familie zahlreiche Fälle gutartiger tuberkulöser Prozesse. 1914 Pleuritis, seither „Lungenspitzenkatarrh".

Befund bei der Übernahme (Dezember 1920): Chronische Induration beider Oberfelder.

Seit mehreren Monaten Percutantherapie nach Petruschky (Liniment II bis III).

Seit ca. drei Monaten ständig subfebrile Morgen- und Abendtemperaturen mit großen Tagesschwankungen von 37,1 bis 38,0°.

Progredienter Herd trotz dieser ständigen subfebrilen Temperaturen nach Befund und Beobachtung auszuschließen.

Der Zustand wird — wie der Erfolg zeigt — richtig als humorales Überempfindlichkeitsfieber aufgefaßt.

Therapie: Zuerst vorsichtige, dann rasch ansteigende Alttuberkulinbehandlung. Schon bei Dosen von 0,1/III bis 0,5/III kurzdauernde Fieberremissionen. Nach fünf Wochen bei ca. 10 mg Alttuberkulin entfiebert.

Mai 1921: Behandlung mit 1000 mg Alttuberkulin abgeschlossen; vier Monate gravid; Oktober 1921: Partus ohne Zwischenfall. 1922: ständig klinisch gesund und leistungsfähig.

Erklärung: schlecht indizierte und nicht kontrollierte zu schwache Reize, die zu ständigen humoralen Überempfindlichkeitserscheinungen führen. Bei genügend starker Steigerung der Reizdosen Erhöhung der Abwehrleistung und Entfieberung.

Sicher steht heute, daß die Percutanbehandlung sowohl biologisch als auch vom Standpunkt vereinfachter Technik unser volles Interesse verdient, und daß es das Verdienst Petruschkys ist, dieses Verfahren durch nimmermüde Arbeit zu einer leistungsfähigen Behandlungsmethode ausgebaut zu haben. Ein besonders praktisch wichtiges Anwendungsgebiet der Percutantherapie werden wir im Abschnitt XIII besprechen.

Gewissermaßen eine Mittelstellung zwischen Percutan- und Subcutantherapie nehmen die intracutanen Methoden ein. Die gebräuchlichste dieser Methoden ist die „therapeutische Pirquetierung" nach Ponndorf (251).

Mit der Impflanzette werden eine Reihe größerer Impfstriche gesetzt, und in diese werden Tuberkulinlösungen oder konzentrierte Tuberkuline eingerieben. Auch dieses Verfahren ist bei individueller Analyse und sorgfältiger Beobachtung des einzelnen Falles brauchbar. Es ist praktisch für alle Fälle von Bedeutung, die uns für eine laufende Subcutanbehandlung nicht zur Verfügung stehen und bei denen die Hautreaktivität wirklich einen günstigen Angriffspunkt für die Wirkung spezifischer Reaktionskörper gibt. Nie vergesse man aber, daß es sich dabei um ein relativ grobes Verfahren handelt, bei dem jede feinere Dosierung des gesetzten Reizes unmöglich ist.

In der Art, wie das Ponndorfsche Verfahren vielfach ohne jede differenziertere Indikationsstellung, vielfach ohne genauere Beobachtung der Patienten propagiert und geübt wird, ist es unbedingt abzulehnen. Impfärztliche Erfahrungen lassen sich nicht ohne weiteres auf die Tuberkulose übertragen.

Auch Sahli (290), Dübi (58), Pöppelmann (249), Fellner (63) u. a. haben ähnliche Methoden angegeben, um die Hautreaktivität nach Möglichkeit auszunützen. Und wir sehen diese Bestrebungen auch wieder in den schon erwähnten „geteilten Injektionen" W. Müllers (218) auftauchen.

Ich erkenne die Berechtigung aller dieser Bestrebungen und den prinzipiellen Wert, der in ihnen liegt, gerne an, aber eines dürfen wir dabei auch nicht vergessen. Heute sind wir nach zwei Jahrzehnten harter Arbeit endlich so weit, daß wir aus den Gesetzmäßigkeiten der beobachteten Reaktionserscheinungen gelernt haben, eine zielbewußte Durchführung spezifischer Behandlungsmethoden zu ermöglichen.

Die große Bedeutung der spezifischen Hautreaktivität steht heute außer Frage. Es wäre aber bedauerlich, wenn sie zu einseitig in den

Vordergrund treten würde. Das würde dann keinen Fortschritt, sondern nur einen Rückschritt bringen. Vernachlässigung der leistungssteigernden Herdreaktionen und unerwünschtes Auftreten humoraler Überempfindlichkeitserscheinungen mit vielfach ganz unrichtiger Auslegung wären die sicheren Folgen. Auch die neuerdings von Moro (206) empfohlene Tuberkulinsalbe „Ektebin", die außer abgetöteten Tuberkelbacillen noch hochkonzentriertes Tuberkulin enthält und mit der, in einem gewissen Gegensatz zur Percutantherapie nach den Vorschriften Petruschkys, kräftige Hautreaktionen erzielt werden sollen, ändert nichts an diesen Tatsachen.

Ein weiterer Versuch, die spezifische Behandlung auf einfache schematische Formen zu bringen, sei noch erwähnt: die stomachale Verabreichung von Tuberkulinpräparaten. Obwohl die gänzliche Unbrauchbarkeit dieser Methode erwiesen ist, findet sie auch heute noch hier und dort unberechtigte Beachtung. Es ist ja von vornherein selbstverständlich, daß wir bei einer derartigen Methode auch nicht annähernd die Reizdosis bestimmen können, die zur Resorption gelangt. Außerdem haben Pfeiffer und Trunk (246) experimentell nachgewiesen, daß das Tuberkulin schon durch die Pepsinverdauung im Magen abgebaut wird. Damit entfällt überhaupt jede Berechtigung zu einer internen Tuberkulinbehandlung. Grundfalsch ist aber schon die Anschauung, daß eine stomachale Verabreichung eine besonders „milde" Form der Tuberkulinkur darstellen müsse. Wenn das Tuberkulin bei der internen Verabreichung überhaupt noch in wirksamer Form resorbiert werden und in den Kreislauf gelangen würde, so müßte es ja mit Umgehung der außerhalb der Herde verlaufenden cellulären Immunitätsreaktionen direkt an die Krankheitsherde gelangen. Es würde also nur das eintreten, was wir bei einer „milden" Tuberkulinkur mit allen Mitteln zu vermeiden suchen müssen. So gebührt der stomachalen Tuberkulindarreichung wohl kaum ein ernsteres Interesse; sie ist nur ein Beispiel für ein recht zielloses Herumexperimentieren.

Wirkliche Fortschritte auf dem Gebiete der spezifischen Tuberkulosebehandlung werden sich weder durch rein theoretische Spekulationen, die ja nur zu oft nach einer falschen oder einseitigen Richtung weisen, noch durch zielloses Herumexperimentieren erarbeiten lassen, sondern nur durch zusammenfassende praktische Beobachtung der Reaktionsqualitäten der einzelnen Präparate unter möglichst genauer Differenzierung der Krankheitsverhältnisse im Einzelfall.

Dabei ergeben sich große objektive und subjektive Schwierigkeiten, namentlich für die ambulatorische Praxis, die ja für eine derartige, sich oft durch sehr lange Zeitperioden hinziehende Behandlung in erster Linie in Frage kommt. Wie diese Schwierigkeiten durch eine entsprechende Organisation der ärztlichen Arbeit am besten zu überwinden sind, davon soll der nächste Abschnitt handeln.

XI. Die technische Organisation der ärztlichen Arbeit.

In einer kritischen Besprechung dieses Buches wurde der Meinung Ausdruck gegeben, daß die technische Organisation der ärztlichen Arbeit nicht „zum Tuberkuloseproblem" gehöre. Ich bin anderer Ansicht. Ich halte vielmehr eine gute Organisation der ärztlichen Arbeit für eine **Grundbedingung** erfolgreicher praktischer Tätigkeit auf dem Tuberkulosegebiete. Und da die Lösung eines bisher durchaus nicht vollkommen und befriedigend gelösten Problems doch wohl nur durch **praktische** Arbeit gelingen kann, so halte ich die technische Organisation der ärztlichen Arbeit auch für einen recht wesentlichen Bestandteil des ganzen Tuberkuloseproblems.

Und wenn ich im folgenden kurz zusammengefaßt einige nach eigener Erfahrung erprobte praktische Ratschläge gebe, so will ich damit nicht etwa dem erfahrenen Facharzt Einzelheiten meiner Arbeitsmethoden aufdrängen. Er kann diesen Abschnitt vielmehr ruhig überschlagen; er wird vielleicht manches anders, manches vielleicht besser machen.

Aber wenn ich die Gepflogenheit der allgemeinen ärztlichen Praxis — und auch für diese ist ja das Buch geschrieben — überblicke, so scheinen mir die folgenden Ausführungen durchaus notwendig.

Immer wieder wurde in den vorhergehenden Abschnitten auf die Unentbehrlichkeit weitgehender Differenzierungen bezüglich Diagnose, Indikations- und Prognosenstellung bei der Tuberkulosebehandlung hingewiesen. Immer wieder wurde betont, daß keinerlei therapeutisches Schema brauchbar ist, sondern daß das ärztliche Handeln eine eingehende Beobachtung jedes einzelnen Patienten erfordert.

Aus dieser Forderung ergibt sich die Notwendigkeit einer erheblichen ärztlichen Arbeitsleistung. Und da wird mancher den Kopf schütteln. Der praktische Arzt wird sagen, daß derartige Forderungen für die tägliche ärztliche Praxis eine Unmöglichkeit bedeuten. Der junge Anstaltsarzt wird an durcharbeitete Nächte mit endlosen Anamnesen und Krankengeschichten denken, wo man aufhört, ein Mensch zu sein, und anfängt, eine geplagte Arbeitsmaschine zu werden. Und beide werden vielleicht glauben, daß hier ein Theoretiker am Schreibtisch Forderungen erhebt, die in der Praxis einfach unerfüllbar sind.

Ich möchte sie in dieser Richtung gleich im voraus beruhigen. Obwohl ich mich für das Problem der Tuberkuloseimmunität eingehend interessiere, bin ich selbst durch und durch Praktiker. Ich habe nach den entwickelten Richtlinien während der vier Kriegsjahre mit **einer** ärztlichen Hilfskraft ein Tuberkulosespital mit einem stets vollbesetzten Belag von 160 Betten geführt. Und nahezu zwei Jahre habe ich — nur von zwei nichtärztlichen Hilfskräften unterstützt — ein Ambulatorium versorgt, das ständig einige Hunderte Tuberkulöse in laufender Beobachtung, viele in monatelanger und jahrelanger Behandlung hatte. Ich habe dabei die Überzeugung, daß sich kein Arzt so sehr hüten muß, eine geplagte Arbeitsmaschine zu werden, wie der Tuberkulosearzt, wenn ihm körperliche und geistige Gesundheit lieb ist. Kein anderer Arzt muß wie er freien Blick und einen klaren Kopf behalten, wenn er nicht der Tuberkulose — und seinen Patienten gegenüber machtlos werden will.

Gute Leistungen können wir nur dann erzielen, wenn wir die täglich laufende Arbeit bis ins kleinste richtig organisieren und unter Patienten und Personal strenge, aber vernünftig denkende Disziplin halten, der sich alle guten Elemente willig fügen.

Und das gilt auch für die ärztliche Arbeit im ambulatorischen Betrieb.

So glaube ich, über die Organisation der ärztlichen Arbeit einige wertvolle praktische Winke geben zu können. Denn diese Organisation hat sich mir außerordentlich bewährt, indem sie viel Zeit spart und dabei die Genauigkeit der geleisteten Arbeit fördert.

Anamnese.

Die führenden Gesichtspunkte für die Verfassung einer Anamnese sind allgemein bekannt. Familiäre Tuberkulose und sonstige Infektionsgelegenheiten, frühere verdächtige Erkrankungen, berufliche Schädigungen, allgemeine Leistungsfähigkeit, Beginn, Art und Verlauf der bisherigen Krankheitserscheinungen sind die wesentlichen Punkte, die wir zu berücksichtigen haben. Auch daß wir die Fragestellung den individuellen Verhältnissen der Patienten (Bildungsgrad, Beruf, Alter, Geschlecht) entsprechend anpassen müssen, ist selbstverständlich.

Die Anamnese muß aber dabei kurz und bündig sein. Und sie muß in einer Weise aufgezeichnet werden, daß sie mit einem kurzen Blick erfaßt werden kann.

Eine bestimmte graphische Anordnung und die Darstellung häufig vorkommender Sätze durch Kürzungszeichen ist notwendig. Jeder unnötige Wortballast muß entfallen. Anamnesen in Novellenstil sind für unseren praktischen Zweck unbrauchbar, weil man viel zu lange braucht, um sie zu überblicken.

Diese technischen Dinge sind wichtig, denn wir müssen oft und oft bei der Behandlung eines Kranken auf die Anamnese zurückgreifen. Wir können auch nicht von allen unseren Patienten die Anamnesen auswendig wissen. Wir müssen uns jederzeit mit einem Blick die grundlegende Differentialdiagnose in Erinnerung bringen können, ob der gegenwärtige Krankheitszustand in chronischer oder mehr akuter Weise entstanden ist. Ein Kranker, der seit seiner Kindheit manifest tuberkulös ist, muß ganz anders beurteilt werden als ein anderer mit ähnlichem klinischen Befund, der erst seit kurzer Zeit Krankheitserscheinungen zeigt.

Wer sich diese Dinge täglich bei seinen Patienten erst aus spaltenlangen, unübersichtlichen Anamnesen zusammensuchen muß, bis er sie endlich bei einigen auswendig weiß, der wird. schon allein mit dieser unnötigen, leicht zu vermeidenden Arbeit täglich viel Zeit verlieren. Und wer die anamnestischen Angaben nicht berücksichtigt, der wird in vielen Fällen schlechte Arbeit leisten.

Eine kurze, brauchbare Anamnese kann ferner nur dann entstehen, wenn der Arzt die nötige Wechselrede beherrscht. Wer sich von seinen Patienten Romane erzählen läßt, der wird viel Zeit versäumen und dabei eine schlechte Anamnese machen. Schon bei der Aufnahme der Anamnese muß die nötige Disziplinierung des Patienten beginnen.

In der Anstalt besorgte die Anamnesenaufnahme ein Assistent nach einer festgelegten Fragestellung, die alle wissenswerten Punkte berücksichtigt. Bei der ersten Untersuchung des Patienten hebe ich für alle späteren Gelegenheiten, bei denen ich die Anamnese wieder benötige, die wichtigsten Momente durch rote Striche hervor. Solche Anamnesen sind dann mit einem kurzen Blick zu erfassen und bieten jederzeit den klar übersichtlichen Behelf, den eine Anamnese bieten soll. In der ambulatorischen Praxis verwende ich vorgedruckte Formulare, die alle wichtigen Punkte einer Anamnese enthalten, so daß die Angaben des Patienten nur mit einigen Schlagwörtern, oft nur mit einem Kürzungszeichen eingetragen werden können.

Ich stelle aus meinem Kriegsspital als Beispiel die unbrauchbare Fassung einer Anamnese, wie wir sie oft finden, einer praktisch verwendbaren Aufzeichnung gegenüber:

Patient ist im Juni 1915 eingerückt; war früher nie lungenkrank, aber immer schwächlich; keine sonstigen verdächtigen Erkrankungen. War bis Oktober 1915 im Felde; wurde dann verwundet (Schuß in den rechten Oberschenkel) und blieb 3 Monate in Spitalsbehandlung. Nach zweimonatigem Urlaub neuerdings ins Feld. Erkrankte im Januar 1917 an Ruhr; 3 Monate Spital; dann 2 Monate Hinterlandsdienst in einer Kanzlei. Kam wegen chronischen katarrhalischen Erscheinungen ins Spital; 2 Monate wegen Lungenspitzenkatarrh in Spitalsbehandlung; dann auf ein Jahr superarbitriert. Aber schon nach 5 Monaten wieder einberufen und neuerdings ins Feld. Aber schon nach einem Monat wegen Hämoptoe wieder ins Spital.

Patient will früher immer gesund gewesen sein und war nur wegen allgemeiner Körperschwäche militärfrei. Der Lungenspitzenkatarrh ist nach seiner Erkrankung an Ruhr aufgetreten. In der Familie des Patienten sind Tuberkulosefälle vorgekommen; der Vater ist vor 10 Jahren an Lungentuberkulose gestorben; eine Schwester ist lungenkrank.

Der Sinn dieser Anamnese ist: familiäre Kindheitsinfektion, die unter dem Einfluß der verschiedenen während der Kriegsdienstleistung erlittenen Schädigungen allmählich zu einer tuberkulösen Erkrankung geführt hat.

Die gleiche Anamnese lautet in brauchbarer Form dargestellt:
VII/15 eingerückt; früher wegen a. K. Schw. milfrei. VIII—X/15 im Feld;
I/16 wegen Oberschenkelschuß Spital; — III/16 Urlaub;
I/17 ins Feld; — IV/17 wegen Ruhr ins Spital; — VI/17 Kanzlei;
VIII/17 wegen Lunge Spital; auf 1 J. sup.; aber I/18 einberufen;
II/18 Feld; Hämpt.
C θ
f +⊢ (V. vor 10 J. †; 1 Schw. krank).

Die Bedeutung solcher gekürzter Darstellungsart ist klar. Jeder von
uns, der über ein größere Praxis verfügt, hat bei dem chronischen Verlauf der Tuberkulose gewiß immer mehrere Hunderte Patienten gleichzeitig unter seiner Obhut. Und von allen müssen wir jederzeit die Anamnese
uns vor Augen führen können. Außerdem ist die Schreibarbeit bei der
brauchbaren Darstellung einer Anamnese bedeutend geringer als bei der
unübersichtlichen Darstellung. Dabei ist es ganz gleichgültig, ob wir
diese Arbeit selbst besorgen oder ob uns eine verläßliche Hilfskraft für
diesen Zweck zur Verfügung steht. Denn auch die Arbeitsleistung unserer
Hilfskräfte sollen wir in vernünftiger Weise ausnützen.

Der klinische Befund.

Wie bei der Anamnese soll auch die Aufzeichnung des klinischen
Befundes den praktischen Zweck verfolgen, eine klare, rasch überblickbare Übersicht über die Krankheitsverhältnisse des Patienten und über
deren weitere Entwicklung zu bieten. Das ist nicht nur allein für die ärztliche Praxis nötig, sondern auch für jede etwaige wissenschaftliche Verwertung und Verarbeitung des gesammelten Materiales. Seitenlange, dicht
beschriebene — und nur zu oft unleserlich geschriebene — Krankengeschichten sind weder für den einen noch für den anderen Zweck gut
brauchbar. Sie sind nicht das Zeichen wissenschaftlicher Gründlichkeit,
sondern nur das Zeichen einer Unbeholfenheit, die nötige technische Arbeit
auch praktisch zu gestalten. Sie sind eine zwecklose und zeitraubende
Arbeitsleistung für den Arzt und das Schreibpersonal, weil sie die kostbare
Zeit vergeudet. Und diese unnötige Arbeitsleistung ist dabei nicht annähernd imstande, das zu bieten, was wir von einer gut geführten Krankengeschichte fordern müssen: die Möglichkeit, mit einem kurzen Blick alles
Wichtige des klinischen Befundes zu erfassen. Wenn man derartige
Krankengeschichten in die Hand bekommt und sich aus ihnen über den
bisherigen Krankheitsverlauf ein Bild machen will, dann legt man bald
das dichtbeschriebene Blatt aus der Hand. Schon das Lesen derartiger
Krankengeschichten nimmt für den vielbeschäftigten Arzt unmöglich viel
Zeit in Anspruch, und man erhält dabei kein auch nur einigermaßen klares
Bild.

Das wichtigste ist eine übersichtliche und dabei gut differenzierte
graphische Darstellung des physikalischen Lungenbefundes. In der fachärztlichen Praxis ist heute die graphische Darstellung des Lungenbefundes

durchaus üblich geworden, in der allgemeinen Praxis ist sie noch immer eine relative Seltenheit. Es gibt vielbeschäftigte praktische Ärzte, die ja auch sehr viel mit Lungenkranken zu tun haben, und die sich überhaupt keine brauchbaren Aufzeichnungen über den Lungenbefund ihrer Patienten machen. Ich halte dies für eine unstatthafte Oberflächlichkeit, die immer wieder dazu führt, daß selbst eine deutliche Progredienz tuberkulöser Herde dem Arzt vollkommen entgeht. Ein Arzt mit einer einigermaßen nennenswerten Praxis kann sich, auch wenn er über das beste Gedächtnis verfügt, unmöglich den Lungenbefund seiner Patienten auswendig merken, und ebenso ist es ihm auch unmöglich, lange Krankengeschichten zu führen. Hier ist die graphische Darstellung der einzige Ausweg, um über diese Schwierigkeiten hinwegzukommen. Gerade in der ambulatorischen und hausärztlichen Praxis — selbst dort, wo spezifische Therapie betrieben wird — ist aber diese Methode nur selten zu finden.

Manchmal findet man ja Versuche von Abkürzungen in summarischer — aber leider ganz unbrauchbarer Form. An Stelle der genauen Beschreibungen des physikalischen Befundes treten Zusammenfassungen, wie z. B.:

r o v (rechts oben vorn) mittelblasiges Rasseln;

r o h (rechts oben hinten) leichte Dämpfung, spärliches Rasseln;

r h u (rechts hinten unten) Schallverkürzung, pleurales Reiben u. dgl.

Derartige Beschreibungen sind zu summarisch, um uns in allen Fällen ein brauchbares Bild über die wesentlichen Verhältnisse des Lungenbefundes zu geben und sie sind dabei nicht einmal sehr kurz. Sobald aber versucht wird, durch eingehendere Beschreibungen genauere Bilder zu erhalten, kommen jene endlosen Krankengeschichten zustande, die unter einer gewaltigen Vergeudung von Zeit und Arbeit hergestellt werden, ohne ihren Zweck, eine kurze klare Übersicht zu bieten, auch nur annähernd zu erfüllen.

Unter solchen Umständen wird die Registrierung des Lungenbefundes und das Diktat der Krankengeschichten der zeitraubendste und ermüdendste Teil der täglichen Arbeit, die dem leitenden Arzt selbst obliegt. Und so notwendig auch diese Arbeit ist, sie stellt doch nur ein technisches Hilfsmittel dar, um unsere Kranken richtig kennen zu lernen und sie auch in zweckentsprechender Weise behandeln zu können.

Nur eine gute technische Durchbildung, zu der auch das Schreibpersonal speziell geschult sein muß, ermöglicht eine Erledigung dieser notwendigen Arbeit in brauchbarer Weise und in kurzer Zeit. Und gerade die Zeitersparnis scheint mir wichtig, denn der Arzt ist doch schließlich berufen, Forscher zu sein und nicht eine Schreibmaschine zu werden. Auch der praktische Arzt kann nur durch eine derartige Technik befähigt werden, bei seinen Tuberkulösen brauchbare Aufzeichnungen zu machen, die bei keiner anderen Krankheit notwendiger sind wie bei der chronischen Tuberkulose.

Jede Wissenschaft hat für sachlich wichtige Begriffe eine kurze Verständigungssprache in Zeichen und Formeln geschaffen. Diese Zeichen und Formeln bereiten ja oft dem Lernenden manche böse Stunde, für die praktische Arbeit ist aber eine derartige kurze Verständigung eine unentbehrliche Notwendigkeit. Könnten wir uns heute eine Arbeit in irgendeinem technischen Fach ohne die Zeichensprache der mathematischen oder physikalischen Formeln, auf irgendeinem Gebiet der angewandten Chemie ohne die chemische Formel auch nur vorstellen?

In der Medizin ist diese Zeichensprache verhältnismäßig noch schlecht ausgebildet, obwohl wir sie auf allen Gebieten der Medizin dringend benötigen würden. Und nirgends benötigen wir sie mehr als bei der Lungentuberkulose. Der Einwurf, daß eine derartige Zeichenschrift die Genauigkeit gefährde, ist durchaus falsch.

Wie wir sogleich sehen werden, fördert eine gut ausgebildete Zeichenschrift nur die Gründlichkeit, weil sie imstande ist, mit sekundenlanger Arbeit Differenzierungen festzulegen, zu der sonst langatmige, ganz unübersichtliche sprachliche Beschreibungen nötig sind.

Wie wir schon oft betont haben, ist der grobphysikalische Lungenbefund in weiten Grenzen nicht das Maßgebende für die richtige therapeutische und prognostische Beurteilung eines Falles. Er gibt uns in recht groben Umrissen ein Bild der quantitativen und qualitativen Veränderungen in der Lunge und ihrer sekundären Begleiterscheinungen. Seine übertrieben genaue Aufzeichnung ist zwecklose Arbeit, die höchstens für den Lernenden als gute Schulung gewertet werden kann. Ebenso notwendig ist es aber, das Wesentliche des physikalischen Lungenbefundes festzuhalten und auch seine weitere Entwicklung in übersichtlicher und raumsparender Weise aufzuzeichnen.

Als wesentlich ist die Ausdehnung der erkrankten Lungenpartien sowie in erster Linie die qualitative Differenzierung des Herdcharakters zu bezeichnen. Übertrieben und daher durchaus unzweckmäßig ist die genaue Beschreibung aller Einzelheiten der physikalischen Erscheinungen nach Interkostalräumen oder topographischen Linien, wie die gekünstelte „genaue" Feststellung von Größe und Form bestehender Kavernen usw. Und es berührt ganz merkwürdig, wenn man noch immer beobachten kann, wie in der allgemeinen Praxis bei einer unspezifischen Kollapsinduration der Lungenspitzen mit ihren atelektatischen Begleiterscheinungen durch „genaues" Herausperkutieren der Krönigschen Schallfelder und durch Goldscheidersche Spitzenperkussion die Diagnose „Lungenspitzenkatarrh" gestellt wird, während mahnende Veränderungen des Atmungsgeräusches und verdächtige circumscripte katarrhalische Erscheinungen in den infraclavicularen Partien, wo ja in typischer Weise die bedenklichsten frischen Herdbildungen zustande kommen, noch immer wieder übersehen werden.

Die übersichtliche graphische Darstellung des physikalischen Lungenbefundes ist heute dem Facharzt ein unentbehrliches technisches Hilfsmittel geworden.

Am häufigsten in Verwendung steht heute die Zeichenschrift der deutschen Heilstättenärzte, wenn sie auch viele — und darunter auch mich — in mancher Hinsicht nicht vollkommen befriedigen kann. Aber es ist von größter Wichtigkeit für den Verkehr der Ärzte untereinander, eine offiziell festgelegte Zeichenschrift zur Hand zu haben. Für seinen internen Betrieb kann ja jeder die ihm durch Übung und Gewohnheit sowie durch prinzipielle Erwägungen zweckmäßiger erscheinenden Abweichungen von der offiziellen Zeichenschrift gebrauchen.

Diese Auffassung wurde auch von den maßgebenden reichsdeutschen Kollegen geteilt, als ich im Jahre 1922 im Auftrage der österreichischen Heilstättenärzte mit ihnen zu verhandeln hatte, um eine völlige Einigung in der reichsdeutschen und österreichischen Zeichenschrift zu erzielen. Jeder will naturgemäß an den nun einmal geübten und bewährten Gepflogenheiten und Einzelheiten festhalten und eine offiziell festgelegte Zeichenschrift muß daher naturgemäß immer ein Kompromiß der verschiedenen Wünsche und Auffassungen darstellen.

Zwei Momente von prinzipieller Bedeutung sind es, die mir persönlich an der offiziellen deutschen Zeichenschrift nicht zusagen und die mich veranlassen, an der nun seit acht Jahren von mir verwendeten eigenen Zeichenschrift in meinem internen Betriebe festzuhalten, weil sie sich mir wegen ihrer Übersichtlichkeit und klaren Darstellung außerordentlich bewährt hat.

1. Versäumt es die offizielle Zeichenschrift, fließende Übergänge des physikalischen Befundes durch entsprechend veränderungsfähige Zeichen ebenfalls in fließenden Übergängen darzustellen.

So stellt z. B. die offizielle Zeichenschrift Dämpfungen durch einfache oder doppelte Konturierungen des gedämpften Bezirkes dar. Aber wo gibt es in der Wirklichkeit Dämpfungen und Schallverkürzungen, die haarscharf in den normalen Lungenschall übergehen, wie dies durch die Konturierung dargestellt wird? Ferner läßt die Konturierung in ihren beiden Modifikationen, einfach und doppelt, auch nicht annähernd genügende Differenzierungen über die Intensität der Dämpfungen und Schallverkürzungen zu.

Bei der von mir geübten Darstellung gedämpfter Bezirke durch Schraffierung sind beide fließende Übergänge sowohl bezüglich der topographischen Abgrenzung als auch bezüglich der Intensität außerordentlich gut differenzierbar.

2. In der offiziellen Zeichenschrift ist das praktisch wichtige Prinzip, fließende Übergänge des Befundes auch durch fließende Variationen des gleichen Grundzeichens darzustellen, nicht konsequent durchgeführt.

So führt die offizielle Zeichenschrift ein eigenes Grundzeichen für bronchovesiculäres Atmen und mittelblasiges Rasseln. Aber wo gibt es auch hier in der Wirklichkeit scharfe Abgrenzungen zwischen bronchovesiculärem — vesicobronchialem — verschärftem vesiculärem Atemgeräusch und zwischen mittelblasigem und kleinblasigem sowie mittelblasigem und großblasigem Rasseln?

Meine Zeichenschrift ist hingegen bestrebt, in allen Fällen fließende Übergänge durch Veränderung des gleichen Grundzeichens möglichst differenziert darzustellen. Für den Verkehr mit anderen Kollegen sind ja diese feineren Differenzierungen praktisch nicht allzu verwertbar, weil ja die verschiedenen zeichnerischen Gepflogenheiten und Unachtsamkeiten (schlecht gespitzte Bleistifte usw.) sehr in die Wagschale fallen. Für meinen eigenen Betrieb aber, wo mir alles darauf ankommt, mit möglichst einfachen und billigen Mitteln einen wirklich guten Überblick über die Krankheitsverhältnisse der Patienten zu erhalten, entspricht mir die offizielle Zeichenschrift in diesen praktisch nötigen, feinen Differenzierungen bei der fortlaufenden Darstellung der Nachuntersuchungen nicht genügend. Auch von meinen Mitarbeitern verlange ich, daß sie sich sorgfältigst einer einwandfreien Darstellung dieser feineren Differenzierungen befleißen, sonst verlieren die Krankengeschichten sehr an Wert. Dies benötigt durchaus kein besonderes zeichnerisches Talent und auch keinen größeren Zeitaufwand als bei unsorgfältiger Darstellung, sondern nur ein wenig Sorgfalt und guten Willen. Die berüchtigte unleserliche Schrift vieler Ärzte, die nur mehr für den geübten Apotheker entzifferbar ist, erscheint mir nicht als Ausdruck einer besonders intensiven geistigen Arbeit, die über solche Äußerlichkeiten erhaben ist, sondern vielmehr als Zeichen eines unerfreulichen Mangels an Sorgfalt.

Gehen wir zunächst vom Atmungsgeräusch aus. Wir setzen da folgende Zeichen, die neben dem topographischen Lungenschema eingetragen werden:

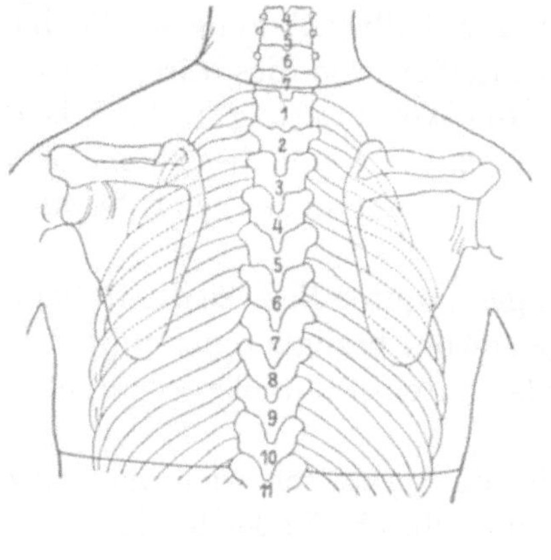

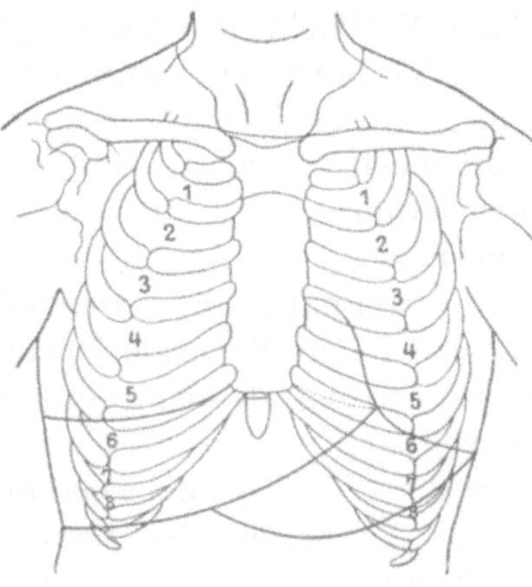

Abb. 11.   Abb. 12.

Inspirium ⟋

Exspirium ⟍

normales vesiculäres Atmen ⟋⟍ (braucht nicht eingetragen zu werden),

wird das Inspirium oder Exspirium verschärft, so wird der Strich verdickt:

bronchovesiculäres Atmen ⟋⟍

bronchiales Atmen ⟪

amphorisches Atmen ⟪α

abgeschwächtes Atmen ⟋⟍, stark abgeschwächt ⟋⟍ ⟋⟍ ,

ist das Inspirium oder das Exspirium verlängert, so wird der betreffende Strich verlängert:

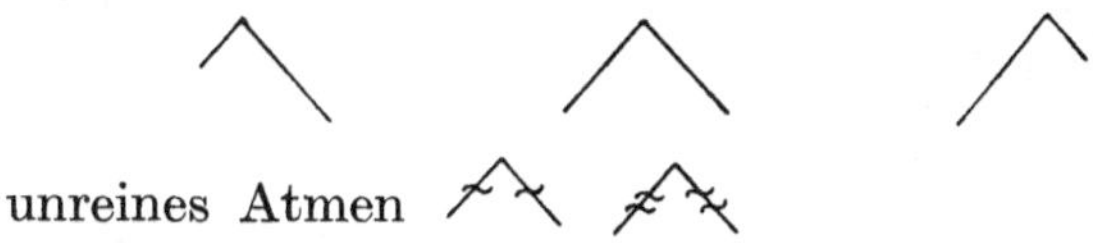

unreines Atmen ⟋⟍ ⟋⟍

So haben wir mit zwei Strichen die feinsten Differenzierungen des Atmungsgeräusches klar bezeichnet, die sich durch eine entsprechende Verdickung und Verlängerung der Striche markieren lassen, viel genauer als dies durch beschreibende Worte möglich ist; z. B.:

verschärftes Atmen mit unreinem verlängertem Exspirium ⟋⟍

verschärftes Atmen mit stark verlängertem Exspirium ⟋⟍

verschärftes Atmen mit vesicobronchialem Exspirium ⟋⟍

bronchovesiculäres Atmen mit fast bronchialem Exspirium ⟋⟍

vesicobronchiales unreines Atmen mit stark verlängertem Ex-spirium ⟋⟍

weiches Inspirium mit bronchovesiculärem Exspirium ⟋⟍

    (v. Romberg [265]: wichtiges Frühsymptom für frischere Herdbildungen in intaktem Lungengewebe bei noch teil-weise erhaltenem Luftgehalt)

und alle weiteren Kombinationsmöglichkeiten mehr.

Schallverkürzungen und Dämpfungen werden je nach ihrer Stärke durch mehr oder minder starke Schraffierung der betreffenden Partie im Lungenschema eingezeichnet:

vom einfachen Strich ⟋ angefangen bis ⫽⫽ und ⫽⫽⫽ ,

Tympanismus ⊤ bis ⊤.

Katarrhalische Erscheinungen:

    Knisterrasseln ••

    kleinblasiges Rasseln ₒ ₒ ₒ

    mittelblasiges Rasseln ₒₒₒ

    großblasiges Rasseln ₒₒₒ

    klingendes Rasseln ♪ ♪ ♪

    „trockenes" Rasseln ◡◡ (rauhe Schleimhautfalten, Verenge-
        rungen der Luftwege (Gerhardt [79]),

    Knacken und Schnurren ∨∨

    Giemen und Pfeifen ∭ (peribronchitische Herde (Strümpell
        [330]).

So ergeben sich die häufig vorkommenden Kombinationen, wie z. B.:
    verschärftes Atmen mit verlängertem Exspirium und trockenem

    Rasseln

    verlängertes Exspirium mit giemenden Nebengeräuschen

    verschärftes verlängertes Atmen mit asthmatischem Giemen
    und Pfeifen

Erhöhung des Stimmfremitus:
    von ιB bis B bis ausgesprochene Bronchophonie B,
    leichte bis starke Pektoriloquie ιP—P.

Ferner:

    pleurales Reiben ᨓᨓ

    Lungengrenzen schlecht verschieblich —┼—┼—┼—

    Subclaviageräusch über der Spitze S (Verwachsung der Art.
    subcl. mit der Pleura [Gerhardt]),

    saccadiertes Atmen $s\ s$ (Hindernisse in den Luftwegen zu über-
    winden [Gerhardt]),

    Spinalgie der Wirbel Sp (Bronchialdrüsensymptom, Pe-
    truschky, Neißer [223]),

    tastbare Drüsen je nach Größe • • ❢

Auch der Röntgenbefund läßt sich in einem Lungenschema mit einfachen Zeichen hinreichend genau markieren, wobei wir Dichtigkeit der
Schattenbildungen und die mehr oder minder scharfe Begrenzung der
Schatten darstellen und besonders verdächtige Stellen durch einen Pfeil
oder dgl. hervorheben können.

So haben wir eine Zeichensprache, durch die wir alle nötigen Differenzierungen des Lungenbefundes rasch und genau festhalten können. Es
bedarf nur noch einiger Übung und eines wohl nur minimalen zeichneri-

schen Talentes, um diesen Befund durch entsprechende Stellung der Zeichen neben oder innerhalb des Lungenschemas klar und übersichtlich zu gestalten.

Um eine große Gedächtnisbelastung handelt es sich dabei gewiß nicht. Mein Schreibpersonal hat diese Zeichen in kürzester Zeit mühelos beherrschen gelernt. Es ist imstande, mein Diktat ebenso schnell niederzuschreiben als ich spreche und hat selbst Freude an diesem einfachen Verfahren. Die Zeitersparnis ist auch wirklich eine ganz bedeutende. Ich erledigte in meinem Spital das Pensum der Krankengeschichtendiktate, das täglich eine wechselnde Zahl erster Befunde und ungefähr 10 bis 15 laufende Untersuchungen umfaßte, etwa in 20 Minuten. Und ich darf wohl sagen, in musterhafter Weise.

Jede weitere Untersuchung des Lungenbefundes wird neben dem Schema nur durch Ergänzungen und Veränderungen des ersten Befundes eingezeichnet, bis ein neues Blatt infolge Raummangels nötig wird oder sonst erwünscht erscheint.

Bei diesen weiteren Befunden bezeichne ich

das Zunehmen bestimmter Erscheinungen $+$
das Abnehmen bestimmter Erscheinungen $-$
unverändertes Fortbestehen . . . . $=$
Lungenspitze . . . . Sp
Oberfeld . . . . O
Mittelfeld . . . . M
Unterfeld . . . . U
links, rechts . . . . lk, r
hinten, vorn . . . . h, v
paravertebral . . . . pv
axillar . . . . $ax.$

Sind bestimmte Erscheinungen über größeren Lungenpartien verbreitet, aber an einer Stelle besonders stark ausgeprägt, so wird diese Lokalisation durch Unterstreichen hervorgehoben.

Zum Beispiel:

über beiden Spitzen, stärker rechts, verschärftes Atmen mit unreinem verlängertem Exspirium . . . . $lk\ u.\ r\ Sp$

über beiden Oberfeldern diffuser trockener Katarrh, am stärksten links vorn . . . . $lk\ u.\ r\ O\ diff. \smile \smile\ lkv$

über rechtem Oberfeld bronchovesiculär verschärftes verlängertes Exspirium, am stärksten paravertebral in der Höhe des ersten und zweiten Brustwirbels . . . . . . $r\ O$ $pv\,1\!-\!2$

Im meinem Ambulatorium verwende ich große vorgedruckte Krankengeschichtenformulare, die auf der ersten Seite Anamnese und soziale Angaben enthalten, auf der zweiten Seite den fortlaufenden Befund, auf der dritten Seite Notizen über Therapie und Vormerkungen. Alles wird in übersichtlicher Darstellung eingetragen.

Auch bei monatelang und ambulatorisch jahrelang behandelten Patienten genügt so ein kurzer Blick, um sich über die laufende Entwicklung der Krankheitsverhältnisse zu orientieren. Ich gebe einige Beispiele derartig fortlaufend geführter Lungenbefunde, wobei ich nur die perkutorisch und auskultatorisch erhobenen Erscheinungen und die Ergebnisse der Sputumuntersuchungen berücksichtige. Auf dem gleichen Blatt trage ich auch alle übrigen Befunde, die für den Zustand des Patienten von Wichtigkeit sind, mit eigenen Kürzungen ein. Der Röntgenbefund erhält ein eigenes Lungenschema. Diese übrigen Befunde sind der besseren Übersichtlichkeit halber hier nicht aufgenommen. Es liegt mir hier nur daran, eine kurze und klare Übersichtlichkeit in der laufenden Darstellung des Lungenbefundes zu demonstrieren.

Beiderseitige Cirrhose der Oberfelder:

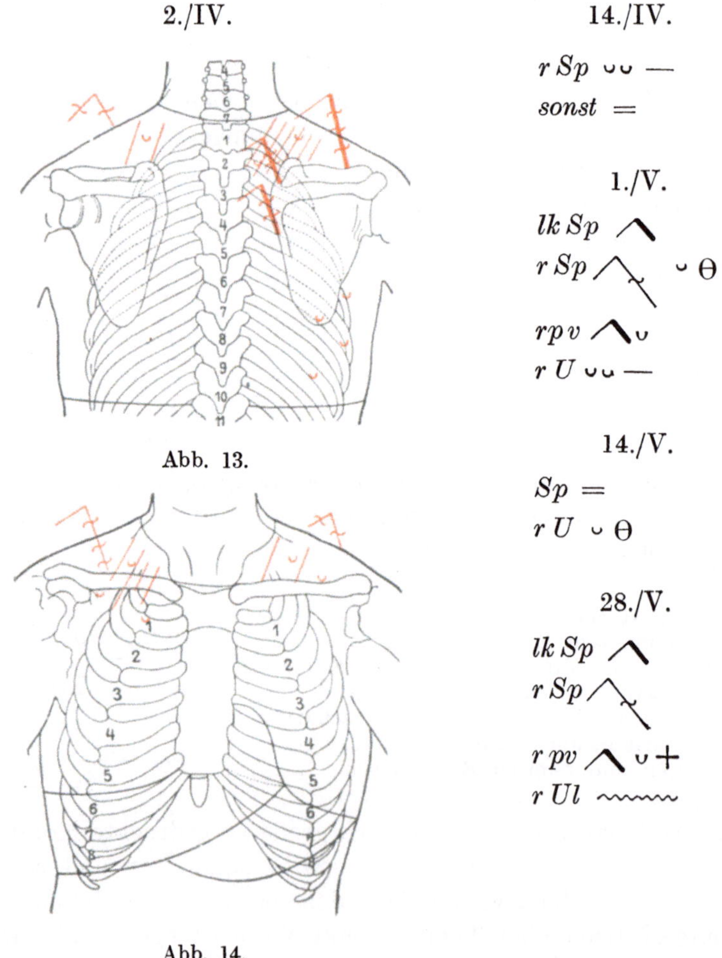

Sputum:

$$5./IV. \; TB \; \ominus$$
$$16./IV. \; \ominus$$
$$1./V. \; \ominus$$
$$8./V. \; \ominus$$

Links: Cirrhose geringer Ausdehnung; rechts: ausgedehnter nodöser Prozeß in fortschreitender cirrhotischer Vernarbung; chronische Pleuritis. Guter klinischer Erfolg.

20./VII.

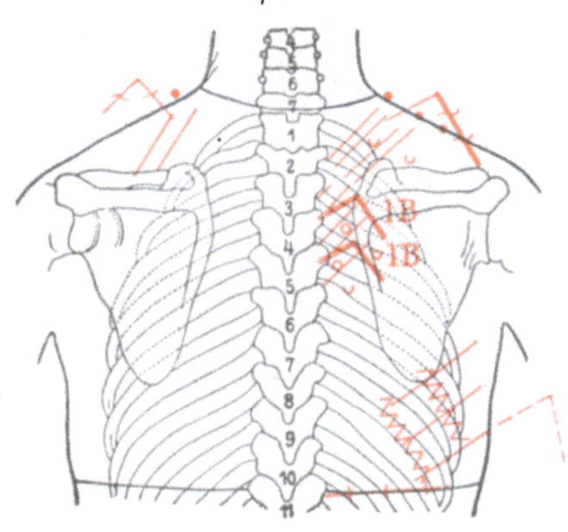

Abb. 15.

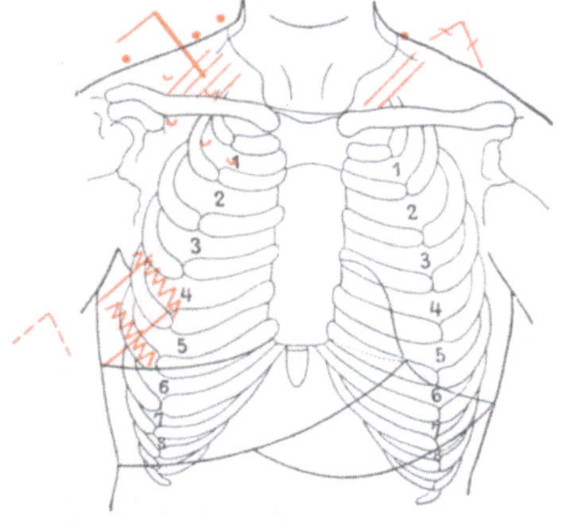

Abb. 16.

3./VIII.

$lk\,u.\,r\,Sp =$

$r\,pv$ 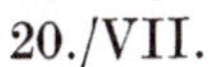 $—, lB\,fast\,\ominus$

$\cup\,\circ =$

$r\,U =$

20./VIII.

$lk\,u.\,r\,Sp =$

$r\,pv$ $\wedge, B\,\ominus, \cup\,\circ\,sehr\,—$

$r\,U$ 〰〰 $—, //\, \wedge\, =$

10./IX.

$lk\,u.\,\underline{r}\,Sp$ ⋏

$r\,pv$ $\wedge$ $, \; B\,\ominus, \cup\,\circ\,\ominus$

$r\,U\,/$ $\wedge$

Sputum:

$$22./VII. \; TBv$$
$$2./VIII. \; v$$
$$8./VIII. \; \ominus$$
$$15./VIII. \; v$$
$$21./VIII. \; \ominus$$
$$30./VIII. \; \ominus$$
$$10./IX. \quad \ominus$$

Schwer progrediente kavernöse Phthise:

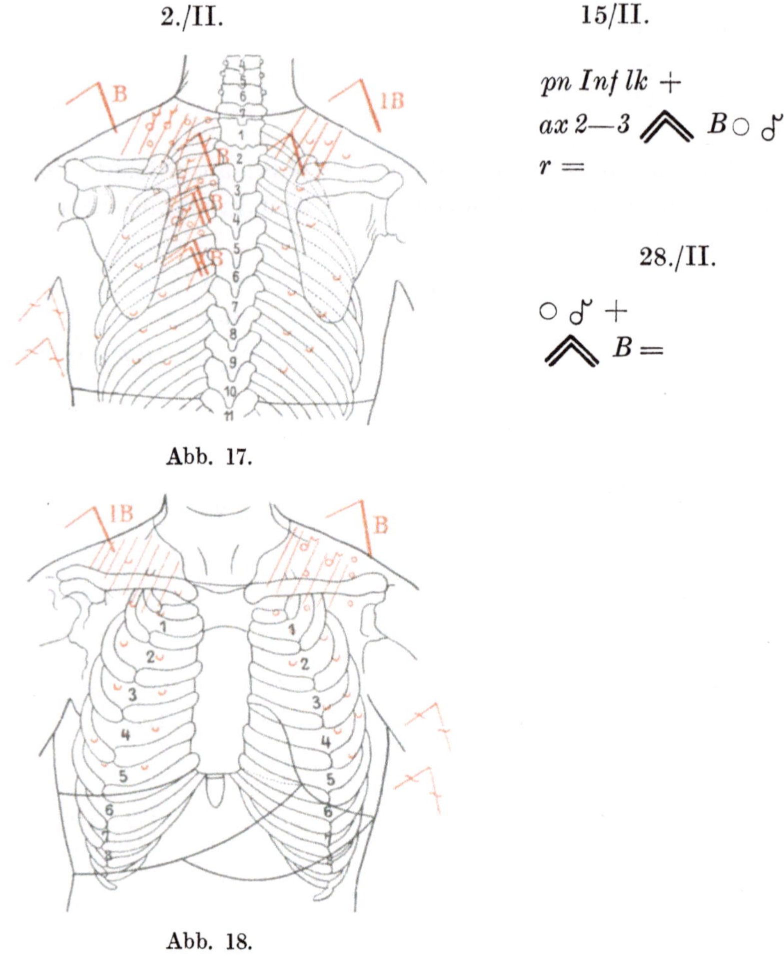

Abb. 17.

Abb. 18.

Sputum:
>   4./II. *TB* +++

Wenn ich so an der mir bewährten eigenen Zeichenschrift bei der Führung der Krankengeschichten und auch im Rahmen dieses Buches festhalte, so will ich damit keineswegs erfahrenen Fachkollegen Ratschläge
erteilen und sie zu meinen Gepflogenheiten bekehren. Ebensowenig will
ich dem Anfänger oder dem praktischen Arzt, der gewillt ist, in seiner
Praxis mit der graphischen Darstellung des Lungenbefundes zu beginnen,
meine Zeichenschrift aufdrängen. Die meisten werden sich mit Recht
sagen, daß es für sie nicht zweckmäßig ist, sich zweierlei Methoden der
graphischen Darstellung anzugewöhnen, und sie werden sich an die offizielle

Zeichenschrift halten, deren Vorlagen bei der Verlagsanstalt C. Kabitzsch (Leipzig, Dörrienstraße 16) zu erhalten sind.

Wenn ich am Gebrauche meiner Zeichenschrift auch im Rahmen dieses Buches festhalte, so tue ich dies mit dem Recht freier Meinungsäußerung und mit der Absicht, in einer technisch wichtigen Frage Richtlinien von prinzipieller Bedeutung zur Erörterung zu stellen. Und vielleicht geben meine Ausführungen dem einen oder anderen, der die Mängel der offiziellen Zeichenschrift ebenfalls empfindet, eine Anregung, wie er in seinem Betriebe diese Mängel am besten beseitigen kann. Eine wirklich praktisch gut brauchbare Form der Zeichenschrift ist deshalb so nötig, weil sich eine andere überhaupt nicht genügend einbürgert.

Psychische Beeinflussung und Disziplinierung der Patienten.

Eine entsprechende psychische Beeinflussung der Patienten ist beim langwierigen Verlauf tuberkulöser Erkrankungen von größter Wichtigkeit. Und dazu ist es wieder in erster Linie nötig, daß wir unsere Patienten auch als vernünftige Menschen behandeln. Mit all den leider noch sehr üblichen Verheimlichungsdiagnosen und dem „Beruhigungsprinzip“, um nur über das Wort „Tuberkulose“ irgendwie hinwegzukommen, treiben wir den Kranken mit der Zeit nur noch mehr in die verhängnisvolle Angst vor der „unheilbaren Krankheit“, zu der die Tuberkulose durch die Folgen des alten verfehlten Systems möglichst lange hinausgeschobener Spätdiagnosen geworden ist.

Diese allgemeine Angst vor der „unheilbaren Krankheit Tuberkulose“ zwingt ja den Hausarzt förmlich dazu, das Wort „Tuberkulose“ solange zu vermeiden, als es nur irgendwie geht. Die ärztlichen Ratschläge bewegen sich dann in einem endlosen Kreislauf von geheimnisvollen Warnungen, unwahren Beruhigungen und unmöglichen Versprechungen, auf die ein intelligenter Kranker mit der Zeit außerordentlich ungünstig reagiert.

Wir können auch kaum hoffen, daß sich diese Verhältnisse in absehbarer Zeit wesentlich ändern werden. Die psychologischen Hemmungen sind heute noch zu stark: die Tuberkulose eine hoffnungslose Krankheit. Ihre Diagnose ein Todesurteil. Die Angst vor dem Tode, vor Verlust der Stellung, vor Entlobung usw. treibt die Patienten dazu, von irgendeinem Arzt ein freisprechendes Urteil zu erhalten. Und ausgezeichnet wird diese Situation durch den Ausspruch eines Patienten gekennzeichnet, den Fels (64) zitiert: „Ich möchte lieber in ein Bad gehen als in eine Heilstätte, das klingt nicht so lungenkrank.“ Und einmal hat mir ein Kollege einen noch gut heilbaren Patienten zugeführt, in bester Absicht, aber mit der lehrreichen Bemerkung: „Ich habe dem Patienten selbstverständlich nicht gesagt, daß es sich um eine Tuberkulose handelt.“ Alles ist Nebensache — selbst Gesundheit, Heilung und Leben — wenn nur das Wort Tuberkulose vermieden wird.

Und alles dies ist deshalb so unerfreulich, weil es für den Erfolg im Einzelfall eine der wichtigsten Vorbedingungen ist, daß wir heilungsfähige Patienten zu einer richtigen Einsicht über Wesen und Verlauf ihrer Krankheit bringen. Wir müssen sie in erster Linie über die relative Gutartigkeit, andererseits aber auch über die Langwierigkeit tuberkulöser Prozesse belehren. Nur dann können wir bei unseren Patienten die nötige Ruhe erwarten, die sie vor hypochondrischer Überängstlichkeit schützt, und die nötige Ausdauer, die ärztlichen Anordnungen auch wirklich zu befolgen. Nur solche Patienten werden es begreifen lernen, daß sie mit langen Zeitperioden rechnen müssen. Sie werden nicht in den entschuldbaren, aber verhängnisvollen Fehler verfallen, fortwährend den Arzt zu wechseln und immer wieder neue Behandlungsmethoden zu versuchen, in der Hoffnung, daß es doch eine Möglichkeit gibt, sich in wenigen Wochen endgültig von dem Übel zu befreien.

Die wohltätige ärztliche Lüge hat wirklich nur der hoffnungslos kranke Tuberkulöse nötig.

Bei dieser so nötigen Erziehung der Patienten zur Einsicht wird nicht immer der gleiche gerade Weg zum Ziele führen. Der Tuberkulöse zeigt häufig eine besonders labile Gemütsstimmung; wir finden da alle Übergänge vom unverbesserlichen Leichtsinn und stumpfer Gleichgültigkeit bis zur neurasthenischen Todesangst und schweren Hypochondrie.

Ich habe aber auch von solchen Patienten noch nie einen „psychischen Chok" erlebt, wenn man ihnen die Sachlage etwa folgendermaßen ruhig erklärt: „Sie tragen jetzt die Krankheit schon seit vielen Jahren in sich, und ihre natürlichen Abwehrkräfte haben sich immer erfolgreich gegen sie gewehrt. Jetzt ist dieser Widerstand aus dieser und jener Ursache geschwächt, und es ist unsere Aufgabe, ihn allmählich wieder auf die Höhe zu bringen. Und dann werden Sie auch wieder gesund werden."

Nur ein Patient, der Verständnis für seine Krankheit besitzt, wird verstehen lernen, warum seine Behandlung viele Monate lang dauern muß, wenn sie einen Erfolg gewährleisten soll. Nur von einem solchen Kranken können wir eine vernünftige Selbstbeobachtung und brauchbare Angaben über subjektive Krankheitserscheinungen erwarten, die bei jeder Behandlung unbedingt nötig sind.

In einer Anstalt ist es in der Regel natürlich viel leichter, die Patienten in entsprechender Weise zu erziehen. Aber auch hier soll in beiderseitigem Interesse vernünftiges Maß gehalten werden. Der schwerste psychologische Fehler ist es da meines Erachtens, wenn der Arzt mit schulmeisterlicher Pedanterie versucht, die Folgsamkeit und Verläßlichkeit seiner Patienten persönlich in allen Einzelheiten zu überwachen. Die unmittelbare Folge ist schärfste Opposition der Patienten, denn gerade Tuberkulöse sind gegen derartige Dinge sehr empfindlich. Man erreicht damit nicht eine Stärkung seiner Autorität, sondern das gerade Gegenteil, weil man bei derartigen polizeilichen Bestrebungen meist eine etwas lächerliche Figur macht.

Man soll sich scheinbar möglichst wenig darum kümmern, ob die Patienten die ärztlichen Anordnungen befolgen oder nicht. Nur mit Hilfe eines unauffälligen Kontrollsystems durch das Pflegepersonal soll man sich darüber orientieren, wieweit die Disziplinierung des einzelnen Patienten gelingt oder mißlingt. Vorbedingung dafür ist natürlich ein verläßliches Personal, das treu zum Arzte hält. Um ein solches allmählich heranzuziehen und unverläßliche Elemente auszuscheiden, darin soll man keine Mühe scheuen. Sie trägt ihre guten Zinsen.

Den undisziplinierbaren Patienten aber gegenüber wahrt man nach meinen Erfahrungen am besten die ärztliche Autorität, wenn man ihnen möglichst trocken klar macht, daß es dem Arzt ganz gleichgültig sein kann, wenn die ärztlichen Anordnungen nicht befolgt werden, denn den Schaden haben nur die Patienten selbst zu tragen. Bei Unverbesserlichen, die auch für andere ein wirklich schlechtes Beispiel geben, ist natürlich die Entfernung aus der Anstalt die zweckmäßigste Maßnahme.

Bei der ambulatorischen Behandlung ist Erziehung und psychische Beeinflussung der Patienten naturgemäß wesentlich schwieriger, aber doch Schritt für Schritt oft in ausgezeichneter Weise durchführbar. Ambulatorische Patienten haben wir nie so fest in unserer Hand als Anstaltspatienten. Die ambulatorische Behandlung ist daher auch objektiv schwieriger, weil wir noch mehr auf zuverlässige Angaben der Patienten angewiesen bleiben. Und eine ganze Reihe subjektiver Hemmnisse treten noch hinzu. Der eine Patient kann sich nicht über die Unbequemlichkeit hinwegsetzen, öfter zum Arzt zu gehen, ein anderer scheut die Kosten.

Ich gehe bei der ambulatorischen Behandlung ungefähr folgendermaßen vor:

Erste Konsultation: Anamnese, genaue Untersuchung. Wenn nötig, Überweisung zur Röntgenaufnahme. Ist der Verdacht auf einen ernsteren Prozeß begründet, so erhält der Patient eine Temperaturkurve mit der Anweisung, zwei- bis dreimal täglich, bei gewohnter Lebensweise nach genauer (gedruckter) Vorschrift die Temperatur zu messen. Ist es bereits klar ersichtlich, daß die bisherige Lebensweise unzweckmäßig war, so werden entsprechende, den gegebenen Lebensverhältnissen angemessene, aber in jedem Fall praktisch wirklich durchführbare Vorschriften gegeben.

Handelt es sich um einen schwereren Fall — bei welchem ja die derzeitigen Krankheitsverhältnisse viel leichter und rascher richtig zu erfassen sind wie bei zweifelhaften Fällen —, so werden nach Möglichkeit sogleich eingehendere Vorschriften gegeben und eventuell entsprechende symptomatische Behandlungen eingeleitet, oder es wird die Überweisung in eine Anstalt in Betracht gezogen.

Bei Fällen, die keinerlei Verdacht auf einen ernsteren Prozeß bieten, erfolgt die Anweisung nach einer entsprechend bemessenen Zeit — zwei Monate, ein Vierteljahr, ein halbes Jahr — zur weiteren Kontrolle wieder zu erscheinen.

Wird eine spezifische Behandlung in Aussicht genommen, so geschieht dies nur in jenen Fällen, die ganz klare biologische Verhältnisse bieten, schon in kurzer Zeit, etwa in den nächsten 14 Tagen. Alle irgendwie zweifelhaften Fälle werden vorher so lange beobachtet, bis es gelingt, eine einigermaßen klare Erfassung der gegebenen biologischen Krankheitsverhältnisse zu gewinnen. Es ist Übungs- und Erfahrungssache, diese Beobachtung so zu gestalten, daß sie uns wirklich wertvolle Aufschlüsse gibt und gleichzeitig auch für beruflich oder im Haushalt tätige Patienten wirklich praktisch durchführbar ist. Bei intelligenten Patienten läßt sich das meist ohne besondere Schwierigkeiten erzielen. Man darf nur nicht bei einigermaßen stationären Prozessen, wo die Kranken noch nicht krank sein wollen, in den Fehler undurchführbarer und unberechtigter übertriebener Schonungsvorschriften verfallen. Wer die Erfahrungen seiner Privatpraxis mit den Erfahrungen seiner Armenpraxis vorurteilslos vergleicht, der wird gewiß zu dem Schluß kommen, daß die auch heute noch so üblichen übertriebenen Schonungsvorschriften bei stationären Fällen unbegründet, oft direkt kontraindiziert sind. In der Armenpraxis, wo derartige Vorschriften einfach praktisch undurchführbar sind, geht es trotz elender Lebensverhältnisse unter ganz ähnlichen Erfolgen und Mißerfolgen auch ohne dem. Vielfach sogar besser als bei überängstlichen begüterten Kranken.

Die Art, wie der Patient auf diese oft absichtlich in die Länge gezogene Methode der ärztlichen Beratung reagiert, vor allem aber das Verständnis, das er mit seiner Temperaturkurve mitbringt, zeigt uns schon mit einiger Sicherheit, ob wir bei ihm jenen Willen zur Einsicht und Ausdauer voraussetzen können, die für die Durchführung einer spezifischen Behandlung unerläßlich sind. Fehlt dieses Verständnis in ausgesprochener Weise, so lehne ich selbst eine spezifische Behandlung ab, weil es zwecklos ist, aussichtslose Dinge zu beginnen. Sonst folgt meist in dieser Ordination die erste Injektion (Indikationsstellung Abschnitt XIV). Der Patient wird über die möglicherweise auftretenden Reaktionen kurz belehrt und angewiesen, bei Fehlen jeder Reaktion nach 3—4 Tagen, bei Auftreten einer Reaktion 3—4 Tage nach Abklingen derselben wiederzukommen.

Der Zeitpunkt der weiteren Injektionen wird nach dem auf S. 242 angegebenen Schlüssel bestimmt, der sich mir für die ambulatorische Behandlung, bei der ja meist nur verhältnismäßig stationäre Prozesse in Betracht kommen, gut bewährt hat. Aber auch dieses Schema muß nach den individuellen Krankheitsverhältnissen und nach Wahl der Präparate vielfach abgeändert werden.

Auch über die Temperaturmessungen und Sputumuntersuchungen möchte ich einige kurze Bemerkungen anschließen.

Wie bei jeder anderen Infektionskrankheit, so kommt auch bei der Tuberkulose das Fieber dadurch zustande, daß giftige Substanzen in den Kreislauf gelangen, die eine Reizwirkung auf die nervösen Zentren der Wärmeregulierung ausüben. Wie im IX. Abschnitt ausgeführt wurde, ist das Fieber bei der Tuberkulose durchaus nicht immer als eine einheitliche Erscheinung aufzufassen. Es kann biologisch in verschiedener Weise entstehen und muß daher auch auf verschiedene Weise bekämpft werden. Auf diese praktisch außerordentlich wichtigen Differenzierungen (v. Hayek [121]) ist bisher merkwürdig wenig Gewicht gelegt worden. Das praktische Studium des Fiebers bei der Tuberkulose hat sich so ziemlich mit der Technik der Temperaturmessung und mit der Behandlung durch antipyretische Mittel begnügt. Über diese beiden Fragen sind allerdings ganze Bände geschrieben worden.

Auch das hat wieder vielfach zu einem sehr unerfreulichen und zwecklosen Schematismus geführt. Und bezeichnenderweise sind auch hier wieder jene am eifrigsten, welche das biologische Wesen des Fiebers bei der Tuberkulose am wenigsten erfassen; nämlich die begeisterten Liegestuhlanhänger, die ihre Patienten auch heute noch mit wochenlangen und monatelangen Liegekuren (!) behandeln, sobald die Körpertemperatur über die polizeiliche Grenze von 37⁰ hinüberzuschielen wagt. Dieses Verfahren bedeutet in manchen Fällen einen direkten Kunstfehler.

Die Physiologen sind sich überhaupt noch gar nicht einig, wo die sichere pathologische Grenze der Temperatursteigerungen beginnt. Jede Methode der Temperaturmessung hat in der Praxis schwer zu vermeidende Fehlerquellen. Die gebräuchlichen Thermometer zeigen überhaupt in Differenzen von etwa $^3/_{10}$ Grad keine absolut richtigen Temperaturen. Aber alle diese Dinge waren bis heute noch nicht imstande, die praktische Bewertung der Fiebermessung in vernünftige Grenzen zu weisen. Der „wissenschaftliche" Streit, ob Achsel-, Mund- oder Aftermessung das beste Verfahren ist, ob dreimalige, fünfmalige oder stündliche Temperaturmessung für den Erfolg der Kur und für die „erzieherische" Wirkung genügt, ist auch heute noch nicht zur Ruhe gekommen.

Es ist aber schon an sich ein schwerer ärztlicher Kunstfehler, einen Menschen, der an einer jahrelangen Krankheit leidet, zu einer unvernünftigen überängstlichen Selbstbeobachtung anzuhalten, die ihn zu einem Hypochonder machen muß. Und mir tun die Kranken immer herzlich leid, die so „erzogen" worden sind und in ihrer armen labilen Gemütsstimmung auf $^2/_{10}$ Grad minus „himmelhoch jauchzend" auf $^2/_{10}$ Grad plus „zu Tode betrübt" sind. Es ist wirklich oft schwer, aus solchen Bedauernswerten wieder langsam vernünftige Menschen zu machen.

Immer häufiger stoße ich in den letzten Jahren in meiner Konsiliarpraxis auf Fälle, wo subfebrile Temperaturen, die schon nach ihrem Typus und auch durch die sonstige Analyse des Falles als sicher nicht tuberkulösen Ursprunges zu bezeichnen sind, monatelang — natürlich ganz vergebens — mit übertriebenen Schonungskuren behandelt werden. Aber auch das gegenteilige Extrem ist nicht zu selten: ärztliche Behandlung progredienter Lungenprozesse, ohne daß man sich um die Temperaturkurve kümmert.

Trotzdem wir bei der biologischen Beurteilung spontaner und künstlich gesetzter Reaktionen aus den gesehenen Fieberbewegungen mehr schließen und sie besser verwerten können, gehören wir in Erwägung der früher genannten Tatsachen bezüglich der „Technik" der Fiebermessung zur gemäßigten Partei. Wir wissen, daß wir durch die Temperaturmessungen nicht mehr erhalten können als relative Vergleichswerte, nicht aber die absolute Körpertemperatur. Wie oft wir Temperatur messen sollen, hängt ganz von den individuellen Krankheitsverhältnissen des einzelnen Patienten und von den Bedürfnissen der eingeleiteten Therapie ab. Die übliche Regel ist für mich die täglich zweimalige, richtig durchgeführte Messung im Munde, und ich komme damit für die praktisch nötige Beurteilung der beobachteten Reaktionen in den meisten Fällen aus. Wo besonders erwünscht, lasse ich natürlich häufigere Messungen vornehmen, besonders beim Typus mit dem Maximum während des Tages, dessen Zeit durch einige Kontrollen festzustellen ist. Sobald der Patient einen erheblicheren Grad von positiver Anergie erreicht hat und ständig fieberfrei ist, lasse ich nur 1—2 Tage nach den Injektionen die Temperaturen kontrollieren.

Die vielfach geübte Methode, bei der Durchführung spezifischer Behandlungen zweistündige Messungen vornehmen zu lassen, um nicht eine Allgemeinreaktion zu übersehen, ist eine ganz unnötige Belastung des Patienten, die angesichts der monatelang dauernden Behandlung durchaus zu verwerfen ist. Sie ist auch ohne praktische Bedeutung. Eine so rasch vorübergehende Temperatursteigerung, die in der nächsten Abend- oder Morgenmessung nicht mehr zum Ausdruck kommt, sagt ja deutlich, daß es sich um einen Reiz gehandelt hat, der in sehr kurzer Zeit vollkommen überwunden wurde. Solche leichte Allgemeinreaktionen spielen für den weiteren Verlauf der Behandlung kaum eine Rolle. Vielfach ist es dabei überhaupt nicht möglich zu entscheiden, ob es sich wirklich um eine spezifische Reaktion handelt. Auch hier ist in weiten Grenzen nicht die maximale Temperaturhöhe das Maßgebende, sondern der Typus und die Schnelligkeit, wie die Reaktion wieder abklingt.

Aus dem gleichen Grunde sind auch alle Temperaturbeobachtungen unmittelbar nach körperlichen Leistungen in der Regel praktisch bedeutungslos („Bewegungstemperaturen"). Daß ein Tuberkulöser, der überhaupt zu Temperatursteigerungen neigt, eine sehr labile Temperatureinstellung hat, die auf alle möglichen Reize und Einflüsse sehr rasch reagiert, ist heute eine so bekannte Tatsache, daß sie im Einzelfall nicht erst durch besondere Beobachtungen festgestellt werden muß. Auch wenn wir den Einfluß körperlicher Leistungen, z. B. mehrstündiger Spaziergänge, auf die Körpertemperatur kontrollieren wollen, ist es ganz unnötig, für den praktischen Zweck häufige Temperaturmessungen machen zu lassen. Auch hier bleibt es das Maßgebende, ob der Körper imstande ist, den durch eine eventuell mechanisch hervorgerufene Herdreaktion entstandenen Reizzustand rasch — also bis zur nächsten abendlichen Messung — zu überwinden oder nicht.

Es handelt sich bei der Tuberkulose praktisch nicht darum, für kurze Zeit genau alle Temperaturschwankungen zu verfolgen, sondern vielmehr darum, lange Zeit — Monate und Jahre — über den spontanen und den durch verschiedene Reize veränderten Reaktionsablauf in praktisch möglichen — also ziemlich weiten — Grenzen ein zusammenfassendes Bild zu gewinnen.

Dazu genügt die Temperaturmessung zweimal des Tages — morgens vor dem Aufstehen und abends, wenn der Patient zur Ruhe gekommen ist, in den meisten Fällen vollkommen. Die höheren Temperaturen während des Tages zeigen die wechselvollsten Verhältnisse und sind als vorübergehende „Leistungstemperaturen" — sicher oft unspezifischen Charakters — aufzufassen. Aber man muß über sie orientiert sein. Ähnlich steht es bei den oft beobachteten höheren Nachmittagstemperaturen bei Schwerkranken, wo auch andere Momente die Temperatureinstellung bestimmen. Eine praktische Bedeutung für Diagnose und therapeutische Indikationsstellung kommt diesen rasch verlaufenden Schwankungen beim septischen Fiebertypus auch nicht zu. Es genügt hier vollständig, das Vorhandensein dieses prognostisch so ungünstigen Fiebertypus festzustellen.

Der geübte Praktiker wird in jedem einzelnen Fall die nötigen Fiebermessungen von den gegebenen Verhältnissen und Lebensgewohnheiten des Kranken abhängig machen. Obwohl ich die Temperaturkurve für einen der wichtigsten Bestandteile der laufenden biologischen Diagnose halte, lasse ich möglichst wenig Fieber messen. Aber immer so, daß mir die Fiebermessungen später ein zusammenfassendes Bild über monatelange und jahrelange Krankheitsentwicklungen geben.

Alles „mehr" ist zuviel. Zuviel, daß nicht der leichtsinnige Kranke gegen solche ärztliche Vorschriften vollständig ablehnend wird. Und zuviel, um nicht den ängstlichen Kranken zu einem schweren Hypochonder zu machen.

Ähnliche Verhältnisse treffen wir vielfach auch bei der Durchführung der Sputumuntersuchungen. Über die Wichtigkeit der Feststellung von Tuberkelbacillen im Sputum ist natürlich nichts Neues zu sagen. Die unberechtigte Annahme, das Fehlen von Tuberkelbacillen im Sputum immer als absolut bessere Prognose und ihr zeitliches Vorhandensein als absolut schlechtere Prognose aufzufassen, ist heute im allgemeinen verlassen worden. Aber die Handhabung der Sputumuntersuchung läßt heute noch unzweckmäßige Extreme erkennen: auf der einen Seite viel zu wenig, auf der anderen Seite unnötig viel. In der großen Praxis und auch in der Mehrzahl der kleineren Fürsorgestellen (hier um eine entsprechend geschulte Hilfskraft zu „ersparen") werden viel zu wenig Sputumuntersuchungen gemacht. Diese wären aber allein imstande, die gefährlichsten Infektionsquellen, die massenhaft Tuberkelbacillen streuenden Phthisiker in schlechten sanitären Lebensverhältnissen zu eruieren. Demgegenüber wird manchmal wieder mit der Jagd nach vereinzelten Tuberkelbacillen ein wahrer Sport getrieben. Es hat auch keinen Sinn, bei einer kavernösen Phthise monatlich einmal eine Sputumuntersuchung machen zu lassen. Soll ein solcher Kranker plötzlich bacillenfrei werden?

Die von verschiedenen Seiten immer wieder gemachten Vorschläge, die Begriffe der „offenen" und „geschlossenen" Tuberkulose auszuschalten, sind für den Praktiker unannehmbar.

Sicherlich lassen sich diese Begriffe nicht im Sinne einer klinischen Einteilung verwerten, und ebensowenig lassen sich irgendwelche weitergehenden prognostischen Schlüsse an sie knüpfen. Ebenso sicher läßt sich auch überhaupt zwischen „offener" und „geschlossener" Tuberkulose keine scharfe Grenze ziehen, weil der Nachweis von Tuberkelbacillen sich in vielen Fällen von Zufälligkeiten der Expektoration sowie von Technik, Häufigkeit und Sorgfalt der Untersuchungen abhängt.

Wir benötigen aber in der Praxis den Begriff der „offenen" Tuberkulose unbedingt im Sinne ständiger und starker Bacillenausscheidung, um für unsere prophylaktischen Bestrebungen zum Schutze vor massiven, immer wiederholten Ansteckungen durch derartige Bacillenhuster eine Grundlage zu haben.

Wenn wir im Sinne derartiger Verschläge „jeden Huster mit Auswurf" praktisch als „offene Tuberkulose" annehmen sollen, dann würde diese ganze wichtige prophylaktische Arbeit, die in ihrer allgemeinen Durchführung sowieso sehr viel zu wünschen übrig läßt, nur jede greifbare Grundlage verlieren. Wenn wir in der Praxis alle Fälle mit einer unspezifischen chronischen Bronchitis, mit Bronchiektasien auf unspezifischer Grundlage usw., wo ja auch recht ständig Husten mit Auswurf gegeben ist, den wirklichen Bacillenhustern gleichstellen, dann würde das nicht etwa eine Hebung der nötigen prophylaktischen Bestrebungen zur Folge haben, sondern gerade das Gegenteil. Die einzige praktisch brauchbare Richtlinie lautet: Feststellung der ständigen Bacillenausscheider als wichtigste Infektionsquelle der Tuberkuloseverbreitung. Und im Sinne dieser Richtlinie sind die Begriffe „offene" und „geschlossene" Tuberkulose durchaus berechtigt.

Dem überwiegenden Vorkommen granulärer Formen glaube ich nach eigenen Erfahrungen in Übereinstimmung mit Much (208), Schottmüller (304), Deycke (55), Wolff (368), Telemann (334), Wirths (367), Bergel (27) u. a. eine prognostisch günstige Bedeutung beimessen zu können. Es handelt sich bei diesen granulären Formen nach Bergel um Bacillen, die durch lipolytische Fermente partiell abgebaut sind. Wir können daher ihr überwiegendes Vorkommen als Ausdruck kräftig einsetzender baktericider Vorgänge an sich als günstiges Zeichen werten. Allzu große praktische Bedeutung dürfte diesen Differenzierungen allerdings nicht zukommen.

Zwecklos sind auch die verschiedenen Methoden der Bacillenzählung im Gesichtsfeld. Auch wenn man homogenisiertes Sputum verwendet, kann die Bacillenmenge ganz nach den anatomischen und reaktiven Verhältnissen der Herde und nach Zufälligkeiten der Sekretion und Expektoration täglich wechseln. Die Schätzung der Bacillenmenge genügt für praktische Zwecke vollkommen.

Auch dem mehr oder minder großen Lymphocytenreichtum des Sputums kann ich keine größere praktische Bedeutung beimessen, weil er keine Handhabe für eine Differenzierung des qualitativen Herdcharakters bietet. Von Bedeutung hingegen ist der Nachweis elastischer Fasern, weil er in manchen Fällen eine bestehende Gewebseinschmelzung anzeigen kann, wo eine solche durch die physikalische Untersuchung noch nicht nachweisbar ist. Ebenso ist auch der Nachweis anderer pathogener Bakterien, die auf eine bestehende Mischinfektion schließen lassen, bedeutsam.

Zusammenfassend können wir als Ziel einer guten praktischen Arbeit sagen, daß es gilt, wesentliches gut zu organisieren und unwesentliches als unnötigen und hemmenden Ballast beiseite zu lassen.

XII. Die Frühdiagnose tuberkulöser Erkrankungen.

Die Tuberkulose stellt uns vor folgende Sachlage. Eine Krankheit von weitester Verbreitung zeigt einen ungemein wechselvollen Verlauf. Sie kann von selbst wieder ausheilen, ohne daß es überhaupt zu ausgesprochenen Krankheitserscheinungen kommt. Sie kann jahrzehntelang den Menschen in seiner Gesundheit und Leistungsfähigkeit schädigen, ohne daß sie sein Leben gefährdet. Und sie kann langsam oder rasch eine lebensgefährliche, hoffnungslose Krankheit werden.

Diese Sachlage drängt eine Frage von grundlegender praktischer Bedeutung in den Vordergrund, die Frage, wann die Tuberkulose eine gefährliche Krankheit zu werden beginnt, wann wir einen Tuberkulösen als Kranken anerkennen und als solchen behandeln müssen.

Die Lösung dieser Frage, die seit zwei Jahrzehnten einen Brennpunkt der Tuberkuloseforschung darstellt, hat sich als bedeutend schwieriger erwiesen als man anfangs dachte. Und je tiefer unsere Erkenntnisse in die wechselnden Krankheitsformen und Verlaufsarten der Tuberkulose eindrangen, um so schwieriger wurde es, für diesen praktisch so wichtigen Zeitpunkt der beginnenden Gefährlichkeit allgemeingültige Gesetzmäßigkeiten zu finden. Die Hoffnung, dieses Problem durch einfache diagnostische Methoden eindeutig zu lösen, hat sich als trügerisch erwiesen. Alle klinisch-physikalischen Erscheinungen zeigten sich als zu wechselvoll, alle einfachen spezifischen Methoden als zu „empfindlich“, um aus ihnen durch eine einfache Zustandsdiagnose zu erkennen, ob eine bis dahin „latente“ Tuberkulose anfängt, „aktiv“ zu werden.

Die Begriffe der „latenten“ oder „inaktiven“ Tuberkulose im Gegensatz zur „floriden“ oder „aktiven“ Tuberkulose haben sich im ärztlichen Sprachgebrauch eingebürgert und manche unerfreuliche Mißverständnisse und Unklarheiten gezeitigt.

An sich ist ja eine derartige Unterscheidung gewiß nötig. Wir werden in der Praxis eine Tuberkulose, die jahrelang ein harmloser Parasit ist und bleibt, anders bewerten und behandeln müssen als eine Tuberkulose, die eine gefährliche Krankheit geworden ist.

Aber welche Auslegung erfuhr alsbald die „latente“ oder „inaktive“ Tuberkulose ?!

„Latent“ sind nicht nur die jahrzehntelang währenden Anfangsstadien der chronischen Tuberkulose, sondern auch alle chronischen gutartigen Formen vorgeschrittener Lungentuberkulose, solange der Kranke arbeitsfähig ist. Für viele ist jede Tuberkulose „inaktiv“, die ohne Fieber und schwere Zerfallserscheinungen im Lungengewebe einhergeht. Und „latent“ bleibt die Tuberkulose für andere — selbst bis zu den schwersten Krankheitsstadien. So ist die „Latenz“ heute ein so dehnbarer Begriff geworden, daß man ihn praktisch nur als Gegensatz zu den klinisch leicht nachweisbaren, schweren tuberkulösen Erkrankungen verwerten kann.

Aber auch bei strengster Beschränkung auf die stationären chronischen Anfangsstadien der Tuberkulose ist der Begriff der Latenz objektiv nicht haltbar. Diese chronischen erscheinungslosen Anfangsstadien der Tuberkulose sind nicht inaktiv, sonst könnte sich nicht aus ihnen allmählich die Lungenphthise entwickeln. Sie sind nicht latent und nicht inaktiv, sonst könnten wir sie nicht durch abgestimmte biologische Reize, die für einen tuberkulosefreien Menschen vollkommen indifferent bleiben, jederzeit zu sehr aktiven Reaktionen bringen.

Die Sachlage klärt sich aber mit einem Schlage, wenn wir die Einstellung auf klinisch leicht faßbare Krankheitserscheinungen mit einem immunbiologischen Standpunkt vertauschen. Die latente Tuberkulose ist in Wirklichkeit keine ruhende inaktive Tuberkulose, sondern

eine Tuberkulose, die unter stetem Kampf von den Abwehrkräften des Körpers in Schach gehalten wird.

Es besteht ein Übergewicht der menschlichen Abwehrkräfte oder doch
zum mindesten ein Gleichgewicht zwischen Angriff und Abwehr.

Und nun wird die Sache schon etwas klarer. „Aktive" Tuberkulose
ist eine Tuberkulose, die das Übergewicht der Abwehrkräfte
durchbricht oder bestehendes Gleichgewicht stört.

Und welche Erscheinungen treten dabei auf? Wird plötzlich in
wenigen Tagen ein Verdichtungsherd in der Lunge nachweisbar werden?
Oder werden sonst Organerscheinungen auftreten, die uns nach den Lehrbüchern berechtigen, klinisch ohne weiteres eine Tuberkulose zu diagnostizieren? In den typischen chronischen Fällen sicher nicht.

Und wie äußert sich nun das „Aktivwerden" einer bis dahin „latenten"
Tuberkulose?

Zunächst nur in pathologischen Reaktionsvorgängen, denn bevor nicht
der Abwehrschutz der Körperzellen an irgendeiner Stelle von den Tuberkulosegiften überwunden ist, gibt es auch kein Weiterschreiten der Tuberkulose. Übergewicht der Abwehrfunktionen bedeutet rasche und vollkommene Kompensation der Tuberkulosegifte, ohne daß es zu Krankheitserscheinungen kommt. Wird aber dieses Übergewicht durchbrochen,
so kommt es zur Bildung und zur Resorption von „anaphylatoxischen
Substanzen" und damit zu Allgemeinerscheinungen, die vielfach unter
Temperatursteigerungen (anaphylatoxisches Fieber) verlaufen.

Dabei sind zwei verschiedene Fälle möglich:

a) Entweder handelt es sich um die neuerliche Progredienz eines
früher zur Ruhe gekommenen Herdes. Dann treten je nach den anatomischen Verhältnissen auch mehr oder minder deutlich nachweisbare Herderscheinungen auf.

b) Oder es besteht überhaupt noch gar kein klinisch nachweisbarer
tuberkulöser Herd in der Lunge oder in sonstigen Organen. Es handelt
sich noch um rein humorale anaphylatoxische Reaktionen, die dadurch
zustande kommen, daß Tuberkulosegifte in den Kreislauf gelangt sind
und nicht rasch genug kompensiert werden. Diese Tuberkulosegifte können
von primär befallenen Drüsen produziert werden, oder sie können von
einem frischen, noch nicht nachweisbaren Organherd in den Kreislauf
gelangen. (Natürlich handelt es sich ja auch bei den primär erkrankten
Drüsen um Herdreaktionen. Der Sprachgebrauch versteht aber unter
„Herdreaktionen" schlechthin nur jene Reaktionen, die von klinisch nachweisbaren Organherden ausgehen.)

Die Symptome dieser Allgemeinerscheinungen (mannigfache, chronisch
verlaufende subjektive Äußerungen eines allgemeinen Krankheitsgefühls,
vasomotorische Störungen, erhöhte Abendtemperaturen usw.) sind allgemein bekannt. Ihre Auslegung ist jedoch oft eine ganz oberflächliche.
Nicht immer wird versucht, sie im Zusammenhang mit der ganzen

Krankengeschichte für Diagnose und therapeutische Indikationsstellung zu verwerten.

Einige typische Beispiele aus der ärztlichen Praxis mögen dies veranschaulichen:

Kind tuberkulöser Eltern. Wiederholte Frühinfektionen sind aus der Anamnese mit Sicherheit anzunehmen. Primärkomplex oder generalisierende Tuberkulose.

Das bis dahin immer gesunde und gut aussehende Kind erkrankt ganz allmählich unter unbestimmten chronischen Allgemeinerscheinungen. Es verliert seine Lebhaftigkeit, wird auffallend teilnahmslos; zeigt keinen Appetit mehr und wird launisch in der Auswahl von Speisen; klagt über Kopfschmerzen und verschiedene Unlustgefühle. Alle versuchten Medikamente nützen nichts. Dann beginnen die Schulferien. Das Kind kommt von der Stadt in die gesunden Verhältnisse eines Landaufenthaltes, wird wieder fröhlich und blüht wieder auf.

Erklärung: chronische Allgemeinerscheinungen durch Generalisationsprozesse, die unter günstigen Lebensverhältnissen nach Stärkung der Abwehrleistung wieder schwinden.

Gewöhnliche Auslegung: sehr verschiedenartig; z. B. Anämie, Überbürdung in der Schule, auch Launenhaftigkeit usw. Im besten Falle „tuberkulöse Disposition". Fast niemals aber die richtige Diagnose: aktive Tuberkulose.

Die absolut indizierte Therapie, kräftige Reaktionsbehandlung, welche die Abwehrleistung anregt und die anaphylatoxischen Erscheinungen oft in überraschend kurzer Zeit zum Schwinden bringt, ist in der großen Praxis nahezu unbekannt. Dabei ist es gleichgültig, ob wir diese Reaktionen durch spezifische oder unspezifische Reize hervorrufen oder durch kräftige körperliche Bewegung in entsprechender Abstufung und unter entsprechend gesunden Verhältnissen. Handelt es sich um nicht zu ängstlich behütete Kinder, so tut der Landaufenthalt seine Schuldigkeit. Bei überängstlicher Pflege und Verweichlichung (strenge Ruhe bei leicht erhöhten Temperaturen!!) versagt dieses Naturheilverfahren.

Oder ein anderes Beispiel: junger Mann. Familiäre Belastung nicht nachweisbar. War immer gesund, nie lungenkrank, „nur seit jeher etwas schwächlich". Seit einiger Zeit, seitdem er sich in seinem Beruf oder im Studium hart anstrengen muß, fühlt er sich krank. Abendliche Kopfschmerzen; leichte Temperatursteigerungen; starkes Schwitzen, besonders zur Nachtzeit; Mattigkeitsgefühl; zeitweise Stechen zwischen den Schulterblättern.

Die physikalische Untersuchung ergibt keine starken pathologischen Veränderungen über der Lunge, vielleicht etwas Hiluskatarrh und leichte Veränderungen des Atmungsgeräusches über den Spitzen.

Eine Schonungskur (Landaufenthalt, Sanatorium für Erholungsbedürftige) wird vorgeschrieben. Darauf gute Erholung und vorläufig wieder klinisch gesund, bis sich nach einiger Zeit wieder die gleichen Erscheinungen einstellen.

Erklärung: beginnende tertiäre Tuberkulose oder leichte chronische tertiäre Tuberkulose mit Neigung zum Weiterschreiten. Die Krankheitserscheinungen sind Zeichen einer lebhaften Abwehr, die wieder abklingen, sobald unter dem Einfluß der eingeleiteten hygienisch-diätetischen Therapie die Abwehrleistung wieder die Oberhand gewinnt.

Gewöhnliche Auslegung: der junge Mann ist nach einer Verkühlung oder dergleichen „an Lungenspitzenkatarrh" erkrankt, der durch die Anstaltsbehandlung oder durch den Landaufenthalt wieder ausgeheilt ist.

Die Zugehörigkeit aller dieser Krankheitsbilder zur Tuberkulose ist heute noch viel umstritten, weil ja eine exakte Diagnose tatsächlich außerordentlich schwierig ist, und weil auch eine ganze Reihe nichtspezifischer krankhafter Zustände mit ähnlichen Erscheinungsformen differential-diagnostisch in Frage kommen. Ihre große praktische Bedeutung wird uns erst wieder durch die Erkenntnis klar, daß pathologisch-biologische Vorgänge das Primäre sind, und daß bei chronischen Krankheitsprozessen mit sehr langsamer Entwicklung die pathologisch-anatomischen, am Lebenden sinnfällig werdenden Gewebsschädigungen in lebenswichtigen Organen bereits mehr oder minder spät feststellbare Begleit- und Folgeerscheinungen darstellen.

Aber nicht allein von der Ausdehnung des Krankheitsprozesses, sondern noch viel mehr von der Qualität desselben, im Sinne der Gutartigkeit und Bösartigkeit, wird die für den Patienten wichtigste Frage bestimmt, ob die physikalische Zustandsdiagnose rechtzeitig oder bereits zu spät erfolgte.

Das hat auch die klinische Medizin seit langer Zeit erkannt. Und gegenüber dem früheren traurigen Standpunkt der allgemeinen Praxis, der erst dann geneigt war, von einer Tuberkulose zu sprechen, wenn es sich bereits um schwere Zerstörungsprozesse in lebenswichtigen Organen handelte, waren schon seit langem Bestrebungen im Gange, eine exakt faßbare, rechtzeitige „Frühdiagnose" auszubilden.

Wenn man heute den Entwicklungsgang des letzten Jahrzehntes überblickt, dann scheint es fast, als ob der Krieg und seine Folgeerscheinungen in dieser Richtung wieder einen starken Rückschlag gebracht hätten. Der Krieg — wo das Menschenleben billig wurde, wie nie zuvor; wo es galt, alles für ein höheres Gut als das Schicksal des einzelnen einzusetzen. Wo ein Großteil aller „Nachgemusterten" „latent tuberkulös" war und doch im Existenzkampf des ganzen Volkes als kriegsdiensttauglich befunden werden mußte; wo die Hungerblockade Verhältnisse schuf, unter denen die hygienisch-diätetische Tuberkulosebehandlung und manches andere zu einem leeren Schlagwort herabsank.

Unter diesem Druck der Verhältnisse und Ideen, die unser Leben beherrschen und beherrschen mußten, begannen viele Autoritäten wieder abzubauen, was sie früher selbst dem Praktiker mit seiner traurigen, zu späten Diagnose gelehrt und gepredigt hatten.

Die klinisch-diagnostischen Methoden auf grob-physikalischer Grundlage nahmen die Sache gründlich in die Hand. Sie begannen mit nimmermüdem Eifer, die mühsam zusammengetragenen Bausteine der Frühdiagnose wieder abzutragen. Exaktheit vor allem! Die Frage, wann eine Tuberkulose gefährlich zu werden beginnt, war scheinbar nicht exakt zu lösen. Also lassen wir diese Frage einfach fallen! Begnügen wir uns mit der Feststellung, wann eine Tuberkulose gefährlich geworden ist. Für diese Feststellung besitzen wir einfache klinische Untersuchungsmethoden.

Autoritäten sprachen von 30—60$^0/_0$ Fehldiagnosen, wo eine Tuberkulose konstatiert wurde und wo — angeblich keine da war. Fürwahr ein rapides „Abnehmen" der Tuberkulose während des Krieges! Bald wurde die Diagnose Tuberkulose von physikalisch sicher nachweisbaren Herderscheinungen in der Lunge abhängig gemacht, bald von subfebrilen

Temperaturen über 37,5⁰. Vielfach machte selbst noch die „Lehre" des Franzosen Rist (261) auch bei uns ein wenig Schule, daß die Diagnose „Lungentuberkulose" erst durch den Nachweis von Tuberkelbacillen im Sputum berechtigt wird. In Frankreich lagen ja diese Verhältnisse noch viel schlimmer als bei uns, nur war man dort leider von viel radikalerer Entschlossenheit, und die Erkenntnis, daß es um den Existenzkampf des Ganzen ging, war im Volk tief eingewurzelt.

Dieser Entwicklungsgang war unter dem Drang der Verhältnisse begreiflich, nur hat es an Mut gefehlt, die Wahrheit zu erkennen und einzubekennen. Ja — wir hatten im Existenzkampf um unser Sein als unabhängiges geachtetes Volk, damals noch mit dem Gefühl von dem, was im Leben der Völker nationale Würde heißt, nicht Zeit und Möglichkeit, uns viel um die Einzelschicksale kränklicher Menschen zu kümmern, wo Tausende und Tausende in blühender Gesundheit sich für ihr Volk opferten. Es war aber falsch und feige, diesen Verhältnissen nicht klar ins Auge zu sehen und statt dessen naturwissenschaftliche Tatsachen zu leugnen, die sich doch immer unverändert gleich bleiben — mag nun der Würfel des ewig währenden Daseinskampfes zwischen Mensch und Mensch und Volk und Volk dahin oder dorthin rollen.

Und diese falsche und feige Verleugnung wissenschaftlicher Erkenntnisse unter dem Zwange äußerer Not ist für unsere ärztliche Arbeit eine ernste Sache — sehr ernst. Sie bedeutet nicht weniger als den von angesehenen Fachmännern vertretenen Satz: Die klinisch interessierende Tuberkulose beginnt erst bei der Schädigung und Zerstörung lebenswichtiger Organe bis in ihren groben anatomischen Bau.

Wir müssen diesem Standpunkt scharf folgenden Satz entgegenstellen: Die chronische Tuberkulose ist eine Krankheit, die mit pathologischen Reaktionsvorgängen beginnt und mit der Zerstörung lebenswichtiger Organe endet.

Und nun kommt die entscheidende Frage: Kann der Zeitpunkt der beginnenden Gefährlichkeit einer bis dahin „latenten" Tuberkulose rechtzeitig durch eine pathologisch-anatomische Zustandsdiagnose mit unseren heutigen diagnostischen Hilfsmitteln gestellt werden oder nicht?

Diese Frage ist, wie wir heute wissen, durchaus nicht einheitlich zu beantworten. Nur eines können wir heute mit Sicherheit sagen: Wir können und dürfen uns nicht auf die lokale Zustandsdiagnose verlassen, sondern müssen die geänderten Reaktionsweisen des gesamten Organismus in Rechnung ziehen.

Die physikalische Zustandsdiagnose der pathologisch-anatomischen Gewebsveränderungen wird um so leistungsfähiger sein, je exakter es uns gelingt, mit unseren diagnostischen Methoden sichere Rückschlüsse auf die Qualität der tuberkulösen Organveränderungen im Sinne von Gutartigkeit und Bösartigkeit zu ziehen.

Und die biologische Beobachtung des Gesamtorganismus kann nur dann leistungsfähig sein, wenn wir die gesetzmäßigen Beziehungen zwischen pathologisch-biologischen Vorgängen und pathologisch-anatomischen Zustandsänderungen erkennen und praktisch verwerten lernen.

Nach beiden Richtungen hin bleibt die praktische Verwertbarkeit der bisherigen Forschungsergebnisse in recht weiten Grenzen auch von der subjektiven Begabung, Übung und Erfahrung sowie von der mehr oder minder guten Verwertung der zur Verfügung stehenden technischen Hilfsmittel abhängig.

Zunächst nun die Frage, was die physikalische Untersuchung durch Auskultation und Perkussion für die Frühdiagnose der Tuberkulose zu leisten imstande ist.

Die physikalische Diagnose des Primärherdes in der Lunge kommt praktisch kaum in Frage. Erst wenn sich der Primärkomplex zu einer ausgedehnteren Mitbeteiligung der regionären Drüsen entwickelt hat, und besonders dann, wenn die Bronchialdrüsenerkrankung über die regionären Drüsen hinaus eine größere Ausdehnung erreicht hat (also eigentlich schon ein Generalisationsstadium), und an den Drüsen perifokale Entzündungen auftreten, finden wir die physikalischen Symptome der Hiluskatarrhe, Druckempfindlichkeit der betreffenden Wirbel (Spinalgie) und verschärfte Flüsterstimme über denselben (Pektoriloquie). Aber auch diese Symptome sind weder im positiven noch im negativen Sinne verläßlich genug, um aus ihnen allein eine sichere Diagnose des in das Generalisationsstadium eingetretenen Primärkomplexes zu ermöglichen. Erst wenn bereits stärkere Generalisationsprozesse eingesetzt haben, treten in den meisten Fällen noch eine Reihe mehr oder minder charakteristischer und damit mehr oder minder diagnostisch verwertbarer Störungen des Allgemeinbefindens auf: Appetitlosigkeit, Magenbeschwerden unbestimmter Natur, Unregelmäßigkeiten der Herzaktion, starkes Schwitzen und andere vasomotorische Störungen. Diese funktionellen Störungen zeigen in vielen Fällen eine deutliche Abgrenzung nach den Innervationsgebieten des Vagus und Sympathicus, so daß Hoke (131) neuerdings direkt zwei Typen der generalisierenden Tuberkulose aufstellt, die Vagotoniker und Sympathicotoniker.

Das Bild der generalisierenden Tuberkulose hat schon lange die Aufmerksamkeit der Kliniker auf sich gezogen, was an den Versuchen einer klinischen begrifflichen Umgrenzung derartiger krankhafter Zustände deutlich zutage tritt. So das „Lungentuberkulosid" (Neißer-Bräuning); „die Tuberkulose der Lymphatiker" (F. Kraus); „die Praetuberkulose" (Bernheim-Dieupart); „der Hiluskatarrh" (Ranke); „die Bronchialdrüsentuberkulose" (Kraemer-Philippi). Und neuerdings hat Hollo (132) in seinen „juvenilen Tuberkuloseformen bei Erwachsenen" ein zusammenfassendes Bild über die Klinik der generalisierenden Tuberkulose gegeben.

In der allgemeinen Praxis jedoch ist von einer einigermaßen klaren Diagnosenstellung noch sehr wenig zu merken und eine solche ist auf dieser Grundlage allein auch kaum durchführbar. Alle diese Zustände werden heute noch meist entweder ohne jede Beziehung zur Tuberkulose mit der Feststellung „Unterernährung, Blutarmut usw." abgetan, oder wenn die Beziehung solcher Zustände zur Tuberkulose für den praktischen Arzt in manchen Einzelfällen durch Familienanamnese usw. deutlich genug sichtbar wird, so spricht man von „tuberkulöser Disposition". Aber sicher ebenso unerfreulich sind die heute schon langsam in Erscheinung tretenden Tendenzen, bei allen derartigen, wenig charakteristischen krankhaften Zuständen wahllos eine Tuberkulose zu diagnostizieren.

Denn wir dürfen nicht vergessen, daß alle die genannten klinischen Symptome, sofern noch keine klar erkenntlichen Generalisationserscheinungen vorliegen, auch der Ausdruck anderer Schädlichkeiten oder wirklich konstitutioneller Minderwertigkeiten sein können, die zu ähnlichen funktionellen Störungen führen, wie sie die generalisierende Tuberkulose zeigt.

Und ganz ähnlich steht es bei der physikalischen Diagnose der tertiären Phthise. Auch hier sind sehr verschiedenartige subjektive und objektive Momente maßgebend, die kaum die Aufstellung allgemein gültiger Regeln zulassen, wann und unter welchen Umständen eine physikalische Frühdiagnose tuberkulöser Lungenveränderungen gelingt und mit einiger Sicherheit zu erwarten ist.

Das unreine weiche Inspirium mit etwas hauchendem verschärftem Exspirium (nach v. Romberg [265] Zeichen noch teilweise erhaltenen Luftgehaltes bei frischeren Herdbildungen im intakten Lungengewebe), die Beurteilung circumscripter katarrhalischer Erscheinungen, die Differenzierung leichterer Veränderungen des Atemgeräusches, des Stimmfremitus und des Perkussionsschalles, alle diese Untersuchungsmethoden erlauben einen Rückschluß von den durch das Ohr aufgenommenen physikalischen Erscheinungen auf die pathologisch-anatomischen Gewebsveränderungen in der Lunge erst durch schwierige Vorstellungskomplexe und sind nur bei großer Übung möglich. Ihr praktischer Wert zeigt in jedem Einzelfall wieder eine starke Abhängigkeit von den subjektiven Fähigkeiten und der Übung des Untersuchers einerseits und andererseits von den besonderen anatomischen und topographischen Verhältnissen der Herdbildungen.

Tatsächlich können wir heute eine Frühdiagnose tuberkulöser Herdbildungen in der Lunge, mag es sich nun um frische Herdbildungen im intakten Lungengewebe oder um nodöse und exsudative Herdbildungen im Bereich bereits bestandener, vorwiegend cirrhotischer Veränderungen handeln, nur von sehr geübten Untersuchern erwarten.

Nach den Erfahrungen meiner konsultativen Praxis legt der Großteil der Ärzte und darunter auch noch viele Fachärzte das Hauptgewicht auf die s t a r k sinnfälligen physikalischen Erscheinungen, ohne daß ihnen eine Differenzierung im Sinne der Gutartigkeit und Bösartigkeit des lokalen Prozesses auch nur annähernd gelingt. Während für frischere Herdbildungen außerordentlich verdächtige, aber nur schwer feststellbare Veränderungen dem Untersucher ganz entgehen, nehmen sofort erkennbare, stark sinnfällige physikalische Erscheinungen über ausgedehnteren cirrhotisch veränderten Lungenpartien seine ganze Aufmerksamkeit in Anspruch.

Besonders die Hilusgegend und die subapikalen Partien spielen dabei eine sehr bedeutsame Rolle. Darauf haben schon F. Müller (213), Stürtz (331), Kraemer (160), Rieder (257), Kuthy (173) u. a. hingewiesen. Hier werden nicht selten die e r s t e n deutlichen Erscheinungen bösartiger Herdbildungen nachweisbar. Ob es sich dabei um lymphogene Metastasen von erkrankten Bronchialdrüsen aus handelt, ist sehr fraglich. Neuerdings wird diese rückläufige Entstehung tuberkulöser Lungenherde aus den Bronchialdrüsen von verschiedenen Seiten (Ulrici [346], Gräff [88] u. a.) vollkommen abgelehnt.

Nach meinen Erfahrungen muß ich noch immer feststellen, daß in der allgemeinen ärztlichen Praxis eine wirkliche Frühdiagnose und eine brauchbare Differenzierung des Herdcharakters zu den Seltenheiten gehört, und daß der Begriff „Lungenspitzenkatarrh“ noch immer vielfach von der unspezifischen Kollapsinduration bis zu der große Gebiete der Oberfelder umfassenden käsigen Pneumonie oder kavernösen Phthise reicht. Auch im Kindesalter wird noch immer übereifrig an den Lungenspitzen auskultiert und perkutiert. Überweisungen von 6—10jährigen Kindern mit „Lungenspitzenkatarrh“ sind keine Seltenheit, auch wenn die keineswegs spezifischen katarrhalischen Erscheinungen vorwiegend in den u n t e r e n Lungenpartien lokalisiert erscheinen.

Für den Geübten ist heute durch die physikalische Untersuchung wohl die Unterscheidung deutlich progredienter nodöser und exsudativer Prozesse von überwiegend cirrhotischen Veränderungen durchführbar, aber genauere Differenzierungen durch die physikalische Untersuchung sind auch für den Geübten schwer möglich. Und vor allem dürfen wir nicht vergessen, daß wir bei allen Fällen, wo wir ausgedehntere Lungenprozesse durch die physikalische Untersuchung qualitativ zu differenzieren suchen, überhaupt nicht mehr von einer F r ü h d i a g n o s e sprechen können.

Wesentliche Fortschritte haben in dieser Richtung die neueren Errungenschaften auf dem Gebiete der R ö n t g e n d i a g n o s e gebracht. Heute fällt bereits der Primärherd in den Wirkungsbereich der Röntgendiagnose. So berichtet neuerdings Harms (109) über sehr interessante röntgenologische Studien zur Entwicklung des Primärherdes zum Primärkomplex und dann zu isolierten Herdbildungen in der Lunge.

Über qualitative Differenzierungen der Hilusdrüsen nach dem Vorwiegen zentraler Verkäsung, perifokaler Entzündung und bindegewebiger

Ausheilung liegen meines Wissens noch keine exakten Arbeiten vor. In vielen Fällen wird wohl der Versuch einer derartigen Differenzierung an der Dichtigkeit kompakter Drüsenschatten scheitern.

Bei der isolierten Phthise hingegen haben die neuesten Fortschritte der Röntgendiagnose bereits die Möglichkeit recht exakter Differenzierungen des pathologisch-anatomischen Herdcharakters gebracht.

Mein früherer Mitarbeiter R. Peters, der gleichzeitig am Zentral-Röntgeninstitut (Dozent Staunig) in Innsbruck tätig war, gibt folgende kurz zusammenfassende Darstellung über diesen Entwicklungsgang:

„Die eigentliche Übersicht und Klarheit über die pathologisch-anatomischen Verhältnisse brachten die Arbeiten Aschoffs und seiner Schule. Diese unterschieden innerhalb der „knotigen" oder „infiltrativen" Prozesse wiederum zwischen den acinös-nodösen, d. h. den mehr zur Bindegewebsbildung neigenden und den lobulär-käsigen Prozessen, deren Tendenz Exsudation und Verkäsung ist.

Das Wesentliche in dieser Aschoff-Nicollschen Einteilung (7) ist die konsequente Durchführung der prinzipiellen Unterscheidung zwischen produktivem und exsudativem Charakter der tuberkulösen Herde, derjenigen Beschaffenheit, die durchaus der Benignität und Malignität des ganzen Prozesses entspricht. Und das Erkennen eben dieses Charakters ist in jedem einzelnen Fall von Phthise die eigentliche Diagnose.

Nun ist es zweifellos nicht leicht, an der Hand der klinischen Untersuchungsmethoden nach diesem Prinzip genauer zu differenzieren. Und daher kommt es wohl auch, daß sich die Aschoffsche Einteilung der Phthise trotz ihrer allgemein anerkannten Richtigkeit so wenig in der Klinik durchgesetzt hat.

Hier ist eine Lücke. Der klinische Befund und der Obduktionsbefund müssen unbedingt miteinander übereinstimmen. Es ist nicht allein notwendig, daß die Nomenklatur übereinstimmt; sie ist schließlich etwas Äußerliches. Aber wenn Kliniker und Pathologe sich in der Nomenklatur nicht einig werden können, so liegt der Fehler nicht an dem Namen, sondern an den Begriffen und ist tiefer begründet. Jeder spricht von etwas, was der andere nicht beobachtet hat, man redet aneinander vorbei.

Diese Lücke auszufüllen ist die natürliche Aufgabe der Röntgendiagnostik. Sie ist das Bindeglied zwischen Kliniker und Pathologen, indem sie sozusagen in vivo den Obduktionsbefund demonstriert, und der Kliniker hat durch ihre Vermittlung die Möglichkeit, während des Krankheitsverlaufes die Krankheitserscheinungen mit den jeweiligen pathologisch-anatomischen Veränderungen zu vergleichen und in Beziehung zu setzen.

Der Röntgenologe hat von jeher gewußt, daß Kalkherde harte und dichte Schatten geben, Bindegewebe mehr oder weniger feine Streifen, frische Herde ganz weiche, dünne Schatten. Experimentelle Untersuchungen von Aßmann (9), Ziegler und Krause (375) und neuerdings von Knoll und Baumann (152) haben diese Anschauungen bestätigt. Jedoch fehlte das System, es war gewissermaßen ein vages Tasten. Man wagte keine exakte Diagnose. Klarheit brachten in diese Dinge Gräff und Küpferle (89). Sie verglichen das möglichst kurz ante exitum hergestellte Röntgenbild mit dem Obduktionsbefund und fanden, daß man durchaus in der Lage ist, aus der Röntgenplatte die pathologisch-anatomischen Verhältnisse nach den Aschoffschen Prinzipien zu ersehen. Sie stellten die Richtlinien auf für die Erkennung jedes einzelnen der vielen Typen der Aschoff-Nicollschen Einteilung und lehrten uns insbesondere — was uns das Wichtigste zu sein scheint — röntgenologisch den Unterschied zwischen produktiven und exsudativen Prozessen zu erkennen. Die röntgenologische Erkennung der beiden Extreme, der reinen Cirrhose und der käsigen Pneumonie, macht nur relativ geringe Schwierigkeiten. Schwieriger und praktisch von größter differential-diagnostischer Bedeutung ist die Unterscheidung des Aussehens der acinös-nodösen (mehr produktiven) und der lobulär-käsigen (mehr exsudativen) Form der Tuberkulose. Und zwar ist der acinös-nodöse Herd charakterisiert als „unregelmäßig gestaltete, vielfach Kleeblattform zeigende, gut begrenzte Schattenbildung von mittlerer Dichtigkeit". Dagegen erscheint der typische lobulär-käsige Herd als „verwaschene, keinerlei Begrenzung zeigende, ziemlich dichte Schattenbildung von größerer Ausdehnung". Zwischen beiden bestehen fließende Übergänge in allen Abstufungen.

Wenn man sich daran gewöhnt hat, die Lungenplatten nach den Prinzipien von Gräff und Küpferle zu beurteilen, ist man jetzt durchaus imstande, nicht nur bei den vorgeschrittenen Fällen die Unterschiede von produktiven und exsudativen Prozessen zu machen, bzw. ihre Tendenz nach dieser oder der anderen Richtung festzustellen, sondern auch in weniger weit vorgeschrittenen und beginnenden Fällen. Und da wir ja in derselben Lunge meistens Herde von ziemlich verschiedenem Charakter vorfinden und z. B. an dem Grade der bindegewebigen Umwandlung das Alter des betreffenden Herdes feststellen können, sehen wir dann die ganze Krankengeschichte des Patienten auf der Röntgenplatte verzeichnet.

Bei den ganz frischen, auf den Acinus beschränkten Prozessen vermögen wir an sich meist noch nicht zu sagen, ob sie sich als mehr produktiv oder als mehr exsudativ erweisen werden. Jedoch können wir die Wahrscheinlichkeit aussprechen, daß sie sich so entwickeln werden wie die nächstälteren. Sie werden also wahrscheinlich, je nachdem, ob diese mehr produktiv oder mehr exsudativ sind, deren Charakter annehmen. So sind die jüngsten ihrem Charakter nach sicher feststellbaren Veränderungen für die Gesamtbeurteilung eines Krankheitsfalles maßgebend. Und da Neigung zur Bindegewebsbildung mit relativ geringer Toxinwirkung oder Benignität — und Neigung zur Verkäsung mit starker

Toxinwirkung oder Malignität gleichbedeutend ist, bilden sie also den Indicator für den jeweiligen Stand des biologischen Kampfes.

Von den tuberkulösen Prozessen, die das atmende Lungengewebe befallen haben, unterscheiden wir streng diejenigen des Interstitiums. Wir wissen, daß der Drüsentuberkulose eine ungeheuere Bedeutung zukommt und daß sehr viele Krankheitserscheinungen, die den dringenden Verdacht auf echte Lungentuberkulose rechtfertigen, tatsächlich auf Tuberkulose der Hilus- und Bronchialdrüsen zurückzuführen sind. Auch bei der Drüsentuberkulose sind wir imstande, röntgenologisch zu differenzieren. Und zwar sehen wir aus der Qualität der Verschattungen, die sie geben, in welchem Entwicklungsstadium, bzw. in welchem biologischen Reaktionszustand sich die Drüsen befinden, bzw. ob und was für Krankheitserscheinungen zu verursachen sie imstande sind. Unserer Diagnose legen wir die Feststellung zugrunde, ob die Drüsen intakt, geschwellt, verkäsend, verkäst, sich bindegewebig umwandelnd, bindegewebig umgewandelt oder verkalkt sind, ob groß oder klein, mehr oder weniger zahlreich, ob sie nur am Hilus sitzen oder sich mehr oder weniger weit nach der Peripherie hin ausbreiten. Dieses zusammen mit der Differentialdiagnose von der Tuberkulose des atmenden Lungengewebes ist von erheblicher klinischer Bedeutung.

Gräff und Küpferle haben die Röntgenplatte mit den pathologisch-anatomischen Veränderungen, wie sie die Wissenschaft von heute ansieht, in Einklang gebracht. Es ist durchaus notwendig, mit beiden bzw. mit einem von beiden das klinische Verhalten in Einklang zu bringen. Von welcher Seite man einen Krankheitsfall auch angeht, unter welchem Gesichtswinkel man ihn beobachtet — die Resultate der verschiedenen Untersuchungen müssen einander entsprechen.

Wir haben in München (zusammen mit Dr. G. Hammer) und in Innsbruck eine große Anzahl von Lungenplatten nach den Gräff-Küpferleschen Richtlinien ausgearbeitet und haben durchaus gefunden, daß unser Röntgenbefund mit dem klinischen Verlauf übereinstimmte. Und zwar lasen wir, ohne vorher den Krankheitsfall zu kennen, aus der Platte in großen Zügen den ganzen Krankheitsverlauf ab, wie man ihn sich vorstellt, wenn man die pathologisch-anatomischen Verhältnisse übersieht.

Andererseits haben wir — von der Vorstellung ausgehend, daß die pathologisch-anatomischen Veränderungen die Folgezustände der pathologisch-biologischen Vorgänge sind — das Röntgenbild bzw. die aus dem Röntgenbild ersichtlichen pathologisch-anatomischen Verhältnisse mit dem biologischen Verhalten der Kranken verglichen. Bei einem Teil dieser Patienten war das biologische Verhalten schon durch eine Reihe von Jahren hindurch beobachtet worden. Wir konnten dabei ebenso wie bei dem Vergleich mit dem klinischen Verhalten das prinzipielle Übereinstimmen von röntgenologischer und biologischer Diagnose feststellen.

Das ist bemerkenswert. Wenn zwei äußerlich von einander so verschiedene Untersuchungsmethoden zu dem gleichen, für heutige Verhältnisse recht exakten Ergebnis führen, so darf man sich wohl bis zu einem gewissen Grade auf sie verlassen und daraus andererseits wieder folgern, daß auch unsere modernen pathologisch-anatomischen Vorstellungen von richtigen Grundsätzen ausgehen.

Es erscheint notwendig darauf hinzuweisen, daß die Diagnosenstellung nach dem Röntgenbild keineswegs so einfach ist, wie es sich die meisten Ärzte vorstellen.

Welche Vorbedingungen sind dafür notwendig?

Erstens gehört dazu eine ziemlich genaue Kenntnis der pathologischen Anatomie und Pathogenese der Tuberkulose. Man muß wissen, wie die verschiedenen Grundtypen der tuberkulösen Veränderungen makroskopisch und mikroskopisch aussehen.

Zweitens muß man wissen, welche Art von Schatten die verschiedenen Gewebe auf der Platte hinterlassen, um sagen zu können, dies sind Kalkherde, dieses ist Bindegewebe, dieses ein mehr exsudativer, dieses ein mehr produktiver Lungenherd, dieses ist plattennahe, dieses ist plattenferne.

Drittens gehört dazu eine sichere Kenntnis der Apparatur und eine sorgfältig ausgearbeitete Röntgentechnik. Man muß seinen Apparat kennen und die Eichung seines Apparates derart durchgeführt haben, daß tatsächlich die optimalen Aufnahmebedingungen ausgenützt werden. Strahlenhärte, Stromstärke und Expositionszeit müssen aufs feinste gegeneinander abgewogen sein. Denn nur vollkommen gute Platten sind wirklich auswertbar.

Das alles erfordert ein eigenes Studium. Jeder Röntgenologe und jeder Lungenarzt weiß, daß eine ziemlich große Übung und Erfahrung zum Lesen der Lungenplatten notwendig ist. Insbesondere wird es einigen guten Willen und einige Geduld von seiten der Ärzteschaft erfordern, bis sich die dem heutigen Stand der Forschung angepaßte Röntgendiagnose durchgesetzt haben wird. Wir sind aber davon überzeugt, daß derjenige Lungenarzt, der sich einmal an sie gewöhnt hat, nicht wieder auf sie verzichten wird, solange wir nicht eine Untersuchungsmethode haben, die noch schneller und noch präziser den Charakter des tuberkulösen Krankheitsprozesses ermittelt. Und nachdem wir gelernt haben, daß man in der Indikationsstellung für die verschiedenartige Therapie der Lungentuberkulose aufs feinste differenzieren muß, wissen wir, daß Diagnose alles ist."

Soweit der Röntgenologe. Ich kann dem Gesagten vom biologischen Standpunkt nur voll und ganz zustimmen. Diese Deutung technisch vollendeter Röntgenplatten gibt uns das solange schwer vermißte Bindeglied, mit dem wir aus den fein differenzierten pathologisch-anatomischen Gewebsveränderungen weitgehende Rückschlüsse auf die biologischen Verhältnisse ziehen können. Unsere gegenseitige Kontrolle führte immer wieder zu guter Übereinstimmung (vgl. v. Hayek und R. Peters [122]).

Aber auch mit der Klassifizierung als cirrhotisch-indurierende, knotig-proliferierende und käsig-pneumonische Prozesse ist noch lange nicht eine eindeutige Indikationsstellung für die Art unseres therapeutischen Vorgehens gegeben.

Cirrhotisch-indurierende Tuberkulose bedeutet Tuberkulose mit Heilungstendenz. Aber es kann sich einerseits um chronisch stationäre Formen handeln, die überhaupt noch nicht zu einer stärkeren Progredienz gelangt waren. In anderen Fällen können die cirrhotischen Prozesse von kleinen Herden mit Tendenz zu Progredienz begleitet sein, die zwar auch in der Röntgendiagnose noch nicht zum Ausdruck zu kommen brauchen, aber die biologische Indikationsstellung in grundlegender Weise verschieben. Endlich können cirrhotische Prozesse auch Heilungsstadien nach schweren Lungenprozessen darstellen. Und diese verlangen ebenfalls wieder eine andere Indikationsstellung für die Therapie, weil wir hier immer mit noch nicht ganz ausgeheilten Herden und damit auch unter allen Umständen mit bedenklichen Herdreaktionen zu rechnen haben. Aber nicht genug damit. Alle drei Typen können gleichzeitig nebeneinander bestehen. Das ist bei chronischer vorgeschrittener Tuberkulose sogar die Regel.

Und auch rein cirrhotische Prozesse sind biologisch durchaus nichts Einheitliches. Wir können zwar nach einer technisch vollkommenen Röntgenplatte, die eine reine Cirrhose zeigt, sogar auf einen mehr oder minder stärkeren Grad von positiver Anergie schließen. Immerhin bestehen hier aber doch noch erhebliche biologische Unterschiede, die sich aus dem Röntgenbild vorläufig noch nicht mit Sicherheit feststellen lassen. Bei dem einen Patienten finden wir noch mittelstarke Allergie, die allerdings bei weiterer Behandlung in der Regel verhältnismäßig rasch in positive Anergie übergeht. Bei anderen Patienten besteht schon starke positive Anergie — oft keine stärkere Allergie als bei klinisch Gesunden, „die irgend einmal mit der Tuberkulose in Berührung gekommen sind". Und trotzdem können durch das Narbengewebe so starke physikalische Erscheinungen über der Lunge hervorgerufen sein, daß auch der Geübte bei der ersten Zustandsdiagnose die Sache ernster nimmt, als sie zur Zeit genommen zu werden braucht. Und zwischen diesen beiden Extremen liegen in fließenden Übergängen mannigfaltige Zwischenstufen.

Bei der Klasse „knotig-proliferierend" sind die Verhältnisse ähnlich. Auch hier sehen wir biologisch verschiedene Indikationsstellungen in einer Gruppe vereint. Proliferierende Tuberkulose bedeutet allerdings eindeutig eine Tuberkulose, bei welcher die Durchseuchungsresistenz an einer Stelle oder in ihrer Gesamtheit durchbrochen ist. Aber schon in diesem „oder" liegen grundlegende Verschiedenheiten für die therapeutische Indikationsstellung. Auch hier wollen wir von den beiden extremen

Möglichkeiten ausgehen. Die günstigste Möglichkeit sind kleinere Herde mit Neigung zur Progredienz innerhalb chronisch indurierender cirrhotischer Prozesse, wie sie uns bei leichten klinischen Verschlechterungen und Rückfällen chronischer Lungentuberkulose entgegentreten. Der ungünstigste Fall ist die starke Progredienz ausgedehnter Herde im intakten Lungengewebe.

Die biologische Charakterisierung dieser Prozesse, zwischen denen wieder in fließenden Übergängen mannigfache Zwischenstufen und Kombinationsmöglichkeiten liegen, ist klar gegeben.

Im ersten Fall finden wir meist starke und stärkste Allergie. Die Leistungsfähigkeit der cellulären Abwehr ist ja bei der chronischen Tuberkulose immer stark entwickelt — sonst hätte ja die Tuberkulose nicht chronisch werden können. Es besteht also zur Zeit das „immunbiologische Optimum", ein heftiger Kampf gegen die progrediente Tuberkulose. Wir brauchen zunächst biologisch gar nicht einzugreifen, sondern wir haben den Kranken bei periodischer Kontrolle unter entsprechender Pflege und unter möglichst günstigen allgemeinen Lebensverhältnissen zu halten. Sobald wir aus dem klinischen Verlauf erkennen, daß der Prozeß zur Ruhe gekommen ist, beginnen wir vorsichtig mit Belastungsproben und trachten ganz allmählich, die Abwehrleistung immer mehr zu erhöhen, also z. B. bei einer spezifischen Behandlung allmählich wieder positive Anergie zu erzielen. Dabei kann dieses „allmählich" Monate und Jahre bedeuten.

Tritt aber klinische Verschlechterung ein, so sagt dies deutlich, daß die Tuberkulose weiter schreitet, daß die Abwehrleistung immer schwächer wird. Immunbiologisch handelt es sich hier um ein Stadium, in dem bereits negative Anergie droht. Wir stehen bereits vor einer Übergangsform zum typischen, extrem ungünstigsten Fall, der ganz andere therapeutische Indikationen fordert.

Beim rasch progredienten Herd (exsudative Form) im intakten Lungengewebe — wie er uns in den leider so selten rechtzeitig erkannten Anfangsstadien der gefährlichsten tuberkulösen Lungenprozesse entgegentritt — handelt es sich um einen besonders folgenschweren Durchbruch der lokalen Abwehrleistung. Auch hier können wir zunächst noch häufig stärkste allgemeine Allergie feststellen, wieder als Zeichen eines heftigen Kampfes. Jedoch in allen diesen Fällen zeigen uns schon die schweren spontanen anaphylatoxischen Erscheinungen, daß die Kompensation der spontanen Toxinreize nur sehr unvollkommen gelingt. Dabei kann der physikalische Lungenbefund zur Zeit noch ein „leichter" sein — und leider gerade wieder in den gefährlichsten Fällen. Wenn nämlich die histologische Abwehrreaktion gegen die Toxinwirkung im Herd selbst und in der nächsten Umgebung des Herdes nur eine geringe ist, dann bleibt die Entzündung des Herdes, die zu deutlich erkennbaren physikalischen Erscheinungen führt, nur gering. Der Herd entgeht dann um so leichter

der physikalischen Diagnose, je tiefer er liegt. Und selbst eine recht
ausgedehnte Herdbildung braucht in den Anfangsstadien grob physikalisch
nicht nachweisbar zu sein. Die Patienten können noch gut aussehen und
haben meist keine verdächtige Anamnese. So wird die richtige Diagnose
zur rechten Zeit äußerst schwierig, weil wir ein klinisches Bild vor uns
haben, das nur die allgemeinen Erscheinungen einer subakut verlaufenden
Infektionskrankheit bietet.

Im allgemeinen sind diese bösartig progredienten tuberkulösen Lungenprozesse aus voller klinischer Gesundheit heraus bei uns glücklicherweise
relativ selten. Im Kriege habe ich sie aber verhältnismäßig häufig zu
sehen bekommen. Hier waren ja alle Bedingungen nur zu häufig gegeben.
Schwere körperliche und seelische Belastungen, die den natürlichen Widerstand gegen jede Krankheit und damit auch die spezifische Durchseuchungsresistenz gegen die Tuberkulose herabsetzten. Nahezu unmöglich mußte da jede rechtzeitige Diagnose sein, wenn der betreffende
Truppenarzt nicht gerade zufällig ein sehr geübter Facharzt war. Unter
den mehr als 200 Fällen, die in einem hoffnungslosen oder gar schon in
einem extremen Stadium während des Krieges in meine Anstalt eingeliefert wurden, konnte ich eine Reihe derartiger Fälle beobachten, die
nach der ganzen Krankengeschichte diesem traurigen Typus zuzuzählen
waren. Dieser Typus ließ sich folgendermaßen charakterisieren: tuberkulosefreie Anamnese, lange Felddienstleistung unter besonders schweren
Verhältnissen. Nicht rechtzeitig als krank anerkannt. Rapide Verschlechterung und rasche Ausbildung schwer progredienter Lungenprozesse.

Beispiele:

Fall 36: K. B. (22 J).

Anamnese: Mai 1915 eingerückt; bis Juni 1918 ununterbrochen im Felde; seit
drei Monaten tuberkuloseverdächtige Erscheinungen; in Zivil nie lungenkrank;
familiär nicht belastet.

Befund bei der Übernahme (Ende Juni 1918): exsudative, bereits kavernöse
Phthise des linken Oberlappens; in der Hilusgegend ausgedehnte pneumonische
Infiltration; stark dyspnoisch; hochfebril; TB +++.

Gestorben Mitte Juli 1918.

Fall 37. M. L. (28 J.).

Anamnese: Mai 1915 eingerückt; Juni 1915 bis Juni 1917 ununterbrochen im
Felde; dann wegen Furunkulose ein Monat im Spital; September 1917 bis Februar
1918 wieder im Felde; die ersten verdächtigen Krankheitserscheinungen im Winter
1917/18. In Zivil nie lungenkrank; familiär nicht belastet.

Befund bei der Übernahme (anfangs März 1918): exsudative Phthise des rechten
Oberlappens; Zeichen ausgedehnter peribronchitischer Herde über der ganzen
Lunge; hochfebril; TB +++.

Gestorben Ende März 1918.

Fall 38. M. F. (31 J.).

Anamnese: bei der Mobilisierung eingerückt; bis Oktober 1914 im Feld; zwei
Monate wegen Ruhr im Spital; März 1915 bis April 1917 wieder ununterbrochen
im Feld; dann wegen Hämoptoe ins Spital; die ersten verdächtigen Krankheits-

erscheinungen im Januar-Februar 1917; in Zivil nicht lungenkrank; familiär nicht belastet.

Befund bei der Übernahme (Mitte April 1917): kavernöse Phthise des linken Oberlappens mit ausgedehnter pneumonischer Infiltration; unregelmäßig febril; TB $+++$.

Gestorben Ende Mai 1917.

Aus allen diesen Erwägungen ergibt sich aber, wie dies auch die Erfahrungen der täglichen Praxis zeigen, daß uns auch eine sehr vervollkommnete und verläßliche Röntgendiagnose mit guten Differenzierungen nicht alles Nötige für Indikations- und Prognosestellung sagen kann.

Und wir kommen damit zu einem weiteren Hilfsmittel rechtzeitiger Diagnosenstellung, zur spezifischen Diagnostik.

In dieser Frage ist sowohl von allzu kritiklosem Optimismus als auch von allzu bequemem und kurzsichtigem Negativismus viel gesündigt worden. Aber auch von Fachleuten, denen wir nach ihren sonstigen Leistungen unbedingt genügende praktische Erfahrung auf dem Tuberkulosegebiete und ernst zu nehmenden Arbeitswillen zusprechen müssen, erfährt diese Frage heute noch eine vollkommen entgegengesetzte Wertung, die auf der einen Seite in die Feststellung „von grundlegender Bedeutung“, auf der anderen Seite in die absolute Ablehnung „praktisch unbrauchbar“ ausklingt. Solche gegensätzliche Werturteile lassen sich nur dadurch erklären, daß es sich um ein Arbeitsproblem handelt, bei dessen Lösung sich tatsächlich viel größere Schwierigkeiten entgegenstellen als vielfach angenommen wird und dem gegenüber es heute noch an einheitlichen Vorraussetzungen fehlt.

Und damit ist bereits der Kernpunkt der ganzen Frage getroffen.

Die erste Voraussetzung für die praktische Verwertbarkeit der Tuberkulindiagnostik ist die logische Erkenntnis, daß auch den wechselvollen Verhältnissen der Tuberkulinüberempfindlichkeit — wie jeder anderen Reaktionsäußerung — Gesetzmäßigkeiten zugrunde liegen müssen, die mit dem Krankheitsgeschehen in einem Zusammenhang stehen.

Aber gerade in dieser Richtung ist die diesbezügliche Literatur von ebenso kraftvoll als sorglos hingeworfenen entgegengesetztesten Behauptungen erfüllt. „Die positive Tuberkulinreaktion zeigt aktive Tuberkulose an“, dagegen „eine positive Tuberkulinreaktion sagt gar nichts, als daß der betreffende Organismus irgendeinmal mit Tuberkelbazillen in Berührung getreten ist“. „Die Tuberkulinreaktion ist absolut spezifisch“, dagegen „die Tuberkulinreaktion ist eine unspezifische Eiweißreaktion, die auch bei allen möglichen anderen Krankheitszuständen positiv ausfallen kann“.

Was würden heute die Röntgendiagnostiker sagen, wenn auf ihrem Gebiet ähnliches geleistet werden würde? „Schatten im Lungengewebe zeigen aktive Tuberkulose an“, dagegen „diese Schatten sagen gar nichts“.

„Schatten im Lungengewebe zeigen spezifische tuberkulöse Veränderungen an", dagegen „die gleichen Schatten sind auch bei allen möglichen anderen krankhaften und nicht krankhaften Zuständen zu finden".

Logische Schlußfolgerung des Fernerstehenden: Die Röntgendiagnose ist für die Lungentuberkulose ohne praktische Bedeutung.

Dieser Vergleich ist in vieler Hinsicht recht lehrreich. Auch bei der Einführung der Röntgendiagnostik gab es genug überschwängliche Erwartungen und vorschnelle Werturteile. Auch damals meinten viele, daß die Röntgenbilder mit einem Schlage alle diagnostischen Schwierigkeiten, die uns die Lungentuberkulose zu lösen gibt, beseitigen würden. Heute wissen wir, wie schwer es war, wieviel theoretische und technische Arbeit geleistet werden mußte, bis es gelang, die Schatten des Röntgenbildes für eine differenzierte Diagnosenstellung verwertbar zu machen. Dieser Entwicklungsgang ist bei der Röntgendiagnostik verhältnismäßig rasch erfolgt, denn hier steht als Voraussetzung unmittelbar das Substrat der pathologisch-anatomischen Gewebsveränderungen zur Verfügung.

Viel schwieriger und daher viel langsamer ist die Entwicklung biologischer Arbeitsprobleme, wo uns die fördernde unmittelbare Kontrolle des anatomischen Substrates fehlt und wir erst auf Umwegen den Zusammenhang mit diesem suchen müssen.

Und hier finden wir für die praktische Verwertbarkeit der Tuberkulindiagnostik die zweite Voraussetzung gegeben: Jeder Krankheitsprozeß beruht auf Störungen der normalen biologischen Reaktionsvorgänge, die früher oder später auch zu anatomischen Zustandsänderungen der Gewebe führen. Es muß daher auch zwischen diesen krankhaft veränderten Reaktionsvorgängen und den pathologisch-anatomischen Zustandsänderungen ein gesetzmäßiger Zusammenhang bestehen.

Diese Gesetzmäßigkeiten zu suchen, ist unsere erste Aufgabe, wenn wir an eine praktische Verwertung des Tuberkulins zu diagnostischen Zwecken denken wollen.

Der begreifliche Wunsch, bei einer so wichtigen Sache, wie es die rechtzeitige Diagnose tuberkulöser Erkrankungen ist, mit einer einfachen Methode des Rätsels Lösung zu finden, hat manche dazu verleitet, diese Gesetzmäßigkeiten unter willkürlicher Ausschaltung tatsächlich gegebener komplizierender Fragen so einfach zu konstruieren, wie sie nach dem vorliegenden Tatsachenmaterial niemals liegen können. Und die ersten Enttäuschungen, die den vorschnell gezogenen, allzu primitiven Schlußfolgerungen folgten, haben wieder andere dazu gebracht, überhaupt an dem Vorhandensein solcher Gesetzmäßigkeiten zu zweifeln. Nach der Ansicht der letzteren würden die spezifischen Reaktionsvorgänge eine noch nie dagewesene Stellung in der ganzen medizinischen Forschung einnehmen: Reaktionsvorgänge, die zu dem Krankheitskomplex, dem sie entspringen, keine gesetzmäßigen Beziehungen zeigen.

Diese Reaktionsvorgänge sagen jedem soviel, als er überhaupt in den Reaktionsvorgängen des tuberkulösen Körpers zu lesen versteht. Sie sind für den Optimisten, der sich kritiklos über alles hinwegsetzt, was gerade nicht in sein „System" paßt, ohne weiteres des Rätsels Lösung. Sie sagen dem, der nicht zu lesen versteht, tatsächlich gar nichts. Und sie bieten dem, der über klinische Organbefunde hinaus bestrebt ist, die Entwicklung tuberkulöser Erkrankungen zu verstehen, manche Möglichkeit, sich im Rahmen eines vorliegenden Krankheitsbildes besser zurecht zu finden. Aber nicht „die Tuberkulinreaktion" im berüchtigten Sinne bietet diese Möglichkeit, sondern die durch fleißige Übung und Erfahrung gewonnene Fähigkeit, die nach Einverleibung spezifischer Reaktionskörper in so mannigfaltiger Weise auftretenden Reaktionserscheinungen in entsprechender Weise zu beobachten und unter Vermeidung zahlreicher subjektiver und objektiver Fehlerquellen richtig auszulegen.

Die grundlegenden Einzelheiten, die heute den Charakter von Tatsachen erlangt haben, wurden bereits im V. und IX. Abschnitt in übersichtlicher Zusammenstellung erörtert.

Der Hauptfehler, der heute noch immer wieder begangen wird, ist, einzelne Reaktionserscheinungen aus dem Zusammenhang des ganzen vorliegenden Krankheitsbildes in willkürlicher Weise herauszureißen und aus ihnen viel zu weit gehende Schlüsse zu ziehen.

Bei Herd- und Allgemeinreaktionen ist zunächst immer die Frage zu entscheiden, ob der Reaktionsablauf wirklich auf einen spezifisch tuberkulösen Komplex bezogen werden kann. Nur ganz klare und für den Kenner typische oder immer wiederholte Reaktionsqualitäten werden dabei ohne weiteres eindeutig. Die Diagnose einer ungeklärten Gelenksaffektion z. B. als spezifisch tuberkulös, läßt sich durchaus nicht durch eine einfache Reaktion auf Tuberkulin sichern, da wir ja heute wissen, daß lokale Krankheitsprozesse sekundär auch auf unspezifische Reaktionskörper reagieren können. Auch hier läßt sich die Diagnose Tuberkulose nur durch entsprechende Beobachtung gesetzmäßig wiederkehrender Reaktionsverhältnisse unter Berücksichtigung der Reaktionsempfindlichkeit herausarbeiten.

Aber gibt es denn in der ganzen Medizin irgendeine diagnostische Methode, die durch eine aus dem Zusammenhang herausgerissene Reaktion mit einiger Sicherheit einen scharf differenzierten Krankheitsprozeß ohne weiteres anzeigt?

Die Stärke einer Reaktion (Höhe des Fiebers usw.) läßt dabei durchaus nicht etwa einen Schluß auf besonders starke „Aktivität" des Prozesses im Sinne einer schlechten Prognose zu. Wir finden vielmehr im Gegenteil sehr häufig bei gutartigen Prozessen (besonders generalisierende Formen, nodöse Organprozesse mit guter Heilungstendenz) sehr kräftige Reaktionen, bei schweren, prognostisch ungünstigen Formen oft viel schwächere Reaktionen. Auch hier ist vielmehr vor allem der Reaktionsablauf von

Interesse. Rasches Abklingen starker Reaktionen ist ein Zeichen kräftiger Abwehrleistung, langsames Abklingen schwacher Reaktionen umgekehrt.

Den von Ritter (262) aufgestellten Satz: „Je geringer die Antigendosis auf die Reaktion eintritt, desto aktiver der Prozeß", kann man nicht als ganz richtig anerkennen. Die Grenzdosis sinnfälliger Reaktionen wird nur durch das bestehende **Kräfteverhältnis zwischen der cellulären Abwehrleistung und der Stärke der spontanen Antigenreize bestimmt,** nicht aber durch die Höhe der zugeführten künstlichen Reizdosis. Wir können z. B. das Stadium beginnender Heilung nach klinischer Tuberkulose, in dem der Kranke schon allmählich zur positiven Anergie hinneigt und mittlere Dosen reaktionslos verträgt, nicht als weniger „aktiv" bezeichnen als das Stadium starker Allergie bei einem Leichtkranken, der schon auf kleinste Dosen heftig reagiert.

Es bedarf wohl weiter keines Wortes, daß die berüchtigte „Tuberkulindiagnostik" mit Injektion von 1 oder 0,5 mg Alttuberkulin tatsächlich unbrauchbar — und nicht nur dies, sondern als sehr bedenklich durchaus abzulehnen ist. 1 mg Alttuberkulin kann für viele Tuberkulöse eine viel zu große Dosis sein, die zu sehr unerwünschten Reaktionserscheinungen führen wird, und sie kann in vielen anderen Fällen viel zu schwach sein, um sinnfällige Reaktionen zu geben.

Eine Tuberkulindiagnose, die über die Feststellung hinaus, daß es sich um einen tuberkulös-sensibilisierten Körper handelt, nach irgendwie praktisch verwertbaren diagnostischen und prognostischen Differenzierungen strebt, ist nur in Form fortlaufender Reaktionsversuche möglich, die durchaus individuell angesetzt und abgestuft werden müssen.

Wir sehen also, daß die Kritiker der spezifischen Diagnose **vollkommen recht haben,** wenn sie sagen, daß man in klinisch zweifelhaften Fällen nur selten mit einer cutanen oder subcutanen Tuberkulinreaktion die Diagnose „aktive Tuberkulose" stellen kann.

Und dies gelingt auch sicher nicht mit der Wolff-Eisnerschen (369) Conjunctivalreaktion, wenn ich auch gerne wieder zugestehe, daß Wolff-Eisner aus der von ihm so eifrig bearbeiteten Reaktion mehr lesen kann, als seine Kritiker annehmen.

Wir können etwa folgende Typen aufstellen:

Eindeutiger physikalischer Lungenbefund: ist verspätete Diagnose.

Verdächtiger Lungenbefund, starke Allergie: eindeutig.

Verdächtiger Lungenbefund, mittlere Allergie: kann durch Anamnese eindeutig werden; kann eine weitere spezifische Diagnose bis zu einwandfreien Reaktionen (Herdreaktionen, Verstärkung oder Verminderung anaphylatoxischer Erscheinungen) nötig machen.

Kein wesentlicher pathologischer Lungenbefund, starke und stärkste Allergie: wird meist durch die starken spontanen anaphylatoxischen Erscheinungen rasch eindeutig.

Kein wesentlicher pathologischer Lungenbefund, mittlere
Allergie: erfordert weitere, oft auf lange Perioden ausgedehnte
Beobachtung und Reaktionsversuche.

So ist die Tuberkulindiagnostik nicht so einfach, wie manche sie vergeblich hinstellen, und nicht so unbrauchbar wie andere glauben. Sie ist
nur schwierig und erfordert, wie alles in der Medizin, erhebliches Wissen
und entsprechende Übung und praktische Erfahrung auf diesem Gebiete.
Das ist bei anderen diagnostischen Methoden, die nach feineren Differenzierungen streben, nicht anders. Tausende von Röntgenapparaten sind
heute auf dem Tuberkulosegebiete diagnostisch tätig, und doch muß ich
nach den Erfahrungen meiner konsultativen Praxis, in der ich Röntgenplatten und Befunde verschiedenster Herkunft zu sehen bekomme, sagen,
daß heute noch nicht allzu viele dieses kostspielige Verfahren zu genügend
differenzierten Diagnosestellungen zu verwerten verstehen.

Die **Frühdiagnose** „aktive Tuberkulose" ist in den meisten
Fällen durch eine einmalige Untersuchung unmöglich. Sie
wird erst durch eine entsprechende Beobachtung des Patienten
möglich, bei der Anamnese, klinischer Befund und immunbiologische Analyse zu einem Gesamtbild vereint werden
müssen.

Die **Frühdiagnose,** die diesen Namen wirklich verdient, ist
bei der Tuberkulose keine Zustandsdiagnose, sondern eine
Entwicklungsdiagnose.

Dieser Schlußsatz ist eine jener Tatsachen, über die wir bei der Tuberkulose so gerne hinwegzusehen gewohnt sind.

Heute sehen wir noch im allgemeinen die klinische Diagnose der
Lungentuberkulose auf der Beschreibung jener physikalischen Erscheinungen aufgebaut, die durch die mehr oder minder schweren pathologischen Gewebsveränderungen in der Lunge zustande kommen. Eine hoffnungslose Arbeit, die keinen Einblick in das wirkliche Wesen der Tuberkulose gewinnen läßt. Anamnese, Lungenbefund und Dekursus, sie füllen
Seiten und Seiten — und bleiben doch totes Material, solange der belebende
Gedanke fehlt: die Erfassung des gegebenen Krankheitszustandes
als Entwicklungsstadium immunbiologischer Reaktionsvorgänge.

Keine noch so kunstvolle klinische Zustandsdiagnose sagt uns soviel
wie die einfachste Entwicklungsdiagnose, die von biologischem Denken
getragen und geleitet ist. Anamnese, physikalischer Befund und spezifische
Reaktionen, spontane und künstlich hervorgerufene, bilden für Diagnose
und therapeutische Indikationsstellung ein untrennbares Ganzes.
Keine dieser Teildiagnosen allein sagt uns in den meisten Fällen viel
Brauchbares, nie aber alles, was wir wissen müssen.

Die Erkenntnis, daß die Tuberkulose nicht nur eine Organerkrankung,
sondern eine Allgemeinerkrankung ist, hat heute feste Wurzel geschlagen

und die Erforschung der „Allgemeinreaktion" des tuberkulösen Körpers steht heute auf der Tagesordnung.

Die Art und Weise aber, wie diese Forschung arbeitet, und die Wege, die dabei eingeschlagen werden, wollen mir vielfach nicht behagen. Auch sie zersplittern sich wieder zu sehr in zusammenhanglose Einzelheiten, über deren Schicksal uns z. B. die Ergebnislosigkeit der verschiedenen serologischen Reaktionen ein warnendes Bild vor Augen führt (vgl. Abschnitt V).

Auch bei der neuen Serumreaktion Wassermanns (Deutsch. med. Wochenschr. 1923, 10), die eben veröffentlicht wurde, scheint es mir noch sehr zweifelhaft, ob uns das Tetralin-Lecithin-Tuberkelbacillenantigen wirklich die Frühdiagnose der „aktiven" Tuberkulose in praktisch brauchbarer Form bringen wird. Zunächst ist schon die Unverwendbarkeit negativer Ergebnisse eine schwerwiegende Einschränkung für die praktische Bedeutung. Auf der anderen Seite dürfte die Reaktion für praktische Zwecke wieder viel zu empfindlich sein. Denn wenn sie „aktive" Tuberkulose in dem Sinne anzeigt, daß reagierendes tuberkulöses Gewebe irgendwo im Organismus vorhanden ist, so deckt sich dies noch lange nicht mit einer behandlungsbedürftigen tuberkulösen Erkrankung im praktischen Sinne. Schon jeder geringfügige und unbedenkliche Primäraffekt und jede regionäre Drüsenveränderung wird positive Reaktionen bringen. Wir müßten dann die Grenzen der Behandlungsbedürftigkeit weiter ziehen als je zuvor. Sicher lag es nicht im Interesse dieser wichtigen Frage, daß die gesamte Tagespresse es dem Namen Wassermann schuldig zu sein glaubte, die neue Serumreaktion im voraus als epochemachende Entdeckung zu bejubeln, und ihr Auswirkungen auf die praktische Tuberkulosebekämpfung kritiklos zuzuschreiben, die sich heute noch unmöglich beurteilen lassen, und die Wassermann selbst in diesem Ausmaße gar nicht vertreten hat.

Heute arbeitet die Forschung vor allem nach der Richtung des konstitutionellen Problems, das im II. Abschnitt gewürdigt wurde. Dann sehen wir heute mit großem Eifer die pathologischen Veränderungen des Blutes herangezogen. So betont v. Romberg (264) neuerdings die diagnostische Bedeutung der Lymphocytose, und Bergel (28) hat nachgewiesen, daß den Lymphocyten eine spezifische fettspaltende Eigenschaft zukommt, womit wieder eine Beziehung der Lymphocytose zur ganzen wichtigen Lipoidfrage hergestellt erscheint. Auch die Eosinophilie, biochemische Veränderungen des Bluteiweißes, Veränderungen der Senkungsgeschwindigkeit der Erythrocyten und des Erythrocytenvolums machen heute von sich in der Frage der Frühdiagnose reden.

Ich wende mich gewiß nicht gegen die notwendige Erforschung aller dieser Teilerscheinungen. Ich bin auch überzeugt, daß sie uns weiter noch manche interessante und lehrreiche Beziehungen der Tuberkulose zur Pathologie des Blutes bringen werden. Nur von der optimistischen

Auffassung möchte ich die Bearbeiter dieser Methoden warnen, daß uns solche Teilerscheinungen praktisch verwertbare Methoden für die Frühdiagnose der Tuberkulose bieten werden.

Sie werden nach meiner Überzeugung nie mit der gut durchgebildeten „biologischen Entwicklungsdiagnose", bei der wir trachten, unter Berücksichtigung aller nötigen Einzelheiten ein Urteil über die große Gesamtresultierende, das immunbiologische Kräfteverhältnis, zu erhalten, ernstlich konkurrieren können.

Alle die großen prinzipiellen Schwierigkeiten, die uns schon bei der Verwertung der Reaktionserscheinungen nach der Einverleibung spezifischer Bacillenpräparate entgegentreten, die Frage nach der richtigen Abgrenzung spezifischer Reaktionserscheinungen, die Auslegung der Reaktionen im Zusammenhang mit dem ganzen vorliegenden Krankheitsbild, alle diese Schwierigkeiten werden sich hier nur verdoppeln. Und die praktische Verwertung derartiger Methoden außerhalb der Kliniken und mit Versuchslaboratorien ausgestatteten Krankenanstalten wird durch die zum Teil kostspieligen und zeitraubenden Untersuchungsmethoden auch dann vielfach unmöglich bleiben, selbst wenn einmal wirklich verwertbare Gesetzmäßigkeiten zwischen solchen Teilerscheinungen und der tuberkulösen Krankheitsentwicklung gefunden werden sollten.

Und das gleiche gilt auch von den pathologischen Stoffwechselvorgängen, wie z. B. starke Dechlorierung des tuberkulösen Organismus, die überdies nicht mehr für eine Frühdiagnose in Betracht kommen.

Allen diesen Forschern rate ich deshalb im voraus, um mühevolle und dabei unfruchtbare Arbeitsleistungen zu vermeiden, zu einem eingehenden kritischen Durchdenken dessen, was man sucht und was man finden will.

Ein typisches Beispiel, wie sehr dieses kritische Denken vielfach fehlt, ist die Wildbolzsche (365) Eigenharnreaktion, die ebenfalls eine Frühdiagnose der „aktiven" Tuberkulose ermöglichen sollte, und deren Ergebnisse bei den Nachuntersuchungen auch wieder zu den entgegengesetztesten Urteilen führten. Auch hier wieder alle Werturteile von „streng spezifische Reaktion von größter praktischer Bedeutung" bis zum vernichtenden Urteil Trenkels (344) „rein chemische unspezifische Reizwirkung, da künstlicher Urin, der Zusammensetzung des Menschenharnes entsprechend, ganz die gleichen wechselvollen Reaktionen gibt". Aber bedenken wir einmal das Wesen der Eigenharnreaktion. Eine hochempfindliche Intracutanreaktion — wie wir solche nun schon seit einem Jahrzehnt mit uns in ihrer Wirkung wohlbekannten spezifischen Bacillenpräparaten anstellen und deren Deutung im Einzelfall so große Schwierigkeiten macht — nur mit dem Unterschied, daß wir bei der Eigenharnreaktion nach zeitraubenden Vorarbeiten nicht wissen, was wir einspritzen, und noch viel weniger wissen, wieviel wir davon einspritzen. Also nichts anderes als eine Intracutanreaktion mit unbekanntem Reagens und ohne Dosierungsmöglichkeit. Der Gedanke, daß die Reaktionskörper aus dem

Körper des Patienten selbst stammen, mag ja für viele bestechend sein, er sollte aber nicht über die Tatsache hinwegtäuschen, daß es sich um eine Reaktion mit einem Reagens handelt, von dem Qualität und Quantität vollkommen unbekannt bleiben, daß also jede Eigenharnreaktion eine Gleichung mit drei Unbekannten darstellt und wir bis heute keinerlei Anhaltspunkte für gesetzmäßige Beziehungen zwischen Hautreaktivität und Antigengehalt des Harnes besitzen.

Das Problem der möglichst exakten Frühdiagnose tuberkulöser Erkrankungen wird sich nach meiner Überzeugung nicht im Laboratorium, sondern n u r durch eine entsprechende Beobachtung des kranken Menschen lösen lassen. Es wird sich nicht durch eine einfache Reaktion erarbeiten lassen, sondern nur durch mühsam erworbene Übung und Erfahrung des einzelnen Arztes unter kritischer gleichzeitiger Verwendung sich gegenseitig ergänzender diagnostischer Hilfsmittel.

In der allgemeinen ärztlichen Praxis aber wird auch die Frühdiagnose der Tuberkulose am besten gefördert werden, wenn wir das Wort Tuberkulose nicht, wie bisher, möglichst spät, sondern möglichst früh in den Mund nehmen und nicht erst dann von Tuberkulose sprechen, wenn bereits eine schwere, ohne weiteres feststellbare Organerkrankung vorliegt.

Und selbst wenn wir heute wirklich noch keine Möglichkeit hätten, den Anfangsstadien der Tuberkulose diagnostisch beizukommen, das eine ist doch sicher: nur das Bestreben, diese Anfangsstadien als Tuberkulose zu erkennen und anzuerkennen, kann den Ausbau einer exakten Frühdiagnose ermöglichen.

Dabei müssen wir aber fest auf dem Boden wirklicher Tatsachen und ernster ärztlicher Arbeit stehen bleiben.

Wie nötig das ist, das beweisen mir manche Erfahrungen der letzten Jahre. Denn wir müssen nun bald auch das entgegengesetzte Extrem in Rechnung ziehen, wo ärztliche Überängstlichkeit bei allen möglichen chronischen Gesundheitsstörungen eine „aktive" Tuberkulose sieht, wo in Wirklichkeit keine vorhanden ist. Namentlich mehren sich nach meinen Erfahrungen die Fälle, wo subfebrile Temperaturen, deren Analyse durchaus gegen eine tuberkulöse Grundlage spricht, ohne weiteres für tuberkulöses Überempfindlichkeitsfieber gehalten werden, und wo die Patienten monatelang mit der übertriebensten und verkehrtesten Selbstbeobachtung und mit unzweckmäßigsten Schonungskuren belästigt werden, obwohl der ganze Entwicklungsgang und die Erscheinungen des vorliegenden Zustandes durchaus gegen die Annahme einer tuberkulösen Erkrankung sprechen.

Solche Dinge sind wieder eine natürliche Reaktion auf die zu späte Spätdiagnose. Aber auch sie sind unerfreulich und nur ein neues Hemmnis für die wirkliche Frühdiagnose. Denn wenn sie an Häufigkeit zunehmen, so wird in absehbarer Zeit wieder das Wechselspiel der gegenteiligen Reaktion kommen, und es werden wieder die „recht" behalten, für die eine Tuberkulose erst bei der Zerstörung lebenswichtiger Organe beginnt und nach denen alle Bestrebungen einer früheren Diagnose „ins Uferlose" führen. Und diese Gefahr ist bei der heutigen „Tuberkulosepropaganda", die überall — und leider durchaus nicht immer in glücklicher Form — auf der Tagesordnung steht, und bei der wenig erfreulichen Auswirkung, welche die biologische Denkrichtung auf allzu unkritische Gemüter vielfach ausübt, durchaus gegeben.

Beiden Extremen müssen wir mit gleicher Schärfe entgegentreten, weil beide ein Schaden für die wertvolle Sache sind. Beide wachsen auf dem gleichen Boden — auf dem Mangel genügender Kenntnisse und dem Mangel ärztlicher Erfahrung.

Es gilt nicht, „überall Tuberkulose zu sehen", sondern sie dort rechtzeitig zu diagnostizieren, wo sie wirklich da ist. Rechtzeitig in dem Sinne, bevor die Abwehrleistung des befallenen Körpers in schwerer oder überhaupt nicht mehr wieder gut zu machender Weise geschädigt worden ist.

XIII. Die Behandlung des Primärkomplexes und der generalisierenden Tuberkulose.

Der Primärkomplex fällt innerhalb der Kulturmenschheit zum weitaus größten Teil, die generalisierende Tuberkulose in der Regel zeitlich mit dem Kindesalter zusammen.

Die Tuberkulose des Kindesalters zeigt daher innerhalb der Kulturmenschheit gegenüber der Tuberkulose späterer Altersstufen ganz wesentliche Verschiedenheiten der Verlaufsformen.

Man hat dies bisher in erster Linie auf gewisse anatomische, physiologische und konstitutionell pathologische Verhältnisse des kindlichen Organismus zurückführen wollen.

Sicher können wir mit Rietschel (259) annehmen, daß beim Säugling und im Kleinkindesalter die spezifische Abwehrleistung in mancher Hinsicht auch generell nicht so arbeitstüchtig ist wie später. Das ist aber sicher nicht das allein Maßgebende. Denn dort, wo wir das Eindringen der Tuberkulose bei bisher verschonten Menschenrassen beobachten können, besteht dieser Unterschied in den Verlaufsformen der Kindheitstuberkulose gegenüber der Tuberkulose späterer Altersstufen nicht.

Es stehen vielmehr als Ursache der Eigenart, die uns die Kindertuberkulose zeigt, sicher wieder immunbiologische Momente an erster Stelle.

Es fehlen beim Kinde die Auswirkungen des jahre- und jahrzehntelangen biologischen Kampfes, den der Körper des chronisch tuberkulösen Erwachsenen gegen die Tuberkulose geführt hat.

Und wenn wir uns in diesem Abschnitt mit der Behandlung dieser Frühstadien befassen wollen, so müssen wir zunächst über die grundlegende Frage klar werden, wann bei der Tuberkulose die Behandlungsbedürftigkeit beginnt.

Daß diese Frage nicht allein von einem Krankheitszustand im Sinne des praktischen Lebens (subjektiv quälende Krankheitssymptome, Arbeitsunfähigkeit, Bettlägerigkeit usw.), noch auch vom Standpunkt leicht nachweisbarer, schwerer und ausgedehnter Gewebsveränderungen in lebenswichtigen Organen gelöst werden darf, darüber sind wir uns heute ziemlich einig.

Denn jeder andere Standpunkt führt unweigerlich bereits in das Gebiet der schwer heilbaren oder unheilbaren tertiären Tuberkulose.

Aber trotz allem herrscht heute vielfach noch ein Standpunkt, der sich etwa folgendermaßen charakterisieren läßt.

„Die primäre und sekundäre Tuberkulose, bei der noch keine pathologischen Organbefunde nachweisbar sind, ist klinisch nicht von Interesse, sie ist keine Krankheit, sondern nur eine Disposition. Immunitätserscheinungen, die uns das Bestehen der Tuberkulose anzeigen, sind unbewiesene Phantome. (So wie vor ganzen 70 Jahren die Eiterkokken als Erreger des Kindbettfiebers sogar für Virchow und die Pariser Akademie unbewiesene Phantome waren.) Wenn die spezifischen Reaktionen das Bestehen einer Tuberkulose beweisen würden, dann wären ja fast alle Menschen tuberkulös. Also warten, bis die Tuberkulose auch klinisch interessant wird. Aber auch dann natürlich im Bereich des Möglichen bleiben. Nicht gleich jeden Tuberkulösen als krank bezeichnen. Nicht in „unbegründete Phthiseophobie“ verfallen. Allerdings — wenn einmal ausgedehnte Herdbildungen in der Lunge vorhanden sind, dann ist der Fall unheilbar. Also auf drei Monate in die Heilstätte mit ihm. Drei Monate können wir für einen kleinen Bruchteil der Tuberkulösen schaffen. Mehr als drei Monate ist aus finanziellen Gründen unmöglich — also bleiben wir beim Möglichen, bei drei Monaten. Denn man kann doch nicht einen Tuberkulösen jahrelang ambulatorisch behandeln.“

So ähnlich stellt sich heute das allgemeine Bild unseres ärztlichen Kampfes gegen die Tuberkulose dar. Es ist ein recht hoffnungsloses Arbeiten mit gewohnheitsmäßig übernommenen Notbehelfen, ein ängstliches Ausweichen vor allen tiefer greifenden Problemen.

Seit zwei Jahrzehnten treten einige wenige unentwegte Vorkämpfer dafür ein, daß wir den Schwerpunkt endlich auf die leicht heilbaren Anfangsstadien der Tuberkulose legen sollen. Sie konnten aber bisher nicht durchdringen, und vor ungefähr 20 Jahren hat das einseitige Heilstättensystem zum Schaden der Sache einen entscheidenden Sieg davongetragen. So beschränken wir uns auch heute noch gegenüber der primären und sekundären Tuberkulose im allgemeinen auf Maßnahmen, die eigentlich nicht mehr bedeuten als das, was jede gute Kinderstube und jede

gute Schule dem zivilisierten Europäer als hygienische Verhaltungsmaß-
regeln mit auf den Lebensweg gibt — oder doch wenigstens geben sollte.

Mit Recht wird hier häufig der Vergleich mit der Lues herangezogen,
die uns in der ärztlichen Praxis vor eine ähnliche Situation stellt, mögen
auch hier die Gesetzmäßigkeiten der Krankheitsentwicklung in den Einzelheiten sehr verschieden sein. Aber kein Arzt wird sich heute mehr dazu
verstehen, eine Heilbehandlung erst bei der tertiären Lues zu beginnen
und den luetischen Primäraffekt und das sekundäre Stadium unbehandelt
zu lassen. Bei der Lues ist diese Erkenntnis rasch gekommen, weil hier
die einer direkten Beobachtung zugänglichen Erscheinungen des Primäraffektes und Primärkomplexes sowie des sekundären Generalisations-
stadiums ein genügend sinnfälliges Anschauungsmaterial boten, um den
Aufbau einer klinischen Systematik verhältnismäßig leicht zu ermöglichen.
Der Umstand, daß dies bei der Tuberkulose nur viel schwieriger gelingt,
daß Primärkomplex und sekundäres Stadium sehr häufig ohne klinisch
scharf charakterisierbare Krankheitserscheinungen ablaufen, ist sicher die
Hauptursache dafür, daß alle Erkenntnisse von dem chronischen Entwicklungsgang der Tuberkulose auf so große Schwierigkeiten stoßen und
auch heute noch von allzu eng und oberflächlich gefaßten Gedankengängen eine Ablehnung erfahren.

Aber dieses häufige Fehlen scharf charakterisierbarer Krankheitserscheinungen in den Frühstadien der chronischen Tuberkulose ändert
nichts an der grundsätzlichen Richtigkeit und Wichtigkeit dieser Erkenntnisse.

Der klare Grundsatz für eine genügend tief und umfassend angesetzte
Tuberkulosebekämpfung lautet heute: prophylaktische Behandlung
der erscheinungsarmen Anfangsstadien der chronischen Tuberkulose, um zu verhüten, daß sich aus ihnen eine schwere,
unheilbare Tertiärtuberkulose entwickelt.

Diese Erkenntnis ist an sich klar und einfach, nicht aber so die technischen Methoden, mit denen wir diese Erkenntnis in die Tat umsetzen
können. Die ungeheure Zahl der Behandlungsbedürftigen, die sich ergibt,
wenn wir alle leichteren Formen eines zu Generalisationserscheinungen
neigenden Primärkomplexes als behandlungsbedürftig erklären, die Unmöglichkeit, den menschlichen Körper mit einiger Sicherheit gegen Tuberkulose zu „immunisieren", alles dies wurde bereits in früheren Abschnitten
besprochen.

Wohl besitzen wir durch die spezifischen Hautreaktionen (vgl. S. 220)
die Möglichkeit, unter entsprechender Berücksichtigung verschiedener
Fehlerquellen, die es ja bei allen diagnostischen Methoden gibt, das Bestehen einer tuberkulösen Infektion nachzuweisen. Viel weiter reichen
aber die Differenzierungsmöglichkeiten auf dieser Grundlage nicht. Und
sie genügen daher auch nicht für die rechtzeitige Feststellung der Behandlungsbedürftigkeit im Einzelfall.

Der Primärkomplex, der keinerlei Generalisationserscheinungen zeigt, der von den Abwehrkräften des Organismus eingedämmt, seiner Abheilung entgegengeht, ist ebenso sicher nicht behandlungsbedürftig, wie eine unter mehr oder minder stürmischen Manifestationen sich entwickelnde generalisierende Tuberkulose behandlungsbedürftig ist. Die lokale Behandlung der einzelnen Generalisationserscheinungen (Phlyktänen, Mittelohraffektionen, Drüsen-, Gelenks-, Knochenherde usw.) wird seit Jahrzehnten klinisch durchgeführt, die Notwendigkeit einer systematischen Allgemeinbehandlung des gesamten tuberkulösen Organismus ist heute klar erkannt.

Zwischen diesen Extremen des erscheinunglosen Primärkomplexes und der generalisierenden Tuberkulose mit klinisch deutlich faßbaren Krankheitserscheinungen, bei denen bezüglich der Behandlungsbedürftigkeit heute kaum mehr wesentliche Meinungsverschiedenheiten bestehen, gibt es aber eine lange Reihe fließender Übergänge, wo die Frage der Behandlungsbedürftigkeit durchaus nicht so einfach und klar zu lösen ist.

Die Entscheidung dieser Frage deckt sich so ziemlich mit dem, was im letzten Abschnitt über die Frühdiagnose tuberkulöser Erkrankungen gesagt wurde. Und auch die Frage der Behandlungsbedürftigkeit läßt sich hier im Einzelfall kaum durch bestimmte schematische Regeln auf Grund einer Zustandsdiagnose lösen, sondern nur durch eine entsprechende Beobachtung des Patienten, die ich als „biologische Entwicklungsdiagnose" bezeichnet habe, und bei der physikalische und biologische Untersuchungsmethoden unter gegenseitiger Ergänzung entsprechend verwertet werden müssen.

Angesichts der ungeheuren Zahl der jugendlichen Personen (namentlich in den Großstädten), die mit einem mehr oder minder deutlich zu Generalisationserscheinungen neigenden Primärkomplex behaftet sind, handelt es sich dabei unstreitig um ein praktisch sehr schwieriges Arbeitsproblem. Und es ist dabei für die praktische Arbeit von größter Wichtigkeit, daß der einzelne Arzt es lernt, mit einfachen und billigen Hilfsmitteln jahrelange übersichtliche Beobachtungen durchzuführen. Alle kostspieligen und zeitraubenden Methoden bleiben von vorneherein auf gut eingerichtete Anstalten und die zahlungsfähigen Patienten eingestellt und treffen dabei von vorneherein nicht den Kernpunkt der ganzen Sache, die heranwachsende Generation der breiten unbemittelten Volkschichten in dieser Richtung ärztlich zu überwachen.

Aber eine derartige Arbeit ist durchaus möglich und wird heute an den Fürsorgestellen zum Teil schon in guter Weise geleistet.

Und worin besteht nun das Wesen dieser prophylaktischen Behandlung, die ein Weiterschreiten des tuberkulösen Prozesses verhüten soll?

Da uns Methoden zur Vernichtung des eingedrungenen Erregers bei der Tuberkulose nicht zur Verfügung stehen und uns wohl auch niemals zur Verfügung stehen werden, kann es sich dabei nur um die möglichst dauernde Hebung der unspezifischen und spezifischen Abwehrleistung des infizierten Organismus handeln. Ebenso ist aber auch die Verhütung weiterer massiver oder oft wiederholter Infektionen notwendig.

Bisher war das Hauptgewicht dieser prophylaktischen Behandlung auf die unspezifischen Abwehrkräfte eingestellt. Und dies hat auch, namentlich gegenüber der Erstinfektion, seine bleibende Berechtigung, da ja die spezifischen Abwehrkräfte erst durch die Erstinfektion geweckt werden und es wahrscheinlich eine geraume Zeit dauert, bis sie zu einer gewissen Stärke ausgebildet sind. Je länger aber die Wechselwirkung zwischen Tuberkelbacillus und infiziertem Organismus besteht, um so mehr gewinnen die spezifischen Abwehrkräfte an Bedeutung. Das lehren uns wieder in eindringlicher Weise an Tausenden von Beispielen die durchaus gutartigen — also mehr oder minder gut abgewehrten — Tuberkuloseformen bei konstitutionell und konditionell schlechten Verhältnissen des Gesamtorganismus, und umgekehrt die nicht allzu seltenen schweren Formen bei konstitutionell und konditionell günstigen Verhältnissen.

Die bisherige übermäßige Betonung der unspezifischen Abwehrkräfte bei unseren Behandlungsversuchen der generalisierenden Tuberkulose ist daher nur teilweise gerechtfertigt.

Auch stoßen alle diese Bestrebungen in der Wirklichkeit des praktischen Lebens auf schwerwiegende und unüberwindliche Hemmnisse.

Die günstige Beeinflussung der unspezifischen Abwehrkräfte deckt sich ungefähr mit dem, was wir als hygienisch-diätetische Allgemeinbehandlung zu bezeichnen gewohnt sind. Nun haben wir aber bereits im VII. Abschnitt ausgeführt, daß auch die besten hygienisch-diätetischen Lebensverhältnisse nicht mit Sicherheit vor einer tuberkulösen Erkrankung schützen.

Und selbst wenn dies wirklich der Fall wäre, bliebe es doch immer ein Ding praktischer Unmöglichkeit, der großen Mehrzahl der Behandlungsbedürftigen aus den breiten Volksschichten dauernd so gute hygienisch-diätetische Lebensverhältnisse zu bieten.

Und wenn heute in unserem geschlagenen und versklavten Volke mehr wie früher von der „Besserung der Lebensbedingungen des Proletariats“ geschrieben und gesprochen wird, um dem Volke die „Errungenschaften der Revolution“ vor Augen zu führen, so geschieht dies wohl nur, um die allgemeine beginnende Erkenntnis der wirklichen Sachlage noch ein wenig hinauszuschieben. Und wenn heute auch Landgüter und anderer Privatbesitz herangezogen werden, um für Proletarierkinder Erholungsheime und Ferienkolonien zu schaffen, so genügt das alles nicht, wird nie genügen und kann nie genügen, um der heranwachsenden Generation so gute Lebensbedingungen zu schaffen, daß damit eine Tuberkulosebekämpfung auf breiter Grundlage möglich werden sollte. Dem Tieferdenkenden aber, der die Wirklichkeit sehen und einbekennen will, wird es heute sicher nicht mehr einfallen zu behaupten, daß die Revolution, die nach vier Jahren wahrhaften Heldentums gegen eine Welt von Feinden den Akt verächtlichster nationaler Selbstentäußerung brachte und das deutsche Volk schutzlos dem Vernichtungswillen machtpolitisch klarer denkender Feinde preisgab —, daß diese Revolution irgendeinem deutschen Kinde etwas Gutes für die Zukunft brachte. Die Machtverhältnisse im Volke haben sich verschoben, und zwar viel zu rasch, als daß sie die Möglichkeit einer gesunden Entwicklung bieten könnten, das Volk als Ganzes aber und damit jeder einzelne im Volke — ob er es nun einsehen will oder nicht — hat soviel verloren, wie erst die Arbeit von Generationen wieder neu schaffen kann.

Auch die Entwicklung der Völker spielt sich nach unerbittlichen Naturgesetzen ab und nicht nach sozialpolitischen Phantasien.

Mit den Problemen der Tuberkulosebekämpfung als Volksseuche bleibt Weltpolitik und Sozialpolitik eines Volkes immer aufs engste verknüpft, weil Hebung der unspezifischen Abwehrkräfte ins Wirtschaftspolitische übersetzt „gute Lebensbedingungen der breiten Volksmassen" heißt und weil Wirtschaftspolitik und militärische Machtpolitik ein untrennbares Ganzes bilden. Wo Schutzlosigkeit — dort Armut und Elend; wo Reichtum — dort Neid und Kriegsgefahr im Völkerleben.

Aber ich bin wohl fähig, auch die andere Kehrseite sozialpolitischer Machtverhältnisse bei unseren Gepflogenheiten der Tuberkulosebekämpfung zu sehen. Scharf scheidet sich da immer das Einzelschicksal, je nachdem es den zur Zeit wirtschaftlich Herrschenden oder Beherrschten angehört. Und gerade bei der Behandlung der Frühstadien tuberkulöser Erkrankungen zeigen die Gepflogenheiten der ärztlichen Praxis da die extremsten Widersprüche, die sich in menschlich und allzu menschlicher Weise eben in erster Linie von den wirtschaftlichen Verhältnissen des einzelnen Patienten abhängig zeigen.

Und das wird wohl immer so bleiben. Es wird sich ebensowenig ändern als der „ewige Frieden" in der Natur und damit auch unter den Menschen nie kommen wird, weil der Sinn alles Lebens Kampf bedeutet.

Der „tuberkulös disponierte" Nachkomme tuberkulöser Eltern aus den bemittelten Volksschichten, als blutarmes schwächliches Kind gehegt und gepflegt bis zur kunstvollen Unterdrückung auch aller nützlichen Reaktionsvorgänge. Und dagegen die tuberkulosedurchseuchte heranwachsende Generation der unbemittelten Volksschichten! Elende Wohnungsverhältnisse, schlechte Nahrung und als Erholung Spielstunden in lichtlosen Höfen oder auf der Straße. Wenn solche Kinder ihre schwachen Körperkräfte durch harte Arbeitsleistungen überanstrengen, oder wenn sie sich stundenlang auf der Straße herumtreiben, so wird kein denkender Mensch glauben, daß so eine Stärkung der natürlichen Abwehrkräfte zustande kommen kann. Und im ärmeren Mittelstand der großen Städte ist es nicht besser, sondern vielfach noch schlechter. Dort lastet der

Druck des Kampfes um die mühsam gehaltene soziale Stellung auf der ganzen Familie und macht ihr Leben zu einer harten Fronarbeit fernab von allen Schönheiten der Gesundheit und Kraft spendenden Natur. Ein Leben, nur spärlich erhellt von mehr oder minder guten Massenprodukten menschlicher Geisteskultur. Auch hier die Wohnungs- und Ernährungsverhältnisse nicht am besten. Mädchen und Knaben schon vor der Pubertätszeit verkümmerte Automaten des sozialen Konkurrenzkampfes, der für sie schon auf der Schulbank beginnt. Als Erholung eine Spielstunde in staubigen Großstadtgärten und einmal im Monat Sonntagsausflug in die freie Natur — denn öfter reicht es für das Fahrgeld auf der Vorortbahn nicht. Und alle diese Verhältnisse sind in den letzten Jahren ganz trostlos geworden.

Für diese breiten Volksschichten· der heute Armgewordenen und für den Großteil des Proletariats, der durch die Revolution auch für den Augenblick nichts gewonnen hat, stellt die immer wieder geforderte und „warm empfohlene" hygienisch-diätetische Allgemeinbehandlung der kindlichen Tuberkulose nur eine große Tragikomödie voll von Unwahrheit dar. Ärztliche Ratschläge über hygienisch-diätetische Lebensführung, wo den Familien die primitivsten Mittel für hygienisches Wohnen, für reinliche Kleidung und gesundes Essen fehlt. Dafür für einen kleinen Teil 4—6 Wochen im Jahre Ferienkolonie, dem Volke in „aufklärenden" schwungvollen Zeitungsartikeln als Mittel „zur Rettung tuberkulöser Kinder" vorgesetzt.

Es ist meines Erachtens besser, alle diese unerfreulichen Tatsachen klar zu erkennen und einzubekennen, als sich mit wertlosen symbolischen Scheinhandlungen über sie hinwegzutäuschen. Eine Besserung kann erst wieder kommen, wenn die Welt wieder mehr in Ruhe ist und unser Volk wieder stark und mächtig dasteht. Wenn die Lebensführung der einzelnen Familien, wo die heranwachsende Generation ihre wirkliche körperliche und geistige Erziehung erhält, wieder auf ein gewisses Maß hygienisch-diätetischen Wohlstandes hinaufgestiegen ist. Wenn in der Allgemeinheit die falschen und unaufrichtigen Bestrebungen jener „Humanität" — meist auf Kosten anderer betrieben — klar erkannt sind, die das Leben des Volksganzen auf die geistig und körperlich Minderwertigsten einstellen wollen. Wenn die neuen Reichen soweit kultiviert sein werden, daß sie den Begriff „soziale Pflicht" und „soziales Gewissen" erfassen und erleben lernen. Und wenn die staatliche Autorität in nationalbewußten Händen wieder soweit erstarkt ist, daß sie imstande ist, wenn nötig mit eiserner Strenge den relativen Ausgleich nach dem Grundsatz „jedem das Seine" wieder herzustellen — so wie es trotz aller menschlichen Unzulänglichkeiten und einzelner Fehlgriffe im großen ganzen früher einst war.

Unsere Feinde denken weniger ideal, aber zielbewußter und klarer. Während ein großer Teil unseres Volkes seinen Daseinsjammer in rassefremden Ideen vom Weltbürgertum zu vergessen sucht, setzen sie den

Vernichtungskrieg mit volkswirtschaftlichen Waffen weiter fort nach dem klar ersichtlichen und folgerichtigen Programm: Vernichtung des Wohlstandes im besiegten Volk; Schüren innerer Kämpfe durch volkszersetzende sozialpolitische Schlagworte und Tendenzen; Aufzucht national entmannter willenloser Proletariermassen, die durch Generationen Sklavenarbeit für den Sieger zu leisten haben. Im Altertum wurde der gleiche Vorgang radikaler und damit eigentlich humaner durchgeführt. Das Prinzip der Menschenkämpfe bleibt sich eben immer gleich wie bei jedem anderen naturgeschichtlichen Vorgang, nur daß bei uns Menschen die Moden und Methoden wechseln.

So müssen wir — besonders heute — bei der hygienisch-diätetischen Allgemeinbehandlung darüber klar werden, daß da auf genügend breiter Grundlage nicht allzuviel an effektiven Leistungen für uns zu erwarten und zu erhoffen ist. Aber sicher läßt sich auch mit primitiven und billigen Hilfsmitteln manches erzielen, wenn man die grundlegenden Prinzipien der Reaktionsbehandlung mit physikalischen Reizen (Luft, Licht, Wärme, Kälte, körperliche Leistungen), wie sie im VIII. Abschnitt dargestellt wurden, beachtet. Die Hauptschwierigkeit liegt hier bei den Unbemittelten in einer entsprechenden Organisation der ärztlichen Beobachtung, die bei einem etwas größeren Betriebe immerhin eine ganz erhebliche Arbeitsleistung darstellt. Wie bereits gesagt, wird da an den Fürsorgestellen schon vielfach gute Arbeit geleistet. Daß eine ärztliche Beobachtung aber auch bei der hygienischen Allgemeinbehandlung dieser Krankheitsstadien nötig ist, darüber kann kein Zweifel bestehen. Ein Massenbetrieb mit nicht individualisierten schematischen Vorschriften bringt auch hier oft mehr Schaden als Nutzen. Vernünftig betriebene individuell abgestufte Abhärtungskuren, Belehrung über preiswerte und dabei hochwertige Nahrungsmittel, Anleitung zu besonderen und im Einzelfall möglichen Maßnahmen bezüglich Kleidung, Wohnung und Lebensweise sind die durchaus berechtigten Grundprinzipien dieser prophylaktischen Allgemeinbehandlung.

Ob da die neueren, zum Teil kostspieligen Methoden (wie z. B. Quarzlichtbestrahlung), bei denen ja der Anwendungsmöglichkeit durch die erheblichen Kosten immer mehr oder minder enge Grenzen gezogen sind, wirklich mehr leisten können, bleibe dahingestellt. Sicher sind sie nicht zu empfehlen, wenn mit ihrer Anwendung eine erhebliche finanzielle Belastung für den Patienten verbunden ist und die Kosten dann oft an viel wichtigeren Dingen abgespart werden. Die auch in fachwissenschaftlichen Aufsätzen und Zeitschriften in dieser Richtung betriebene starke Reklame ist vom Standpunkt der Hersteller begreiflich, sachlich aber sicher nicht sehr wünschenswert.

Übertrieben sind auch die in begüterten Kreisen üblichen und auch von den Ärzten vorgeschriebenen „klimatischen" Kuren mit Differenzierungen nach Hunderten von Metern Meereshöhe usw. Ein direkter

Kunstfehler sind bei den letzteren Formen der generalisierten Tuberkulose
die in begüterten Kreisen auch heute noch mit Eifer betriebenen jahrelangen Schonungskuren und sinnlosen Verweichlichungen, weil sie nur die
allgemeine körperliche Leistungsfähigkeit in ungünstigster Weise herabsetzen. Ein überzeugendes Urteil in dieser Richtung erhält nur der, der
in seiner Praxis ständig mit beiden Extremen, mit dem „viel zu wenig"
und dem „viel zu viel" zu tun bekommt.

Über die lokale Behandlung der verschiedenen Generalisationserscheinungen (Drüsen-, Knochen-, Gelenksherde usw.) ist an dieser Stelle nichts
Neues zu sagen. Diesbezüglich sei auf die verschiedenen Lehrbücher, die
eine ausführliche Klinik der Tuberkulose enthalten, verwiesen.

So kommen wir zu folgenden Feststellungen:

eine genügend eingehende und genügend langdauernde hygienisch-
diätetische Allgemeinbehandlung der generalisierenden Tuberkulose ist
in der Mehrzahl der Fälle aus wirtschaftlichen Gründen praktisch nicht
durchführbar;

auch die besten Lebensverhältnisse schützen nicht mit Sicherheit vor
der Entwicklung tertiärer tuberkulöser Erkrankungen;

die spezifischen Abwehrkräfte treten vor den unspezifischen um so mehr
in den Vordergrund, je länger der Organismus im Abwehrkampf gegen
die Tuberkulose steht.

Unter diesen Umständen ergibt sich von selbst die Frage, ob es nicht
möglich wäre, eine Erhöhung der spezifischen Abwehrkräfte in einer Form
zu erzielen, deren Durchführung die Schwierigkeiten, die das praktische
Leben bietet, eher überwinden könnte, als dies bei der hygienisch-diätetischen Allgemeinbehandlung der Fall ist.

Der grundlegende Gedanke einer derartigen prophylaktischen Behandlung ist ja nach dem bisher Gesagten klar gegeben: Lange durchgeführte
spezifische Reaktionsbehandlung, die durch richtige Dosierung der gesetzten
Reize eine dauernde Erhöhung der spezifischen Abwehrleistung erzielen
soll, um zu verhindern, daß sich die Anfangsstadien zu einer schweren
tuberkulösen Organerkrankung entwickeln.

Die spezifische Behandlung der primären und sekundären Tuberkulose
ist im wesentlichen den gleichen Gesetzmäßigkeiten unterworfen, die wir
bei der tertiären Tuberkulose als gültig erkannt haben. Nur liegen
hier die Verhältnisse bedeutend günstiger.

Weder bei der primären noch bei der sekundären Tuberkulose stehen
den Abwehrreaktionen des Körpers die schweren anatomischen Schädigungen lebenswichtiger Organe entgegen, die bei der tertiären Tuberkulose in allen schon etwas vorgeschrittenen Fällen eine so verhängnisvolle Rolle spielen. Die Gewebsschädigungen, die immer wieder zu einem
Kreislauf von Schädlichkeiten führen und die für immer eine anatomische
Wiederherstellung ausschließen, fehlen hier. Eine genügende Leistungsfähigkeit der spezifischen Abwehrkräfte wird hier mit absoluter Sicherheit

ein Weiterschreiten des tuberkulösen Prozesses verhindern und mit großer Wahrscheinlichkeit schließlich eine vollkommene Heilung herbeiführen.

Die immunbiologischen Verhältnisse liegen also hier viel einfacher und einheitlicher als bei der tertiären Organtuberkulose. Eine spezifische Behandlung läßt sich daher hier auch in leistungsfähiger Form viel eher bis zu einem gewissen Grade nach schematischen Vorschriften ausgestalten, solange nicht schwere Generalisationserscheinungen vorliegen.

Große subjektive Schwierigkeiten sind unleugbar gegeben. Es handelt sich ja um eine ungeheure Zahl behandlungsbedürftiger Kinder. Und die große Mehrzahl dieser Kinder ist im Sinne des praktischen Lebens noch gar nicht als krank zu bezeichnen. Es handelt sich also um einen Massenbetrieb, bei dem es nicht leicht möglich sein wird, den durchschnittlichen Elterntypus von der Notwendigkeit einer Behandlung zu überzeugen.

Um diese Schwierigkeiten zu überwinden, müssen folgende Vorbedingungen als nötig bezeichnet werden. Die Behandlung muß sich leicht, ohne Störung der üblichen Lebensgewohnheiten, ohne irgendwie erhebliche Kosten und ohne allzuhäufiges ärztliches Eingreifen durchführen lassen. Sonst würden die gegebenen subjektiven Widerstände einfach unüberwindlich bleiben.

Theoretisch ist die Möglichkeit einer derartig umfassenden allgemeinen Behandlung durchaus gegeben. Praktisch stehen heute zwei Methoden im Mittelpunkt des Interesses: die Percutanbehandlung nach Petruschky und die Schutzimpfung nach Friedmann.

Ich möchte nach meinem Ermessen dem ersteren Verfahren entschieden die größere Zukunft, vielleicht die Zukunft voraussagen, wenn wir natürlich auch hier nicht in kritiklosen Optimismus verfallen dürfen.

Wollen wir beim Friedmannschen Verfahren auch von dem wenig erbaulichen Entwicklungsgang absehen, so scheinen mir doch folgende kritische Erwägungen wenig ermutigend. Das Verfahren besteht, wie wir im X. Abschnitt gesehen haben, darin, daß durch Einimpfung von Kaltblüter-Tuberkelbacillen, die für den Menschen nicht mehr virulent sind, ein künstlicher unschädlicher tuberkulöser Herd gesetzt wird. Dieser soll als Kraftzentrum für die Bildung von Abwehrstoffen wirken. Zunächst ist nun dabei folgendes zu bedenken. Wählen wir Tuberkelbacillenstämme, die für den Menschen wirklich ganz unschädlich sind, die also gegenüber den Warmblüter-Tuberkelbacillen bereits gewaltige biologische Unterschiede aufweisen, so wird es naturgemäß mit dem wachsenden Mangel an Virulenz auch immer unwahrscheinlicher, daß diese biologisch verschiedenen Arten wirklich fähig bleiben, die Bildung spezifischer Schutzstoffe gegen die menschliche Tuberkulose anzuregen. Wählen wir aber Stämme, die noch fähig sind, sich den biologischen Verhältnissen im menschlichen Körper wieder anzupassen, so wächst die Gefahr, daß anstatt des Schutzherdes ein neuer Angriffsherd künstlich in den Körper gelangt. Und dies besonders in allen jenen Fällen, wo das immunbiologische Kräfteverhältnis gerade stark auf der Schneide steht.

Und weiter ist noch folgendes zu erwägen. Wir setzen mit der Friedmannschen Schutzimpfung ein Kraftzentrum für die Bildung von Abwehrstoffen. Dieses Kraftzentrum wird nun allerdings nach den zur Zeit gegebenen Krankheitsverhältnissen einigermaßen dosiert. Aber dann überlassen wir dieses Schutzzentrum und die bestehende Tuberkulose weiterhin sich selbst ohne fortlaufende weitere Beeinflussung spezifischer Natur. Das ist angesichts des bei der Tuberkulose so schwankenden und wechselvollen immunbiologischen Kräfteverhältnisses und angesichts der langen Zeiträume, um die es sich handelt, entschieden ein schwerer Nachteil.

Immerhin ist die Weiterarbeit mit der Friedmannschen Schutzimpfung nach meiner Überzeugung berechtigt. Die bisher veröffentlichten Erfolgstatistiken sind allerdings, wie alle derartigen Statistiken, nur wenig sagend. Ein einigermaßen objektives Werturteil kann ja erst dann gefällt werden, wenn viele Tausende prophylaktisch Behandelte durch eine Generation hindurch unter durchschnittlichen Lebensverhältnissen beobachtet und nachgeprüft worden sind.

Die gleichen Schwierigkeiten für die Aufstellung objektiver Werturteile sind gewiß auch bei der Petruschkyschen Percutantherapie gegeben. Wir sind ja auch hier zunächst nur auf die subjektiven Schätzungen der gesehenen und erhofften Erfolge angewiesen. Und die Fehlerquellen dieser subjektiven Schätzungen sind sehr groß.

Grundsätzlich ist aber das Petruschkysche Verfahren nach meiner Überzeugung entschieden als das aussichtsreichere zu bezeichnen. Es handelt sich ja hier um eine lange Zeit hindurch fortgesetzte milde spezifische Reizbehandlung. Ihre Durchführung ist außerordentlich einfach und benötigt für die biologischen Verhältnisse der gutartigen chronischen Anfangsstadien nur eine gelegentliche ärztliche Überwachung. Die theoretischen Grundlagen können wir als gesichert bezeichnen (vgl. Abschnitt X): die Bedeutung der Haut für den Abwehrkampf gegen die Tuberkulose, die Fähigkeit der Haut, Bacillenbestandteile aufzunehmen und zu verarbeiten, die reaktive Wirkung derselben auf den tuberkulösen Körper stehen heute außer jedem Zweifel.

Die durch Monate und Jahre fortgesetzten Tuberkulineinreibungen nach Petruschky werden indifferent bleiben, solange die allergische Reizschwelle nicht überschritten wird. Das Auftreten von unerwünscht starken Überempfindlichkeitserscheinungen ist beim Primärkomplex nicht zu fürchten, wohl aber bei der generalisierenden Tuberkulose durchaus in Betracht zu ziehen. Das Auftreten oder die Verstärkung perifokaler Entzündungsprozesse an Drüsen, von Conjunctivitis, Phlyktänen und Hauttuberkuliden ist durchaus nicht selten zu beobachten. Die Eltern müssen daher angewiesen werden, die Kinder beim Auftreten irgendwelcher auffallender Erscheinungen sogleich zur Untersuchung zu bringen. Die

Behandlung ist dann entweder vorläufig auszusetzen oder mit geringerer Dosierung bezüglich Häufigkeit der Einreibungen, Konzentration und Menge der zu verwendenden Lösung entsprechend vorsichtig abzustufen. Auch hier ist ein allgemein anwendbares Schema nicht möglich, d. h. es führt einerseits nicht selten zu unerwünscht starken Überempfindlichkeitserscheinungen und bleibt andererseits wieder in vielen Fällen ständig unter der erwünschten Reaktionsgrenze. Auch hier gehört einige Übung und Erfahrung dazu, um Konzentration und Häufigkeit der Einreibungen richtig zu dosieren.

Die nötigen ärztlichen Kontrollen lassen sich auch in einem stark überlasteten Betrieb mit einigem guten Willen unschwer bewältigen. Es handelt sich dabei meist nur um die Arbeit von einigen Minuten: das Körpergewicht wird kontrolliert; der allgemeine körperliche Befund in kurzen Schlagworten verzeichnet; drei kurze Fragen an Eltern oder Kind: Appetit? Lebhaftigkeit? etwaige Beschwerden? Etwaige neue Krankheitserscheinungen werden graphisch registriert und die ganze Kontrolle wird mit einigen Zahlen und Strichen in die laufende Krankengeschichte eingetragen. Darauf die ja durchaus nicht so schwerwiegende Entscheidung, ob noch weitere Einreibungen gemacht werden sollen, oder ob man mit der Behandlung pausieren kann.

Ich verwende die Percutanbehandlung seit drei Jahren in größerem Maßstabe an meiner Fürsorgestelle. Bei etwa 60% der in Behandlung genommenen Kinder werden die Behandlungsvorschriften von den Eltern in entsprechender Weise durchgeführt. Bisher stehen über 600 Kinder in Behandlung. Bei den meisten wird Tuberkulinglycerin verwendet, bei denjenigen, die ausgesprochene Krankheitserscheinungen zeigen, auch die Petruschkyschen Originallinimente. Die Ergebnisse scheinen mir, soweit sie sich bereits abschätzen lassen, befriedigend. Bei manchen Kindern sah ich nach einigen Monaten eine deutliche Besserung der chronischen Krankheitssymptome und Gewichtsverhältnisse bei unveränderten, meist schlechten Lebensverhältnissen. Der seit langem fehlende Appetit stellt sich wieder ein, und die Eltern geben an, daß die Kinder wieder lebhafter und frischer werden.

Erfolgstatistiken führe ich absichtlich nicht, weil mir ihre Fehlerquellen allzu groß scheinen und ich keine Möglichkeit sehe, diese Fehlerquellen irgendwie in nennenswerter Weise auszuschalten. Wunderdinge erwarte ich mir von der Percutanbehandlung sicher nicht. Und ich halte es für bedauerlich, daß einige allzu eifrige und unkritische Anhänger der Percutanbehandlung eine allzu optimistische Propaganda versuchten. Das liegt durchaus nicht im Interesse der Sache. Auf der anderen Seite ist auch die vielfach schroffe, manchmal direkt ironische Ablehnung, welche die Percutanbehandlung nach Petruschky heute noch erfährt, sicher durchaus nicht am Platze.

Wie bereits betont wurde, sind die theoretischen Grundlagen der Percutanbehandlung wohl begründet. Die Reaktivität und damit auch die Möglichkeit günstiger therapeutischer Wirkungen ist heute sichergestellt.

Wenn auch in den meisten Fällen die objektive Beurteilung eines therapeutischen Erfolges, vor allem das „propter hoc" entschieden nur sehr schwierig zu entscheiden ist, das Kind bleibt wenigstens durch die Percutanbehandlung in einer fortgesetzten periodischen ärztlichen Beobachtung. Und mögen wir auch bezüglich eines therapeutischen und prophylaktischen Effektes noch so pessimistisch sein, mehr geleistet wird mit der Percutanbehandlung sicher, als wenn sich die ärztliche „Behandlung" in solchen Fällen darauf beschränkt, daß der Arzt alle möglichen schönen hygienisch-diätetischen Maßnahmen vorschreibt, deren Durchführung für die Familie aus wirtschaftlichen Gründen doch nicht auf die Dauer möglich ist. Mit einem Viertelliter Lebertran oder zwei Dosen Kondensmilch aber dürfte sich wohl noch viel weniger eine dauernde Erhöhung der Abwehrleistung gegen den chronischen tuberkulösen Prozeß erzielen lassen.

Alle Übertriebenheiten aber, die sich heute bereits bis zur Forderung versteigen, alle Kinder mit positivem Pirquet unter gesetzlichem Zwang einer Percutanbehandlung zu unterziehen usw., lehne ich auf das schärfste ab. Durch derartige Dinge wird einem das Eintreten für den berechtigten Grundgedanken des ganzen Verfahrens nur schwer gemacht. Alle derartigen Behandlungsmethoden, die eine Beobachtung reaktiver Vorgänge nötig machen, gehören nur in die Hand des Forschers und kritisch wägenden Arztes, nicht aber in bürokratisierte Massenbetriebe, die überhaupt das Ende jeder guten ärztlichen Arbeit bedeuten.

Und wenn ich schrieb „Percutanbehandlung auf Staatskosten", so meinte ich damit nicht unter gesetzlichem Zwang, sondern kostenlos für die unbemittelte Bevölkerung, um zu verhindern, daß allzu Übereifrige von Unbemittelten ärztliche Honorare für eine kritiklos betriebene Percutanbehandlung einheben, die für das betreffende Kind vielleicht besser in hochwertigen Nahrungsmitteln angelegt wären. Denn ich kenne bereits Fälle, wo Ärzte die Kinder zu jeder Einreibung, die sie selbst vornehmen zu müssen glauben, eigens in die Sprechstunde bestellen. Eine vorgedruckte Anweisung, wie oft und mit welcher Tropfenzahl eingerieben werden soll, genügt vollkommen. Wer das nicht durchführt, der wird noch viel weniger ein- bis zweimal in der Woche zum Arzt gehen. Notwendig ist nur etwa alle zwei bis drei Monate ein Kontrolle und die Anweisung für die Eltern, die Kinder sogleich zur Untersuchung zu bringen, sobald sich irgendwelche auffallende Erscheinungen einstellen.

So lehne ich jeden bürokratischen Massenbetrieb auch hier energisch ab. Ich empfehle aber nach wie vor die Percutanbehandlung jedem ärztlichen Betriebe, der viel mit tuberkulösen Kindern zu tun hat, also namentlich den Fürsorgestellen. Und die Sanitätsbehörden sollten solche

Unternehmungen in größerem Maßstabe unterstützen, damit es mit der Zeit auch möglich werden kann, objektive Werturteile über die erzielbaren effektiven Erfolge zu gewinnen.

Unverrückbar bleibt aber das große Verdienst Petruschkys bestehen, in ehrlicher Lebensarbeit für eine Idee von grundlegender Bedeutung eingetreten zu sein: für die systematische Frühbehandlung der chronischen Tuberkulose.

XIV. Die Behandlung der tertiären Tuberkulose (isolierten Phthise).

Die Behandlung der tertiären Tuberkulose steht heute insoferne in einer günstigeren Entwicklung als bisher, als die in der letzten Zeit erarbeiteten Differenzierungen des qualitativen Herdcharakters und der allgemeinen Reaktionsvorgänge des tuberkulösen Körpers auch eine entsprechend differenzierte Indikationsstellung ermöglicht haben. Erst dadurch ist es in der Praxis möglich geworden, irgendeine Reaktionsbehandlung, mag sie nun direkt auf die spezifischen oder unspezifischen Abwehrkräfte eingestellt sein, nach einigermaßen exakten Richtlinien durchzuführen.

Dieser Fortschritt, der an sich gewiß von grundlegender Bedeutung ist, wird aber in der allgemeinen Praxis sicher erst nach längerer Zeit zur Auswirkung kommen.

Wir müssen da immer der selbstverständlichen Tatsache eingedenk bleiben, daß die vielbeschäftigten praktischen Ärzte unter dem Zwange mangelnder Zeit und des wirtschaftlichen Existenzkampfes nicht imstande sein können, sich auf engeren Fachgebieten weiter auszubilden und mit dem Entwicklungsgang der Forschung überall gleichen Schritt zu halten. Gerade diese vielbeschäftigten praktischen Ärzte, deren wissenschaftliche Ausbildung zur Zeit immer etwa ein bis zwei Jahrzehnte zurückliegt, haben aber die überwiegend große Mehrzahl der Tuberkulösen zu beraten und ärztlich zu versorgen. Es bleibt daher auch die Belehrung der Hauptmasse der Tuberkulösen auf die Anschauungen dieser Ärzte eingestellt.

Auch die an den großen Hochschulen jetzt eingeführten ärztlichen Fortbildungskurse können daran nur wenig ändern. Erstens kommen sie nur einem Bruchteil der praktischen Ärzte zugute, und zweitens ist es in der kurzen Zeit, auf die derartige Kurse eingestellt bleiben, wohl auf keinem Gebiete der Medizin möglich, die notwendigen Einzelheiten und eine entsprechende praktische Erfahrung, die für die Verwertung neuer Forschungsergebnisse nötig sind, zu vermitteln und zu erlernen. Es kann sich nur darum handeln, einen kurzen Überblick über den Stand der gegenwärtigen Entwicklung zu geben und zur selbständigen Weiterarbeit anzueifern.

Wie wir gesehen haben, benötigen aber gerade bei der Tuberkulose entsprechende Differenzierungen für Prognosenstellung und therapeutische Indikationsstellungen eine recht große ärztliche Erfahrung und sehr exakte Arbeitsmethoden, so daß wir uns für die allgemeine Praxis wohl recht lange mit der heutigen Durchschnittsleistung werden begnügen müssen. Auch weiterhin werden noch die verschiedenartigsten, ja ihrem qualitativen Charakter und damit ihrer Prognose nach entgegengesetztesten tuberkulösen Prozesse, die noch zu keinen physikalisch leicht nachweisbaren, ausgedehnten Zerstörungsprozessen in der Lunge geführt haben, unter dem Namen „Lungenspitzenkatarrh", die Formen mit stark sinnfällig gewordenen Zerstörungsprozessen unter dem Namen „Lungentuberkulose" zusammengefaßt bleiben.

Und alle die so außerordentlich verschiedenartigen, prognostisch oft durchaus entgegengesetztesten Formen, die in dieser groben Klassifizierung enthalten sind, werden weiterhin nach den gleichen schematischen Vorschriften behandelt werden. Für die entgegengesetztesten Indikationen werden weiterhin die gleichen Reaktionsbehandlungen nach dem gleichen Dosierungsschema versucht werden und weiterhin bald zu „glänzenden" Erfolgen, bald zu ebensolchen Mißerfolgen führen. Und der unfruchtbare Meinungsstreit, der nun seit zwei Jahrzehnten um j e d e Behandlungsmethode „d e r" Lungentuberkulose tobt, wird weiter toben. Manches Brauchbare wird weiterhin vollständig verworfen werden, wenn es in ungeschickter, allzu optimistischer Weise propagiert wird, und manches Unbrauchbare wird für kurze Zeit ein Modeschema werden. Und das Chaos oberflächlichster Verallgemeinerungen wird auch heute vorläufig noch weitergehen: Hie Ruhe — dort Bewegung; hie Hitze — dort Kältereize; hie Abhärtung — dort sorgfältigste Verweichlichung; hie Allergie — dort Anergie; hie Hautreaktivität — dort Herdreaktivität. Denn der zusammenfassende Gedanke, w a s das alles bedeutet, unter welchen Umständen es zu einem Nutzen oder einem Schaden führt, dieses biologische Erfassen einer Krankheit als Reaktionsänderungen des Körpers, der fehlt heute noch allzusehr in der Allgemeinheit.

Und auch in der fachärztlichen Literatur wird der Streit, ob der eine oder andere physikalische Reiz (künstliche Lichtquellen usw.), das eine oder andere spezifische Präparat in seiner Wirkung „überlegen" ist, nach wie vor nutzlos und ziellos weitergehen und durch die bedauerliche Teilnahme der Ärzte an Propagandaarbeiten für die Interessen der Hersteller ins Sinnlose gesteigert werden. Denn auch hier fehlt noch stark die allgemeine Einstellung auf die wirklich grundlegende Frage bei allen Behandlungsmethoden — auf die r i c h t i g e und genügend differenzierte Indikationstellung.

Und nirgends ist dies stärker ausgeprägt als bei der spezifischen Behandlung.

Die theoretischen Richtlinien, die es uns ermöglichen, die spezifische Reaktionsbehandlung mit bestmöglichem Erfolg und unter Vermeidung drohender Schädlichkeiten anzuwenden, haben wir bereits in eingehender Weise kennen gelernt. Wir haben gesehen, daß auch der Abwehrkampf gegen die Tuberkulose biologischen Gesetzmäßigkeiten folgt, und daß diese biologischen Gesetzmäßigkeiten allein eine Klärung in die vielen scheinbaren Widersprüche bringen, mit denen uns die Tuberkulose in ihren wechselnden Erscheinungsformen entgegentritt. Wir haben die tuberkulösen Herde als Kraftzentrum des Krankheitsprozesses erkannt. Wir haben gesehen, daß es von den immunbiologischen und pathologisch-anatomischen Verhältnissen dieser Krankheitsherde abhängt, wie wir sie mit den künstlich hervorgerufenen Reaktionen angreifen müssen; ob dies direkt möglich ist, oder ob wir den Umweg über die Stärkung der cellulären Abwehrleistung außerhalb der eigentlichen Krankheitsherde einschlagen müssen. Wir haben erkannt, daß die immunbiologische und pathologisch-anatomische Differentialdiagnose des Herdcharakters für unser therapeutisches Handeln eine der wichtigsten Grundlagen ist. Und wir haben darauf hingewiesen, daß die neueren Bestrebungen biochemischer Antigendifferenzierung nach allen praktischen Erfahrungstatsachen dagegen in den Hintergrund treten. Denn auch bei der Spontanheilung und ebenso bei den bewährten nicht spezifischen Behandlungsmethoden werden keine genau biochemisch abgestimmten Reize zugeführt. Das Maßgebende scheint eben die Stärkung der Abwehr an irgendeinem Teile der immunbiologischen Front zu sein. Immunbiologische Reaktionen müssen — ganz allgemein gesprochen — zugunsten des Körpers und zu ungunsten der Tuberkulose ausschlagen. Und von größter Bedeutung sind jene spezifischen Reize, die imstande sind, unter Vermeidung unerwünscht starker Reaktionen in progredienten Herden eine möglichst starke Förderung der cellulären Abwehrleistung außerhalb dieser Herde zu erzielen.

Erst von diesem Standpunkt gewinnen alle jene spezifischen Präparate besondere Bedeutung, die imstande sind, selbständig und unabhängig vom Vorhandensein tuberkulöser Herde die Abwehrleistung der Körperzellen anzuregen.

Andere spezifische Präparate wieder weisen uns auf eine Differenzierung hin, deren große Wichtigkeit wir aus der klinischen Beobachtung klar erkennen können: die verschieden starke biologische Affinität zu progredienten und nicht progredienten Herden. Von der eingehenden Bearbeitung dieses Problems erwarte ich mir eine mächtige Förderung der spezifischen Tuberkulosetherapie (vgl. S. 263).

Nur auf Grund dieser Richtlinien gelangen wir zu einer zielsicheren Indikationsstellung. Sonst bleibt die spezifische Tuberkulosebehandlung wirklich nur ein zielloses Experimentieren.

Wir werden uns in diesem Abschnitt eingehend mit dieser Indikationsstellung zu befassen haben.

Aber vorher noch ein Wort über die Wahl der Präparate. Es ist heute für den einzelnen unmöglich, sich mit allen hergestellten Präparaten eigene ausreichende Erfahrung zu sammeln. Dazu reicht unsere Lebensarbeit schon rein zeitlich nicht aus. Es scheint mir besser, solche Tatsachen ruhig anzuerkennen, als sie geflissentlich übersehen zu wollen und mit dem Material von einem Dutzend „wahllos ausgesuchter" Fälle billige Kritik zu fabrizieren. Viel weniger bedenklich scheint mir die entschuldbare und wohl begreifliche Erscheinung, daß Ärzte, die mit einem Präparat ein großes Erfahrungsmaterial gesammelt haben, dieses Präparat als das absolut wertvollste hinzustellen gewohnt sind. Sie haben naturgemäß mit dem betreffenden Präparat die besten Erfolge, weil sie Indikationsstellung und therapeutische Technik mit diesem Präparat am besten beherrschen. Es liegt also hier, wenn auch vielfach eine etwas einseitige, so doch wenigstens eine tatsächliche bedeutende Erfahrung zugrunde.

Wenn wir ein neues spezifisches Präparat verwenden wollen, so müssen wir uns zunächst über den Gedankengang orientieren, der Anlaß zu seiner Herstellung gegeben hat. Schon daraus werden wir in großen Zügen die spezielleren Indikationen des Präparates ableiten können. Wir werden dann nicht ein „abgeschwächtes" Tuberkulin dort verwenden, wo wir kräftige Herdreaktionen erzielen wollen. Und ein Tuberkulin, das sich bei der akuten Tuberkulose des Meerschweinchens als sehr „giftig" erwiesen hat, werden wir nicht bei progredienten Lungenprozessen in größeren Dosen versuchen. Und wenn wir mit einem für uns neuen Präparat die praktische Arbeit beginnen, dann müssen wir mit doppeltem Fleiß die Beobachtung der behandelten Patienten durchführen und die speziellen Reaktionsqualitäten studieren. Tuberkuloseärzte, die durch Überlastung mit den Kleinlichkeiten schlecht organisierter Betriebe für diese Arbeit keine Zeit haben, sollten auf die Verwendung neuer Präparate verzichten — oder wenigstens es unterlassen, „ihre Erfahrungen" nach dem ersten oder zweiten Dutzend behandelter Fälle zu veröffentlichen.

Und wenn wir uns entschließen, ein neues Präparat in unsere therapeutischen Hilfsmittel aufzunehmen, dann sollen wir auch hier logisch vorgehen und nicht irgendeiner zufällig erhaltenen Reklame Gehör schenken. Wir müssen darüber nachdenken, wodurch wir bei unseren Kranken am meisten auf Mißerfolge stoßen und wie wir diese Mißerfolge am besten vermeiden können. Die einen von uns werden unter zu starken Herdreaktionen bei progredienten Prozessen zu leiden haben, die anderen unter störenden Allgemeinerscheinungen — je nachdem die Behandlungstechnik zu wünschen übrig läßt. Andere wieder wird das Problem einer bestmöglichen Ausnützung der allgemeinen Zellabwehr besonders interessieren. Für alle diese Wünsche stehen uns heute schon Präparate zur

Verfügung, die nach ihrer Herstellungsart und nach den ihnen zugrunde liegenden Tierversuchen ein besonders günstiges Indikationsgebiet nach der einen oder anderen Richtung erwarten lassen. Die Tatsache, daß eine so große Zahl von Präparaten für die spezifische Tuberkulosetherapie hergestellt wurde und daß noch immer neue hergestellt werden, ist eben nicht ein Zeichen ihrer Wertlosigkeit, sondern vielmehr ein Beweis für die Mannigfaltigkeit der zu lösenden Teilprobleme.

Wenn man spezifische Tuberkulosetherapie mit dem Streben nach wirklichen Indikationen betreibt, wird man sich gerne eine Auswahl von Präparaten für verschiedene Indikationen zusammenstellen und danach trachten, mit diesen Präparaten eingehende Erfahrung zu erwerben. Man wird sich nicht durch jede Reklame eines neuen Präparates nervös machen lassen und fürchten, daß man eine neue Errungenschaft versäumt. Denn was einem wirklich fehlt, das kann man nur selbst wissen, nicht aber die Hersteller, die uns in dankenswerter Weise auf die neuen Präparate aufmerksam machen. Und nur dort, wo man ein Bedürfnis hat, in seiner Therapie noch bessere Erfolge im Rahmen des Möglichen zu sehen, wird man nach entsprechender Orientierung in der Literatur zu einer neuen Ergänzung seiner Hilfsmittel in dieser bestimmten Richtung schreiten. Wer endlos mit den Präparaten wechselt und es immer wieder mit neuen Präparaten versucht, beweist damit nur, das er bisher sehr unbefriedigende Ergebnisse hatte, und daß er überhaupt noch keine brauchbaren Richtlinien für die spezifische Behandlung gefunden hat. Kraemer bleibt grundsätzlich beim Alttuberkulin. Dieser Standpunkt scheint mir zu starr. Wir können mindestens manches mit anderen Präparaten leichter erzielen, als dies mit dem Alttuberkulin möglich ist.

Wir brauchen als therapeutisches Rüstzeug nach meinen Erfahrungen folgende Präparate:

1. Präparate, mit welchen wir kräftige Herdreaktionen erzielen können. Ich verwende in diesen Fällen Alttuberkulin (AT).

2. Präparate, mit welchen wir ohne allzustreng einschleichende Dosierung zu starke Herdreaktionen vermeiden können. Ich verwende in solchen Fällen albumosefreies Tuberkulin (AF) und Neutuberkulin-Bacillenemulsion (TR).

3. Ein Präparat, mit welchem wir, ohne auf streng einschleichende Dosierung beschränkt zu sein, bei chronischen Prozessen kräftige Reize setzen können und dabei doch einige Sicherheit haben, daß eventuell vorhandene schon oder noch progrediente Herde nicht zu stark gereizt werden. Mit einem derartigen Verfahren läßt sich Zeit sparen. Und ein derartiges Verfahren ist daher in allen jenen Fällen von praktischer Bedeutung, bei welchen die Patienten aus äußeren Gründen nur kurze Zeit (2—3 Monate) in unserer Behandlung bleiben können. Ich verwende in diesen Fällen das Tuberkulomucin (Tbm) und neuerdings versuchsweise Tebecin, dessen Stellung mir jedoch noch sehr unklar scheint.

4. Ein Präparat, mit dem wir unter möglichster Schonung progredienter Herde, also unter möglichster Umgehung unerwünschter Herdreaktionen in diesen Herden, eine zu geringe allgemeine celluläre Reaktivität anregen können. Ich verwende in diesen Fällen die Partialantigene nach Deycke-Much, neuerdings percutan die Linimente Petruschkys und Tubar.

Diese prinzipielle Differenzierung gebe ich als objektiv gültigen Grundsatz. Die Wahl der speziellen Präparate läßt aber dem subjektiven Ermessen ziemlich freien Spielraum, weil uns auch andere gleichwertige Präparate für diese verschiedenen Zwecke zur Verfügung stehen.

Die Bestrebungen der passiven Immunisierung und der Chemotherapie habe ich bereits im VIII. Abschnitt kritisch gewürdigt. Wir können auf ihnen bis heute noch keine Tuberkulosetherapie aufbauen, die sich durch gesetzmäßig faßbare Reaktionsvorgänge stützen ließe.

Und nun zu den Grundprinzipien der Indikationsstellung, ob und wie wir eine spezifische Behandlung einleiten sollen!

Ich bin mir wohl bewußt, damit an eine schwere Aufgabe zu gehen, bei welcher fließende biologische Übergänge schematisiert werden müssen. Ich weiß, daß die im folgenden gegebenen Schemata weder Anspruch auf eine erschöpfende Darstellung, noch auf scharf umgrenzte vollständige Richtigkeit erheben können. Nur eigene Übung und Erfahrung kann uns die Möglichkeit zu allen nötigen feineren Differenzierungen bei der Indikationsstellung bringen. Diese Differenzierungen lassen sich kaum mit Worten darstellen und noch viel weniger in ein Schema pressen. Und doch habe ich mich entschlossen, dieses Schema zu bringen. Denn ich habe die Überzeugung, daß es für alle, die heute noch Tuberkulosebehandlung ohne differenzierte Indikationsstellung betreiben, wertvolle Anregungen geben wird. Und das ist der Hauptzweck dieses Indikationsschemas: Anleitung zur differenzierten Indikationsstellung, die so wichtig ist und trotzdem noch so sehr vernachlässigt wird.

Atypische Formen sind in diesem Indikationsschema nicht berücksichtigt, um die Übersichtlichkeit nicht zu gefährden. Die Darstellung entspringt durchaus eigener Erfahrung.

Zur Schematisierung dieser Typen möchte ich bemerken: Ich stelle den Lungenbefund in zwei extremen typischen Möglichkeiten dar, den leichtesten und schwersten Befund, welcher der betreffenden Indikationsgruppe zukommt. Jede Seite des Lungenschemas zeigt einen der häufigsten Typen des physikalischen Befundes bezüglich Qualität und Lokalisation. Natürlich kommen diese Typen nicht immer gleichzeitig — manche fast nie gleichzeitig — vor. Der extrem schlechteste Befund zeigt also meist in großen Zügen alle typischen Möglichkeiten.

A. Cirrhotisch-indurierende Prozesse.

I.

Indurierende Prozesse ohne ausgesprochene Herd-
erscheinungen (reine Cirrhose).

Typus I a.

Anamnese: tuberkuloseverdächtig; familiäre Belastung usw.

Allgemeiner Körperzustand: sehr verschieden; schwächlich mit „Dispositionszeichen" bis kräftig von gesundem Aussehen.

Subjektive Symptome: meist nur gering.

Physikalischer Lungenbefund:

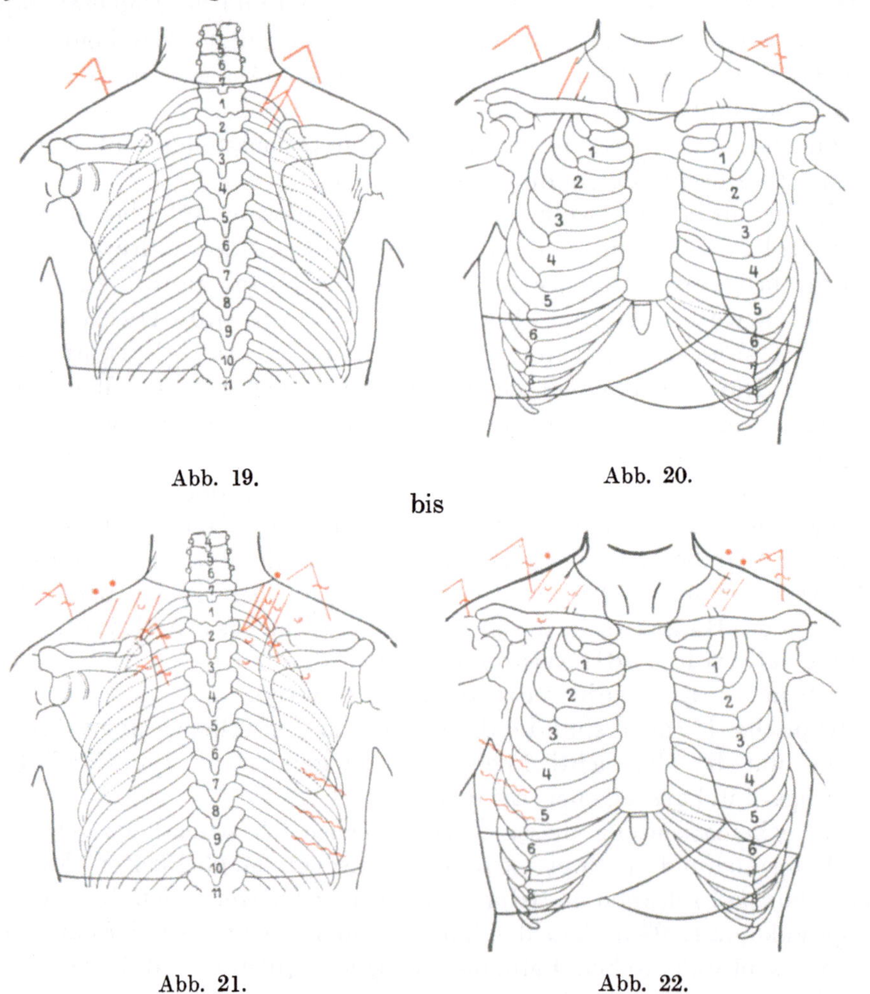

<table>
<tr><td>Abb. 19.</td><td></td><td>Abb. 20.</td></tr>
<tr><td></td><td>bis</td><td></td></tr>
<tr><td>Abb. 21.</td><td></td><td>Abb. 22.</td></tr>
</table>

Röntgen [1]:

Das rechte Zwerchfell ist gebuckelt und zipfelförmig adhärent.

---

[1] Die Röntgenbefunde sind von R. Peters dargestellt, wie sie den einge-
zeichneten physikalischen Lungenbefunden in typischer Weise entsprechen.

Die Zwerchfellwinkel entfalten sich gut.

Beide Hilus ziemlich breit und dicht, mit eingelagerten verkalkten und verkästen. Drüsen.

Von beiden Hilus, rechts mehr als links, durch die infraclaviculuren Dreiecke zu den Spitzen ziehend, bindegewebig-streifige Verschattungen. Darin eingelagert ziemlich dichte, gut begrenzte, hirsekorngroße Herde.

Fieber: afebril.

Spezifische Reaktionsempfindlichkeit: mittelstark allergisch — mehr oder minder stark positiv anergisch.

Therapie:

spezifisch: mit rascher Dosensteigerung Anergie anstreben; nicht mit zu kleinen Dosen beginnen (etwa 0,1 mg AT). Dosierungsfolge mit etwa dreitägigen Pausen 0,1, 0,3, 0,6. 1, 2, 5, 10 usw. bis zur ersten Reaktion. Dann entsprechend den entwickelten Richtlinien weiter.

allgemein: Heliotherapie, Abhärtungskuren, gesunde leichte sportliche Betätigung in entsprechenden Grenzen („Autotuberkulinisation").

Typische Fehler:

spezifisch: zu schwache Dosierung; führt zu unerwünschten Überempfindlichkeitserscheinungen.

allgemein: übertriebene Schonung, Liegekur!

Typus I b.

Anamnese:
Allgemeiner Körperzustand: } wie bei I a.

Subjektive Symptome: häufig stark ausgeprägt.

Physikalischer Lungenbefund: wie bei I a.

Spezifische Reaktionsempfindlichkeit: stark allergisch.

Röntgen:

Röntgenbefund wie bei I a, nur erscheinen einzelne Herde etwas weniger dicht und etwas weicher.

Fieber: häufig periodenweise oder lange Zeit andauernde subfebrile Temperaturen.

Therapie:

spezifisch: Anergie anstreben, aber unter vorsichtigerer und langsamerer Dosensteigerung als bei I a. Bei voraussichtlich kurzer Behandlungsdauer mittelstarke Antigenreize (z. B. 3—6 mg Tbm). Treten Zeichen einer Herdreaktion auf, ganz langsame Dosensteigerung in größeren Pausen. In günstigen Fällen geht Typus I b rasch in Typus I a über.

allgemein: wie bei I a, jedoch unter genauerer ärztlicher Überwachung und mit strengerer Begrenzung.

Typische Fehler: wie bei I a.

II.

Regressives Stadium indurierender Prozesse; beginnende Heilungsstadien nicht zu ausgedehnter, früher progredienter Lungenherde. Häufig begleitet von chronischen Pleuritiden. (Fortschreitende bindegewebige Umwandlung acinös-nodöser Herde.)

Typus II a.

Anamnese: Tuberkuloseverdacht oder manifeste Tuberkulose.

Allgemeiner Körperzustand: meistens mehr oder minder stark ausgesprochener tuberkulöser Habitus.

Subjektive Symptome: sehr wechselnd.

Physikalischer Lungenbefund:

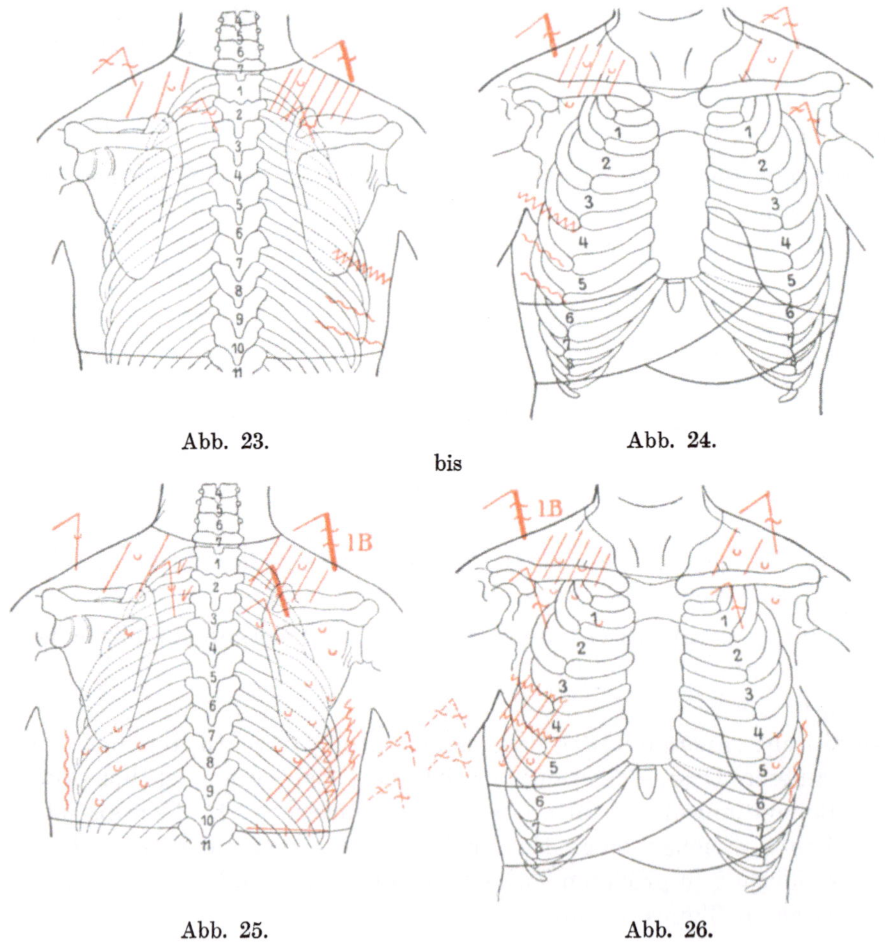

Abb. 23.

bis

Abb. 24.

Abb. 25.

Abb. 26.

Röntgen:

> Beide Zwerchfelle bewegen sich ungenügend, das rechte gar nicht. Der phrenico-costale und der phrenico-kardiale Winkel rechts entfalten sich gar nicht.
>
> Beide Hilus sind verbreitert mit eingelagerten verkästen und verkalkten Drüsen. Beide infraclavicularen Dreiecke, das rechte mehr als das linke, zeigen ziemlich starke, bindegewebig-streifige Verschattungen mit darin eingelagerten ziemlich dichten, hirsekorn- bis erbsengroßen Herden bis in die Spitzen hinein.
>
> Beiderseits im Mittelfeld Gruppen von weniger dichten, nicht ganz so scharf konturierten (frischeren, sich bindegewebig umwandelnden) Herdchen.

Fieber: fieberfrei oder nur zeitweise leicht erhöhte Abendtemperaturen.

Spezifische Reaktionsempfindlichkeit: mittelstark allergisch.

Therapie: spezifisch: ⎫
           allgemein: ⎬ wie bei Typus I b.

Typische Fehler: wie bei I a.

Typus II b.

Anamnese: ⎫
Allgemeiner Körperzustand: ⎬ wie bei II a.

Subjektive Symptome: meist beträchtlich.

Physikalischer Lungenbefund: wie bei II a.

Röntgen:

> Röntgenbefund wie bei II a, nur die frischeren, in bindegewebiger Umwandlung begriffenen Herde zahlreicher.

Fieber: meist ständig subfebrile Temperaturen.

Spezifische Reaktionsempfindlichkeit: stark allergisch.

Therapie:

> spezifisch: vorsichtig Anergie anstreben; Achtung auf Herdreaktionen! Wenn solche auftreten, statt AT Tuberkuline von geringerer Herdwirkung: AF, TR, Tbm usw.
>
> allgemein: individuell angepaßte vorsichtige Abhärtung; leichte Arbeitstherapie, vorsichtige Heliotherapie; sportliche Leistungen kontraindiziert; bei Herderscheinungen Ruhe; nicht zu lange ausgedehnte Liegekur.

Typische Fehler:

> spezifisch: zu langes Stehenbleiben bei zu kleinen Dosen; seltener zu hohe Dosen bei schematischer Dosensteigerung.
>
> allgemein: häufig zu übertrieben vorsichtige Schonungstherapie; zu sehr schematisierte Liegekur; seltener zu starke körperliche Leistungen; unvorsichtig geübte Heliotherapie.

III.

**Ausgedehnte cirrhotisch indurierende Prozesse mit Herden,
die Neigung zur Progredienz zeigen. (Ausgedehnte Cirrhose
mit frischen acinös-nodösen Herden.)**

Typus III a.

Anamnese: manifeste Tuberkulose.

Allgemeiner Körperzustand: mehr oder minder stark ausgesprochen tuberkulöser Habitus.

Subjektive Beschwerden: sehr an Qualität und Intensität wechselnd.

Physikalischer Lungenbefund:

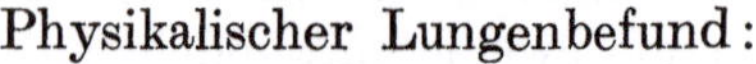

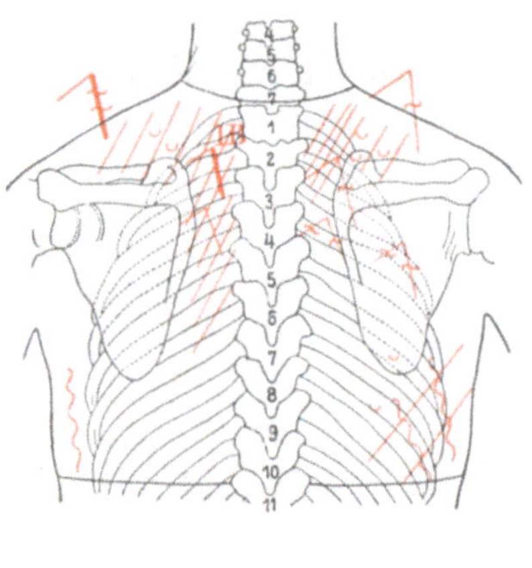

Abb. 27. 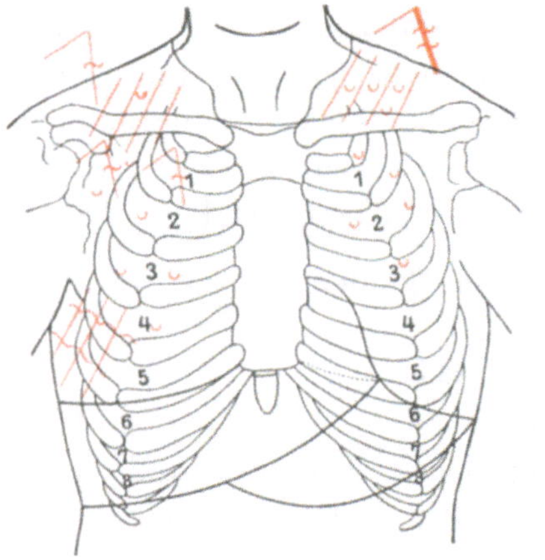   Abb. 28.

bis

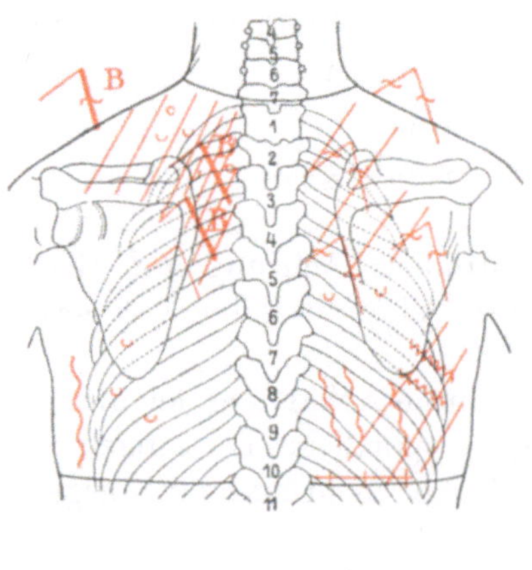

Abb. 29. 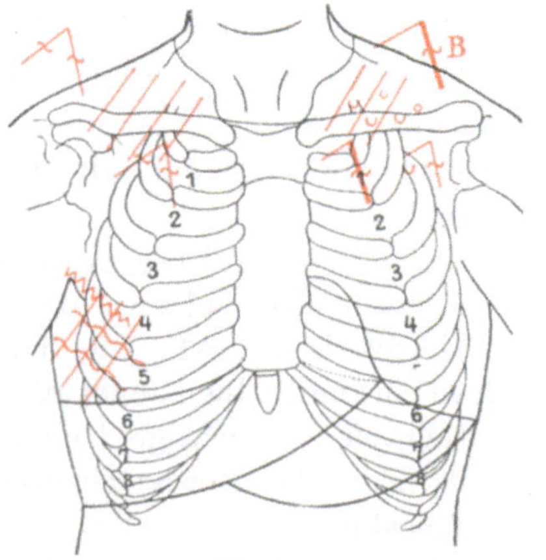   Abb. 30.

Röntgen:

Das rechte Zwerchfell bewegt sich weniger als das linke. Die
Zwerchfellwinkel entfalten sich ungenügend.

Beide Hilus ziemlich breit und dicht mit eingelagerten verkästen
und verkalkten Drüsen. Im Verlauf der Gefäß-Bronchialver-

zweigung ziemlich viele peribronchitische Herde, die ziemlich dicht und bindegewebig umgewandelt erscheinen.

In beiden infraclavicularen Dreiecken, links mehr als rechts, ziemlich starke bindegewebig-streifige Verschattungen mit darin eingelagerten hirsekorn- bis erbsengroßen, gut begrenzten Herden von verschiedener Dichte bis in die Spitzen hinein.

Außerdem im Mittelfeld ziemlich zahlreiche weiche, wenig dichte, aber gut konturierte, hirsekorngroße (frischere, acinös-nodöse) Herdchen.

Fieber: meist subfebril; das Fieber ist bereits vielfach als Herdreaktionsfieber aufzufassen; aber auch fieberfreie Perioden.

Spezifische Reaktionsempfindlichkeit: mittelstark allergisch (bedeutet bei nachweisbaren spontanen Herderscheinungen bereits zu geringe Reaktivität, die Vorstufe einer eventuell drohenden negativen Anergie).

Therapie:

spezifisch: Allergie erhöhen: Partialantigene, Tubar, kleine Tuberkulindosen (beginnend etwa mit 0,001 mg AT, 0,005 mg AF oder TR); Dosensteigerung in erster Linie von Herdreaktionen abhängig. Erst ganz allmählich, wenn Typus IIa oder IIb erreicht ist, Anergie anstreben. Percutantherapie mit schwächeren Konzentrationen beginnend.

allgemein: körperliche Schonung und Ruhe, ohne in die Übertriebenheit schematischer strengster Bettruhe oder Liegestuhlruhe zu verfallen, die nur Schlaf und Appetit des Patienten ungünstig beeinflussen. Individuelle Dosierung nach dem allgemeinen Kräftezustand und nach den Herderscheinungen. Heliotherapie und Arbeitstherapie kontraindiziert.

Typische Fehler:

spezifisch: unerwünscht starke Herdreaktionen nach schematisch gesteigerten Tuberkulindosen.

allgemein: meist richtige Indikation, aber häufig zu schematisch durchgeführte, übertrieben ängstliche „absolute" Ruhe; kontraindizierte unvorsichtige Heliotherapie.

Typus III b.

Anamnese:

Allgemeiner Körperzustand:

Subjektive Beschwerden:

Physikalischer Lungenbefund:

} wie bei III a.

Röntgen:

Röntgenbefund wie bei III a, nur die frischen acinös-nodösen Herde zahlreicher.

Fieber: fast nie fieberfrei; subfebril bis mittelstark febril (remittierend oder intermittierend).

Spezifische Reaktionsempfindlichkeit: stark und sehr stark allergisch; zur Zeit, solange spontane Herdreaktionen vorhanden sind, das immunbiologische Optimum.

Therapie:

spezifisch: derzeit nicht behandeln; das Optimum ist ja bereits spontan gegeben. Etwa jeden Monat neue Kontrolle: kleinste Tuberkulindosen. Kleine Tuberkulindosen zeigen durch Auftreten und Fehlen von Herdreaktionen und Allgemeinreaktionen, wieweit die allgemeine celluläre Abwehrleistung fähig ist, bestimmte Reizdosen rasch und vollkommen zu kompensieren.

Die Abnahme der Reaktionsempfindlichkeit kann bedeuten:

a) Ein Vorzeichen drohender negativer Anergie: der allgemeine klinische Verlauf zeigt keine Besserung oder ausgesprochene Verschlechterung.

Therapie: Reaktionsempfindlichkeit anregen; am besten Partialantigene.

b) Beginnende Tendenz zur positiven Anergie: Besserung des allgemeinen klinischen Befundes, Absinken des Fiebers, Gewichtszunahme usw.

Therapie: vorsichtig und allmählich Anergie anstreben; mit kleinen und kleinsten Dosen von Tuberkulinen beginnen, die weniger Herdreaktionen in progredienten Herden hervorrufen. Das „allmählich“ bedeutet hier Monate, vielfach Jahre.

allgemein: wie bei III a, aber mit stärkerer Betonung von Ruhe und strenger Schonung.

Typische Fehler:

spezifisch: sehr unerwünschte Herdreaktionen nach schematisch gesteigerten Tuberkulindosen.

allgemein: meist keine, außer kontraindizierte Heliotherapie.

IV.

Cirrhotische Heilungsstadien vorgeschrittener tuberkulöser Lungenprozesse. (Bindegewebige Abkapselung ehemals mehr exsudativ lobulär-käsiger Prozesse.)

Typus IV a.

Anamnese: manifeste Tuberkulose; tuberkulöse „Erkrankung“.

Allgemeiner Körperzustand: meist typischer Habitus phthisicus; die schwerer erkrankte Thoraxhälfte meist eingesunken und abgeflacht und bei der Atmung zurückbleibend, namentlich bei ausgedehnten Pleuraschwarten.

Subjektive Beschwerden: meist gering mit Ausnahme bestehender pleuraler Erscheinungen oder leichterer dyspnoischer Beschwerden bei körperlicher Anstrengung; meist subjektives Wohlbefinden, guter Appetit.

Physikalischer Lungenbefund:

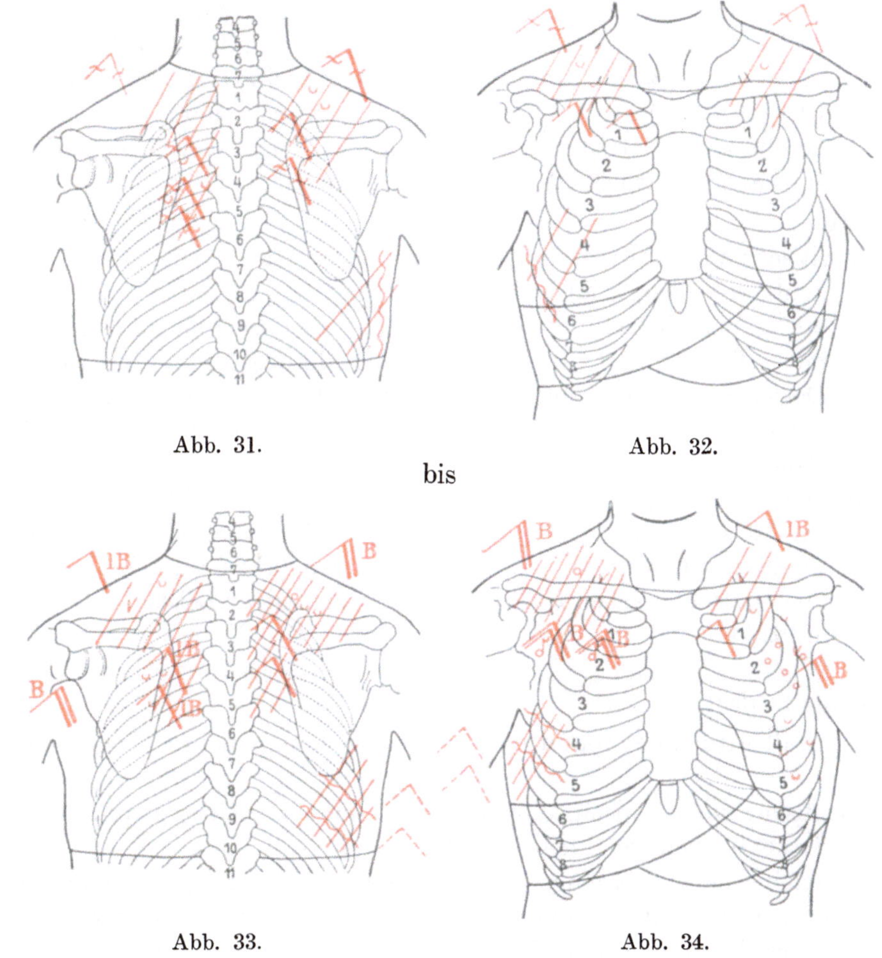

Abb. 31.

Abb. 32.

bis

Abb. 33.

Abb. 34.

Röntgen:

Rechtes Zwerchfell weniger beweglich als linkes. Die Winkel entfalten sich rechts nicht vollständig.

Beide Hilus ziemlich breit und dicht, mit eingelagerten verkästen und verkalkten Drüsen. Im Verlauf der Gefäßbronchialverzweigung ziemlich viele peribronchitische Herde, die bindegewebig umgewandelt erscheinen.

In beiden infraclavicularen Dreiecken, rechts mehr als links, bindegewebig-streifige Verschattungen von nicht sehr großer Ausdehnung. Darin eingelagert, ebenfalls mehr rechts als links, ziemlich viele gut begrenzte, bis fast bohnengroße Herde von mittlerer Dichtigkeit.

Weiche kleine Herde finden sich nicht.

Fieber: afebril.

Spezifische Reaktionsempfindlichkeit: mittelstark allergisch; die allgemeine celluläre Abwehrleistung ist bereits wieder so stark geworden, daß auf geringe und mittelstarke Reize keine sinnfälligen Reaktionen auftreten. Die Reaktionsempfindlichkeit bleibt trotz des **schweren physikalischen Lungenbefundes** in mittleren Grenzen, da bereits eine zentripetale Einheilung der Zerfallsherde in genügend starkes gefäßarmes Narbengewebe eingetreten ist.

Therapie:

spezifisch: **vorsichtig und langsam** — kann auch wieder Jahre bedeuten — Anergie anstreben; bei verdächtigen Herdbefunden besser mit „abgeschwächten" Tuberkulinen oder Bacillenemulsionen als mit AT beginnen. Achtung auf jede Herdreaktion. Bei richtiger Dosierungstechnik sind unerwünschte Herdreaktionen gut zu vermeiden. Die zentralen „floriden" Herde sind in diesen **afebrilen** Fällen bereits durch Narbengewebe gut abgekapselt.

allgemein: allmählich gesteigerte Spaziergänge; möglichst ausgiebige Freiluftkur; vorsichtige Abhärtung; leichte Arbeitstherapie; Heliotherapie nur sehr vorsichtig anzuwenden (auch hier Achtung vor unerwünscht starken Herdreaktionen); sportliche Leistungen kontraindiziert.

Typische Fehler:

Der Fall wird nicht selten **nur** nach dem Lungenbefund begutachtet, daher

spezifisch: keine spezifische Therapie oder unrichtiges prinzipielles Stehenbleiben bei kleinsten Reizdosen.

allgemein: meist überängstliche Schonung und Verweichlichung; unnötige „absolute" Ruhe; schematische Liegekur. Andererseits nicht selten Mißbrauch der Heliotherapie durch unvorsichtige, zu wenig kontrollierte Anwendung.

Typus IV b.

Anamnese:

Allgemeiner Körperzustand: } wie bei IV a.

Subjektive Beschwerden: meist etwas stärker; stärkere katarrhalische Erscheinungen; Hustenreiz; anaphylatoxische Beschwerden; Appetit läßt vielfach zu wünschen übrig.

Physikalischer Lungenbefund: wie bei IV a.

Röntgen:
>   Röntgenbefund wie bei IVa, nur erscheinen die Herde weniger dicht, weniger scharf begrenzt, weicher.

Fieber: meist subfebril.

Spezifische Reaktionsempfindlichkeit: mittelstark.

>   Das ganze klinische Bild zeigt uns, daß die tuberkulösen Herde noch nicht genügend aus dem biologischen Kreislauf ausgeschaltet sind. Die zentripetale Heilung ist noch nicht soweit vorgeschritten, um die Zerfallsherde sicher abzuschließen. Mittelstarke Allergie ist daher hier noch nicht günstig; sie kann auch eine Vorstufe neuerdings drohender negativer Anergie bedeuten.

Therapie:
>   spezifisch: Reaktionsempfindlichkeit erhöhen (Partialantigene), bis Typus IVa erreicht ist; Percutantherapie mit schwachen Konzentrationen.
>   allgemein: strenge Ruhe und Schonung; Liegekur, Bettruhe. Freiluftkur, aber keine Heliotherapie.

Typische Fehler:

>   spezifisch: meist keine.
>   allgemein: meist keine; aber auch hier manchmal die kontraindizierte unvorsichtige Heliotherapie.

Typus IV c.

Anamnese:

Allgemeiner Körperzustand:
Subjektive Beschwerden:
Physikalischer Lungenbefund:
Fieber:

} wie bei IVb.

Spezifische Reaktionsempfindlichkeit: stark und sehr stark allergisch; bei den in diesen Fällen noch nicht genügend durch Narbengewebe abgeschlossenen Herden derzeit das immunbiologische Optimum.

Therapie:
>   spezifisch: zur Zeit nicht behandeln; periodenweise neue Kontrolle. Dieser Typus geht meist rasch in Typus IVa oder IVb über.
>   allgemein: wie bei IVb.

Typische Fehler:

>   spezifisch: „anaphylaktisierende" Behandlung, die nur die Überempfindlichkeitserscheinungen zu verstärken pflegt; andererseits die Gefahr bedenklicher Herdreaktionen durch schematische Dosensteigerung.
>   allgemein: wie bei IVb.

V.

Subakute und chronische, seröse oder trockene tuberkulöse Pleuritis ohne progrediente Lungenherde.

Typus V.

Anamnese: meist tuberkuloseverdächtig oder manifeste chronische Tuberkulose, vielfach aber auch die erste manifeste Erkrankung, die auf Tuberkulose hinweist.

Allgemeiner Körperzustand: meist schwächlich; typischer tuberkulöser Habitus ist nicht die Regel.

Subjektive Beschwerden: pleurale Erscheinungen von verschiedener Intensität.

Physikalischer Lungenbefund:

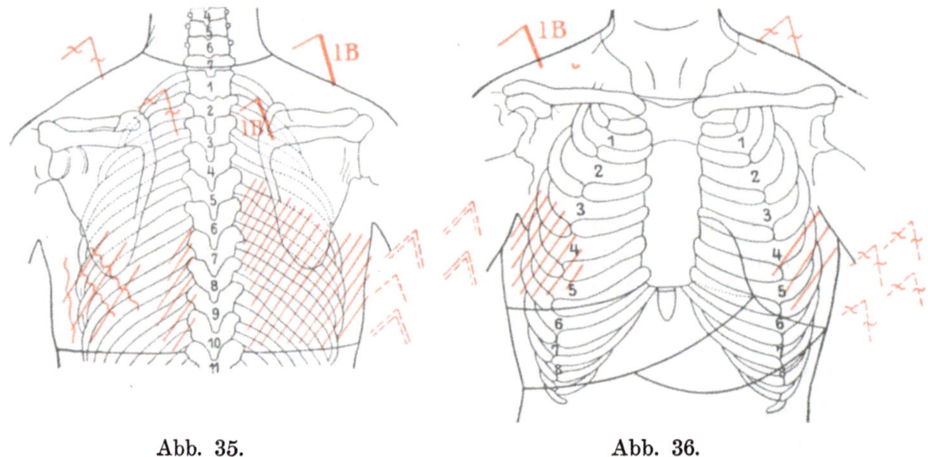

Abb. 35.　　　　　　　　　　Abb. 36.

Röntgen:

 Beide Zwerchfelle bewegen sich ungenügend, das rechte fast gar nicht. Die Zwerchfellwinkel rechts entfalten sich gar nicht. Das ganze rechte Lungenfeld, am meisten in den unteren und lateralen Partien, ist bis obenhin diffus verschattet.

 Beide Hilus breit, ziemlich dicht, mit eingelagerten verkästen und verkalkten Drüsen; außerdem im Verlauf der Gefäß-Bronchialverzweigung, besonders in der Nähe der Hilus und in den infraclavicularen Dreiecken ziemlich viele bis erbsengroße Herde, die meist mehr oder minder dicht (teils noch entzündlich geschwellt) erscheinen.

Fieber: in den frischeren Fällen subfebril oder febril.

Spezifische Reaktionsempfindlichkeit: meist mittelstark allergisch.

Therapie:

 spezifisch: AT-Behandlung mit energischer Dosensteigerung; kräftige pleurale Herdreaktionen sind unbedenklich und fördern nur die

Resorption bestehender Exsudate. Ausgezeichnete Erfolge der AT-Behandlung (vgl. Beispiele 39, 40, 41, 42, S. 362). Autoserotherapie (vgl. S. 363).

allgemein: bei Fieber Bettruhe; die üblichen resorptionsbefördernden Mittel; bei Dyspnoe, Kreislaufschwäche oder Verdrängung des Herzens durch große Exsudate: Entleerung derselben durch Punktion (eventuell mit nachfolgender Stickstoffeinblasung).

Typische Fehler:

spezifisch: häufig „anaphylaktisierende" Behandlung wegen des Fiebers. (Die gute Indikation für eine energische spezifische Behandlung ist noch sehr unbekannt.)

allgemein: meist keine.

B. Progrediente Prozesse.

VI.

Subakut proliferierende chronische Lungentuberkulose. Heilungsfähige Stadien. (Acinös-nodöse Phthise.)

Typus VI a.

Anamnese: manifeste Tuberkulose.

Allgemeiner Körperzustand: typischer phthisischer Habitus.

Subjektive Beschwerden: sehr wechselnd; vor allem nach den bestehenden Komplikationen.

Physikalischer Lungenbefund:

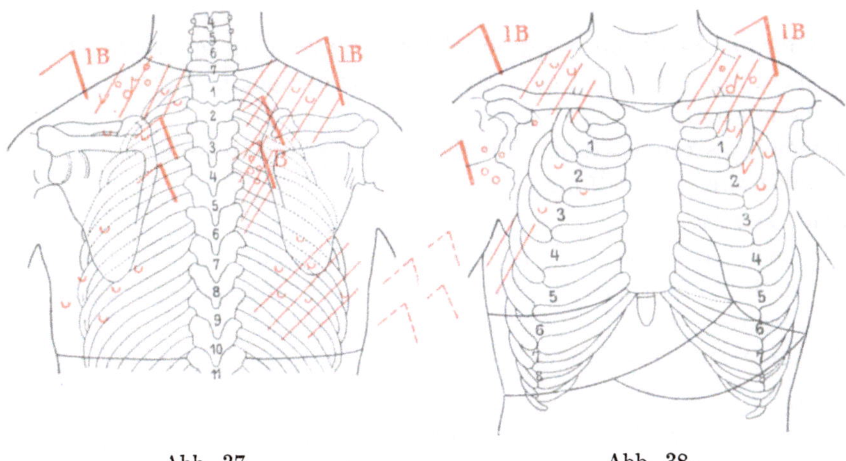

Abb. 37.   Abb. 38.

bis

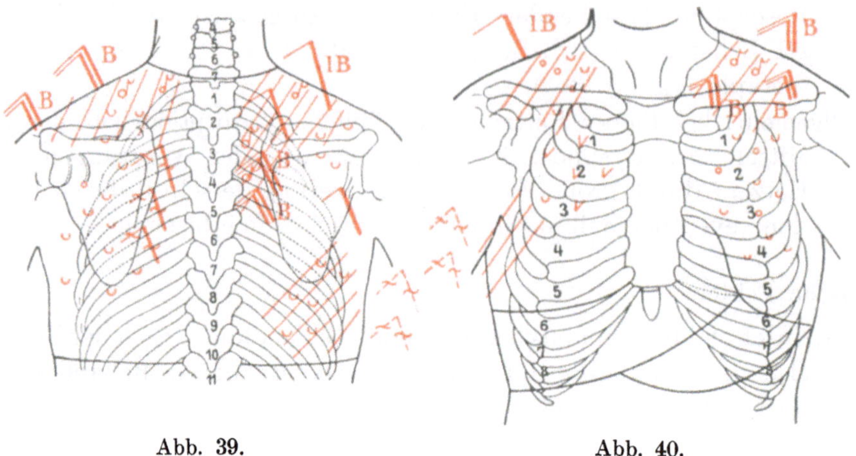

Abb. 39.   Abb. 40.

Röntgen:

Das rechte Zwerchfell bewegt sich weniger als das linke; der phrenico-costale Winkel entfaltet sich rechts nicht vollständig.

Beide Hilus breit, dicht, mit eingelagerten ziemlich zahlreichen verkalkten und verkästen Drüsen.

In beiden infraclavicularen Dreiecken vom Hilus nach der Spitze ziehend bindegewebig-streifige Verschattungen mäßigen Umfanges. Darin eingelagert und auch weiter nach unten hin zahlreiche unregelmäßig gestaltete, teils kleeblattförmig angeordnete, gut konturierte Herdchen, die rechts dichter, links weniger dicht und teils ganz weich erscheinen.

Fieber: meist intermittierend subfebril.

Spezifische Reaktionsempfindlichkeit: mittelstark allergisch, oft schon gegen drohende negative Anergie zu, celluläre Abwehrleistung zu schwach, aber noch nicht niedergebrochen.

Therapie:

spezifische Reaktionsempfindlichkeit erhöhen unter strengster Vermeidung von Herdreaktionen (Partialantigene, Tubar); Percutanbehandlung.

allgemein: strenge Ruhe; übliche hygienisch-diätetische und symptomatische Behandlung.

Typische Fehler:

spezifisch: bei den leichteren Lungenbefunden „Tuberkulinschäden" durch gefährliche Herdreaktionen nach schematisch gesteigerten Dosen.

allgemein: meist keine.

Typus VI b.

Anamnese: wie bei VIa.

Allgemeiner Körperzustand: typischer phthisischer Habitus, Kräfteverfall noch nicht sehr ausgesprochen.

Subjektive Beschwerden: wie bei VIa.
Physikalischer Lungenbefund: wie bei VIa; meist noch leichtere Typen.
Fieber: meist intermittierend, subfebril.
Spezifische Reaktionsempfindlichkeit: stark und sehr stark allergisch.
Therapie:
  spezifisch: derzeit nicht spezifisch behandeln, denn das Optimum ist
    spontan gegeben; weitere Kontrolle in entsprechenden Pausen.
      Sinkt die Überempfindlichkeit bei gleichbleibendem klinischen
    Allgemeinbefund oder bei ausgesprochener Verschlechterung: wie
    bei VIa.
      Sinkt die Überempfindlichkeit bei Tendenz zur Besserung:
    Beginn der Behandlung mit kleinsten Dosen von TR, BE, AF usw.;
    dann ganz allmählich und nur bei fortschreitender Besserung
    und unter strenger Vermeidung von stärkeren Herdreaktionen bis
    zu höheren Dosen steigen. Mittlere Dosen, etwa 5 bis 10 mg,
    werden erst nach Monaten zu erzielen sein, und damit hat dann
    der Fall auch den Typus IVb oder IVa erreicht.
  allgemein: wie bei VIa.

Typus VIc: rascher progrediente, prognostisch ungünstige
    Formen (lobulär-käsige Herde).
Anamnese: wie bei VIa.
Allgemeiner Körperzustand: meist schon vorgeschrittener Kräfteverfall.
Subjektive Beschwerden: wechselnd, besonders von der Exspektoration
    und den meist bestehenden Komplikationen abhängig.

Physikalischer Lungenbefund:

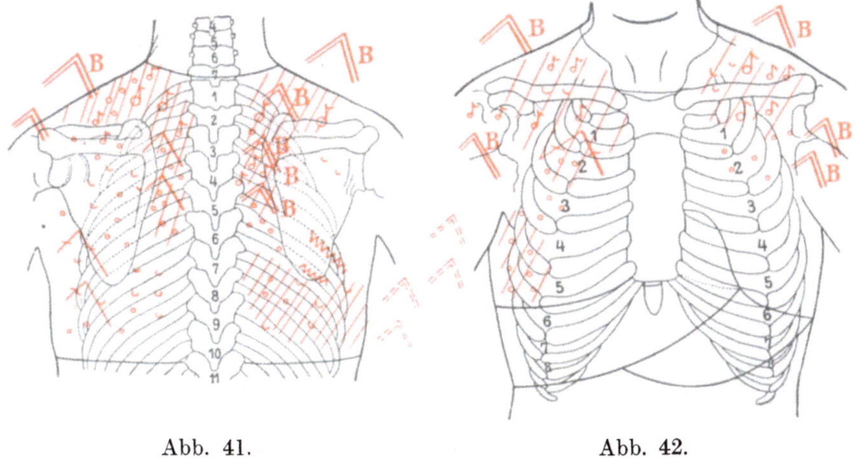

Abb. 41.   Abb. 42.

Röntgen:
    Röntgenbefund wie bei VIa; Verschattung ausgedehnter; be-
    sonders sehr viel zahlreichere, ganz frisch erscheinende Herdchen.

Außerdem auf der Höhe der rechten Clavikel zwei ziemlich gut begrenzte, hasel- bzw. walnußgroße Aufhellungen (Kavernen).

Fieber: regelmäßig intermittierend febril oder unregelmäßig febril.

Spezifische Reaktionsempfindlichkeit: bereits mehr oder minder starke Abnahme gegen die negative Anergie zu.

Therapie:

    spezifisch: Versuch, in vorsichtigster Weise die Reaktionsempfindlichkeit zu erhöhen (Stimulationsversuche mit den schwächsten Konzentrationen der Partialantigene). Percutanbehandlung. Versuch mit passiver Immunisierung. Alles in der Regel auch schon ohne vorübergehenden Erfolg.

    allgemein: übliche symptomatische Behandlung.

Typische Fehler: meist keine.

VII.
Akut progrediente Lungentuberkulose (lobuläre käsige Pneumonie).

Typus VII a: heilbare Anfangsstadien.

Anamnese: tuberkuloseverdächtig oder häufig auch vollkommen tuberkulosefrei; seltener manifeste Tuberkulose in der Anamnese.

Allgemeiner Körperzustand: sehr verschieden; kann zwischen vollkräftigem Allgemeinzustand und schweren körperlichen Erschöpfungszuständen infolge verschiedenartiger Schädigungen nicht spezifischer Natur schwanken.

Subjektive Erscheinungen: mehr oder minder starkes allgemeines Krankheitsgefühl; starke toxische Allgemeinerscheinungen.

Physikalischer Lungenbefund:

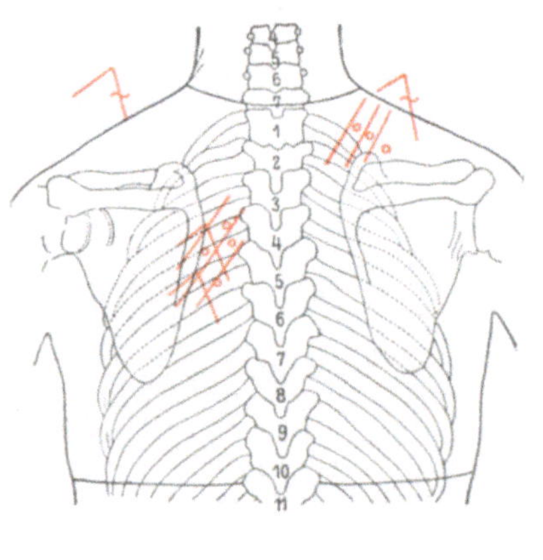

Abb. 43.

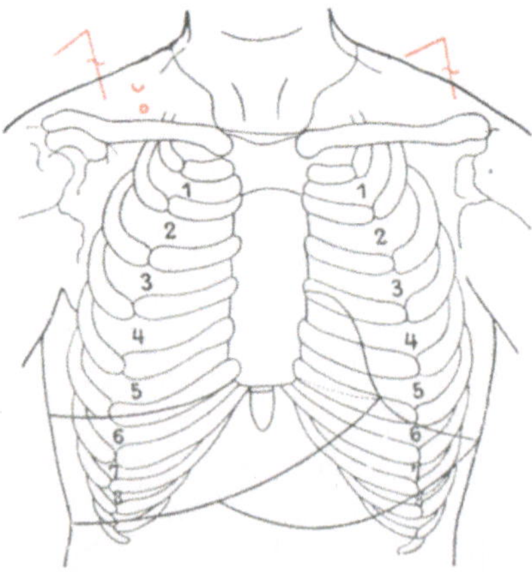

Abb. 44.

bis

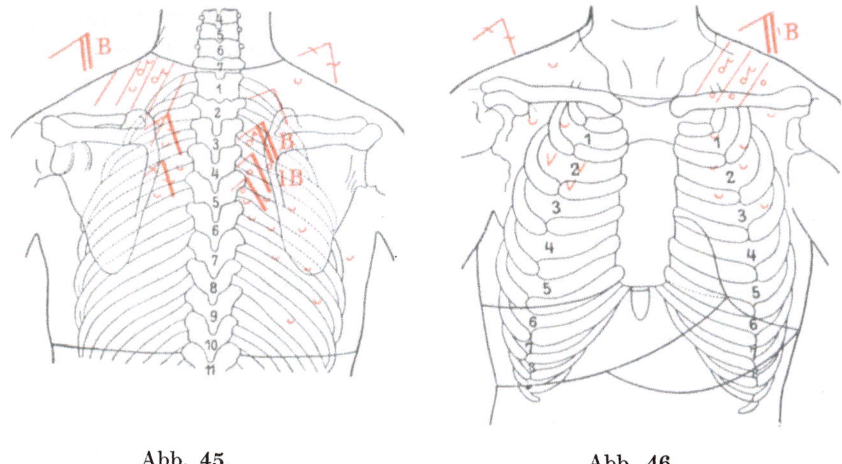

Abb. 45.　　　　　Abb. 46.

Röntgen:

> Beide Hilus breit, dicht, mit zahlreichen geschwellten und ver-
> kästen Drüsen. Im Verlaufe der Gefäß-Bronchialverzweigung zahl-
> reiche, nicht sehr dichte peribronchitische Herde bis zu Erbsen-
> größe; links mehr als rechts.
>
> Die Lungenzeichnung ist verstärkt, ziemlich weich. Im rechten
> Oberfeld einige Gruppen unscharf begrenzter, weicher, teils kon-
> fluierender Herdchen.

Fieber: meist unregelmäßig subfebril oder febril.

Spezifische Reaktionsempfindlichkeit: oft schon drohende negative celluläre
　　　Anergie; dabei aber starke Allgemeinreaktionen schon auf geringe
　　　Reize.

Therapie:

　　spezifisch: Partialantigene oder Tubar unter strengster Vermeidung
　　　sinnfälliger Reaktionen. Percutanbehandlung mit schwächsten Kon-
　　　zentrationen.

　　allgemein: strenge Schonung und Ruhe; Liegekur streng indiziert.

Typische Fehler:

　　spezifisch: in den Anfangsstadien häufig schon falsche Diagnose durch
　　　Beschränkung auf eine einfache Zustandsdiagnose des Lungen-
　　　befundes (Verwechslung mit Typus II oder III). Schwere gefähr-
　　　liche Herdreaktionen nach schematischer Dosensteigerung und un-
　　　genügender Beobachtung des Patienten.

　　　Auch gänzlich falsche Diagnosen, die eine Tuberkulose überhaupt
　　　ausschließen, sind hier in den Anfangsstadien nicht selten.

allgemein: meist kleine Fehler, da ja die strenge Schonung auch bei Typus II und III schon in schematischer Form angewendet wird.

Typus VII b: unheilbare, vorgeschrittene Stadien (lobäre oder vorgeschrittene lobuläre käsige Pneumonie).

Anamnese: wie bei VIIa.

Allgemeiner Körperzustand: vorgeschrittener Kräfteverfall.

Subjektive Beschwerden: wie die schwereren Befunde bei VIa und wie bei VIc.

Röntgen:
Röntgenbefund wie bei VIIa. In beiden Ober- und Mittelfeldern bis in die Unterfelder hinein zahlreiche groß- und kleinfleckige Verschattungen, die weich, nicht abgrenzbar, konfluierend erscheinen.

Fieber: meist intermittierend hochfebril; septischer Typus.

Spezifische Reaktionsempfindlichkeit: starke negative Hautanergie; der celluläre Widerstand ist niedergebrochen.

Therapie: rein symptomatisch zur Linderung der Beschwerden. Spezifische Therapie aussichtslos und kontraindiziert; auch Versuch mit passiver Immunisierung meist ohne jeden vorübergehenden Erfolg.

VIII.

Hämatogen disseminierte Lungentuberkulose (prinzipiell eigentlich der generalisierenden Tuberkulose zugehörig; klinisch aber in den Rahmen der tertiären Tuberkulose (isolierte Phthise) fallend, sofern die miliare Aussaat in der Lunge das Krankheitsbild beherrscht).

Typus VIII a: Prozesse geringer Ausdehnung in heilbaren Anfangsstadien (die disseminierten Herdbildungen gewinnen durch genügende Abwehrleistung des Gewebes mehr oder minder rasch produktiven Charakter).

Anamnese: meist tuberkulosefrei.

Allgemeiner Körperzustand: sehr verschieden; nichts Charakteristisches typisch.

Subjektive Erscheinungen: allgemeines Krankheitsgefühl mit wenig charakteristischen Symptomen (Appetitlosigkeit, vasomotorische Störungen, Angstgefühl, Kopfschmerzen, mehr oder minder schwere Erschöpfungszustände usw.).

Physikalischer Lungenbefund:

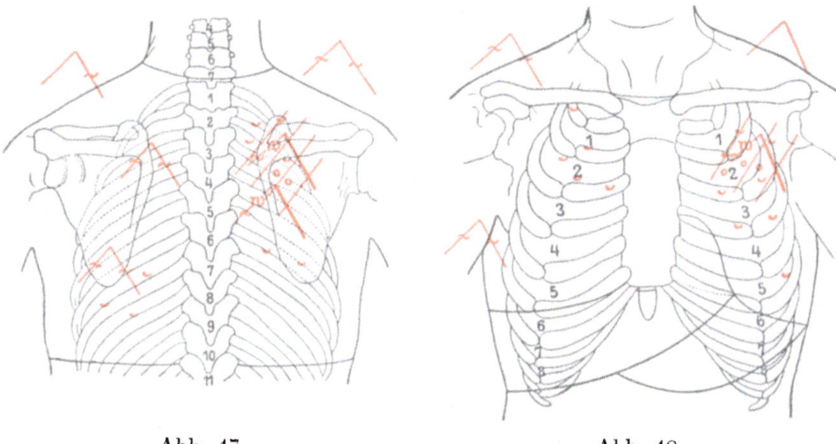

Abb. 47.							Abb. 48.

Röntgen:

    Beide Zwerchfelle gut beweglich, die Zwerchfellwinkel entfalten sich ausreichend.

    Die Hilus beiderseits breit und dicht; Drüsenschatten lassen sich erst in einiger Entfernung von der Mitte als solche differenzieren.

    Über beide Lungen verteilt, aber stärker rechts, am dichtesten in der Umgebung der Hilus, weniger dicht nach der Peripherie zu, die äußersten Spitzen fast ganz freilassend, ziemlich zahlreiche Herdschatten, die hirsekorn- bis erbsengroß, ziemlich dicht und gut begrenzt erscheinen.

Fieber: intermittierend subfebril, seltener febril.

Spezifische Reaktionsempfindlichkeit: sehr wechselnd; Feststellung besser zu unterlassen.

Therapie:

    spezifisch: nach festgestellter (schwieriger und seltener) Diagnose zunächst weitere Beobachtung. Nicht früher mit einer spezifischen Reaktionsbehandlung eingreifen als bis durch die klinische Beobachtung sichergestellt ist, daß die Herdbildungen zu produktiven Heilungsvorgängen neigen.

    Auch dann vorsichtigste Indikationsstellung und zunächst strenge Vermeidung aller Herdreaktionen (PA, kleinste Dosen BE; Percutanbehandlung mit schwachen Konzentrationen).

    allgemein: strengste Schonung unter Vermeidung auch aller eingreifenderen physikalischen Reaktionsbehandlungen (Heliotherapie!) entsprechende symptomatische Behandlung.

Typische Fehler:

    spezifisch: selten, da Diagnose in diesem Stadium nur selten gestellt wird; bei erkennbaren physikalischen Lungenerscheinungen schwerste Kunstfehler durch schematische Tuberkulinbehandlung.

    allgemein: meist keine; höchstens kontraindizierte Heliotherapie.

Typus VIII b: ausgedehntere und vorgeschrittene Formen mit
    Übergang in exsudative Prozesse.

Anamnese: meist tuberkulosefrei.

Allgemeiner Körperzustand: bereits schwerer Krankheitszustand; rapide
    Abmagerung, schwere Erschöpfung; häufig Cyanose und Kurz-
    atmigkeit.

Subjektive Beschwerden: im verstärkten Maße wie bei VIIIa; mehr oder
    minder stark ausgesprochene Atmungsbeschwerden.

Physikalischer Lungenbefund:
    wie bei VIIIa bis zu den schweren exsudativ-kavernösen Erschei-
    nungen wie bei VIc.

Röntgen:
    wie bei VIIIa, jedoch sind die über beide Lungen verteilten Herde
    zahlreicher, weniger dicht und weniger gut begrenzt und zeigen
    Neigung, miteinander zu konfluieren.

Fieber: intermittierend febril.

Spezifische Reaktionsempfindlichkeit: drohende negative Anergie.

Therapie:
    spezifisch: jeder Versuch einer Reaktionsbehandlung streng kontra-
    indiziert; auch Versuche mit passiver Immunisierung im wesent-
    lichen erfolglos.
    allgemein: rein symptomatisch; keine eingreifenderen physikalischen
    Reaktionsbehandlungen.

Typische Fehler:
    spezifisch: Gefahr schwerster Kunstfehler bei Versuchen mit spezifischer
    Reaktionsbehandlung.
    allgemein: meist keine.

Die Absicht, die ich mit der Aufstellung des Indikationsschemas ver-
folge, ist nicht, eine erschöpfende Übersicht über die Behandlungsmethoden
der Lungentuberkulose zu geben. Das Schema soll nur zur Indikationsstellung anregen, die wir gerade bei der Tuberkulosebehandlung so
dringend nötig haben. Bezüglich der Indikationen chirurgischer Behandlungsmethoden verweise ich auf die im VIII. Abschnitt gemachten
Ausführungen.

Ich habe diese Krankheitstypen aus dem Entwicklungsgang der Lungentuberkulose herausgegriffen, wie sie mir bei der Übernahme meiner Patienten
entgegengetreten sind.

Wir sehen bei Patienten, die lange (viele Monate und Jahre) in
unserer Behandlung stehen, wie ein Indikationstypus im günstigen oder
ungünstigen Sinne in einen anderen übergeht. So können wir z. B. den
Verlauf einer chronischen, tödlich endenden Lungentuberkulose über-

blicken, wenn wir die Typen Ib, IIb, IIIa, VIb, VIa und VIc aneinanderreihen. Und umgekehrt erhalten wir den Heilungsvorgang nach schwereren
Lungenprozessen, wenn wir die Reihe VIb, IVc, IVb, IVa verfolgen.
Und wie der Kranke diese verschiedenen Stadien durchmacht, so wechseln
auch die Indikationsstellungen für die Therapie. Bei den chronischen
Formen vollzieht sich dieser Umschwung allerdings erst in Monaten — ja
manchmal erst in Jahren.

Und nur durch eine derartige Indikationsstellung, die auf einer Entwicklungsdiagnose beruht, läßt sich auch die Frage lösen, in welchen
Fällen eine Anstaltsbehandlung nötig wird, und wo eine ambulatorische
Behandlung oder eine periodenweise ärztliche Kontrolle noch ausreicht.
Wie wichtig diese Frage für die Praxis der Tuberkulosebekämpfung ist,
wissen wir heute. Wir werden vor allem die teueren Heilstättenbetten
nur dann in zweckentsprechender Weise ausnützen können, wenn wir
feststellen, welche Kranke für ihre Behandlung wirklich einer täglichen
ärztlichen Überwachung bedürfen. Und wir müssen endlich auch in
ausreichendem Maße dafür sorgen, daß die aus den Anstalten entlassenen
Kranken ambulatorisch weiterbehandelt werden. Sonst bleiben wir ja
in den meisten Fällen einfach mitten in der Tuberkulose stehen. Die
praktische Zusammenarbeit der Heilstättenärzte mit den Tuberkulose-
ärzten in der Fürsorgetätigkeit und Konsiliarpraxis läßt da noch sehr
viel zu wünschen übrig.

Die Eignung der Kranken für eine ambulatorische Behandlung oder
die Notwendigkeit ihrer Zuteilung an Heilstätten und Pflegestätten würde
nach meinem Indikationsschema etwa folgendermaßen zu stellen sein:
Ambulatorische Behandlung: Typus Ia, Ib, IIa, (IIb), (IIIa), IVa
     IVb, (V).
Heilstätten: Typus IIb, IIIa, IIIb, (IVb), IVc, V, VIa, VIb, VIIa, VIIIa.
Pflegestätten (Spital): Typus VIc, VIIb, VIIIb.
Heute sehen wir noch zahlreiche Fälle der Typen, die sich für eine
ambulatorische Behandlung durchaus eignen würden, in den Heilstätten.
Und dafür eine Unzahl Kranker, die einer Anstaltsbehandlung bedürftig
wären, überhaupt ohne zweckentsprechende ärztliche Behandlung.

Es erübrigt sich noch, einige kurze Bemerkungen zu der Anwendung
spezifischer Behandlungsmethoden bei der Tuberkulose anderer Organe
anzuschließen. Ich beschränke mich dabei absichtlich nur auf einige
besonders bemerkenswerte Indikationen und Kontraindikationen, die mir
aus eigener Erfahrung praktisch besonders wichtig erscheinen. Ich sehe
dabei von einer nur einigermaßen erschöpfenden Übersicht ab, weil dies
den Rahmen dieses Buches zu sehr erweitern würde. Zudem findet sich
eine derartige Zusammenstellung in ausgezeichneter Ausführung in dem
bekannten Lehrbuch der spezifischen Diagnostik und Therapie von
Bandelier und Röpke.

Kehlkopftuberkulose.

Die anatomischen Verhältnisse verbieten hier jede stärkere Herdreaktion. Nur Methoden, die ganz allmählich eine Hebung der cellulären Abwehrleistung außerhalb des Larynxherdes anstreben, sind allein indiziert (Partialantigene, Percutantherapie).

Diese Indikationsstellung ergibt sich auch schon daraus, daß die Mehrzahl der Fälle von Larynxtuberkulose als Begleiterscheinung jener Indikationstypen der Lungentuberkulose auftreten, bei welchen ebenfalls ein strenges Vermeiden stärkerer Herdreaktionen nötig ist.

Knochen- und Gelenkstuberkulose.

Je nach den anatomischen Verhältnissen der Knochen- und Gelenksherde werden wir bald stärkere direkte Herdreaktionen wagen dürfen, bald werden wir uns auch hier auf die Erhöhung der Zellimmunität außerhalb der Herde beschränken müssen. Bei Komplikationen mit schwereren Formen von Lungentuberkulose ist letztere für die Indikationsstellung bestimmend.

Eine genauere Würdigung der Leistungen spezifischer Behandlungsmethoden bei der Knochen- und Gelenkstuberkulose überlasse ich Berufeneren. Meine eigenen Erfahrungen umfassen nur ein Material von etwas mehr als 50 Fällen, bei welchen ich zum Teil — allerdings immer unterstützt durch Strahlen- und Heliotherapie — gute Erfolge nach spezifischen Behandlungsmethoden gesehen habe.

Tuberkulöse Lymphome.

Wir sehen hier je nach dem histologischen Bau große Verschiedenheiten im Auftreten von Herdreaktionen. Von dieser Herdreaktion ist es aber naturgemäß abhängig, ob wir auf einen stärkeren Effekt der spezifischen Behandlung hoffen können. Es handelt sich ja darum, die regressiven Vorgänge im tuberkulösen Drüsengewebe nach Möglichkeit zu verstärken.

W. Müller (218), welcher die spezifische Therapie der tuberkulösen Lymphome eingehend studiert hat, empfiehlt die „foudroyante Tuberkulineinschmelzung" bei der Behandlung jener tuberkulösen Lymphome, die Neigung zur Verkäsung zeigen. Er benützt in diesen Fällen das albumosefreie Tuberkulin. Wir brauchen uns hier vor den stärksten Herdreaktionen nicht zu scheuen, denn die Gefahr einer Progredienz des tuberkulösen Prozesses in das umgebende Gewebe ist hier nicht gegeben. Der Erfolg ist, unterstützt durch die üblichen chirurgischen Methoden zur Entfernung größerer Eitermengen, stets ein günstiger. Ich kann die Angaben W. Müllers nach eigenen Erfahrungen nur bestätigen.

Interessant ist es übrigens, daß das albumosefreie Tuberkulin, das wir bei der Behandlung von Lungenprozessen als „abgeschwächtes" Tuberkulin verwenden, hier so heftige Herdreaktionen hervorzurufen imstande

ist. Wieder ein Beispiel für die Möglichkeit einer differenzierten Herdbeeinflussung durch die verschiedenen spezifischen Präparate.

Müller stellt für die Behandlung der tuberkulösen Lymphome nach
den histologisch-anatomischen Verhältnissen folgendes Indikationsschema
auf. Er unterscheidet:

1. Das gutartige tuberkulöse Lymphogranulom: schwache Herdreaktionen (Röntgentherapie).
2. Das tuberkulöse Fibrogranulom: sehr schwache Herdreaktionen
   (Röntgentherapie).
3. Das tuberkulöse Fibrolymphom: keine Herdreaktionen (Radikaloperation).
4. Das tuberkulöse eitrig-käsige Lymphom: heftige Herdreaktionen
   (keine Röntgentherapie).
5. Das tuberkulöse eitrig-käsige Fibrogranulom: heftige Herdreaktionen
   (keine Röntgentherapie).

Wir sehen also auch hier wieder, daß die anatomischen Verhältnisse
eines tuberkulösen Herdes immunbiologisch von allergrößter Bedeutung
sind. Cirrhotisches Narbengewebe zeigt keine Neigung zur eitrigen Einschmelzung. Es sichert daher in der Lunge die Umgebung eines progredienten Herdes und verhindert in den Drüsen genügend starke Herdreaktionen, die zur Einschmelzung tuberkulösen Gewebes führen sollen.
Natürlich ist dieses radikale Verfahren nur dann am Platze, wenn es
sich nicht um allzu ausgedehnte Lymphome handelt, die gegen ihre
Umgebung gut abgegrenzt sind.

Tuberkulöse Pleuritis.

Wie ich schon im Indikationsschema (Typus V) darauf hingewiesen
habe, stellt die seröse und trockene tuberkulöse Pleuritis ein ausgezeich-
netes Indikationsgebiet für eine energische Alttuberkulinbehandlung dar
(vgl. auch Neumann [226]). Hier können wir bereits in einem subakuten Stadium des Prozesses kräftige Reaktionen im Krankheitsherd
hervorrufen. Sie schlagen immer zugunsten der Abwehrleistung aus. Die
Resorption des Exsudates wird gefördert, die Organisation nicht zu alter
Pleuraschwarten in ausgezeichneter Weise begünstigt. Die Stärke des
Reizes ist ganz nach den auftretenden Allgemeinreaktionen einzustellen.

Wichtig ist es natürlich, durch die klinische Untersuchung
und durch einleitende Probeversuche das Vorhandensein progredienter Lungenherde auszuschließen (vgl. Fall 42). Sind solche
vorhanden, so bestimmen natürlich sie die therapeutische Indikation und
stärkere Reaktionen bleiben zunächst noch kontraindiziert.

Die ausgezeichnete Indikation der unkomplizierten tuberkulösen
Pleuritis für eine energische AT-Behandlung ist noch recht wenig bekannt. Ich verfüge über mehr als 60 derartige Fälle, von denen einige
besonders instruktive angeführt seien.

Fall 39. J. A. (44 J.).

Anamnese: Mai 1915 eingerückt; früher wegen allgemeiner Körperschwäche militärfrei; September 1916 bis Februar 1918 im Feld; dann wegen chronischer Rippenfellentzündung ins Spital; seit 1911 häufig Verkühlungen; familiär nicht belastet.

Befund bei der Übernahme (Ende Februar 1917): chronische Induration des rechten Oberlappens; diffuse trockene Bronchitis; chronische exsudative Pleuritis rechts; starke Schallverkürzung und stark abgeschwächtes Atmen von der 5. Rippe abwärts; febril; TB Θ.

Therapie: Alttuberkulin; erste Dosis 0,1 mg; nach 0,5 mg sehr starke Stichreaktion.

Mitte März: vollkommen entfiebert; rechter Unterlappen gut aufgehellt; bisherige höchste Dosis 4 mg AT; starke Stichreaktion und febrile rasch abklingende Allgemeinreaktion, deutliche Herdreaktion.

Anfangs Juni: Über rechtem Unterlappen nur mäßig abgeschwächtes unreines Atmen; keine deutliche Schallverkürzung; ständig fieberfrei; 10¹/₂ kg Gewichtszunahme; mittelstark antigenempfindlich; nach 8 mg starke Stichreaktion und subfebrile Allgemeinreaktion.

Aus der Anstalt entlassen:

Fall 40. J. G. (26 J.), Bauer.

Anamnese: Mai 1915 eingerückt; früher wegen allgemeiner Körperschwäche militärfrei; Hinterlandsdienst bis Mai 1916; dann bis August 1916 im Felde; wegen eines Unterschenkelbruches im Spital bis April 1917; Wachdienst bis April 1918; dann an Rippenfellentzündung erkrankt; seit Winter 1917 tuberkuloseverdächtige Beschwerden; familiär belastet.

Befund bei der Übernahme (Mai 1918): Beiderseitige Cirrhose geringer Ausdehnung; rechts von der 4. Rippe abwärts starke Dämpfung und stark abgeschwächtes Atmen; über rechtem Oberlappen rückwärts pleurales Reiben; seröse Pleuritis; zweimalige Punktion; hochfebril; TB Θ.

Therapie: Alttuberkulin; erste Dosis 0,05 mg; deutliche Stichreaktion, leichte Allgemeinreaktion.

August: rechter Unterlappen gut aufgehellt; deutliches pleurales Reiben; vollkommen fieberfrei; bisherige höchste Dosis 30 mg AT; starke Stichreaktion, deutliche Herdreaktion, febrile, rasch abklingende Allgemeinreaktion.

November: rechter Unterlappen nur leichte Schallverkürzung; mäßig abgeschwächtes Atmen; keine deutlichen pleuralen Reibegeräusche; vollkommen fieberfrei; 8 kg Gewichtszunahme; nach 150 mg AT starke Stichreaktion, leichte subfebrile Allgemeinreaktion.

Aus der Anstalt entlassen.

Fall 41. G. R. (32 J.), Bäcker.

Anamnese: August 1914 bis August 1917 Dienst bei Etappenbäckerei, Januar und Februar 1918 im Feld; an Rippenfellentzündung erkrankt; schon seit vielen Jahren lungenkrank; familiär schwer belastet.

Befund bei der Übernahme (April 1918): beiderseitige Cirrhose mit trockenem Katarrh; subakute Pleuritis rechts; starkes pleurales Reiben, deutliche Schallverkürzung und abgeschwächtes Atmen; febril; TB Θ.

Therapie: Alttuberkulin; auf Zehntelmilligrammdosen deutliche Herdreaktionen.

Anfangs Juni: Befund gebessert; vollkommen entfiebert; nach 40 mg AT starke Stich-, Herd- und Allgemeinreaktion.

Mitte September: über rechtem Unterlappen nur leicht abgeschwächtes, unreines Atmen; vollkommen fieberfrei; 9 kg Gewichtszunahme; nach 300 mg AT deutliche Stichreaktion und leichte Allgemeinreaktion.

Aus der Anstalt entlassen.

1919
1920 } immer arbeitsfähig.

I/1921: Rückfall mit akuter Pleuritis, wochenlang subfebril.

Röntgen: ausgedehnte Cirrhose des rechten Oberfeldes mit frischeren azinös-nodösen Herden.

Mit ambulatorischer AT-Behandlung rasch entfiebert, bis 6 mg, dann subfebrile Reaktionen; vier Wochen Erholungsheim.

1922: nicht mehr in Beobachtung, aber nach Bericht meist arbeitsfähig.

Pleuritis mit progredienten Lungenherden.

Fall 42. A. D. (32 J.).

Anamnese: Mai 1915 eingerückt; früher wegen Lungenleiden militärfrei; bis Juni 1916 im Felde; an Ruhr erkrankt; Oktober 1916 bis Mai 1917 zum zweitenmal im Feld; an Rippenfellentzündung erkrankt; seit mehreren Jahren manifest lungenkrank; 1915 Hämoptoe; familiär schwer belastet.

Befund bei der Übernahme (Juni 1917): Beiderseitige Pleuritis; rechts seröses Exsudat; rechts pv. ein Herd mit bronchovesikulärem Atmen und kleinblasigen Rasselgeräuschen; unregelmäßig febril; TB +.

Therapie: Alttuberkulin (diese Therapie wegen der Pleuritis indiziert); erste Dosis 0,001 mg.

Mitte Juli: entfiebert; rechter Unterlappen gut aufgehellt; Herd rechts pv. zeigt geringere katarrhalische Erscheinungen; TB vereinzelt; nach 0,05 mg AT keine sinnfällige Reaktion.

Mitte Oktober 1917: beide Unterlappen gut aufgehellt; rechts pv. verschärftes Atmen ohne katarrhalische Erscheinungen; ständig fieberfrei; ständig bacillenfrei; 28 kg(!) Gewichtszunahme; nach 80 mg AT leichte Stich- und Allgemeinreaktion.

Aus der Anstalt entlassen.

1919: indurierende Phthise; arbeitsfähig.

Über die von mehreren Seiten vorgeschlagene Autoserotherapie — subcutane Injektion des eigenen Exsudates — habe ich selbst nur geringe Erfahrung. Einige Versuche schienen mir wenig ermutigend und die Ergebnisse reichten bei weitem nicht an die einer richtig geleiteten Tuberkulinbehandlung heran.

Grundsätzlich ist der Gedankengang der Autoserotherapie gewiß sehr beachtenswert. Die prognostisch günstige Bedeutung seröser Pleuritiden bei Lungentuberkulose ist heute sichergestellt. Sie ist nach meinen Erfahrungen so groß, daß ich auch bei schweren Lungenprozessen die Prognose bei Auftreten einer serösen Pleuritis wesentlich günstiger stelle als ohne Pleuritis. Wir sind heute entschieden berechtigt, die seröse Pleuritis als kräftige Abwehrreaktion aufzufassen. Es ist daher auch sehr naheliegend anzunehmen, daß die serösen Pleuraexsudate eine mehr oder minder große Menge von Immunitätsstoffen enthalten.

Ob es von wesentlicher Bedeutung ist, wenn man diese Immunstoffe an anderen Körperstellen subcutan einverleibt, ist eine andere Frage. Eine erhöhte Steigerung der allgemeinen cellulären Abwehrleistung kann vielleicht damit erzielt werden. Sicher sind aber wohl in dieser Hinsicht nicht alle serösen Exsudate gleichwertig, und die Autoserotherapie wird daher kaum auf allzu konstante Ergebnisse rechnen dürfen.

Interessant ist das Verfahren aber auch aus dem Grunde, weil es zeigt, wie unberechtigt das — heute allerdings schon im großen ganzen verlassene — Bestreben ist, bei seröser Pleuritis das Exsudat durch Punktion möglichst vollständig zu entfernen.

Wenn sich Orzagh (231) neuerdings gegen diese recht allgemein angenommene Auffassung der Pleuritis als relativ günstige Krankheitserscheinung wendet, so geschieht dies wohl nur deshalb, weil er sich auf einen zu absoluten Standpunkt stellt, wo es sich naturgemäß nur um relative Vergleiche handelt. Niemandem wird es einfallen, das Auftreten einer tuberkulösen Pleuritis bei einem bis dahin klinisch Gesunden an sich als ein besonders erfreuliches Ereignis zu bezeichnen. Sicher ist auch, daß die Pleuritis in vielen Fällen die erste klinische Erkrankung darstellt, der erst im Laufe der folgenden Jahre ernstere tuberkulöse Lungenprozesse folgen. Wohl ist aber bei bereits gegebenen ernsteren Lungenprozessen die trockene und seröse Pleuritis als prognostisch günstiger Reaktionsvorgang aufzufassen.

Darmtuberkulose und Peritonealtuberkulose.

Die Tuberkulose des Darmes bietet keine günstigen Indikationen für eine spezifische Behandlung, sie stellt im Gegenteil sogar meist eine ausgesprochene Kontraindikation dar. Dies erklärt sich aus folgenden Momenten.

1. Die Darmtuberkulose ist in den meisten Fällen eine sekundäre Begleiterscheinung einer schweren, meist schon hoffnungslosen Lungentuberkulose, so daß sich in allen diesen Fällen die Indikation einer spezifischen Behandlung schon von selbst erledigt.

2. Bei ulcerierender Darmtuberkulose sind Herdreaktionen auf das strengste zu vermeiden, weil sie die Geschwüre nur ungünstig beeinflussen können. Rein stenosierende Formen der Darmtuberkulose bieten ebenfalls keine Möglichkeit einer günstigen Beeinflussung durch eine spezifische Reaktionsbehandlung. Es handelt sich ja hier wieder um Funktionsstörungen durch Narbengewebe. Narbengewebe stellt aber bereits das immunbiologische Optimum dar.

In guter Weise läßt sich aber die chronische trockene und seröse Peritonealtuberkulose durch eine spezifische Behandlung beeinflussen. Wir finden hier ähnliche Verhältnisse wie bei der tuberkulösen Pleuritis. Nur ist es nötig, die Herdreaktionen bei der Peritonealtuberkulose in geringerer Stärke zu halten. Namentlich in solchen Fällen, bei welchen stärkere subjektive Beschwerden bestehen, müssen wir mit recht vorsichtigen Dosen beginnen. Akutere Peritonitiden, die ja meist nur in den vorgeschrittenen Stadien unheilbarer Phthisen auftreten, bilden selbstverständlich eine strenge Kontraindikation.

Eine Erklärung für die günstige Wirkung der Tuberkulinbehandlung (Alttuberkulin) bei den chronischen Formen der tuberkulösen Peritonitis müssen wir wieder in den künstlich hervorgerufenen Herdreaktionen suchen. Daß die Hyperämie einer kräftigen Herdreaktion bei der chronischen Peritonealtuberkulose, selbst wenn es sich um eine ausgedehnte miliare Aussaat handelt, von guter therapeutischer Wirkung ist, sehen wir auch an den Erfolgen der explorativen Laparotomie. Diese günstige Wirkung können wir nur auf die durch den operativen Insult hervorgerufene Herdreaktion, die zu einer starken aktiven Hyperämie führt, beziehen.

Nach meinen Erfahrungen kann man mit Sicherheit auf einen guten Erfolg der Alttuberkulinbehandlung rechnen, solange die Peritonealtuberkulose nicht von schwereren tuberkulösen Erkrankungen anderer Organe begleitet ist und sofern es sich nicht schon um kachektische Kranke handelt. Ich selbst verfüge über eine Reihe recht bemerkenswerter Erfolge. Zwei Beispiele seien angeführt.

Fall 43. E. M. (34 J.), Arbeiter.

Anamnese: seit 1914 chronische Verdauungsbeschwerden, die sich allmählich immer mehr verschlechterten; 1917 typische Erscheinungen einer Peritonealtuberkulose; März 1917 Laparotomie (Klinik Schloffer, Prag).

Befund: Sämtliche sichtbare Darmschlingen, Magen, Gallenblase, sowie Peritoneum parietale von miliaren Tuberkelknötchen übersät; Diagnose histologisch bestätigt.

Befund bei der Übernahme (Oktober 1917): stark abgemagert; quälender Meteorismus; starke Bauchdeckenspannung; Koliken; Durchfälle; häufiges Erbrechen; nur flüssige Nahrung wird vertragen; Lunge: indurativer Prozeß im rechten Oberfeld.

Therapie: Alttuberkulinbehandlung; Quarzlicht; erste Dosis 0,001 mg AT.

Dezember 1917: Meteorismus gebessert; Nahrungsaufnahme gut; 8 kg Gewichtszunahme; 0,1 mg AT ohne sinnfällige Reaktion.

Juni 1918: nahezu beschwerdefrei; nur nach Diätfehlern leichte Koliken und Durchfälle; 12 kg Gewichtszunahme; nach 2 mg AT ohne stärkere Reaktion.

Dezember 1918: Klinisch gesund; 15 kg Gewichtszunahme; nach 400 mg AT starke Stich-, Herd- und Allgemeinreaktion, aber rasch abklingend.

Fall 44. J. W. (19 J.), Student.

Anamnese: März 1917 eingerückt; Dezember 1917 bis Januar 1918 im Felde; dann wegen tuberkuloseverdächtigen Erscheinungen ins Spital; bisher nicht manifest tuberkulös; familiär nicht belastet.

Befund bei der Übernahme (März 1918): Cirrhose rechts mit deutlichen Verdichtungserscheinungen pv. bis zur Höhe des 2. BW; in der rechten Axilla große abszedierte Drüse; Abdomen stark meteoristisch; beiderseits deutliche Flankendämpfung; Durchfälle; Koliken; febril.

Therapie: Alttuberkulin Anfangsdosis 0,01 mg.

Mitte April: peritoneale Erscheinungen wesentlich gebessert; vollkommen entfiebert; 3 kg Gewichtszunahme; nach 3 mg AT hochfebrile, rasch abklingende Reaktion mit starken subjektiven Beschwerden.

Mitte Mai 1918: Abdomen frei; Stuhlverhältnisse normal; vollkommen fieberfrei; 5 kg Gewichtszunahme; nach 6 mg AT zwei Tage Meteorismus und leichte Koliken.

September 1918: klinisch gesund; 6 kg Gewichtszunahme; nach 150 mg AT leichte Herdreaktion ohne febrile Allgemeinreaktion.

Sommer 1919: klinisch gesund.

Winter 1920/21: klinisch gesund.

1922: gesund und leistungsfähig.

Nierentuberkulose.

Hier steht die radikale, operative Entfernung der erkrankten Niere entschieden an erster Stelle. Es hat gerade in der letzten Zeit nicht an Stimmen gefehlt, welche über gute Erfolge der spezifischen Behandlung bei der Nierentuberkulose berichten konnten (Karo, Pielike, Ritter,

Castaigne, Lavenant u. a.). Diese Berichte waren aber doch nicht so überzeugend, daß sie imstande waren, die Indikation der radikalen Operation erheblich einzuschränken.

Nach meiner Anschauung sollen wir jeden auf Nierentuberkulose verdächtigen Fall zur Feststellung, ob eine einseitige oder beiderseitige Erkrankung vorliegt, dem Chirurgen übergeben und bei einseitiger Erkrankung prinzipiell zur Nephrektomie raten. Sicher ist in jedem Fall diese Indikation nach den gegebenen Krankheitsverhältnissen wohl abzuwägen. Wir müssen bei einseitiger Erkrankung aber doch immer an die drohende Gefahr einer sympathischen Erkrankung der zweiten Niere denken. Und die guten Dauererfolge der Radikaloperation bei einseitiger Nierentuberkulose berechtigen uns zu diesem Standpunkt.

Auch bei beiderseitiger Erkrankung kann ich der radikalen Entfernung der schwerer erkrankten Niere, solange die zweite Niere noch gut funktionsfähig ist, nur zustimmen. Die schwerer erkrankte Niere wird ja doch für ihre Funktion verloren sein und nach Entfernung derselben tritt häufig eine spontane Besserung der leichter erkrankten Niere ein. Auch hier handelt es sich ja um die Entfernung eines Herdes, der für die Abwehr nichts mehr leisten kann und durch seinen Überschuß an Tuberkulosegiften alle Herde mit ausreichender Abwehrleistung — in diesem Falle auch die zweite leicht kranke Niere — nur in unerwünschter Weise belastet.

Die Anschauung, daß wir durch jede Nephrektomie die Gefahr hoffnungsloser Urämie verdoppeln, ist hier nicht immer richtig. Wir schaffen ja meist der noch heilungsfähigen Niere bessere Heilungsmöglichkeiten. Vorraussetzung bleibt natürlich in jedem einzelnen Fall die durch wiederholte Funktionsprüfung sichergestellte genügende Funktionsfähigkeit der leichter kranken Niere. Vor überstürzter Indikationsstellung wird neuerdings (Necker [222] u. a.) dringend gewarnt. In jedem Falle ist sorgfältige Analyse der gegebenen Verhältnisse nötig.

Auf die speziellen Indikationen der spezifischen Therapie bei Tuberkulose der übrigen Organe gehe ich aus den früher angeführten Gründen nicht näher ein. Meine eigenen Erfahrungen sind auf verhältnismäßig wenige Fälle beschränkt, so daß ich nicht in der Lage bin, für diese speziellen und relativ seltenen Indikationen irgendwelche wertvollere neue Beiträge zu liefern. Eine gute Zusammenstellung findet sich, wie bereits erwähnt, im Lehrbuch von Bandelier und Röpke.

Hingegen möchte ich einige häufig angegebene Kontraindikationen der spezifischen Behandlung noch kurz besprechen.

Allgemeine Miliartuberkulose.

Diese Kontraindikation ist im vollen Umfang aufrecht zu erhalten und ergibt sich als selbstverständlich aus unseren Richtlinien. Miliartuberkulose bedeutet einen mehr oder minder vollständigen Zusammenbruch der cellulären Abwehr. Jede neu zugeführte Reizdosis kann nur die letzten Reste etwa noch vorhandener Abwehrleistung aufbrauchen, ohne daß die Erhöhung der Abwehrleistung durch den gesetzten Reiz möglich wäre.

Ebenso hoffnungslos muß jeder Versuch einer passiven Immunisierung durch fertige Antikörper bleiben. Abgesehen von allen prinzipiellen Schwierigkeiten, auf die wir im X. Abschnitt hingewiesen haben, kommen hier alle Versuche, den Zusammenbruch der spezifischen Abwehrleistung aufzuhalten, bereits zu spät. Und wollte man es mit ungeheuren Antikörperdosen versuchen, dann würde der Kranke an einem tödlichen anaphylatoxischen Chok zugrunde gehen, denn an einen vollkommenen, raschen Abbau der massenhaft gebildeten Toxine ist ja doch nicht mehr zu denken.

Hämoptoe.

Die Frage, ob Lungenblutungen eine absolute Kontraindikation gegen eine spezifische Behandlung darstellen, ist ein Gegenstand, dessen Beurteilung auch heute noch die größten Gegensätze zeigt.

Zahlreiche Autoren (Thorner, Schnoeller, Curschmann, C. Spengler, Löwenstein, Kaufmann, Grau, Kraemer u. a.) haben von einem ausgesprochenen günstigen Einfluß der spezifischen Behandlung bei Lungenblutungen berichtet. Andere hingegen legen die ohnehin nur etwas widerwillig ergriffene Tuberkulinspritze aus der Hand, sobald sich die kleinsten Blutstreifchen im Sputum zeigen.

Die genannten Autoren, die über eine günstige Beeinflussung der Hämoptoe durch die spezifische Behandlung berichtet haben, bürgen uns zunächst dafür, daß es sich bei ihrem Urteil um ein Ergebnis ernster Arbeit und großer Erfahrung handelt. Der gegnerische Standpunkt wird erklärlich, wenn wir uns daran erinnern, mit welcher Überängstlichkeit bis vor kurzem ganz allgemein bei leichten Blutungen vorgegangen wurde.

Darüber wurde bereits im VIII. Abschnitt ein kurzer Überblick gegeben.

Über das Verhältnis der spezifischen Reaktionsbehandlung zu Lungenblutungen können wir uns nur ein klares Bild machen, wenn wir die Entstehungsmöglichkeiten der Lungenblutungen bedenken.

Nur die schweren und dann oft tödlich verlaufenden Blutungen entstehen durch Ruptur größerer Gefäße. Derartige verhältnismäßig seltenere Vorkommnisse setzen aber bereits schwere destruierende Prozesse im Lungengewebe voraus. Hier sind schon an sich alle Behandlungsmethoden kontraindiziert, welche stärkere Herdreaktionen hervorrufen und damit die Entstehung derartiger Blutungen begünstigen könnten.

Auch die relativ seltenen Fälle, in welchen ein zerfallender Gefäßtuberkel die Ursache einer Blutung ist, gehören zum Typus der progredienten Lungenprozesse mit Zerfallserscheinungen, sobald dabei größere Gefäße in Mitleidenschaft gezogen werden. Handelt es sich aber nur um zerfallende Tuberkel in capillaren und präcapillaren Gefäßen, so werden wir kaum eine größere Hämoptoe zu befürchten haben, denn die feine Rupturstelle wird durch Thrombosierung rasch verschlossen werden. Aber auch bei diesen Fällen handelt es sich um eine progrediente Tuberkulose, wo wir uns vor stärkeren Herdreaktionen hüten müssen.

In der überwiegenden Mehrzahl der Fälle entstehen aber die leichteren und mittelstarken parenchymatösen Lungenblutungen durch venöse Stauung, die wir ebenfalls wieder zum großen Teil auf die mechanische oder entzündliche Wirkung tuberkulöser Herde zurückführen müssen. Durch eine Herdreaktion nach zu starken Reizdosen kann nun dieser schädliche Zustand entschieden noch verstärkt werden. Andererseits ist es klar, daß wir eine Besserung nur dadurch erzielen können, indem wir die Heilung des betreffenden Herdes nach Möglichkeit unterstützen.

Die Aufstellung der Hämoptoe als prinzipielle Kontraindikation gegen eine spezifische Behandlung ist daher als unberechtigt zu bezeichnen. Wir werden aber gewiß in allen Fällen, die zu Blutungen neigen, unerwünschte Herdreaktionen mit doppelter Vorsicht meiden. Wir werden bei unklaren Verhältnissen oder nach stärkeren Blutungen aus diesem Grunde die spezifische Therapie eventuell für einige Zeit unterbrechen, wir werden uns im Prinzip aber nicht durch Blutungen von der Anwendung entsprechend indizierter spezifischer Behandlungsmethoden abhalten lassen. Allerdings muß man soweit sein, keine schweren Kunstfehler zu machen. Auch ich habe in vielen Fällen den Eindruck erhalten, daß die Neigung zu Blutungen durch die spezifische Behandlung direkt günstig beeinflußt wird. Bemerkenswert scheinen mir in dieser Beziehung die Versuche von Grau (91), in denen er experimentell eine Erhöhung der Blutgerinnbarkeit nach Tuberkulininjektionen nachweisen konnte.

Neurasthenie.

Vielfach kann man die Ansicht lesen und hören, daß man Neurastheniker nicht spezifisch behandeln soll. Worauf sich diese angebliche Kontraindikation gründen soll, ist mir unklar. Tatsächlich habe ich auch eine ganze Reihe von Neurasthenikern mit bestem Erfolg spezifisch behandelt. Gewiß ist es angezeigt, besonders bei Beginn der Behandlung, Allgemeinreaktionen nach Möglichkeit zu vermeiden. Aber wenn solche zustande kommen, dann nur kein Bedauern zeigen! Die spezifische Behandlung ist bei Neurasthenikern nur dann kontraindiziert, wenn sie schlecht durchgeführt wird oder wenn sich der Arzt durch die endlosen Klagen und kleinen gewollten und ungewollten Unwahrheiten solcher Patienten einschüchtern läßt. In solchen Fällen ist ein bißchen kräftige, gutmütige Derbheit sehr am Platze.

Wenn die „prinzipiellen Allergisten" mit den Neurasthenikern bei der spezifischen Behandlung vielfach schlechte Erfahrungen machen, so ist dies leicht erklärlich. Wenn man durch ständig zu klein bleibende Dosen dem Neurastheniker seine spontanen Überempfindlichkeitserscheinungen noch vermehrt, dann geht die Sache wirklich nicht, denn gegen derartige Dinge ist der Neurastheniker sehr empfindlich.

Ich erwähne diese Tatsache deshalb, weil sie von einiger praktischer Bedeutung ist. Nach meinen Erfahrungen kommen ganz auffallend viele Neurastheniker in den Anfangsstadien der Lungentuberkulose zur Behandlung. Also in einem Stadium, wo meist rasch wieder positive Anergie zu erzielen ist und wo das unrichtige Erhöhen der spezifischen Überempfindlichkeit die bestehenden Allgemeinerscheinungen noch verstärkt. Und warum der Neurastheniker auffallend häufig so früh zur Behandlung kommt, ist leicht zu erklären. Neurasthenie bedeutet ja erhöhte Erregbarkeit auf äußere und innere Reize, die beim Nervengesunden noch unter der Beachtungsschwelle bleiben. Ein Neurastheniker wird daher viel früher auf die leisen Mahnungen anaphylatoxischer Reize — die ersten Zeichen „aktiver" Tuberkulose — reagieren als ein Nervengesunder.

So habe ich mit den Neurasthenikern bei der spezifischen Behandlung im allgemeinen recht gute Erfahrungen gemacht. Wenn es gelingt, ihre anaphylatoxischen Beschwerden rasch zu bessern, dann werden sie nur zu oft ganz übertrieben begeisterte Anhänger der „Injektionskur".

Anämie.

Anämie als Kontraindikation gegen eine spezifische Behandlung hört man jetzt glücklicherweise schon seltener. Diese Kontraindikation kann wohl nur auf dem Boden ausgesprochener Unkenntnis gedeihen. Anämie ist eine der häufigsten und auffallendsten Erscheinungen bei jugendlichen Tuberkulösen mit Prozessen, die zeitweise Neigung zur Progredienz oder stärkerer Generalisation zeigen. Ich kann jenen, die auch heute noch an dieser „Kontraindikation" festhalten, nur versichern, daß es ein Vergnügen ist, zu sehen, wie derartige junge Leute mit leichteren tuberkulösen Prozessen unter dem Einfluß einer richtig geleiteten spezifischen Behandlung aufblühen und sich kräftigen.

Organische Herzfehler.

Auch diese Kontraindikation läßt sich nur in sehr beschränktem Maße aufrecht erhalten. Prinzipiell ist es unersichtlich, warum wir bei einem tuberkulösen Herzkranken die natürliche Abwehrleistung, die allein zur Heilung führen kann, nicht durch eine spezifische Reaktionsbehandlung unterstützen sollen. Bestehen keine stärkeren Kompensationsstörungen, so ist eine spezifische Behandlung bei sonst gegebener Indikation ohne besondere Schwierigkeiten durchführbar. Bei Kompensationsstörungen werden wir alle stärkeren Allgemeinreaktionen und Herdreaktionen sorgfältig zu vermeiden haben. So können Fälle vorkommen, bei welchen die Behandlung tatsächlich technisch recht schwierig wird. Eine absolute Kontraindikation kann aber auch hier nicht anerkannt werden. Ich habe mehrere Fälle mit schweren, nicht kompensierten Herzfehlern unter entsprechender Herztherapie mit gutem Erfolg spezifisch behandelt.

Ich schließe damit meine Ausführungen über die Behandlung der tertiären Tuberkulose. Sie sollen, wie bereits erwähnt, keineswegs eine erschöpfende Darstellung dieses Gegenstandes geben, sondern nur die Anregung zu einer genügend differenzierten Indikationsstellung unter besonderer Berücksichtigung der spezifischen Behandlungsmethoden.

XV. Schlußwort.

Das Problem, dessen Lösung zu fördern die Aufgabe dieses Buches ist habe ich eingangs folgendermaßen zusammengefaßt: Die Beurteilung der Tuberkulose nach immunbiologischen Richtlinien, die mit den Erfahrungen am tuberkulösen Menschen in Einklang stehen, wobei pathologisch-biologische Vorgänge und pathologisch-anatomische Zustandsänderungen zu einem Ideenkomplex zusammengefaßt werden müssen. Und die vollkommenere Ausnützung und zweckentsprechendere Verwertung dieser immunbiologischen Richtlinien bei der praktischen Tuberkulosebekämpfung.

Auch diejenigen, die sich in manchen Einzelheiten den hier entwickelten Anschauungen nicht anschließen wollen, werden zugeben, daß der Entwicklungsgang unserer Erkenntnisse nach jenen großen Richtlinien weist, in deren Rahmen ich das Tuberkuloseproblem nach meinen Erfahrungen und subjektiven Überzeugungen behandelt habe.

Mein Bestreben war, den Zusammenhang zwischen wissenschaftlicher Forschung und den Forderungen des praktischen Lebens mit besonderem Nachdruck hervorzuheben. Denn diese Zusammenarbeit, die auf allen Gebieten menschlichen Schaffens sich immer und überall als erste Vorbedingung eines durchgreifenden Erfolges bewährt hat, scheint mir gerade auf dem Gebiete der Tuberkulose so sehr verbesserungsbedürftig. Gerade auf dem Gebiete der Tuberkulose haben wir durch rastlose Forscherarbeit eingehende Erkenntnisse errungen. Aber wir scheuen uns, diese Erkenntnisse mit unbeirrbarer Folgerichtigkeit auch praktisch zu verwerten, weil uns die entgegenstehenden Schwierigkeiten heute noch unüberwindlich scheinen.

Der Kampf gegen eine Volksseuche, wie es die Tuberkulose ist, führt immer aus dem Rahmen rein ärztlicher Maßnahmen in soziale und wirtschaftliche Probleme des menschlichen Lebens hinaus. Die Grundlage aber bleibt letzten Endes immer der einzelne kranke Mensch und die Frage, wie wir ihm ärztlich helfen können. Erst die praktischen Schwierigkeiten, die sich dabei ergeben, stellen den Zusammenhang mit sozialen und wirtschaftlichen Fragen her.

Daß aber der ärztliche Kampf gegen die Tuberkulose durch jene großen Richtlinien, in denen auch dieses Buch die Lösung des Tuberkuloseproblems sucht, eine Förderung von grundlegender Bedeutung erfährt, darüber werden wir uns vielleicht am besten durch folgende Tatsachen klar werden.

1. Wir werden durch diese Richtlinien dazu angehalten, die bestehenden objektiven Schwierigkeiten klarer zu erfassen.

Und dies ist eine grundlegende Vorbedingung für den Erfolg. Je größer die Schwierigkeiten auf irgendeinem Gebiet menschlicher Arbeit sind, um so intensiver müssen wir uns mit ihnen beschäftigen, um so genauer müssen wir in ihr Wesen eindringen, wenn wir sie überwinden wollen. Wir haben gesehen, daß bei der Tuberkulose bisher gerade das Gegenteil der Fall war. Wir waren geneigt, alle die großen Schwierigkeiten gerne übersehen zu wollen. Wir versuchten nur zu gerne, diese Schwierigkeiten dadurch aus der Welt zu schaffen, daß wir die Gesetzmäßigkeiten, nach welchen die menschliche Tuberkulose verläuft, einfach so sehen wollten, wie es für unser System von Notbehelfen gerade passend war.

Bei so schwierigen Aufgaben, wie es die Bekämpfung der Tuberkulose ist, werden wir nie ohne Notbehelfe auskommen. Wir dürfen aber diese Notbehelfe nicht zu so starren Systemen ausbauen und von ihnen wegen der großen Arbeitsleistung, die wir für sie aufgewendet haben, so befriedigt sein, daß wir darüber Erfordernisse von grundlegender Wichtigkeit vergessen.

2. Der Schwerpunkt des Kampfes gegen die Tuberkulose wird durch unsere Richtlinien in die leicht heilbaren Anfangsstadien verlegt.

Bisher erschöpften wir uns im hoffnungslosen Kampfe gegen die schwer heilbare tertiäre Tuberkulose. Und zwar mit Maßnahmen, die immer unzulänglich bleiben mußten, trotzdem sie einen ungeheuren Aufwand von Arbeit und Geld erforderten.

3. Auch der Kampf gegen die tertiäre Tuberkulose wird in zielbewußtere Bahnen gelenkt, als es bisher der Fall war.

Wir erkennen die grundlegende Bedeutung des Satzes, daß es einer jahrelang währenden Krankheit gegenüber nötig ist, auch eine jahrelange ärztliche Fürsorge, die das Wesentliche trifft, zu organisieren. Und daß es ein logisches Unding ist, statt dessen eine viel zu kurzdauernde, aber

24*

dafür übertrieben ängstliche Anstaltsbehandlung zu setzen, die überdies nur einem kleinen Bruchteil der behandlungsbedürftigen Kranken zugänglich gemacht werden kann.

4. Und endlich wird durch unsere Richtlinien das Verhältnis der Kranken zum Arzt auf die Grundlage der tatsächlichen Wahrheit gestellt, auf der allein das so nötige Vertrauen des Kranken zur ärztlichen Hilfe gedeihen kann.

Nach unseren Richtlinien hört die Tuberkulose auf, die entsetzliche unheilbare Krankheit zu sein, als die sie heute noch gilt und die sie in Wirklichkeit nicht ist. Der Tuberkelbacillus ist in der weitaus überwiegenden Mehrzahl der Fälle für die kultivierte Menschheit ein verhältnismäßig gutartiger Parasit geworden, der nur unter ganz bestimmten Bedingungen und bei einem verhältnismäßig kleinen Bruchteil der Befallenen zur tödlichen Krankheit führt. Die Tuberkulose wird bei uns Kulturmenschen nur dort zur furchtbaren Seuche, wo die wirtschaftlichen Lebensverhältnisse breiter Volksschichten aufwärts strebender menschlicher Kultur nicht würdig sind.

Und wenn einmal diese Auffassung allgemein geworden sein wird, dann wird man auch allgemein beginnen, den ganzen Verlauf der Tuberkulose zu überblicken, und damit wird die Tuberkulose viel von ihrem Schrecken verlieren. Dann wird es nicht mehr nötig sein, daß man in der großen ärztlichen Praxis das Bestehen einer Tuberkulose verleugnet, solange es noch mit einigem Anstand geht; daß neurasthenische Patienten bei der Diagnose Tuberkulose einen Nervenchok bekommen und auch resolute Menschen dieses „Todesurteil" nicht gerne zu hören wünschen. Dann wird die Frühdiagnose der Tuberkulose, von der soviel gesprochen und geschrieben wird, in der großen ärztlichen Praxis überhaupt erst möglich werden. Dann werden sich Arzt und Patient erst langsam verstehen lernen und beide werden in jedem Einzelfall ihr Bestes tun können, die drohende Verringerung der natürlichen Abwehrkräfte rechtzeitig zu bekämpfen, damit die Gefahr in ihrem Entstehen gebannt und die Tuberkulose wieder in die Schranken eines harmlosen Parasitentums zurückgewiesen wird. Dann wir der praktische Arzt auch gegen die Tuberkulose etwas leisten können, und die Kranken werden nicht mehr sinnlosem gewinnsüchtigem Kurpfuschertum in die Arme getrieben werden. Dann werden wir erst fähig werden, in unserem Kampf gegen die Tuberkulose eine brauchbare mittlere Linie zwischen jenen beiden Extremen zu finden, zwischen denen wir heute noch recht hoffnungslos hin und her schwanken: zwischen theoretisierenden, aber praktisch unerfüllbaren Forderungen einerseits und stumpfer Gleichgültigkeit andererseits.

Alles dies wird einen unschätzbaren Gewinn für unseren Kampf gegen die Tuberkulose bedeuten.

Uns Ärzten fällt naturgemäß bei allen Bestrebungen der Tuberkulosebekämpfung die führende Rolle zu. Und wenn wir dieser Rolle gewachsen sein wollen, dann müssen wir danach trachten, die Erkenntnisse, welche uns die Tuberkuloseforschung gebracht hat, besser und folgerichtiger zu verwerten.

Alle unsere ärztlichen Einrichtungen, die speziell für die Bekämpfung der Tuberkulose bestimmt sind, reichen nicht aus, um nur einen bedeutenden Bruchteil der behandlungsbedürftigen Tuberkulösen ärztlich zu versorgen. So ist jeder praktische Arzt gezwungen, die Behandlung Tuberkulöser zu übernehmen. Und dies ist in einer Beziehung auch durchaus wünschenswert, denn bei der großen Verbreitung der Tuberkulose ist es unbedingt nötig, daß die gesamte Ärzteschaft an ihrer Bekämpfung teilnimmt.

Die Tuberkulosebekämpfung kann aus diesem Grunde nie ausschließlich den engeren Fachärzten vorbehalten bleiben. Nun haben wir aber in den vorhergehenden Abschnitten eingehend erörtert, welch große Schwierigkeiten uns die Tuberkulose mit ihrem langwierigen und wechselvollen Verlauf — theoretisch und praktisch — zu lösen gibt. Die rechtzeitige Frühdiagnose, die Stellung der Prognose und der Indikationen, welche eine zielbewußte Behandlung der Tuberkulose anstreben, bei allen diesen so wichtigen Fragen handelt es sich zum Teil um Probleme, für die noch keine allgemein anerkannte Lösung gefunden wurde. Für den praktischen Arzt, der für das Gesamtgebiet der Medizin gerüstet sein muß, für den es unmöglich ist, sich nach mehreren Richtungen auf speziellere diagnostische und therapeutische Methoden einzulassen, müssen sich alle diese Unsicherheiten naturgemäß noch vervielfältigen.

So müssen wir nach meiner Ansicht in Zukunft danach trachten, den Unterricht der angehenden Ärzte im Tuberkulosefach weiter auszubauen. Es darf sich dabei natürlich nicht um ein allzu weitläufiges Eingehen auf Einzelheiten handeln, das den Lernenden keine Klarheit bringen, sondern ihn nur verwirren würde. Es sollte aber besonders Gewicht darauf gelegt werden, neben der physikalischen Diagnose des Lungenbefundes die immunbiologische Entwicklungsdiagnose an lehrreichen Fällen zu erläutern und zu üben. Dabei sind keineswegs schwierige Gedankengänge und theoretische Erörterungen nötig, sondern es handelt sich darum zu zeigen, wie Anamnese, klinischer Befund und einfache Beobachtungsmethoden zu einem Gesamtbild zusammengefaßt werden müssen. So wird am besten das Verständnis für die wichtige Frage wachgerufen werden, warum die Tuberkulose in ihrem Verlauf so extreme Gegensätze zeigt, und auf welchen Gesetzmäßigkeiten diese scheinbar widersprechenden Verschiedenheiten beruhen. Erst dann wird die tote Materie von Anamnesen, Lungenbefunden und Temperaturkurven für den Lernenden zu lebendigem Geschehen, das sein Interesse fesselt.

Der Unterricht in der immunbiologischen Erfassung der Tuberkulose darf nicht den Zweck verfolgen, für die eine oder andere Theorie, für das eine oder andere spezifische Präparat Propaganda zu machen, sondern er soll nur den Hörern zeigen, daß die Tuberkulose theoretisch ungemein interessante und praktisch ungemein wichtige Probleme in sich schließt. Es wird dabei eine wichtige Aufgabe des Vortragenden sein, die Ausführungen so weit subjektiv zu gestalten, daß das Interesse der Hörer wachgerufen wird, und so weit objektiv, daß die Hörer nicht in eine einseitige Richtung hineingezwungen werden, sondern selbst Lust bekommen, ein wenig kritisch zu denken. Sie sollen vor allem die Anregung erhalten, wesentliche Zusammenhänge zu suchen, zu erfassen und praktisch zu verwerten. Denn von den Einzelheiten, die wir heute beim Lehren und Lernen als technische Arbeitsgrundlage üben, ist in 50 Jahren nahezu alles wieder anders. Nur richtig erfaßte wesentliche Zusammenhänge bleiben immer unverändert.

Ich möchte an dieser Stelle noch auf ein Moment hinweisen, das mir von schwerwiegender Bedeutung scheint. Es sind dies die besonders ungünstigen Verhältnisse, die aus rein äußeren Gründen die Tuberkuloseforschung an den Kliniken erschweren. Gerade an den Kliniken ist es verhältnismäßig nur selten möglich, den Verlauf tuberkulöser Erkrankungen genügend lange Zeit hindurch zu beobachten. Meist nur wenige Wochen währende Ausschnitte aus der jahrelangen Entwicklung des Krankheitsprozesses bilden den Gegenstand für die klinische Forschung. Und in der überwiegenden Mehrzahl der Fälle handelt es sich dabei um schwere Generalisationserscheinungen oder um eine vorgeschrittene tertiäre Organtuberkulose, die schon zu so schweren Krankheitserscheinungen geführt hat, daß der betreffende Kranke eben spitalsbedürftig geworden ist.

Nicht umsonst ist der Begriff der „klinischen" Tuberkulose geprägt worden. Und diese „klinische" Tuberkulose war wieder nur zu oft „die" Tuberkulose.

So begegnen wir auch in der klinischen Tuberkuloseforschung auf Schritt und Tritt der Lehre von der „tuberkulösen Disposition" und ihren praktischen Folgen. Auch für die klinische Forschung beginnt die Tuberkulose vielfach erst mit der sinnfällig werdenden Zerstörung lebenswichtiger Organe. Und wenn wir das im XIV. Abschnitt aufgestellte Indikationsschema für die Behandlung der Lungentuberkulose betrachten, dann können wir es wohl begreifen, warum so viele Kliniker der spezifischen Tuberkulosebehandlung gegenüber zu einem recht skeptischen Standpunkt gelangen. Und so kommt es, daß die klinische Forschung — die doch sonst nahezu auf allen Gebieten der praktischen Medizin bahnbrechend war — verhältnismäßig nur wenig dazu beigetragen hat, in das schwierige Immunitätsproblem der Tuberkulose Klarheit zu bringen.

Der Tuberkuloseforscher darf sich nicht in Instituten und Kliniken einschließen, sonst bleibt seine ganze Arbeit auf Teilerscheinungen eingestellt. Er muß ins Leben hinaus. Nur dort ist es möglich, den ganzen Verlauf der Tuberkulose zu erfassen und zu erforschen.

Jeder Tuberkuloseforscher sollte ein Ambulatorium führen, in dem es ihm möglich ist, Tuberkulöse jahrelang zu beobachten.

Erst von dieser umfassenden Warte aus soll er an die eingehende Bearbeitung und Erforschung von Teilerscheinungen herangehen. Je nach Entwicklungsgang, Begabung und sachlichen Erwägungen wird er sich dabei diesem oder jenem Teilgebiete zuwenden. Der gewaltige Aufschwung der medizinischen Technik wird ihn dabei auf vielen Arbeitsgebieten (pathologische Anatomie, Bakteriologie, Serologie, Röntgentechnik, klinische Fächer) von der Mitarbeit spezieller Fachleute abhängig machen. Wo solche Arbeitsgemeinschaft ausgebildet worden ist, hat sie reiche Früchte getragen. Das haben wir schon an vielen Beispielen gesehen.

Nie und nirgends aber darf der Zusammenhang mit den Erfahrungen des praktischen Lebens, die uns allein ein zusammenfassendes Bild über das ganze Tuberkuloseproblem geben können, verloren gehen. Wohin dies führt, hat die starke Zersplitterung gezeigt, die durch die bisherige Tuberkuloseforschung zieht und die ganze große Arbeitsleistung um besser fruchtbringende Ergebnisse betrogen hat.

So drängt heute die ganze Sachlage mit unaufhaltsamer Folgerichtigkeit zur Schaffung eigener Institute für Forschung und Unterricht im Tuberkulosefach. Dabei soll aber der grundlegende klinische Unterricht über tuberkulöse Organerkrankungen durchaus an den verschiedenen Kliniken bleiben. Eine Neubelastung der Studierenden mit einem neuen Spezialfach wäre schon aus didaktischen Gründen nicht zweckmäßig. Es soll sich auch zunächst nicht um die Gründung neuer kostspieliger Lehrkanzeln handeln, namentlich nicht in der heutigen Zeit, wo es vielfach unmöglich geworden ist, das Bestehende auf der nötigen Höhe zu erhalten. Aber den Studierenden der letzten Semester soll Gelegenheit geboten werden, die Tuberkulose so zu sehen und kennen zu lernen, wie sie draußen im Leben dem praktischen Arzt entgegentritt und nicht nur in den schweren Erscheinungsformen, rein äußerlich nach klinischen Fächern eingeteilt. Das läßt sich am besten durch Vorlesungen und praktische Übungen an größeren Tuberkuloseambulatorien, namentlich den Fürsorgestellen, als Ergänzung des grundlegenden klinischen Unterrichtes durchführen. Diese Vorlesungen, die vorerst durchaus nicht obligat gestaltet zu werden brauchen, würden doch rasch eine größere Zahl von Ärzten erziehen, die volles Verständnis für die Fragen der praktischen Tuberkulosebekämpfung gewinnen.

Eine derartige Form des speziellen Unterrichtes im Tuberkulosefach wird auch kaum mehr auf eine Ablehnung von seiten der Kliniker stoßen. Medizinische Fächer, deren Bedeutung nicht annähernd an die Tuberkulosefrage heranreicht, wurden aus technischen Gründen von den großen Sammelfächern abgespalten. Und sie haben dann alle einen gewaltigen

Aufschwung genommen. Wo stände heute z. B. die Syphilisforschung, wenn sie etwa auch noch im Rahmen der internen Klinik betrieben werden würde? Die Tuberkuloseforschung ist aber bis heute sehr zu ihrem Schaden nach rein äußerlichen Gesichtspunkten auf die einzelnen klinischen Fächer verteilt, so daß nirgends die Tuberkulose als ganzes, zusammenhängendes Arbeitsproblem zur Geltung kommt.

So ist es auf dem Gebiete der Tuberkuloseforschung auch außerordentlich hemmend, daß subjektive „Anschauungen" und gelegentliche „Aussprüche" irgendeines bekannten Internisten, dessen Verdienste aber auf einem ganz anderen Gebiete der internen Medizin liegen und der auf dem Gebiete der Tuberkulose überhaupt keine produktive Arbeit geleistet hat, in der allgemeinen Urteilsbildung oft viel höher gewertet werden als die Ergebnisse aus der mühevollen Arbeit bekannter Tuberkuloseforscher, die nicht auf die Würde eines akademischen Titels hinweisen können.

Erfolgreiche Forschungsarbeit auf dem Gebiete der Tuberkulose erfordert heute die ganze Arbeitskraft. Wer das Tuberkuloseproblem tief zu erfassen versucht, der kann nicht noch auf einem anderen Gebiet produktive Arbeit leisten. Darum finden wir heute die große Mehrzahl der klinischen Arbeiten auf Kasuistik und die zusammenhanglose Bearbeitung von Einzelheiten und Teilerscheinungen eingestellt. Eine wesentliche Förderung der Sache haben wir von derartigen Arbeitsmethoden heute nicht mehr zu erwarten.

Der Einwurf, daß die Abgrenzung des Tuberkulosefaches zur Einseitigkeit mit allen ihren unerwünschten Folgeerscheinungen führen würde, ist nicht stichhaltig. Einseitig wird nur der, der sich zu früh ohne gründliche und vielseitige Vorbildung einem Spezialfach widmet. Diese Einseitigkeit im schlechten Sinne bleibt immer eine subjektive Frage. Allzu große Vielseitigkeit macht aber ganz objektiv ein tieferes Eingehen in ein Arbeitsproblem unmöglich.

Solange dieser Zustand währt, wird es aussichtslos sein, eine Ärztegeneration heranzubilden, die in ihrer großen Allgemeinheit befähigt wäre, den Forderungen, die eine praktische Tuberkulosebekämpfung an uns stellt, wirklich gerecht zu werden. Und so wird die immer wieder betonte Erkenntnis, daß wir in der praktischen Tuberkulosebekämpfung nur dann vorwärts kommen können, wenn die gesamte Ärzteschaft an ihr teilnimmt, immer ein vergeblicher frommer Wunsch bleiben, solange wir nicht den Studierenden Gelegenheit geben, die Tuberkulose als zusammenhängendes großes Arbeitsproblem erfassen zu lernen. Auf keiner Klinik läßt sich diese notwendige Zusammenfassung geben.

Diejenigen aber, die sich der mühevollen Arbeit unterziehen, auf Grund bestimmter Tierversuche oder theoretischer Erwägungen neue Verfahren zur Behandlung der Tuberkulose einzuführen, sollten immer die Notwendigkeit entsprechender Differenzierungen vor Augen haben. Sie sollten immer darauf bedacht sein, auch die Indikationen für die Anwendung des Verfahrens möglichst genau zu bearbeiten. Der Arzt, der das Verfahren praktisch verwendet, muß besonders darüber orientiert werden, wie es in die wechselvollen Reaktionsverhältnisse bei den verschiedenen Formen und Entwicklungsstadien tuberkulöser Erkrankungen eingreift. Sonst wird das Verfahren überall dort versagen, wo die Verhältnisse, die der Kranke bietet, den speziellen Richtlinien, die der Ausarbeitung zugrunde lagen, nicht entsprechen. Es ist ja nur zu begreiflich, daß die jahrelange Gedankeneinstellung in einer bestimmten Richtung diesen speziellen Bestrebungen auch ein besonderes psychologisches Gewicht verleiht. Und so kommt es, daß die unter gewissen Bedingungen gesehenen Erfolge auch hier wieder dazu verleiten, eine Lösung des ganzen Problems zu erhoffen. Die praktische Erfahrung hat aber gelehrt, daß mit allen diesen optimistischen Erwartungen nur schwere Mißerfolge verknüpft waren, die so manches Wertvolle wieder in Vergessenheit geraten ließen. Eine gut begründete und entsprechend differenzierte Indikationsstellung — selbst wenn sie weitgehende Einschränkungen enthält — nützt der dauernden Würdigung eines brauchbaren Verfahrens mehr als die Behauptung, daß es ein besonders wertvolles Mittel gegen „die" Tuberkulose sei.

Und hier wartet noch viel Arbeit auf ihre Erfüllung. Die differenzierte Indikationsstellung für die vielen spezifischen Präparate z. B., die wir heute schon besitzen, ist auch nicht annähernd erschöpfend bearbeitet. Von dieser Arbeit könnten wir nach meiner Überzeugung ungemein wertvolle Erkenntnisse und praktische Fortschritte für die spezifische Therapie erhoffen.

Und auch bei allen anderen Behandlungsmethoden müssen wir nach den biologischen Gesetzmäßigkeiten forschen, die uns zeigen, wann und wie wir sie anwenden müssen, damit die Wirkung zugunsten des tuberkulösen Körpers ausschlägt.

Wir alle kämpfen für die gleiche Sache, deren Bedeutung für die Volksgesundheit eine so hohe ist. Aber unsere Wege sind vielfach verschieden. Und das ist auch gut so. Denn das schwierige Arbeitsgebiet muß nach allen Richtungen hin durchforscht werden. Nur ziellose Wege sollten wir heute nicht mehr gehen.

Jeder Weg ist zielsicher, der nach dem unabänderlichen Naturgesetz vom Kampf ums Dasein die Richtlinien nimmt.

Die Tuberkulose ist stets ein Kampf zwischen den Tuberkelbacillen, die einen Nährboden auf dem menschlichen Körpergewebe suchen, und den Körperzellen, die sich dagegen zur Wehr setzen. Dieser Kampf beginnt mit Abwehrreaktionen

und endet beim Siege des Parasiten mit der Zerstörung lebenswichtiger Organe. Erst beim Anfang von diesem Ende beginnt
heute für die ärztliche Praxis die Tuberkulose.

Das Bestreben, die Krankheit Tuberkulose praktisch früher und
rechtzeitig faßbar zu machen, ist heute in erfolgversprechender Entwicklung begriffen. Die nötigen positiven Kenntnisse dafür werden sich
aber kaum je durch einige schematische ärztliche Regeln erwerben lassen,
sondern nur durch tieferes Eingehen auf die ganze Tuberkulosefrage und
durch entsprechende praktische Erfahrung.

Literaturverzeichnis.

1. Albrecht: Über die Tuberkulose des Kindesalters. Wien. klin. Wochenschr. 1909. Nr. 10.
2. Alexander: Bedeutung der Phrenicusausschaltung. Zeitschr. f. Tuberkul. Bd. 36, H. 5.
3. Arloing: Rev. de la tubercul. 1901. Nr. 3.
4. Aronade: Säuglingstuberkulose. Beitr. z. Klin. d. Tuberkul. Bd. 13.
5. Aronson: Tuberkulin und Tuberkulose. Dtsch. med. Wochenschr. 1914.
6. Aschoff: Über die natürlichen Heilungsvorgänge bei der Lungentuberkulose. Verhandl. d. dtsch. Kongr. f. inn. Med., Wiesbaden 1921.
7. Aschoff und Nicol: Neue Einteilung der Lungenphthise. Beitr. z. Klin. d. Tuberkul. Suppl.-Bd. 7.
8. Aufrecht: Über Erkältung. Zeitschr. f. ärztl. Fortbild. 1917. Nr. 21.
9. Aßmann: Erfahrungen über Röntgenuntersuchungen der Lunge. Jena 1914.
10. Bacmeister: Strahlenbehandlung der Lungentuberkulose. Zeitschr. f. Tuberkul. Bd. 27, H. 1—4 u. Bd. 36, H. 7.
11. — Die Entstehung der menschlichen Lungenphthise. Berlin: Julius Springer.
12. Bahrdt: Experimentelle Untersuchungen über die Tuberkulinreaktion. Dtsch. Arch. f. klin. Med. 1908.
13. Bandelier und Röpke: Lehrbuch der spezifischen Diagnose und Therapie der Tuberkulose. Würzburg: Kabitzsch.
14. Bang: Ungeskrift for Laeger 1916. Ref. Zeitschr. f. Tuberkul. Bd. 26, H. 2.
15. Bartel: Über Tuberkuloseinfektion usw. Wien. klin. Wochenschr. 1910. Nr. 28.
16. — Das Stadium der lymphatischen Latenz. Wien. klin. Wochenschr. 1913. Nr. 13.
17. Bartel und Spieler: Die natürlichen Infektionsgelegenheiten bei Tuberkulose. Tuberkul.-Festschr. Wien 1907.
18. Bauer: Über die theoretischen Grundlagen der Tuberkulintherapie. Therap. Monatsh. 1912. Nr. 2.
19. Bauer, J.: Die konstitutionelle Disposition zu inneren Krankheiten. Berlin: Julius Springer 1917.
20. — Habitus und Lungentuberkulose. Zeitschr. f. angew. Anat. u. Konstitutionsf. Bd. 6.
21. v. Baumgarten: Über kongenitale Tuberkulose. Arb. a. d. Geb. d. pathol. Anat. u. Bakteriol. a. d. pathol. Inst. Tübingen. 1891. Nr. 92.
22. — Ansteckungsweise bei Tuberkulose. Dtsch. med. Wochenschr. 1909. Nr. 40.
23. — Über Beginn und Fortschreiten des tuberkulösen Prozesses bei Lungenphthise. Beitr. z. pathol. Anat. u. z. allg. Pathol. 1921. S. 27.
24. Behring: Experimentelle Analyse der anaphylaktischen Vergiftung. Dtsch. med. Wochenschr. 1914. Nr. 42.
25. Beitzke: Über das Verhalten der kindlichen tuberkulösen Infektion zur Schwindsucht der Erwachsenen. Berl. klin. Wochenschr. 1921. Nr. 32.
26. Béranek: Cpt. rend. hebdom. des séances de l'acad. des sciences. 1903.
27. Bergel: Bau und Abbau der Tuberkelbazillen. Beitr. z. Klin. d. Tuberkul. Bd. 37, H. 1, 2.

28. Bergel: Die Lymphocytose und ihre biologische klinische Bedeutung. Berlin: Julius Springer 1921.

29. Berthenson: Zur Bekämpfung der Tuberkulose. Zeitschr. f. Tuberkul. Bd. 17, H. 3.

30. Besredka und Steinhart: Antianaphylaxie. Ann. de l'inst. Pasteur 1907.

31. Bessau: Die Tuberkulinüberempfindlichkeit. Jahrb. f. Kinderheilk. 1915. H. 5 u. 6.

32. — Über die biologischen Vorgänge bei der Tuberkulinbehandlung. Münch. med. Wochenschr. 1915. Nr. 10.

33. Bessau und Paetsch: Über die negative Phase. Zentralbl. f. Bakteriol., Parasitenk. u. Infektionskrankh., Abt. II 1912. Nr. 1.

34. Bielefeldt: Zur Bekämpfung der Tuberkulose als Volksseuche. Zeitschr. f. Tuberkul. Bd. 2, H. 6.

35. Bittler: Über schädliche Wirkungen organischer Schutz- und Abwehrreaktionen. Ärztl. Rundschau 1921. Nr. 26.

36. Bordet et Gengou: Sur l'existence des substances sensibilisatrices etc. Ann. de l'inst. Pasteur 1901.

37. Bordet und Zunz: Zeitschr. f. Immunitätsforsch. u. exp. Therapie. Bd. 23, H. 1.

38. Bossi: Untersuchung an menschlichen Plazenten und Föten. Arch. f. Gynäkol. 1905.

39. Brauer: Tuberkulose-Tagung. Wiesbaden 1921.

40. Brecke: Über Sonne und Tuberkulose. Med. Korresp.-Blatt f. Württ. 1913.

41. Brehmer: Die Behandlung der Lungenschwindsucht in geschlossenen Anstalten. Berlin 1884.

42. Brösamlen: Ein Fall von Tuberkulinschädigung. Beitr. z. Klin. d. Tuberkul. Bd. 32, H. 1.

43. Bruck und Glück: Aurum kal. cyanat. bei äußerer Tuberkulose. Münch. med. Wochenschr. 1913. Nr. 2.

44. Brugsch: Allgemeine Prognostik. Urban u. Schwarzenberg 1918.

45. Bruschettini: Serum-Vaccin. La Rev. internat. de la tubercul. Tome 21.

46. Burkhardt: Zeitschr. f. Hyg. u. Infektionskrankh. Bd. 53.

47. Bushnell: Tuberculosis of the tropics and of negro race. Americ. review of tubercul. 1920. Nr. 10.

48. Busson und Kirschbaum: Anaphylaxieähnliche Vergiftungen. Wien. med. Wochenschr. 1914. Nr. 5.

49. Carthy: Tuberkulose und Rassen. Boston med. a. surg. journ. 1912. Nr. 6.

50. Christian und Rosenblat: Untersuchungen über Tuberkuloseantikörper. Münch. med. Wochenschr. 1908. Nr. 39.

51. Citron: Die Immunodiagnostik und Immunotherapie. Leipzig: Thieme.

52. Cornet: Die Tuberkulose. Wien 1907.

53. — Die Infektionsgefahr bei Tuberkulose. Berl. klin. Wochenschr. 1899. Nr. 11.

54. Deycke: Tuberkulose und Rasse. Tuberculosis. Bd. 13, H. 9.

55. — Lokale Reaktionserscheinungen usw. Beitr. z. Klin. d. Tuberkul. 1912. Suppl.-Bd. 4.

56. Di Donna: Zentralbl. f. Bakteriol., Parasitenk. u. Infektionskrankh. 1906.

57. Diesing: Das Licht als biologischer Faktor. Freiburg 1909.

58. Dübi: Multiple Tuberkulinimpfungen. Beitr. z. Klin. d. Tuberkul. Bd. 29, H. 2.

59. Engel und Bauer: Studien zur Pathologie und Therapie der Tuberkulose. Beitr. z. Klin. d. Tuberkul. Bd. 13, H. 3.

60. Escherich: Tuberkulinbehandlung im Kindesalter. Wien. med. Wochenschr. 1911. Nr. 12.

61. Feer: Cutane und conjunctivale Tuberkulinreaktion beim Kinde. Beitr. z. Klin. d. Tuberkul. Bd. 18.

62. Feldt: Zur Chemotherapie der Tuberkulose mit Gold. Dtsch. med. Wochenschrift 1913. Nr. 12.

63. Fellner: Hautimmunität und Tuberkulose. Tuberkul.-Fürs.-Bl. 1919. Nr. 6.
64. Fels: Psychologische Beobachtungen bei der subcutanen Tuberkulindiagnose. Zeitschr. f. Tuberkul. Bd. 20, H. 1.
65. Fink: Über Schwindsuchtsentstehung. Therap. Monatsh. 1904. Nr. 2.
66. Fischl: Partialantigenbehandlung. Wien. klin. Wochenschr. 1918. Nr. 10, 11, 12.
67. Flügge: Zur Ubiquität der Tuberkelbacillen. Dtsch. med. Wochenschr. 1904. Nr. 5.
68. Fränkel, A.: Lungentuberkulose vom militärärztlichen Standpunkt. Münch. med. Wochenschr. 1916. Nr. 31.
69. — Über die Einteilung der chronischen Lungentuberkulose. Verhandl. d. dtsch. Kongr. f. inn. Med.; Wiesbaden 1921.
70. Fränkel und Gräff: Prognostische Einteilung der bronchogenen Lungentuberkulose auf pathol.-anatomischer Grundlage. Münch. med. Wochenschr. 1921. Nr. 15.
71. Franceschelli: Verhalten des Alttuberkulins bei gesunden Tieren. Zeitschr. f. Immunitätsforsch. u. exp. Therap., Orig. 1913.
72. Fraser: The rel. prevalence of human and bovine types. Journ. of exp. med. 1912.
73. Frehn: Beitr. z. Klin. d. Tuberkul. 1916.
74. Freund: Thoraxanomalien. Berl. klin. Wochenschr. 1902. N. 1.
75. Friedberger: Anaphylatoxin. Med. Klin. 1910; Dtsch. med. Wochenschr. 1911.
76. Friedmann: Erblichkeit der Tuberkulose. Dtsch. med. Wochenschr. 1901.
77. — Zeitschr. f. Tuberkul. Bd. 4; Dtsch. med. Wochenschr. 1903, 1904.
78. Fürst: Tuberkulose in München. Zeitschr. f. Tuberkul. Bd. 21, H. 5.
79. Gerhardt: Lehrbuch der Auskultation und Perkussion.
80. Ghon: Der primäre Lungenherd usw. Berl. klin. Wochenschr. 1912.
81. Ghon und Roman: Pathologisch-anatomische Studien. Akad. d. Wiss. Wien 1913.
82. Glaeser: Ketzerische Briefe über Tuberkulose. Allg. med. Zentralbl. 1903. Nr. 24.
83. Gloel: Leukozyten bei Lungentuberkulose. Beitr. z. Klin. d. Tuberkul. Bd. 45.
84. Goetsch: Einschleichende Tuberkulinbehandlung. Dtsch. med. Wochenschr. 1901. Nr. 25.
85. Goetzl: Tuberkulose-Fürsorge in Wien. Tuberkul.-Fürs.-Bl. 1920. Nr. 7 u. 1921. Nr. 23.
86. Gonnermann: Zeitschr. f. physikal. Chem. Bd. 99; Biochem. Zeitschr. Bd. 88, 94, 95.
87. Gottstein: Epidemiologie der Tuberkulose. Brauer-Schröders Handbuch.
88. Gräff: Einteilung der Lungenphthise nach pathologisch-anatomischen Gesichtspunkten. Zeitschr. f. Tuberkul. Bd. 34, H. 1.
89. Gräff und Küpferle: Die Bedeutung des Röntgenverfahrens für die Diagnostik der Lungentuberkulose usw. Beitr. z. Klin. d. Tuberkul. Bd. 44, H. 3, 4.
90. Grath: Guineapigs exposed to x-rays etc. Lancet 1917.
91. Grau: Dtsch. Arch. f. klin. Med. Bd. 101.
92. Griffith: Bact. characteristics of tubercle bacille. Journ. of pathol. a. bacteriol. 1920.
93. Großmann: Die spezifische Percutanbehandlung der Tuberkulose nach Petruschky. Urban u. Schwarzenberg 1921.
94. Grotjahn: Die Krisis in der Lungenheilstättenbewegung. Berlin 1907.
95. — Krankenhauswesen und Heilstättenbewegung. Leipzig 1908.
96. — Soziale Pathologie. Berlin: August Hirschwald.
97. Gruber: Führt die Hygiene zur Entartung der Rasse? Münch. med. Wochenschrift 1903.
98. Guilbot: Säuglingstuberkulose. Thèse, Paris 1900.

99. Guth: Zur Krankheitsanalyse der Lungentuberkulose. Zeitschr. f. Tuberkul. Bd. 36, H. 3.
100. Gutmann: Tuberkulintherapie. Dtsch. med. Wochenschr. 1891.
101. Hamburger: Tuberkulose-Exazerbation. Wien. klin. Wochenschr. 1911.
102. — Die Tuberkulose als Kinderkrankheit. Münch. med. Wochenschr. 1908. Nr. 52.
103. — Tuberkulöse Infektion und Reinfektion. Münch. med. Wochenschr. 1915. Nr. 2.
104. — Zur Pharmakologie des Tuberkulins. Münch. med. Wochenschr. 1920. Nr. 17.
105. — Zur Tuberkulosediagnostik. Dtsch. med. Wochenschr. 1919. Nr. 9.
106. — Die Leistungsfähigkeit der Tuberkulinreaktion. Tuberkul.-Fürs.-Bl. 1921. Nr. 1.
107. Hamburger und Monti: Über Tuberkuloseimmunität. Beitr. z. Klin. d. Tuberkul. Bd. 16, H. 3.
108. Harbitz: Lokalisation und Ausbreitungswege der Tuberkulose. Christiania 1905.
109. Harms: Zur Einteilung der Lungentuberkulose. Beitr. z. Klin. d. Tuberkul. Bd. 50.
110. Hart: Betrachtungen über die Entstehung der Lungenspitzenphthise. Zeitschrift f. Tuberkul. Bd. 23 u. 24.
111. — Pathologisch-anatomische Beobachtungen während des Krieges usw. Zeitschr. f. Tuberkul. Bd. 31, H. 3.
112. — Heilbarkeit der Lungenkavernen. Zeitschr. f. Tuberkul. Bd. 35, H. 4.
113. Hart und Rabinowitsch: Infektion durch Typus bovin. Zeitschr. f. Tuberkulose Bd. 27, H. 1—4.
114. v. Hayek: Tuberkulöse Exposition und exogene Infektion. Mil.-San.-Wesen; Wien. klin. Wochenschr. 1917. Nr. 1 u. 2.
115. — Tuberkulomucin. Zeitschr. f. Tuberkul. Bd. 27, H. 6.
116. — Bedeutung der Immunität. Weichardts Ergebn. 1919.
117. — Erfahrungen mit Spenglers IK. Münch. med. Wochenschr. 1917. Nr. 2.
118. — Gesetzmäßigkeiten im Verlauf der Tuberkulose. Münch. med. Wochenschr. 1919. Nr. 46, 47.
119. — Zur Chemotherapie der Tuberkulose. Beitr. z. Klin. d. Tuberkul. Bd. 45.
120. — Die schematische Liegekur. Wien. klin. Wochenschr. 1917. Nr. 24.
121. — Wesen und biologische Behandlung des Fiebers. Beitr. z. Klin. d. Tuberkul. Bd. 40.
122. v. Hayek und R. Peters: Pathologisch-anatomische und biologische Differenzierung tuberkulöser Lungenerkrankungen. Beitr. z. Klin. d. Tuberkul. Bd. 49, H. 2.
123. v. Hayek und L. Wieser: Über die Wirkungsweise des Tuberkulins. Zeitschr. f. Tuberkul. Bd. 36, H. 4.
124. Hertwig: Zitiert bei K. Meyer. Fol. serologica 1911.
125. Heubner: Sonne und Klima im Kampfe gegen die Tuberkulose. Therap. Monatsh. 1917. Nr. 4.
126. Heusner: Strahlentherapie und Lungentuberkulose. Strahlentherapie Bd. 8.
127. Heymann und Koike: Die Beschaffenheit der aus Schildkrötentuberkelbacillen hergestellten Tuberkulosemittel. Zeitschr. f. Tuberkul. Bd. 35, H. 3.
128. Hoffmann: National Health-Insurance in Great-Britain. Ref. Zeitschr. f. Tuberkul. Bd. 34, H. 1.
129. Hohlfeld: Säuglingstuberkulose. Münch. med. Wochenschr. 1902. Nr. 47.
130. Hoke: Die Immunitätsanalyse mit Partialantigenen. Wien. klin. Wochenschr. 1917. Nr. 50.
131. — Klinik der Lungentuberkulose. Die Tuberkulose und ihre Bekämpfung, Ghon und Jaksch. Wien: Haim u. Co. 1921.
132. Holló: Juvenile Tuberkuloseformen bei Erwachsenen. Ergebn. d. ges. Med. Bd. 3.
133. Hutzler: Säuglingstuberkulose. Dissert. München 1899.

134. Ibrahim: Säuglingstuberkulose. Beitr. z. Klin. d. Tuberkul. Bd. 21.
135. Ichok: Die Grundlagen der Ernährung bei Lungentuberkulose. Beitr. z. Klin. d. Tuberkul. Bd. 44, H. 3, 4.
136. Ipsen: Primäre Tuberkulose des Verdauungskanals. Berl. klin. Wochenschr. 1906.
137. Jaksch: Infektionskrankheiten im Kaiserstaat Österreich. Med. Klinik 1917. Nr. 12.
138. Jessen und Rabinowitsch: Zur Frage der Vernichtung von Tuberkelbacillen durch Flußläufe. Berl. klin. Wochenschr. 1910. Nr. 19.
139. Jesionek: Richtlinien der modernen Lichtbehandlung. Strahlentherapie Bd. 8.
140. Jochmann und Möller: Komplementbindende Antikörper. Dtsch. med. Wochenschr. 1910, 1911.
141. Kälble: Untersuchungen über den Keimgehalt normaler Bronchialdrüsen. Münch. med. Wochenschr. 1899.
142. Kämmerer: Was bedeuten die cutanen Reaktionen für die Prognose der Tuberkulose? Münch. med. Wochenschr. 1920. Nr. 13.
143. Karlinsky: Germinale Tuberkulose bei Tieren. Zeitschr. f. Tiermed. 1905.
144. Kaznelson: Die Grundlagen der Proteinkörpertherapie. Weichardts Ergebn. Bd. 4.
145. Kersten: Tuberkulose in Kaiser-Wilhelmsland. Arch. f. Schiffs- u. Tropenhyg. Bd. 19.
146. Kieffer: Beiträge zur Lungentuberkulose. Zeitschr. f. Tuberkul. Bd. 32, H. 2.
147. Kirch: Münch. med. Wochenschr. 1918. Nr. 4.
148. Klare: Der heutige Stand der Tuberkulosebehandlung mit Partialantigenen. Internat. Zentralbl. f. Tuberkuloseforsch. 1920. Nr. 1.
149. Klebs: Hereditäre Übertragung und Infektionswege. Münch. med. Wochenschrift 1901.
150. Klemperer: Untersuchungen über die Tuberkulinreaktion. Beitr. z. Klin. d. Tuberkul. Bd. 30, H. 3.
151. Klopstock: Die Behandlung der Tuberkulose mit lebender Vaccine. Dtsch. med. Wochenschr. 1921. Nr. 8.
152. Knoll und Baumann: Klinik und Röntgenbild bei Lungentuberkulose. Beitr. z. Klin. d. Tuberkul. Bd. 44, H. 1, 2.
153. Kobert: Tuberculosis 1916. Nr. 10, 12.
154. Köhler: Statistische Jahresberichte. Zeitschr. f. Tuberkul.
155. Königer: Über Fieberbehandlung. Zeitschr. f. Tuberkul. Bd. 30, H. 2—4.
156. Königsfeld: Durchtritt der Tuberkelbacillen durch die unverletzte Haut. Zentralbl. f. Bakteriol., Parasitenk. u. Infektionskrankh. 1911.
157. Köppe: Kurative Pirquetierung. Zeitschr. f. Kinderheilk. 1913. Nr. 2.
158. Kopp: Die Tuberkulose in Neupommern. Arch. f. Schiffs- u. Tropenhyg. Bd. 17.
159. Kossel: Die Beziehungen zwischen menschlicher und tierischer Tuberkulose. Dtsch med. Wochenschr. 1912. Nr. 16.
160. Kraemer: Ätiologie und spezifische Therapie der Tuberkulose. Stuttgart-Enke.
161. — Allergie oder Anergie. Beitr. z. Klin. d. Tuberkul. Bd. 36.
162. — Das Tuberkulin in der militärischen Begutachtung. Stuttgart: Enke 1917.
163. — Über das Wesen der Allergie und Anergie. Zeitschr. f. Tuberkul. Bd. 36, H. 3.
164. Kraus und Hofer: Bakteriolyse. Dtsch. med. Wochenschr. 1912. Nr. 26.
165. Kraus und Volk: Intracutane Tuberkulinreaktion usw. Zeitschr. f. Immunitätsforsch. u. exp. Therapie Bd. 6.
166. Krehl: Arch. f. exp. Pathol. u. Pharmakol. 1895.
167. Kreinermann: Lungentuberkulose bei den Juden. Korresp.-Blatt f. Schweiz. Ärzte 1915. Nr. 49.
168. Kühn: Dtsch. med. Wochenschr. 1920. Nr. 9; Münch. med. Wochenschr. 1920; Zeitschr. f. Tuberkul. Bd. 32, H. 6.

169. **Kühne:** Zeitschr. f. Biol. 1892.
170. **Küpferle:** Die Lichtbehandlung an den Lungenheilstätten Deutschlands. Beitr. z. Klin. d. Tuberkul. Suppl.-Bd. 8.
171. **Kulz:** Die Eigenart der Südseetuberkulose. Beitr. z. Klin. d. Tuberkul. Bd. 44, H. 1 u. 2.
172. **v. Kutschera:** Ursachen der Verminderung der Tuberkulosesterblichkeit. Tuberculosis 1917. Nr. 1—3.
173. **Kuthy:** Die Bedeutung der Hilustuberkulose. Budapesti Orvosi Ujsag 1918. Nr. 5.
174. **Lade:** Das Kapillarmikroskopische Bild der intracutanen Tuberkulinreaktion. Arch. f. Kinderheilk. Bd. 68, H. 1, 2.
175. **Landerer:** Zimtsäurebehandlung. Leipzig: Vogel.
176. **Landmann:** Tuberkulinreaktion und Anaphylaxie. Bruns Beitr. z. klin. Chirurg. 1911; Zentralbl. f. Bakteriol., Parasitenk. u. Infektionskrankh. 1900.
177. **Lebküchner:** Zwei Fälle mit weit vorgeschrittener Tuberkulose im frühesten Kindesalter. Dissert. Tübingen 1900.
178. **Lehmann:** Placentartuberkulose. Berl. klin. Wochenschr. 1894. Nr. 26.
179. **Liebermeister:** Tuberkulose. Berlin: Julius Springer 1921.
180. **v. Linden:** Das Finklersche Heilverfahren. Beitr. z. Klin. d. Tuberkul. Bd. 23, H. 2.
181. **Lindig:** Das Casein als Heilmittel. Münch. med. Wochenschr. 1919. Nr. 33.
182. **Löwenstein:** Immunität. Tuberculosis 1906.
183. — Antikörper bei Tuberkulose. Zeitschr. f. Tuberkul. Bd. 15.
184. **Lüdke und Sturm:** Spezifität der Antikörper. Münch. med. Wochenschr. 1912. Nr. 37.
185. **Maendl:** Intravenöse Calciumtherapie. Med. Klinik 1920. Nr. 9.
186. **Mandl:** Calcium in der Therapie der Tuberkulose. Zeitschr. f. Tuberkul. Bd. 28, H. 5.
187. **Maragliano:** Gazz. d. osp. e d. clin. 1903, 1904.
188. **Marchand:** Zur pathologischen Anatomie und Nomenklatur der Lungentuberkulose. Münch. med. Wochenschr. 1922. Nr. 1, 2.
189. **Marmorek:** Berl. klin. Wochenschr. 1903; Med. Klinik 1906.
190. **Martius:** Disposition und individuelle Prophylaxe. Brauer-Schröders Handbuch.
191. **Mathes, P.:** Über Konstitutionsbegriff. Zeitschr. f. angew. Anat. u. Konstitutionsf. Bd. 6.
192. **Matthes:** Dtsch. Arch. f. klin. Med.; Zentralbl. f. inn. Med. 1895.
193. **May:** Ein Rückblick. Zeitschr. f. Tuberkul. Bd. 14, H. 6.
194. **Mayer,** Tuberkelbacillen im strömenden Blut. Zeitschr. f. Tuberkul. Bd. 21, H. 5.
195. **Mayer, A.:** Zeitschr. f. exp. Pathol. u. Therap. Bd. 19.
196. **Meissen:** Behandlung der Lungentuberkulose mit Jodmethylenblau und Kupferpräparaten. Beitr. z. Klin. d. Tuberkul. Bd. 23, H. 2.
197. — Die Tuberkulose in der englischen Marine und Armee. Zeitschr. f. Tuberkul. Bd. 24, H. 1.
198. — Zur Chemotherapie der Tuberkulose. Zeitschr. f. Tuberkul. Bd. 21, H. 5.
199. **Menze:** Die Esophylaxie der Haut. Münch. med. Wochenschr. 1920. Nr. 39.
200. **Metschnikoff:** Tuberkulose bei den Kalmüken. Ann. de l'inst. Pasteur 1911.
201. **Michaelis und Eisner:** Antituberkulin. Zeitschr. f. Immunitätsforsch. u. exp. Therapie. 1910.
202. **Moewes:** Tuberkulinwirkung und Bacillämie. Dtsch. med. Wochenschr. 1915. Nr. 46.
203. **Möller:** Meine Kaltblüter-Tuberkelbacillen und die Friedmann-Vaccine. Berl. klin. Wochenschr. 1921. Nr. 4.
204. **Möller und Oehler:** Mobilisierung der Tuberkelbacillen durch Tuberkulin. Dtsch. med. Wochenschr. 1916. Nr. 15.

205. Moro: Über ein diagnostisches Tuberkulin. Münch. med. Wochenschr. 1920. Nr. 44.

206. — Zur percutanen Tuberkulinbehandlung. Münch. med. Wochenschr. 1922. Nr. 13.

207. Much: Unabgestimmte Immunität. Dtsch. med. Wochenschr. 1920. Nr. 29.

208. — Immunität. Brauer-Schröders Handbuch.

209. — Tuberkulose. Weichardts Ergebn. 1917.

210. — Partialantigene. Dtsch. med. Wochenschr. 1914. Nr. 11.

211. — Moderne Biologie. Bd. 1. Kabitzsch 1921.

212. Much und Leschke: Tuberkuloseimmunität. Beitr. z. Klin. d. Tuberkul. 1914.

213. Müller, F.: Zur Diagnose der Lungentuberkulose. V. Versamml. d. Tuberkuloseärzte 1908.

214. Müller, H.: Behandlung der Hämoptoe. Beitr. z. Klin. d. Tuberkul. 1913. Nr. 1.

215. Müller, W.: Analyse der Wirkung nicht spezifischer Mittel. Münch. med. Wochenschr. 1915. Nr. 32.

216. — Partialantigene und Tuberkuline. Wien. klin. Wochenschr. 1917. Nr. 5.

217. — Statische und dynamische Immunität. Beitr. z. Klin. d. Tuberkul. Bd. 36, H. 3.

218. — Das tuberkulöse Lymphom und geteilte Injektionen. Zeitschr. f. Tuberkul. Bd. 28, H. 2.

219. — Physiologische und pathologische Immunität. Beitr. z. Klin. d. Tuberkul. Bd. 38, H. 3.

220. — Bestimmung des Antigengehaltes der Tuberkuline. Beitr. z. Klin. d. Tuberkul. Bd. 38, H. 3.

221. Nägeli: Virchows Arch. f. pathol. Anat. u. Physiol. Bd. 160.

222. Necker: Zur Frühoperationsfrage der Nierentuberkulose. Wien. med. Wochenschrift 1921. Nr. 39—42.

223. Neißer: Aus der Beobachtungsstation. Zeitschr. f. Tuberkul. Bd. 3, H. 2.

224. Neufeld: Immunität bei Tuberkulose. Zeitschr. f. Tuberkul. Bd. 34, H. 3, 4; Bd. 35, H. 1.

225. Neumann, W.: Die Bedeutung der Phrenicusdruckpunkte. Beitr. z. Klin. d. Tuberkul. Bd. 45, H. 1, 2.

226. — Beiträge zur spezifischen Behandlung der Tuberkulose. Beitr. z. Klin. d. Tuberkul. Bd. 39, H. 3, 4.

227. Noguchi: Zentralbl. f. Bakteriol., Parasitenk. u. Infektionskrankh. 1909.

228. Nohl: Zur Anwendung des Tuberkulins. Zeitschr. f. ärztl. Fortbild. 1914.

229. Oeller: Zur Immunbiologie des Typhus. Zeitschr. f. klin. Med. Bd. 94, H. 1—3.

230. Offrem: Zur Methodik der Tuberkulinbehandlung. Zeitschr. f. Tuberkul. Bd. 34, H. 2.

231. Orzagh: Über Einwirkung von Pleuraexsudaten auf die Lungentuberkulose. Beitr. z. Klin. d. Tuberkul. Bd. 49, H. 2.

232. Orth: Die Bedeutung der Rindertuberkulose für den Menschen. Med. Klinik 1913.

233. — Ätiologie und Anatomie der Lungenschwindsucht. Berl. 1887.

234. Park and Krumwiede: Bovine and human types. Journ. of med. research 1911.

235. Pentzoldt: Krankheitsverlauf mit Tuberkulin Behandelter. Dtsch. Arch. f. klin. Med. Bd. 100, H. 1, 2.

236. Peters, R.: Über die diagnostische Bedeutung der Pirquetschen Cutanprobe. Beitr. z. Klin. d. Tuberkul. Bd. 47.

237. Petruschky: Spinalgie als Frühsymptom. Münch. med. Wochenschr. 1903. Nr. 9.

238. — Tuberkuloseimmunität. Weichardts Ergebn. 1914.

239. — Zur Tuberkulosebekämpfung. Wien. klin. Wochenschr. 1913.

240. — Vereinfachtes Verfahren der Tuberkulinanwendung. Beitr. z. Klin. d. Tuberkul. Bd. 30.

241. **Petruschky**: Percutane Immunisierung. Münch. med. Wochenschr. 1915. Nr. 5.
242. — Primäre, sekundäre und tertiäre Tuberkulose. Klin.-therapeut. Wochenschrift Bd. 24, H. 29, 30.
243. — Reaktionslose Therapie. Berl. klin. Wochenschr. 1891.
244. **Pfeiffer, R.**: Endotoxinlehre. Zeitschr. f. Hyg. u. Infektionskrankh. 1893, 1894, 1895; Dtsch. med. Wochenschr. 1894, 1895, 1896.
245. **Pfeiffer, R. und Bessau**: Parenterale Verdauung von Bakterien. Zentralbl. f. Bakteriol., Parasitenk. u. Infektionskrankh. 1910.
246. **Pfeiffer und Trunk**: Veränderung des Tuberkulins durch Pepsinverdauung. Zeitschr. f. Tuberkul. Bd. 12, H. 3.
247. **Pickert**: Toxinwirkung-Tuberkulinreaktion. Dtsch. med. Wochenschr. 1909.
248. **v. Pirquet**: Klinische Studien über Vaccination und vaccinale Allergie. Wien: Deuticke.
249. **Pöppelmann**: Behandlung der Tuberkulose durch Hautimpfungen. Berl. klin. Wochenschr. 1910. Nr. 47.
250. **Pollak**: Säuglingstuberkulose. Beitr. z. Klin. d. Tuberkul. Bd. 19.
251. **Ponndorf**: Zur Heilung der Tuberkulose. Münch. med. Wochenschr. 1914.
252. **Predöhl**: Geschichte der Tuberkulose. Brauer-Schröders Handbuch.
253. **Puhl**: Über phthisische Primär- und Reinfektion in der Lunge. Beitr. z. Klin. d. Tuberkul. Bd. 52, H. 2.
254. **Qurins**: Säuglingstuberkulose. Münch. med. Wochenschr. 1902. Nr. 6.
255. **Ranke**: Primäraffekt, sekundäres und tertiäres Stadium der Lungentuberkulose. Dtsch. Arch. f. klin. Med. 119.
256. **Reyn und Ernst**: Strahlentherapie der Tuberkulose. Der praktische Arzt 1917.
257. **Rieder**: Zur Röntgendiagnostik der Lungentuberkulose. Beitr. z. Klin. d. Tuberkul. Bd. 12.
258. **Rietschel**: Kongenitale Tuberkulose. Dtsch. med. Wochenschr. 1909.
259. — Tuberkulose des Kindesalters. Zeitschr. f. Tuberkul. Bd. 34, H. 1.
260. **Rickmann**: Schädigungen nach Krysolgan. Zeitschr. f. Tuberkul. Bd. 33, H. 4.
261. **Rist**: Le diagnostic de la tuberculose. Presse méd. 1916, Nr. 41.
262. **Ritter**: Spezifische Therapie. Brauer-Schröders Handbuch.
263. — Tuberkulinreaktion. Brauer-Schröders Handbuch.
264. **v. Romberg**: Über den örtlichen Befund und die Allgemeinreaktion usw. Zeitschr. f. Tuberkul. Bd. 34, H. 3, 4.
265. — Diagnose der Formen der Tuberkulose. Münch. med. Wochenschr. 1914. Nr. 34.
266. — Spezifische Behandlung der Tuberkulose. Zeitschr. f. Tuberkul. Bd. 36, H. 7.
267. **Römer**: Die Ansteckungswege der Tuberkulose. Brauer-Schröders Handbuch.
268. — Tuberkuloseimmunität. Zeitschr. f. Infektionskrankh., parasitäre Krankh. u. Hyg. d. Haustiere 1909. Nr. 6.
269. — Spezifische Überempfindlichkeit. Beitr. z. Klin. d. Tuberkul. Bd. 6, H. 2.
270. — Immunität durch Tuberkulin gegen Tuberkulin. Ebenda Bd. 8, H. 1.
271. — Kindheitsinfektion. Tuberculosis 1910. Nr. 4.
272. — Epidemiologisches. Berl. klin. Wochenschr. 1912. Nr. 16.
273. — Tuberkuloseimmunität. Beitr. z. Klin. d. Tuberkul. Bd. 17.
274. — Immunität gegen natürliche Infektion. Ebenda Bd. 22.
275. **Römer und Joseph**: Experimentelle Tuberkulosestudien. Ebenda Bd. 17.
276. **Römer und Köhler**: Zur Antikörperhypothese der Tuberkulinüberempfindlichkeit. Greifswald 1914.
277. **Römer und Berger**: Zur Behandlung der Tuberkulose mit Partialantigenen. Dtsch. med. Wochenschr. 1916. Nr. 21.
278. **Röpke**: Therapeutische Streitfragen. Zeitschr. f. Bahn- u. Bahnkassenärzte 1917, Nr. 2.
279. **Rollier**: Heliotherapie der Tuberkulose. Berlin: Julius Springer.

280. Rosenbach: Ein neues Tuberkulin. Dtsch. med. Wochenschr. 1910. Nr. 33.
281. Rosenfeld: Änderungen der Tuberkulosehäufigkeit Österreichs nach dem Krieg. Veröff. d. Gesundheitsamtes Wien 1920.
282. Rothe: Veröff. d. R. Kochschen Stiftung, H. 2.
283. Ruppel: Immunisierung von Tieren gegen Tuberkulose. Münch. med. Wochenschr. 1910. Nr. 46.
284. — Zur Chemie des Tuberkelbacillus. Zeitschr. f. physiol. Chem. Bd. 26.
285. Ruppel und Josef: Tuberkulin im Tierkörper. Zeitschr. f. Immunitätsforsch. u. exp. Therapie 1914.
286. Ruppel und Rickmann: Ebenda 1910.
287. Saathof: Das Kernproblem der Tuberkulosebekämpfung. Münch. med. Wochenschr. 1921. Nr. 27.
288. Sachs und Nathan: Berl. klin. Wochenschr. 1914.
289. Sahli: Critical study of therap. statistics. Brit. med. journ. 1914.
290. — Über Tuberkulinbehandlung und über das Wesen des Tuberkulins und seiner Wirkung.
291. Sata: Passive Übertragbarkeit der Tuberkulinüberempfindlichkeit. Zeitschr. f. Immunitätsforsch. u. exp. Therapie 1913.
292. Sauerbruch: Die chirurgische Behandlung der Lungentuberkulose. Zeitschr. f. Tuberkul. Bd. 34, H. 3, 4.
293. Schade: Untersuchungen über die Erkältungsfrage. Münch. med. Wochenschrift 1920. Nr. 16.
294. Schanz: Licht und Leben. Biochem. Zeitschr. Bd. 71, H. 4, 5; Pflügers Arch. f. d. ges. Physiol. Bd. 161.
295. Schittenhelm und Weichardt: Die Rolle der Überempfindlichkeit usw. Münch. med. Wochenschr. 1910, 1911, 1912.
296. — — Beeinflussung der Körpertemperatur durch parenterale Einverleibung von Proteinsubstanzen. Zeitschr. f. exp. Pathol. u. Therap. 1912. Nr. 3.
297. Schlesinger: Verbreitung der Tuberkulose usw. Zeitschr. f. Tuberkul. Bd. 26, H. 3.
298. Schmid, W.: Krieg und Tuberkulose. Zeitschr. f. Tuberkul. Bd. 33, H. 4.
299. Schmidt, H.: Zur Biologie der Lipoide. Moderne Biologie, Much. Kabitzsch 1922.
300. Schmidt und Kraus: Über Proteinkörpertherapie bei Tuberkulose. Med. Klinik 1919. Nr. 22.
301. Schönfeld: Röntgentherapie der Tuberkulose. Tuberkul.-Fürs.-Bl. 1919. Nr. 6.
302. Schönfeld, W.: Virulente Tuberkelbacillen im Blut nach Tuberkulinanwendung. Arch. f. Dermatol. u. Syphilis Bd. 126, H. 2.
303. Schmorl und Geipel: Tuberkulose der menschlichen Placenta. Münch. med. Wochenschr. 1904.
304. Schottmüller: Klinische Bedeutung der Muchschen Granula. Münch. med. Wochenschr. 1908. Nr. 49.
305. Schröder: Allgemeine Therapie. Brauer-Schröders Handbuch.
306. — Über Tuberkulinbehandlung. Beitr. z. Klin. d. Tuberkul. Bd. 14, H. 4.
307. — Zur Tuberkulinfrage. Ebenda Bd. 27, H. 3.
308. Schröder, Kaufmann und Kögel: Die Rolle der Milz als Schutzorgan gegen tuberkulöse Infektion. Beitr. z. Klin. d. Tuberkul. 1912. Nr. 1.
309. Schrötter: Zur Theorie und Praxis der Strahlenbehandlung der Tuberkulose. Tuberkulosetag Wien 1918; Tuberkul.-Fürs.-Bl. 1919. Nr. 6.
310. Schürer: Antikörper bei Tuberkulose. Dtsch. Arch. f. klin. Med. Bd. 109, H. 1 u. 2.
311. Schut: Eine neue Einteilung der Lungentuberkulose. Wien. klin. Wochenschr. 1912. Nr. 22.
312. Schwarz: Experimentelle Untersuchungen über den Einfluß von Collargol auf Tuberkelbazillen. Diss. Vet. med. Berlin 1920.
313. Seligmann und Klopstock: Über Antigen-Eigenschaften des Tuberkelbacillus. Zeitschr. f. Immunitätsforsch. u. exp. Therapie Bd. 33, H. 6.

314. Selter: Die erreichbaren Ziele der spez. Tuberkulosetherapie. Dtsch. med.
      Wochenschr. 1921. Nr. 19.
315. Selter und Tancré: Über die Wirkung des Tuberkulins. Zeitschr. f. Tuberkul.
      Bd. 35, H. 3.
316. Siegert: Cutane Tuberkulinreaktion im ersten Lebensjahr. Dtsch. med.
      Wochenschr. 1908.
317. Sitzenfrey: Kongenitale Tuberkulose. Berlin: Karger.
318. Smith: Tuberculosis among civilised Africans. Journ. of trop. med. a. hyg.
      1915. Nr. 6.
319. Sons: Zur Therapie und Prophylaxe der Tuberkulose. Beitr. z. Klin. d.
      Tuberkul. Bd. 46, H. 2.
320. Spengler, C.: Perlsuchttuberkulin. Münch. med. Wocbenschr. 1904, 1905.
321. — Tuberkulose-Immunblutbehandlung. Münch. med. Wochenschr. 1908,
      1909.
322. Starkenstein: Proteinkörpertherapie und Entzündungshemmung. Münch.
      med. Wochenschr. 1919. Nr. 8.
323. Stetter: Über Häufigkeit latenter tuberkulöser Herde. Tübingen 1913.
324. Stiller: Die asthenische Konstitution. Zeitschr. f. angew. Anat. u. Konsti-
      tutionsf. Bd. 6.
325. Stradner: Über percutane Reaktion mit eingeengtem Tuberkulin. Beitr.
      z. Klin. d. Tuberkul. Bd. 45.
326. Strauß: Strahlentherapie. Med. Klinik.
327. — Jodmethylenblau und Kupferpräparate bei äußerer Tuberkulose. Beitr.
      z. Klin. d. Tuberkul. Bd. 23, H. 2.
328. Strubell: Tuberkulose-Immunmilch. Beitr. z. Klin. d. Tuberkul. Bd. 45.
329. — Mast-tuberkeleinheitsvaccine. Münch. med. Wochenschr. 1921. Nr. 8.
330. Strümpell: Lehrbuch der speziellen Pathologie und Therapie.
331. Stuertz: Die lymphangitische Entstehung des Lungenkatarrhs von den
      Hilusdrüsen aus. IV. Versamml. d. Tuberkuloseärzte 1907.
332. Szasz: Allergie oder Anergie? Zeitschr. f. Tuberkul. Bd. 35, H. 5.
333. Teleky: Aufgaben und Probleme der sozialen Fürsorge. Wien: Braumüller.
334. Telemann: Muchsche Granula im Sputum. Dtsch. med. Wochenschr.
      1910. Nr. 21.
335. Tendeloo: Pathologische Anatomie der Tuberkulose. Brauer-Schröders
      Handbuch.
336. Thedering: Heliotherapie im Tieflande. Strahlentherapie Bd. 6.
337. Thiele: Tuberkulöse Kinder. Leipzig: Voß.
338. Thom: Tuberkuloseansteckung unter Eheleuten. Zeitschr. f. Tuberkul.
      Bd. 7, H. 1.
339. Thomas: Beziehungen zwischen Ernährung und Infektion. Zeitschr. f.
      Kinderheilk. Bd. 24, H. 5, 6.
340. Thorner: Zur Behandlung der Tuberkulose mit Kochschen Injektionen.
      Berlin: Karger 1894.
341. Timm: Immunität und strahlende Energie. Beitr. z. Klin. d. Tuberkul.
      Bd. 48, H. 2.
342. Toennisen: Über spezifische Tuberkulosebehandlung. Therap. Monatsh.
      1915. Nr. 9.
343. Tovölgyi: Prognostischer und diagnostischer Wert der lokalen Tuberkulin-
      reaktion. Samml. klin. Forsch. 1914.
344. Trenkel: Über die Brauchbarkeit der Wildbolzschen Eigenharnreaktion.
      Beitr. z. Klin. d. Tuberkul. Bd. 47, H. 2.
345. Tutsch: Über die Behandlung der Tuberkulose mit Organlipoiden. Tuber-
      kulosetag Wien 1917; Tuberkul.-Fürs.-Bl. 1918.
346. Ulrici: Zur Frage der Hilusdrüsentuberkulose. Beitr. z. Klin. d. Tuberkul.
      Bd. 46, H. 1.
347. Umber: Tuberkulöse Erkrankung im ersten Lebensjahr. Zeitschr. f. Tuberkul.
      Bd. 27, H. 1—4.
348. v. d. Velden: Genealogische Tabellen. Fortschr. d. Med. 1906. Nr. 12.

349. Volk: Theorie der Lichttherapie. Tuberkul.-Fürs.-Bl. 1919. Nr. 6. Tuberkulosetag Wien 1918.
350. Volland: Zur Entstehung der Tuberkulose. Münch. med. Wochenschr. 1904. Nr. 29.
351. Wassermann: Immunität bei Tuberkulose. Zeitschr. f. Tuberkul. Bd. 35, H. 1.
352. Wassermann und Bruck: Dtsch. med. Wochenschr. 1906; Berl. klin. Wochenschr. 1907.
353. Weber und Baginsky: Tuberkelbacillen in Tonsillen und Drüsen. Tuberkulosearb. a. d. Kais. Gesundheitsamt, H. 7.
354. Weddy: Tuberkulindiagnostik und Therapie in der ambulatorischen Praxis. Zeitschr. f. Tuberkul. Bd. 16, H. 6.
355. Weichardt: Anaphylaxie. Med. Klinik 1909. Nr. 35; Zentralbl. f. Bakteriol., Parasitenk. u. Infektionskrankh. 1909. Nr. 1; Ergebn. d. Hyg., Bakteriol., Immunitäts-Forsch. u. exp. Therapie. 1909.
356. — Über Ermüdungsstoffe. Handb. d. pathol. Mikroorganismen.
357. — Über unspezifische Leistungssteigerung und Proteinkörpertherapie. Münch. med. Wochenschr. 1915. Nr. 45; 1918. Nr. 22. 1920. Nr. 4.
358. Weichselbaum und Bartel: Latenz der Tuberkulose. Wien. klin. Wochenschrift 1905. Nr. 10.
359. Weihrauch: Conjunctivalreaktion mit Deuteroalbumose. Münch. med. Wochenschr. 1909. Nr. 30.
360. Weleminsky: Tuberkulomucin. Berl. klin. Wochenschr. 1912. Nr. 28.
361. Wenkebach: Spitzentuberkulose und Thorax phthisicus. Wien. klin. Wochenschr. 1918. Nr. 4.
362. Westenhöffer: Berl. klin. Wochenschr. 1911.
363. Whutmann und Greene: A case of dissem. miliary tuberculosis. Arch. of internal med. 1922. Nr. 2.
364. Wihte und Graham: Antituberkulin. Journ. of med. researsch. 1909.
365. Wildbolz: Korresp.-Bl. f. Schweizer Ärzte 1919. Nr. 22.
366. Wirths: Muchsche Granula. Münch. med. Wochenschr. 1908. Nr. 32.
367. — Muchsche Granula und Spenglersche Splitter. Beitr. z. Klin. d. Tuberkul. Bd. 11, H. 1.
368. Wolff: Muchsche Form der Tuberkelbacillen. Münch. med. Wochenschr. 1909. Nr. 45.
369. Wolff-Eisner: Frühdiagnose der Tuberkuloseimmunität. Würzburg: Kabitzsch.
370. — Die soziale Bedeutung der neuen Tuberkuloseforschung. Med. Reform 1908. Nr. 50.
371. Zadek: Zur Entstehung und Verlauf der Lungentuberkulose. Münch. med. Wochenschr. 1917. Nr. 51.
372. Zarfl: Zur Kenntnis des primären tuberkulösen Lungenherdes. Zeitschr. f. Kinderheilk. Bd. 5. 1912.
373. Zehner: Lungenblutung und Kampferwirkung. Zeitschr. f. Tuberkul. Bd. 32, H. 5.
374. Ziegler und Krause: Beitr. z. Klin. d. Tuberkul. Suppl.-Bd. 2.
375. Zieler: Die Toxinempfindlicheit der Haut des tuberkuloseinfizierten Menschen. Dtsch. med. Wochenschr. 1911. Nr. 45.
376. — Untersuchungen zur Frage der toxischen Tuberkulose der Haut. Arch. f. Dermatol. u. Syphilis. Bd. 102.
377. Ziller: Sanierung einer Wohngemeinschaft. Beitr. z. Klin. d. Tuberkul. Bd. 43, H. 2.
378. Zupnik: Dtsch. Arch. f. klin. Med. 1903.

Sachverzeichnis.

Immunbiologie — Dispositions- und Konstitutionsforschung Tuberkulose

Von

Dr. Hermann v. Hayek

Innsbruck

1921.   GZ. 1,8

Praktisches Lehrbuch der Tuberkulose. Von Professor Dr. **G. Deycke,** Hauptarzt der Inneren Abteilung und Direktor des Allgemeinen Krankenhauses in Lübeck. Zweite Auflage. Mit 2 Textabbildungen. (Fachbücher für Ärzte. Band V.) 1922.   Gebunden GZ. 7

Die Bezieher der „Klinischen Wochenschrift" haben das Recht, die „Fachbücher für Ärzte" zu einem dem Ladenpreis gegenüber um 10 % ermäßigten Vorzugspreis zu beziehen.

Tuberkulose, ihre verschiedenen Erscheinungsformen und Stadien sowie ihre Bekämpfung. Von Dr. **G. Liebermeister,** leitender Arzt der Inneren Abteilung des Städtischen Krankenhauses Düren. Mit 16 zum Teil farbigen Textabbildungen. 1921.   GZ. 11,5

Lungen-Tuberkulose. Von Dr. **O. Amrein,** Chefarzt am Sanatorium Altein, Arosa. Zweite, umgearbeitete und erweiterte Auflage der „Klinik der Lungentuberkulose". Mit 26 Textabbildungen. 1923.   GZ. 6; gebunden GZ. 7,5

Die Entstehung der menschlichen Lungenphthise. Von Privatdozent Dr. **A. Bacmeister,** Assistent der Medizinischen Universitätsklinik zu Freiburg i. Br. 1914.   GZ. 2,4; gebunden GZ. 4,4

Die Chirurgie der Brustorgane. Von **F. Sauerbruch.** Zugleich zweite Auflage der Technik der Thoraxchirurgie von F. Sauerbruch und E. D. Schumacher. **Erster Band: Die Erkrankungen der Lunge.** Unter Mitarbeit von W. Felix, L. Spengler, L. v. Muralt †, E. Stierlin †, H. Chaoul. Mit 637, darunter zahlreichen farbigen Abbildungen. 1920.   Gebunden GZ. 40
Zweiter Band.   In Vorbereitung.

Der künstliche Pneumothorax. Von **Ludwig v. Muralt (†).** Zweite Auflage ergänzt durch kritische Erörterung und weitere Erfahrungen von Dr. Karl Ernst Ranke, Professor für innere Medizin an der Universität München. Mit 53 Textabbildungen. 1922.   GZ. 7,5; gebunden GZ. 11

Die Lungenphthise. Ergebnisse vergleichender röntgenologisch-anatomischer Untersuchungen. Von Dr. **Siegfried Gräff,** a. o. Professor der pathologischen Anatomie in Heidelberg und **Dr. Leopold Küpferle,** a. o. Professor der inneren Medizin in Freiburg i. Br. Mit 221 Bildern, 10 photographischen Tafeln und 8 Stereoskopenbildern in besonderem Bande, sowie 3 farbigen Bildern im Text.
     Erscheint im Sommer 1923.

Das Sputum. Von Professor **Dr. H. v. Hoeßlin** in Berlin. Mit 66 größtenteils farbigen Textfiguren. 1921.   GZ. 15

Die konstitutionelle Disposition zu inneren Krankheiten. Von Dr. **Julius Bauer**, Privatdozent für innere Medizin an der Wiener Universität. Zweite, vermehrte und verbesserte Auflage. Mit 63 Textabbildungen. 1921. GZ. 20

Vorlesungen über allgemeine Konstitutions- und Vererbungslehre. Für Studierende und Ärzte. Von Dr. **Julius Bauer**, Privatdozent für innere Medizin an der Wiener Universität. Mit 47 Textabbildungen. 1921. GZ. 5

Konstitution und Vererbung in ihren Beziehungen zur Pathologie. Von Professor Dr. **Friedrich Martius**, Geh. Med.-Rat, Direktor der Medizinischen Klinik an der Universität Rostock. Mit 13 Textabbildungen. (Aus: „Enzyklopädie der klinischen Medizin". Allgemeiner Teil.) 1914. GZ. 12

Einführung in die allgemeine Vererbungspathologie des Menschen. Ein Lehrbuch für Studierende und Ärzte. Von Dr. **Hermann Werner Siemens**, Privatdozent an der Dermatologischen Universitätsklinik in München. Zweite, umgearbeitete und stark vermehrte Auflage. Mit etwa 92 Abbildungen und Stammbäumen im Text. Erscheint im Sommer 1923.

Allgemeine Pathologie. Von Dr. **N. Ph. Tendeloo**, o. ö. Professor der allgemeinen Pathologie und der pathologischen Anatomie, Direktor des pathologischen Instituts der Reichsuniversität Leiden. Zweite, verbesserte und vermehrte Auflage. Mit etwa 375 zum Teil farbigen Abbildungen.
Erscheint im Sommer 1923.

Lehrbuch der Differentialdiagnose innerer Krankheiten. Von Professor Dr. **M. Matthes**, Geh. Med.-Rat, Direktor der Medizinischen Universitätsklinik in Königsberg i. Pr. Vierte, durchgesehene und vermehrte Auflage. Mit 109 Textabbildungen. Erscheint Anfang Sommer 1923.

Differentialdiagnose, anhand von 385 genau besprochenen Krankheitsfällen lehrbuchmäßig dargestellt. Von Dr. **Richard C. Cabot**, Professor der klinischen Medizin an der Medizinischen Klinik der Havard-Universität, Boston. Zweite, umgearbeitete und vermehrte Auflage nach [der 12. Auflage des Originals von Dr. **H. Ziesché**, leitender Arzt der Inneren Abteilung des Josef-Krankenhauses zu Breslau.
Erster Band. Mit 199 Textabbildungen. 1922. GZ. 16,7; gebunden GZ. 20
Zweiter Band. In Vorbereitung.

Grundriß der klinischen Diagnostik. Von Professor Dr. **Georg Klemperer**, Direktor der IV. Medizinischen Universitätsklinik, ärztl. Direktor des Städt. Krankenhauses Moabit in Berlin. Dreiundzwanzigste, neubearbeitete Auflage. Mit 118 Textabbildungen. 1923. Gebunden GZ. 7,5

Vorlesungen über klinische Propädeutik. Von Prof. Dr. **Ernst Magnus-Alsleben**, Vorstand der Medizinischen Poliklinik der Universität Würzburg. Dritte, durchgesehene und vermehrte Auflage. Mit 14 zum Teil farbigen Abbildungen. 1922. Gebunden GZ. 7

Leitfaden der medizinisch-klinischen Propädeutik. Von Dr. **F. Külbs**, Professor an der Universität Köln. Dritte, erweiterte Auflage. Mit 87 Textabbildungen. 1922. GZ. 3,5